U0235292

肿瘤放射外科治疗学

主　　编　夏廷毅　张玉蛟　王绿化

副 主 编　袁智勇　张红志　李晓川　王颖杰　刘阿力

编　　者　（以姓氏笔画为序）

马长明	王轩	王杰	王勇	王靛	王小虎
王俊杰	王恩敏	王维虎	王绿化	王颖杰	尹勇
邓小武	石梅	石海鸥	平冈真宽	卢冰	田野
田嘉禾	永田靖	台安	毕永民	曲宝林	朱峰
朱夫海	任刚	任斌	任益民	庄洪卿	刘晨
刘启勇	刘君阳	刘阿力	刘跃平	孙时斌	苏庭世
李平	李光	李晶	李斌	李宏奇	李晓川
吴昊	吴世凯	吴伟章	吴嘉明	邱杰	邸玉鹏
张火俊	张玉蛟	张红志	张奇贤	张福全	陈明
易俊林	罗宏涛	庞海峰	柳峰	姜玉良	袁双虎
袁智勇	夏廷毅	徐向升	殷芳芳	高献书	唐劲天
常冬姝	崔云峰	傅深	傅小龙	曾昭冲	戴建荣

主编助理　李雪　温冉冉

人民卫生出版社

·北 京·

图书在版编目（CIP）数据

肿瘤放射外科治疗学 / 夏廷毅, 张玉蛟, 王绿化主编. —北京：人民卫生出版社，2022.3（2023.6重印）
ISBN 978-7-117-32849-4

Ⅰ. ①肿… Ⅱ. ①夏… ②张… ③王… Ⅲ. ①肿瘤—放射治疗学 Ⅳ. ①R730.55

中国版本图书馆 CIP 数据核字（2022）第 022509 号

人卫智网	www.ipmph.com	医学教育、学术、考试、健康，购书智慧智能综合服务平台
人卫官网	www.pmph.com	人卫官方资讯发布平台

肿瘤放射外科治疗学

Zhongliu Fangshe Waike Zhiliaoxue

主　　编：夏廷毅　张玉蛟　王绿化
出版发行：人民卫生出版社（中继线 010-59780011）
地　　址：北京市朝阳区潘家园南里 19 号
邮　　编：100021
E - mail：pmph @ pmph.com
购书热线：010-59787592　010-59787584　010-65264830
印　　刷：北京盛通印刷股份有限公司
经　　销：新华书店
开　　本：889 × 1194　1/16　印张：18
字　　数：532 千字
版　　次：2022 年 3 月第 1 版
印　　次：2023 年 6 月第 2 次印刷
标准书号：ISBN 978-7-117-32849-4
定　　价：168.00 元

打击盗版举报电话：010-59787491　E-mail: WQ @ pmph.com
质量问题联系电话：010-59787234　E-mail: zhiliang @ pmph.com

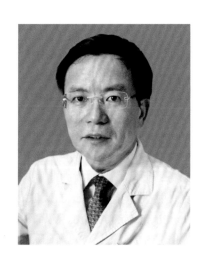

夏廷毅 医学博士、主任医师、博士生导师。原空军总医院肿瘤医院院长，全军肿瘤放疗中心主任，原解放军总医院、解放军医学院客座教授，军队国家临床重点肿瘤专科学科带头人、中华医学会放射肿瘤治疗分会前任副主任委员，全军肿瘤放射治疗专业委员会主任委员，北京医学会放射肿瘤治疗专业委员会前任主任委员，中国临床肿瘤学会（CSCO）胰腺癌专家委员会副主任委员。

在国内外核心期刊发表论文 100 余篇，创建体部伽马刀放射外科治疗早期非小细胞肺癌模式，单篇论文被引用超过 364 次，中华医学会呼吸病学分会授予"高影响力呼吸学术论文奖"，承担国家 863 计划、首都卫生科研发展专项、总后卫生部重大专项等课题多项，获国家科学技术进步奖二等奖、中央保健特殊贡献奖、北京医学会突出贡献奖，军队医学科技先进个人、北京医学会领军人物及先进个人以及中华医学会"国之名医 - 卓越建树"等称号。

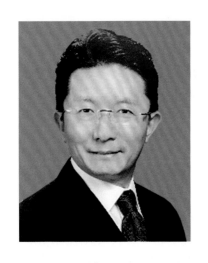

张玉蛟（Joe Y. Chang，MD，PhD） 美国放射肿瘤学会院士（ASTRO FELLOW），MD 安德森（MD Anderson）癌症中心终身教授，博士后导师，立体放射外科中心主任。提出免疫治疗（Immunotherapy）和立体导向放射外科（SABR）结合在早期到晚期肿瘤的运用，首创了"I-SABR"名称、理论和策略。

担任美国肿瘤中心联盟（NCCN）规范诊治指南胸部肿瘤专业委员会成员、美国放射科学院肺癌专家组主席、国际质子重离子治疗协会（PTCOG）胸部专业委员会主任等学术职务；获得美国顶级肿瘤医师奖（America's Top Oncologists）、美国顶级放射医师奖（America's Top Radiologist）、美国顶级医师奖（America's Top Physicians Award）等荣誉；聚焦于肺癌放射外科治疗、免疫放射外科、质子治疗等领域，居国际领先地位。发表 250 余篇 SCI 英文专业文章、综述、专著，总影响因子逾 1 500，其中 120 余篇超过 5 分以上，单篇论文最高引用超过 450 次（*The Lancet Oncology*，2015）。主持了多项美国国家级的科研课题，总经费逾 900 万美元。

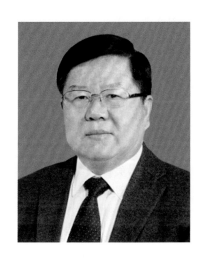

王绿化 教授、主任医师、博士生导师,国务院政府特殊津贴专家。中国医学科学院肿瘤医院深圳医院院长,国家癌症中心副主任,中国医学科学院肿瘤医院副院长,中华医学会放射肿瘤学分会主任委员,中国临床肿瘤学会(CSCO)副理事长,中国抗癌协会放射治疗专业委员会副主任委员,国家肿瘤规范化诊治质控中心常务副主任,国家肿瘤质控中心放射治疗质控专家委员会指导委员,国家卫计委住院医师规范化培训专业委员会放射肿瘤科主任委员,中华医学会北京放射肿瘤学分会副主任委员,《中华放射肿瘤学杂志》副主编,*Lung Cancer* 等多种杂志编委。

从事肿瘤放射治疗专业 30 余年,擅长肺癌、食管癌、胸腺瘤等胸部肿瘤的放射治疗和综合治疗。先后主持国家 863 计划、国家自然科学基金、吴阶平医学基金等课题,参与或负责的课题研究先后获得国家科学技术进步奖一等奖、国家惠民工程等多项国家级大奖,是国家级领军人才。发表研究论文 140 余篇,主编专著 3 部,获得多项国家级奖项。

前　言

放射外科学是一个既有悠久历史，又有前沿创新的学科。1949 年，瑞典的脑外科医师 Lars Leksell 创建"放射外科学"这一概念，将放疗剂量高度聚焦以根除肿瘤，并首先用放射外科治疗颅内肿瘤。随着现代影像技术的发展，尤其是 CT、磁共振（MRI）和 PET 影像的发明，以及精准放疗技术的进一步提高和普及，放射外科在过去的 20 年内得到了飞跃式推进。影像技术使得肿瘤的诊断，分期更加准确；同时，四维CT 技术、线上实时影像使得放射外科能够更有效、更准确地打击肿瘤细胞。放射外科已经从以前单纯地治疗颅内肿瘤（radiosurgery）延伸到治疗肺癌、肝癌、胰腺癌、肾癌、前列腺癌、脊柱肿瘤以及大部分的转移性病灶（stereotactic body radiation therapy，SBRT；stereotactic ablative radiotherapy，SABR）。尤其是近年来，放射外科对早期肿瘤的根治越来越得到人们的重视。在一项放射外科与手术治疗在早期肺癌的随机对照研究中，放射外科显示它的治愈率与手术切除相似，但是不良反应却较手术治疗明显减少，因而它的生存期得以提高。同时，放射外科在早期肝癌、局限早期前列腺癌以及胰腺癌等肿瘤的应用也逐渐得到人们的接受。由此可以预见，随着人口的老年化、癌症筛查的普及以及放疗技术（包括质子、重离子治疗）和影像技术（比如 MRI 线上实时影像）的进步，非创伤性的放射外科在早期肿瘤的应用会越来越得到普及和重视。

近年来，由于生物研究和治疗技术的提高，越来越多的晚期病人的生命得以延长。而在这些病人当中，越来越多的资料显示局部治疗，尤其是放射外科治疗可以明显地提高疗效，延长生存期。在一些病人中，尤其是寡转移病人，局部治疗与系统治疗结合，可以逆转药物抵抗，甚至还可以治愈晚期肿瘤。由此可以预计，随着影像及放疗技术的进一步提高，靶向治疗以及免疫治疗的应用，放射外科与生物治疗技术相结合的研究会飞速发展。近年来，把免疫治疗（immunotherapy）与放射外科（SABR）相结合的"I-SABR"概念、理论和策略已经被提出，并逐渐得到从动物模型到临床试验的证实。随着免疫治疗在越来越多的肿瘤当中显示作用，放射外科与免疫治疗相结合的领域也会进一步得到扩展。以肺癌为例，从一开始的免疫治疗用于 Ⅳ 期肺癌显示延长生存期，到现在免疫治疗和放疗已经延伸到了 Ⅲ 期和早期肿瘤。

本专著主要由中国、美国放射外科领域的华人临床医师、物理师共同撰写，其中部分内容由日本著名放射外科专家提供日文资料翻译而成。本书系统、全面地涵盖了放射外科的物理基础、技术设备、生物免疫、临床应用以及各病种治疗结果，富于实用性、指导性和参考性。

这本放射外科治疗学专著的出版非常及时，能够及时地指导中国放射外科学的发展，为放射外科的应用推广起到导向作用。希望大家从中学习到放射外科学的基本概念、理论和技能，并进一步深入探讨放射外科的优化策略。相信在不久的将来，放射外科和生物技术的结合，尤其是免疫治疗和靶向治疗相结合会提供更加广阔的前景，前途是无限的。

夏廷毅　张玉蛟　王绿化

2022 年 1 月

目　录

第一章 总 论

第一节 放射外科技术发展

放射外科治疗和手术外科治疗一样，是肿瘤局部治疗的有效根治手段，它是从放射治疗技术发展变化而来。100 多年的放射治疗经过近 50 年初级放疗、50 年常规放疗，于 21 世纪跨入精准放疗时代。放射治疗是以通过采用高能射线的电离辐射消灭肿瘤细胞或肿瘤相关组织细胞，控制肿瘤不长或使其消亡，避免或减少正常组织损伤为目的的无创物理治疗方法。放射治疗可单独采用，也可以联合其他治疗方法解决肿瘤的治疗问题，在肿瘤综合治疗中发挥了重要作用。

但在漫长的常规放疗时代，由于肿瘤诊断技术及放疗设备技术落后，多数只能采用二维平面的大范围放疗，要提高肿瘤局部控制所需的剂量将会产生严重放射不良反应和并发症，采用常规放疗技术治疗肿瘤与高能放射线能有效杀死肿瘤细胞所具有的能力存在很大差距，因此，采用常规放疗技术很难根治大多数肿瘤。

经过半个多世纪，特别是进入 21 世纪，肿瘤诊断技术和放射治疗技术的发展和进步发生了巨大变化，使放射治疗手段发生了从技术进展、治疗功能增强到治疗效果改善的根本性变化。放射治疗学科地位发生了从放射科向放疗科的独立，从医技科向新型临床肿瘤学科的转型蜕变。一系列技术设备的进展变化和学科地位提升，同时引发了放射治疗新技术、新概念的诞生，如立体定向放射外科、立体定向放射治疗、三维适形放射治疗，调强放射治疗以及图像引导放射治疗等技术和概念出现，标志着时代在发展、技术在进步、概念在更新。

放射外科技术最早源于头部立体定向放射外科（stereotactic radiosurgery，SRS）技术，简称头部 γ（X）刀，后来发展到体部立体定向放射治疗（stereotactic body radiation therapy，SBRT）技术，简称体部 γ（X）刀。头部 γ（X）刀是指通过立体定向空间聚焦的原理和方法将高能放射线汇聚于颅内的局限性病变组织，使之发生放射坏死而病变周围正常组织的损伤很小的一类放疗技术。早在 1951 年 Leksell 教授就提出了立体定向放射外科治疗的设想，1967 年瑞典医科达公司成功研制了第一台头部 γ 刀，开启了头部立体定向放射外科治疗的新时代。后经不断改进，最终决定将 201 个 ^{60} 钴放射源安装在半球形头盔中，实施三维空间聚焦，配置了 4 种孔径大小不等的准直器限制照射范围的大小。这一技术在治疗颅内多种疾病上发挥着重要的作用。经过半个多世纪的技术改进、软硬件升级，经过 B 型、C 型的换代，现已研制生产了最新型的头部 γ 刀（Perfecxion^{TM}），其中自动切换准直器、三维自动床以及筒状头盔等技术都在一定程度上引进了中国 γ 刀的技术元素。

我国于 1991 年开始了国产化头部 γ 刀的设计与研制，于 1994 年研制生产了第一台具有中国完全自主知识产权的旋转式头部 γ 刀。该设备高度自动化，无须人工更换准直器；将医科达头部 γ 刀的 201 个 ^{60} 钴放射源减到 30 个，通过旋转聚焦实现同样的剂量聚焦效果，而将设备成本降低一半以上。于 1996 年正式用于临床治疗，目前为止，也进行了一系列的技术改进和软硬件升级。

随着头部 γ 刀的快速发展和广泛应用，20 世纪 80 年代初采用头部立体定向仪与直线加速器结合，开始了头部 X 刀技术的探索，直到 20 世纪 80 年代末，相继在德国、美国研出了比较成熟的图像三维重建与放射剂量分布计算机计划设计的软件系统，同时对准直器、立体定向仪进行改进，并开始尝试无创、重复定位框架和无框架定位系统，使头部 X 刀技术逐步走向成熟。20 世纪 90 年代世界各国都以放疗科为单位,开展头部 X 刀的临床研究,并广泛应用于临床。但是,由于 X 刀的空间聚焦性不如 γ 刀好,X 刀无创定位的机械精度不如 γ 刀高,故 γ 刀技术在头部放射外科相当长时间处于主流地位。

我国头部 X 刀技术始于 1991 年,当时采用非计算机化和不完全计算机化的 X 刀技术,由于治疗方法精度不高,剂量学计算不准确,并发症多。从 1993 年开始引进国外 X 刀治疗系统后,中国的头部 X 刀治疗才进入了一个相对成熟期,之后随着 X 刀治疗系统的国产化,20 世纪 90 年代末成为中国 X 刀治疗的鼎盛时期。后来由于进口头部 γ 刀和国产头部旋转式 γ 刀技术优势的凸显,使我国头部 X 刀应用的单位和病例日渐减少。近年来,随着 Cyberknife 等技术的问世,头部 X 刀技术的应用日趋活跃。

体部 X(γ)刀,分别是采用 X 射线体部立体定向放射治疗和采用 γ 射线体部立体定向放射治疗技术的简称。也是放射外科治疗所使用的技术手段或治疗工具。体部 X 刀早在 20 世纪 90 年代初期瑞典 Karolinska 研究所的 Stockholm、Ingmar Lax 和 Henric Blomgren 及同事研制了一种实施体部 X 刀的体位固定装置和精确治疗颅外肿瘤的方法。这个装置和方法实现了舒适的固定患者、通过限制膈肌运动减少呼吸动度、在体外放置可成像标记显示与体内靶区的位置关系而进行立体定位。这个方法较头部 γ 刀晚了 20 多年,但 Blomgren 和 Lax 采用这一技术治疗肺癌和肝癌的早期报告结果令人鼓舞。随后欧洲和日本相继开展了这项工作。日本防卫医科大学的 Uematsu 及同事首次将 CT 和加速器合成一体,对肺周边病灶实施放射外科治疗;在同一时期,开展体部 X 刀临床研究的还有北海道大学和京都大学等。美国开展体部 X 刀治疗的临床研究最早的是 Timmerman 和同事。体部 X 刀随着精准放疗技术的发展而不断完善和成熟,广泛应用于临床。

我国在 20 世纪 90 年代后期开展体部 X 刀治疗肿瘤的同时,1998 年由深圳奥沃国际科技发展有限公司研发生产了第一台多源旋转聚焦式体部 γ 刀,开启了中国模式的 γ 射线体部放射外科治疗的新篇章。体部 γ 刀是一套可对全身各部位肿瘤实施放射外科治疗,且具有我国完全自主知识产权的大型放疗设备。体部 γ 刀采用多源空间聚焦方式,使剂量高度集中,聚焦效率高,操作简便,适宜采用放射外科治疗模式治疗实质器官肿瘤,经过近 20 年不断完善和改进,奥沃新型体部 γ 刀带有图像引导系统和智能化计划系统,已成为放射外科治疗主要手段之一,有很大临床应用前景。

第二节　放射外科概念内涵

一提到肿瘤的外科治疗,在人们脑海中自然会想到用手术刀切除肿瘤的过程。肿瘤外科治疗至少有 100 多年的发展历程。在没有类似于手术外科治疗效果的手段存在的 20 世纪初的肿瘤治疗时代,只有用手术刀治疗的学科才能称为外科,用手术刀切除肿瘤的学科统称为肿瘤外科。手术外科(operation surgery,OS)概念,为了和现代医学中产生的新型外科有明确的区分,特将传统的外科称为手术外科更为准确。人们之所以对手术切除肿瘤的手术外科方式了如指掌和高度认同,是因为手术切除肿瘤有诸多优势:可不考虑癌细胞对治疗方法的敏感性和抗拒性;术后病理诊断为准确分期和制定治疗方案等提供重要信息;手术切除肿瘤是器官或组织的切除容易做到规范、统一;肿瘤切除后治疗效果判定一目了然,而且适合手术切除的早期肿瘤的治疗局控率高、生存时间长,因此,手术外科长期以来在肿瘤治疗中一直占据主导地位,被广大肿瘤患者欣然接受。但肿瘤手术外科治疗也存在诸多局限,如受血管限制,有癌细胞血管侵犯或粘连手术困难;受重要管道限制,肝门胆管、肺门气管部位肿瘤切除困难;受部位限制,功能部位或暴露不充分部位肿瘤切净困难;还受年龄和身体条件限制,高龄、内科疾病和体质衰弱不能耐受手术外科治疗。因此,手术外科不能解决所有局部肿瘤的根治问题。

放射外科(radiation surgery,RS)的概念,是基于头部立体定向放射外科(SRS)、头体立体定向放射治疗(SRT)、体部立体定向放射治疗(SBRT)以及体部立体定向放射灭活治疗(SABR)等诸多技术名称不断发展演进而来,放射外科反映了放疗技术的全面发展和治疗结果的不断改善的演进过程,同时放射外科涵盖了从治疗效果上具有彻底消除肿瘤细胞的外科治疗特征,从治疗手段上需要通过各种放射刀来完成的放射手术过程,因此,将 SRS、SRT、SBRT 和 SABR 等一系列技术的复杂、多样的叫法统称为放射外科技术，研究和使用放射外科技术的专业称放射外科，临床应用放射外科治疗的过程称放射外科手术，这样更有利于学术概念的统一和规范、医患之间的理解和沟通，以及临床应用的广泛推广。另外，还有利于与肿瘤手术外科和微创外科治疗的方法学比较研究。

放射外科技术是通过立体定位、射线聚焦和精准施照等严格而精密的过程，将高能射线的高剂量单次或分次照射到病灶的各种放射治疗技术的总称。使用放射外科技术之所以被形象地称为放射外科手术，是因为治疗过程也采用各色各样的放射刀，如大家熟知的头部γ/X刀、体部γ刀、射波刀（Cyberknife）、托姆刀（Tomotherapy）和速光刀（TrueBeam）等实现消灭肿瘤的效果，只是放射外科手术过程具有无创、不麻醉、无出血感染的优势。放射外科技术来源于放射治疗，当然包含在放射治疗技术之中，像托姆刀和速光刀等；有的独立存在作为放射外科专用设备，像γ刀和射波刀等。放射外科不同于放射治疗的主要技术特征是：剂量高度聚焦和靶区剂量分布不均匀，治疗采用大分割放疗模式，只能治疗实质器官的肿瘤。因此，放射外科技术有放射治疗的技术成分，完全不同于手术外科的治疗过程，而临床治疗效果有手术外科和微创外科的共性，追求治疗早期实质器官肿瘤和转移肿瘤的高局控率。

放射外科是放射治疗技术发展到高级阶段的产物，它与适形放射治疗和调强放射治疗的共性是都要应用精确影像诊断技术、精准定位技术、计算机技术、剂量适形与剂量调强物理技术以及图像引导治疗技术等，放射外科与传统放射治疗不同的最大临床特征包括：①治疗适应证主要限定为长期以来一直以手术外科首选治疗的，而且采用常规放射治疗方式难以根治的实质器官肿瘤；②治疗目的和手术外科一样追求根治性，而治疗风险和不良反应低得多。放射外科与其他精准放射治疗技术的不同之处在于：严格的适应证限定，时间剂量分次模式与常规剂量分次模式完全不同。当然，目前放射外科采用的时间剂量分次模式的差异比较大，比如采用头部放射外科技术（头部γ刀），多采用一次大剂量照射；又如在美国，采用体部放射外科技术（SBRT、SABR）5次以内照射可以医保，因此，美国放射外科治疗多采用5次以内治疗模式；而在欧洲和亚洲也有采用5～10次，甚至

更多治疗次数的报道。必须强调的是，放射外科治疗所采用的特殊技术和治疗的适应证不必要也不允许采用过多的分次治疗。严格意义上讲，10次以内符合大多数放射外科治疗的原则和要求，特殊部位和个别情况最多不应超过15次，以便于明确区分采用调强放射治疗鼻咽癌和宫颈癌等根治性放疗的传统项目。放射外科技术的临床应用包括调强放疗技术应用、拓展传统放射治疗的适应证和提升放射治疗效果，从而提升了放射治疗技术和学科治癌作用和地位的新认知。因此，以严格的治疗次数多少来定义是不科学的，也不符合临床不同部位和不同肿瘤大小治疗个体化的实际需求。关于放射外科概念的理解，应该从放射治疗技术长期发展和进步获得肿瘤局控率的大幅提高，放射外科和手术外科治疗肿瘤适应证，以及治疗肿瘤高局控率等有类似的治疗结果内涵来认知，就不难达成统一共识了。

放射外科通过影像技术进展正确勾画靶区，通过放射物理技术改进精准施照靶区，通过改变剂量分次模式彻底摧毁靶区，通过靶区剂量雕刻和治疗过程质量管控将治疗风险和治疗不良反应降到最低。因此，肿瘤放射外科比手术外科和微创外科有更高的治疗安全性和无创性。

第三节 放射外科作用地位

放射外科改变了肿瘤传统放疗的常规剂量模式，开创了采用放射刀根治肿瘤的非手术无创治疗新模式，同时改变了多数实体肿瘤主要依赖手术外科根治的历史。放射外科从颅内发展到颅外，较手术外科治疗风险低、受解剖部位限制少、治疗过程无创、对患者的年龄条件和身体功能条件要求不高、多数不能耐受手术外科和不能手术治疗患者可以接受放射外科治疗，当然，能手术切除、身体条件好的早期肿瘤患者采用放射外科治疗效果会更好。因此，放射外科临床应用范围广，未来实质器官早期肿瘤的30%～50%均有可能接受放射外科治疗。

头部放射外科（头部γ/X刀）治疗垂体瘤、脑膜瘤、听神经瘤、脑血管畸形（AVM）、三叉神经痛等有半个多世纪的经验总结和病例积累，疗效肯定，不良反应轻，还有神经重要功能保存优势，和颅脑手术外科互相取长补短，在颅内良性肿瘤和血管功能性疾病治疗上发挥着重要作用，20世纪

被誉称为神经外科发展的里程碑，头部放射外科治疗脑转移瘤，无论单发还是多发（10个病灶），可快速减轻症状，改善患者生活质量，将传统全脑放疗的中位生存期从5个月提升到11个月，如果加上有效且综合的治疗手段，不仅中位生存期明显延长，还有长期生存病例，从而显著改变了脑转移成为癌症主要死因的模式。

体部放射外科技术用于临床治疗虽晚于头部放射外科，经过近20年飞速发展，目前大量临床结果表明采用放射外科治疗因医学原因不能手术的早期NSCLC的局控率和生存率较常规放射治疗显著提高，可与手术效果媲美。而且，治疗能手术切除的早期NSCLC的效果优于手术切除治疗，特别是治疗过程没有创伤和任何风险，治疗不良反应轻，对器官功能影响小。因此，采用放射外科治疗早期肺癌、肝癌、前列腺、胰腺癌、肾癌以及各部位转移瘤的报道不断攀升，治疗结果令人兴奋。

目前精准放射治疗已被公认是肿瘤治疗效价比最高的方法，随着放射外科技术推广和规范应用，放射外科治疗颅内、颅外肿瘤的根治效果进一步提升，随着医学同行和社会大众对放射外科较手术外科治疗风险更低和治疗不良反应小等优势的充分认知，那些因不能耐受手术、不能手术或拒绝手术甚至是可以手术治疗的患者都愿意接受放射外科治疗时，学科发展会受到更大重视，学术影响会日益扩大；而且，安装放射外科设备和应用放射外科技术的科室会成倍增长，接受放射外科治疗各类肿瘤病例会成倍增多，放射外科给癌症患者带来的好处和实惠远越过手术外科。因此，放射外科必将成为更富有前景的肿瘤根治性治疗手段。

第四节　放射外科未来前景

放射外科从技术诞生到成长成熟，从治疗颅内疾病取得肯定疗效到颅外肿瘤的广泛应用，从技术名称多样性、趋同性到形成放射外科统一概念，经历了半个多世纪漫长岁月的历练，各种技术不断发展和完善，治疗了大量的临床肿瘤病例，总结了丰富的临床实践经验，放射外科的诞生和学科专业的形成是治癌技术创新的呼唤和治癌观念转变的必然。

在熟知放射外科的技术发展、概念内涵和作用地位后，而后需要理清创新发展肿瘤放射外科治疗的新思维模式，在熟练和科学地掌握技术特点、治疗优势，全面推动临床安全、有效的规范应用的基础上，必须做开拓性的理论创新、深入细致的基础研究和临床应用适应证的拓展。

1. 提高放射外科手术的新认知　放射外科手术有摧毁肿瘤的功能，有和手术外科同样根治肿瘤的作用，有无创和无风险治疗的优势。新认知的关键点在于放射外科手术治疗肿瘤的根治效果并不亚于手术外科和微创外科治疗。因此，对有些一直以手术外科主导治疗的、因手术部位或空间受限、治疗效果较差的肿瘤，如早期中心型肺癌、胰腺癌、肝门胆管癌等，应该用创新发展的思维，改变传统固有治疗定式和理念，大胆、创新地采用放射外科手术，突破手术外科治疗的局限，争取获得局控率和生存率提高。

2. 发挥放射外科优势的新作用　放射外科手术对实质器官肿瘤有根治效果，适合治疗早期肿瘤和数量有限的少数转移瘤。放射外科手术采用大分割放疗剂量杀灭肿瘤细胞，比常规放疗治疗次数少、治疗周期短、局控率高、不良反应小。因此，要拓展放射外科更为广泛的治疗适应证，在传统观念认为只能适合手术外科治疗的很多实质器官肿瘤，如早期非小细胞肺癌、肝癌、肾癌以及腹膜后肿瘤等，在患者有内科疾病或高龄不能耐受手术，甚至是不愿意手术或拒绝手术者，都可考虑采用放射外科治疗，而且在治疗理念上要有创新，治疗肿瘤不能心慈手软，无论对原发灶还是转移灶都不要随意姑息，要追求高精度、高剂量、高疗效（稳、准、狠）和低损伤的足量根治性治疗。

3. 担当放射外科医师的新重任　利用放射外科手术的优势，发挥放射外科的功能和作用，把手术刀做不到的肿瘤通过放疗刀做到，把手术刀做得到但同时也适宜放射外科治疗的肿瘤做得更好，让采用放射外科手术治疗的患者创伤更小、生活质量更高。因此，从事放射外科的医师、物理技术人员要担负起技术创新、模式转变、结果转化和技术推广的责任，必须站在临床一线接诊患者，参与肿瘤的早期诊断，改变传统肿瘤的诊治路径和顺序，选择适合放射外科手术治疗的患者，通过开展多中心合作和多学科合作，特别是开展与手术外科协作进行可手术肿瘤的对照研究以及开展与微创外科协作进行早期肿瘤对照研究等，比较放射外科手术治疗各类肿瘤的系列结果，开创放射外科治疗肿瘤的新时代。

4. 拓展放射外科免疫的新功能　放射外科所采用的高剂量放疗已经被证实在照射局部肿瘤的同时，还能对照射靶区外的肿瘤产生一定的免疫效应，从而使靶区外的肿瘤缓解，实现系统性治疗效果，这个现象称为远隔效应。放射外科治疗产生的免疫反应被认为是远隔效应的主要机制，放射外科治疗使局部肿瘤灭活，同时释放了很多包含免疫原性分子的肿瘤细胞片段，因此放疗可以被认为具有局部疫苗的作用。新发现的证据显示，肺癌可以唤醒特殊的抗肿瘤免疫反应，这种操控免疫系统的方法可以成为一个有效的抗肿瘤途径。对这些肿瘤抗原的免疫反应被一些细胞和分子调控，这些细胞和分子具有通过免疫原性反应检查点通路抑制免疫反应的能力。参与免疫检查点信号通路的分子抗体（例如 PD1/PD-L1 和 CTLA-4），与肿瘤细胞疫苗在 NSCLC 产生抗肿瘤效应和改善无病生存方面似乎是一个很有吸引力的措施。采用抗 CTLA-4 抗体，如 IPILUMUMAB 进行免疫治疗可以释放免疫反应抑制剂，与放射外科治疗产生的免疫反应起协同作用。实际上，放射外科治疗与 IPILUMUMAB 联合已经产生复杂的临床反应，包括在黑色素瘤多发远处转移。放射外科治疗与 IL-2 免疫治疗联合，也在黑色素瘤和肾癌获得了令人惊奇的高反应率（PET 完全缓解率超过50%）。

5. 加大放射外科无创治癌模式的新传播　要通过肿瘤大会学术交流、多学科肿瘤学术论坛和医学院校学术讲座等形式，将放射外科技术特色和治疗优势在医学领域大范围、广覆盖地传播。同时，要通过平面媒体、网络、电视、自媒体以及新媒体等平台，科普宣传肿瘤放射外科技术特色和治疗优势，让全社会知晓当患肿瘤时，除手术外科外，还有另一种安全、有效的放射外科手段可选。

综上所述，放射外科概念已清晰，放射外科技术已成熟，放射外科优势很突出，放射外科疗效已彰显，放射外科前景很光明。

（夏廷毅）

参 考 文 献

[1] BACKLUND E O. The history and development of radiosurgery[M]// LUNSFORD L D. Stereotactic Radiosurgery Update. New York: Elsevier，1992: 3-9.

[2] COFFEY R J，LUNSFORD L D，FLICKINGER J C.The role of radiosurgery in the treatment of malignant brain tumors[J]. Neurosury Clin North Am，1991，3: 231-244.

[3] LEKSELL L.The stereotaxic method and radiosurgery of the brain[J]. Acta Chirurg Scand，1951，102: 316-319.

[4] LEKSELL L.Stereotaxic and radiosurgery[M]. Springfield，IL: Charles C.Thomas，1972.

[5] LUTZ W，WINSTON K R，MALEKI N. A system for stereotactic radiosurgery with a linear accelerator[J]. Int J Radiat Oncol Biol Phys，1988，14: 373-381.

[6] TSAI J S，BUCK B A，SVENSSON G K，et al.Quality assurance in stereotactic radiosurgery using a standard linear accelerator[J]. Int J Radiat Oncol Biol Phys，1991，20: 291-500.

[7] LAX I，BLOMGREN H，NUSLUND I，et al. Stereotactic radiotherapy of malignancies in the abdomen: methodological aspects[J]. Acta Oncol，1994，33: 677-683.

[8] BLOMGREN H，LAX I，NUSLUND I，et al. Stereotactic high dose fraction radiation therapy of extracranial tumors using an accelerator[J]. Acta Oncol，1995，34（6）: 861-870.

[9] 夏廷毅. 全身γ刀技术特征及展望[J]. 世界医疗器械，2006，13: 54-55.

[10] XIA T，LI H，SUN Q，et al. Promising clinical outcome of stereotactic body radiation therapy for patients with inoperable Stage I/II non-small-cell lung cancer[J]. Int J Radiat Oncol Biol Phys，2006，66（1）: 117-125.

[11] CHANG J Y，SENAN S，PAUL M A，et al. Stereotactic ablative radiotherapy versus lobectomy for operable stage I non-small-cell lung cancer: a pooled analysis of two randomised trials[J]. Lancet Oncol，2015，16（6）: 630-637.

[12] FORMENTI S C，DEMARIA S. Systemic effects of local radiotherapy[J]. Lancet Oncol，2009，10: 718-726.

[13] ZENG J，HARRIS T J，LIM M，et al. Immune modulation and stereotactic radiation: Improving local and abscopal responses[J]. Biomed Res Int，2013，2013: 658126.

[14] DEMARIA S，FORMENTI S C. Radiation as an immunological adjuvant: Current evidence on dose and fractionation[J]. Front Oncol，2012，2: 153.

[15] POSTOW M A，CALLAHAN M K，BARKER C A，et al. Immunologic correlates of the abscopal effect in a patient with melanoma［J］. N Engl J Med，2012，366：925-931.

[16] SEUNG S K，CURTI B D，CRITTENDEN M，et al. Phase 1 study of stereotactic body radiotherapy and interleukin-2--tumor and immunological responses［J］. Sci Transl Med，2012，4（137）：137ra74.

第二章 放射外科生物与免疫

第一节 放射外科生物学基础

与常规分割放射治疗不同，放射外科治疗有其独特的剂量分割模式和放射生物效应。研究表明，分次大剂量照射除造成DNA双链断裂直接杀伤细胞效应外，还可产生血管内皮细胞损伤等次生放射生物效应。

一、放射外科肿瘤杀伤效应

随着射线聚焦技术和精准施照技术的进展，放射外科治疗采用的分次高剂量照射可直接增强对肿瘤细胞的杀伤作用，同时减少周围正常组织受照体积而降低正常细胞损伤。因此，放射外科治疗与经典放射生物学理论的"5R"原则有所不同，现将放射外科中的肿瘤杀伤生物效应阐述如下。

（一）存活细胞再氧合（reoxygenation）

19世纪30年代，越来越多的学者开始逐渐认识并关注不同氧含量对细胞放射敏感性的影响。由于肿瘤生长速度与血管生成速度不匹配，引起肿瘤组织内部出现单个或多个乏氧区域，从而产生了氧含量的差异。根据氧含量差异出现的快慢程度，分为急性乏氧（acute hypoxia）和慢性乏氧（chronic hypoxia）两类。急性乏氧是由于肿瘤内血管平滑肌细胞缺失或内皮细胞和基膜不完整，导致血管暂时性闭合而引起，此种现象在血管再次打开时氧供应即可恢复正常，因此是可逆的；而肿瘤组织内部，由于距离毛细血管的远近差异，产生不同的氧浓度梯度，导致远离毛细血管的慢性乏氧区域产生。慢性乏氧细胞很少能被再氧合，而持续一段时间的乏氧状态，最终会导致不可逆的细胞坏死或凋亡。

相比于正常组织中40～60mmHg的氧含量，90%左右的实体肿瘤存在不同程度乏氧，多数肿瘤中位氧分压低于10mmHg，尤其是快速增殖肿瘤，较大瘤体内肿瘤细胞乏氧现象更为显著，肿瘤放疗后的局部控制率更低。

常规放疗时，肿瘤退缩带来的慢性乏氧区域再氧合需要数小时甚至数天，因此缩短总的治疗时间会降低肿瘤的再氧合水平。而放射外科治疗时肿瘤退缩更快，短期内肿瘤细胞死亡更多，氧耗量减少，残存的肿瘤细胞可发生一定程度再氧合，但总治疗时间的缩短十分不利于乏氧肿瘤细胞再氧合。特别是对于单次的放射外科治疗，实施过程中几乎不存在肿瘤细胞的再氧合。30年前Fowler等报道，在相同程度皮肤损伤时，通过比较不同分割模式治疗乳腺癌移植瘤小鼠的肿瘤控制率，发现：①单次大剂量辐射暴露后的肿瘤局部控制率明显低于其他分次分割模式；②使用乏氧细胞增敏剂米索硝唑可显著提高肿瘤控制率，且在单次大分割照射中此现象更为明显。一项RTOGⅡ期临床研究也证明，对于不宜手术的Ⅰ期外周型非小细胞肺癌患者而言，采用48Gy/4f照射组的2年生存率及无病生存期均高于单次34Gy照射组。Brenner等研究发现，在达到相同生物有效剂量（biologically effective dose，BED）的前提下，单次大剂量放疗模式的肿瘤控制率远低于分次大剂量。以上研究证明，采用分次大分割模式治疗肿瘤的局部控制和生存更好。Shibamoto等比较了单次13Gy或15Gy照射3种不同类型体积均为1cm的小鼠肿瘤后，乏氧细胞比例在不同时间的变化情况。研究结果表明，照射24小时内，3种瘤体内乏氧比例均明显下降，且在24小时后乏氧比例依然下降但幅度明显降低。上述说明，一段足够长的时间范围内，分次间隔时间越长，细胞乏氧比例越低，肿瘤细胞再氧合越充分，此时肿瘤辐射敏感性将越强。严格意义上讲，肿瘤体积大小直接影响瘤体内乏氧细胞比例，放射外科治疗小病灶肿瘤时，依赖超大物理剂量消融肿瘤细胞。此时乏氧细胞比例小，对再氧合依赖性低，分次治疗过程中再氧合产生的影响不大；但当肿瘤体积>3cm时，应充分考虑分次剂量大小和再氧合发挥的作用来安排剂量分割模式。因此，在探索放射外科治疗分割模式时，需要充分考虑肿瘤类型、细胞乏氧情况、单次剂量和分次间隔时间等因素所带来的影响。

（二）亚致死性损伤修复（repair）

放射亚致死性损伤是指正常条件下，有害因素消除后可修复的损伤。而逐渐累积照射剂量，额外增加的亚致死性损伤将导致细胞死亡。亚致死性损伤的修复反映的是致死性损伤前 DNA 双链断裂的修复情况。单次照射时，射线产生断裂的 DNA 可相互作用，形成双着丝粒。若相同剂量分两次照射，在第 1 次照射产生的 DNA 双链断裂可能得到修复，而双着丝粒形成减少，细胞存活增加。相比单次照射，分次照射间期亚致死性损伤修复导致每次照射产生的细胞存活曲线存在肩区，且细胞存活分数随间隔时间增长而增加，进一步延长分次间期，细胞进入细胞周期导致辐射敏感性增加，存活分数反而又下降。当分次间隔时间足够长，细胞会再次出现分裂增殖，存活分数又会增加。相比于直径较大且含有较多缺氧细胞的 6 日龄肿瘤，直径较小的 1 日龄肿瘤中存在更多的细胞修复，这就说明细胞修复是需要氧气和营养的过程。

快速增殖的肿瘤细胞亚致死性损伤修复所需时间较短。一般认为，快速增殖的肿瘤细胞亚致死性损伤的半数修复时间为 30 分钟。在间隔 24 小时照射模式，下一次照射前快速增殖的肿瘤细胞亚致死性损伤基本能得到完全修复，很少出现亚致死性损伤累积。常规分次放射治疗的每次剂量实施过程很少超过 15 分钟，因此，该过程发生亚致死性损伤的修复微不足道。现有临床给予的处方剂量将分次间的肿瘤修复这一因素考虑在内。就放射外科治疗而言，每次放射治疗需要相对较多时间，有时甚至超过 1 小时。若每次施照剂量过程都超过 30 分钟，则在此期间发生的亚致死性损伤修复会减弱射线对肿瘤的生物效应，此时更需要对剂量予以补偿。若将较长分次时间放射治疗实施过程中肿瘤损伤修复效应纳入分析范围，生物有效剂量（BED）可用以下方程估算：$BED_N =$

$$N \times d \times \left\{ 1 + \frac{2 \times d}{\mu T (\alpha / \beta)} \times \left[1 - \frac{1 - \exp(-\mu T)}{\mu T} \right] \right\}。$$ 其中，

N 为总治疗次数，d 为分次照射剂量，T 为分次照射时间，μ 为与亚致死性损伤半数修复时间（$T_{1/2}$）相关时间常量（μ=0.693/$T_{1/2}$）。

目前仍缺乏大宗放射外科治疗相关亚致死性损伤修复的数据，有学者建议在临床放射外科治疗实施过程中对分次时间长于 30 分钟的情况进行详细记录，用于放射生物学研究。此外，高剂量电离辐射杀伤肿瘤血管内皮细胞损伤而导致肿瘤微环境改变引起肿瘤细胞亚致死性损伤修复过程的影响也尚待探讨。同时，放射外科治疗大分割照射以致死性损伤为主，亚致死性损伤比例极小，也值得临床观察。

（三）照射后细胞加速再增殖（repopulation）

照射后肿瘤细胞加速再增殖主要指分割照射时，存活的克隆源性肿瘤细胞发生的增殖。射线照射会启动肿瘤内的克隆源性细胞，使这些细胞较前次分裂速度加快，代偿性加速增殖。Withers 首先发现在放射治疗开始后（4±1）周，头颈部鳞癌细胞出现加速再增殖现象，此时需要每天增加 0.6Gy 额外剂量以抵消加速再增殖引起的治疗效益损失。

在不同分割模式的常规放疗生物模型中，肿瘤增殖修正值仅为粗略估算。特别是对于前列腺癌等增殖较慢的肿瘤，这一修正因子可忽略不计。而目前尚无放射外科治疗实施过程中肿瘤细胞加速再增殖的数据。由于放射外科治疗的总时间比常规分割放疗短，加速再增殖在放射外科治疗中的作用相对较弱，甚至可能在采用大分割或单次剂量的放射外科治疗时不存在该现象。Kestin 等回顾性分析了 505 例采用不同放射外科分割模式治疗肺癌患者的数据发现，治疗时间不超过 10 天的患者 2 年局部复发率仅为 4%，而治疗时间超过 10 天的患者 2 年局部复发率为 14%。在治疗分次剂量和总剂量一致的前提下，缩短治疗时间可获得更高的肿瘤局部控制。因此，在评价放射外科治疗这种时间相对短的方案时，加入时间因子的必要性值得考量。

（四）细胞周期再分布（redistribution）与细胞内在放疗敏感性（radiosensitive）

细胞的放射敏感性与其在辐射暴露时所处的细胞周期时相有关。细胞周期中对辐射最敏感的

时相为 M 期和 G_2 期；S 末期辐射抗性最大，这是由于两个姐妹染色单体间同源重组修复所致；G_1 期和 S 初期放射敏感性介于两者之间。而细胞周期较长的细胞还存在 G_1 期初期的另一抗性波峰。一次辐射暴露后，处在细胞周期内辐射敏感期的细胞被杀死，处在抗性时相的细胞死亡较少，细胞群体趋于细胞周期同步化，下一次辐射暴露前，细胞会再次进入细胞周期辐射敏感时相而对下次辐射敏感，即细胞周期再分布。

Eley 等使用胶质瘤细胞系建立不同类型放射外科剂量效应模型，比较给予单次大剂量 12Gy 和 1 小时内多次暴露总剂量达 12Gy 时的细胞放射敏感性。结果显示，两种照射均有部分细胞停滞在 G_2/M 期，该效应与相对辐射抗性有关。从常规放射生物理论看，放射外科治疗时间缩短对细胞周期再分布使肿瘤细胞进入更加敏感时相不利。但采用大分割剂量或单次大剂量照射对不同周期时相的细胞杀伤效应极强，两种效应叠加效果有待于临床治疗证明。

二、放射外科血管损伤效应

20 世纪 80 年代，放射外科成为治疗动静脉畸形（AVMs）的一种安全、有效的方法。为揭示血管组织放疗效应，许多学者采用包括山羊、狒狒、猫等多种动物模型开展放射外科治疗时正常组织效应的研究。早期研究采用单次 150~200Gy，但临床实践使用剂量相对较小，因此早期研究数据仅供临床参考。杜克大学 Acker 等建立的可反复直接观察大鼠软脑膜微循环的皮窗模型使用单次剂量 15~30Gy 照射。辐射暴露后 24 小时观察到血管长度密度和血流急性降低，且 30 天后更加明显。在超过 15Gy 剂量水平后，这些改变未见剂量依赖性。在随后的几周内可观察到包括广泛的内皮细胞丢失在内的形态学改变。该凋亡效应与白细胞和血管壁的相互作用改变有关，血小板活化因子可能在其中起重要作用。

血管生成（vasculogenesis）和血管新生（angiogenesis）是肿瘤血管产生的两个过程。血管新生指原有毛细血管或小静脉血管壁的血管内皮细胞产生新血管的过程。肿瘤细胞分泌包括 VEGF 在内多种生长因子刺激后，邻近血管基膜局部发生退化，血管内皮细胞增殖产生内皮细胞芽，形成管状结构，与原有毛细血管相连接。电离辐射破坏了肿瘤血管网络，血管新生过程所依赖的原有血管缺失，新的血管则由募集而来的血源性内皮祖细胞及骨髓来源的干细胞样细胞通过血管生成过程产生，新产生的肿瘤血管无论是在结构上还是在功能上均与正常组织内的血管有所不同。肿瘤毛细血管的内皮细胞相互连接不够紧密，基膜也常不完整，内皮细胞间缝隙内可嵌存肿瘤细胞。肿瘤内血管网络十分紊乱无序，血液流动较慢，经常会出现血流中断的情况，且肿瘤的血管并非都为新产生的，有时正常组织的动脉也会被包绕在肿瘤实质内而成为肿瘤血管网的一部分。

1930 年，James Ewing 在评论某些肿瘤细胞相对耐受辐射时说："我认为这很可能主要与血管有关，它最终会萎缩并且切断血液供应"，该观点进一步指出肿瘤脉管系统是放射治疗重要靶点这一猜想。1932 年，Cramer 报道"放射治疗中的肿瘤杀伤效应与血管损伤有关"。1947 年，Lasnitzki 比较了体内和体外单次 24~26Gy 辐射暴露后射线对小鼠肉瘤细胞的杀伤效应，发现在体时 2/3 的肿瘤死亡是由于电离辐射造成的血管损伤引起的。Song 等使用单次 20Gy 射线照射皮下移植的 HT-1080 人纤维肉瘤，发现照射后第 3 天肿瘤细胞的存活比例较照射后立即获得的数据明显降低，照射后立即测得的肿瘤细胞存活比例代表了电离辐射造成的直接杀伤效应。此外，在使用不同的单次剂量照射小鼠 FsaⅡ纤维肉瘤后可以观察到单次 10Gy 照射后 2 天、3 天以及 5 天肿瘤细胞的存活比例与照射后立即测得的存活比例并没有太大差异，而单次 15Gy 和 20Gy 剂量照射后 2 天和 3 天肿瘤细胞的存活比例显著下降。与此相对，Kaffas 观察到在单次 16Gy 剂量照射后 24 小时，小鼠肿瘤内的血流灌注减少了 50% 以上。另有研究报道，2.5Gy 和 5Gy 剂量照射后肿瘤内的血管容量在 18~24 小时内基本完全恢复，而 10Gy 或更高剂量的辐射暴露后血管容量很难恢复。

近期 Park 等发表综述表明，单次大剂量照射存在一个阈值，高于单次 10Gy 照射会引起大量血管损伤，从而间接杀灭肿瘤。最具代表性的研究是 2003 年 Garcia-Barros 等的基础机制研究工作。本研究将 MCA/129 纤维肉瘤和 B16F1 黑色素瘤种植于野生型或敲除了酸性鞘磷脂酶（内皮细胞凋亡所需的酶）的小鼠中，在这两种肿瘤细胞类型中都可以观察到宿主酸性鞘磷脂酶缺失与辐射抵抗有关。内皮细胞的凋亡在辐射暴露后 3~6 小时达急性效应峰值；内皮细胞的凋亡在 7Gy（无凋亡发生）

和11Gy（野生型小鼠细胞凋亡比例升至20%）之间存在阈值剂量；单次剂量25Gy时，内皮细胞凋亡的比例升高至60%左右。

目前，虽然仍有学者质疑高剂量电离辐射破坏肿瘤血管造成细胞二次伤这一理论的合理性。但根据现有研究结果，我们有理由将这部分生物学效应纳入放射外科生物学基础中。而且，临床应用时也需对该效应的存在予以充分考虑。未来仍需通过大量实验和临床数据对该理论进行深入探讨与验证。

三、放射外科正常组织损伤

正常组织辐射耐受性与分次剂量、总剂量、分次间隔时间、总治疗时间、受照体积、组织或器官类型以及不同人群的放射敏感性等因素均有关。由于晚反应组织对分次照射剂量更为敏感，因此采用放射外科治疗时晚反应组织效应更为明显。但现用于预测正常组织并发症概率（NTCP）的模型主要用于常规分割放疗，将其用于研究大分割放射外科治疗的不良反应时需格外注意。

（一）晚反应组织亚致死性损伤修复

与早反应组织相比，晚反应组织的亚致死性损伤修复时间更长。放射外科治疗时，如果分次间隔时间太短，晚反应组织未能完全修复前次暴露造成的亚致死性损伤，随着损伤积累，放射性毒性反应逐渐加重。King等报道一项前瞻性临床Ⅱ期研究，比较总剂量均为36.25Gy，连续5天或隔天1次两种模式治疗低危前列腺癌的晚期泌尿系统和直肠不良反应。结果表明，中重度直肠和泌尿系统不良反应在隔天1次治疗模式发生率低。

（二）细胞加速再增殖和细胞周期再分布

这两种效应所起的作用在放射治疗过程中是相反的。照射后细胞的加速再增殖使得照射靶区周围正常组织的细胞数量增多，而细胞周期再分布则增加了细胞放射敏感性，导致更多正常组织细胞被杀伤。放射外科治疗时，晚反应组织细胞增殖缓慢且细胞周期较长，这两种效应作用十分微弱。

（三）正常组织的体积效应

目前关于正常组织的体积效应的模型仍处于探讨期。不管是早反应组织还是晚反应组织，受到照射的体积效应都是影响电离辐射所致不良反应十分关键的因素。

正常组织的最大耐受剂量与组织功能性亚单元（FSUs）的空间排列方式密切相关。串联组织FSUs呈链状串联排列，每个亚单元对器官的正常功能都至关重要；而并联组织FSUs平行排列，少量失活FSUs不会导致器官正常功能丧失。串联组织不良反应的发生与所受最大剂量密切相关，任何FSUs的消失均可能导致并发症出现；并联组织存在受照射FSUs数量的阈值，低于该阈值时，无论多高剂量均不会出现功能损伤，高于该阈值时，受照剂量越大组织功能受损越严重。

但大部分组织或器官并不是简单的串联或并联结构，而是两者的结合。有观点认为，并联组织也存在不同区域功能的异质性，其放疗不良反应不仅与受照体积有关，还与受照局部部位有关。部分组织在不同情况下可能存在不同的串联或并联倾向性，例如：相当长度的小肠受照后，辐射损伤呈串联特征，远端组织功能丧失；但当受照体积局限且为非环形时，辐射损伤更倾向于并联组织特征。

目前放射外科治疗的正常组织、器官剂量限值大部分来源于回顾性分析研究或由简单LQ模型计算而来，因此临床放射外科治疗使用这些限制剂量时需谨慎，做到靶区勾画超标准，正常组织勾画高标准，尽可能减少晚期反应发生。

四、放射外科中常见肿瘤生物学分析

（一）早期非小细胞肺癌

非小细胞肺癌的病灶与周围正常肺组织为包含关系，非小细胞肺癌的α/β值明显高于周围正常组织，肿瘤组织的α/β一般在8～13Gy，通常采用10Gy。

肺组织属并联组织器官，肺脏中Ⅱ型肺泡上皮细胞属于早反应组织，是产生放射性肺炎的主要效应细胞。急性或亚急性放射性肺炎是肺癌放疗中不良反应的限制性因素，肺纤维化是放疗所致的晚反应损伤。在临床实际治疗肿瘤的过程中，射线会不可避免的穿过部分正常肺组织。但理论上讲，只有受照的正常肺组织体积超过阈值，才会引起Ⅱ级以上放射性肺炎的发生。因此，只要保证足够体积的正常肺组织不受照射，放射外科就可实施，而超过此阈值，通常会出现严重的放射性肺炎，且随着照射剂量增大，功能性损害越严重。一般将全肺平均剂量（D mean）的限制剂量控制在20Gy之内。

从非小细胞肺癌与周围正常组织的放射生物

学特征看，采用放射外科治疗模式似乎并不能带来比常规分割模式更多的正常组织保护。但现有临床实践证实，部分选择性早期非小细胞肺癌采用放射外科治疗模式确实提高了肿瘤疗效，且并不产生严重的放射性肺损伤。

1999 年 Martel 等报道，按照 2Gy/f、5f/周的放疗模式，要达到 30 个月局控率 50% 所需的总剂量为 84.5Gy，但由于受照肺组织只能耐受 60～70Gy 剂量限制，常规分割技术条件下，肿瘤受照剂量往往不能达到控制剂量要求，肺癌局控率仅为 15%～24%，如果继续推高剂量，则正常肺组织损伤加重而导致患者无法耐受。因此，常规分割模式下肺癌的治疗效果差。随着放疗技术的进步，放疗学家尝试对 I 期和部分 II 期非小细胞肺癌患者中采用放射外科治疗模式，并取得了较好疗效，同时正常组织肺损伤并未增加。目前，放射外科对早期 NSCLC 的治疗模式现已列入 NCCN 指南。大数据显示，采用 7.0～20.0Gy/3～10f 的治疗模式，可获得 >85% 的局控率和 >60% 的生存率。夏教授等报道，采用中国自主知识产权的体部 γ 刀，应用 GTV/CTV/PTV/70Gy/60Gy/50Gy/10f 的剂量模式，治疗 43 例不能或不愿手术的 I/II 期 NSCLC 患者，可获得 93.1% 的 3 年肿瘤局部控制率和 78% 的 3 年生存率，该技术及放疗剂量方式被誉为肺癌治疗的"中国模式"。Elekta 协作组报道，采用中位剂量 54Gy/3f 模式治疗 411 例 $T_{1\sim2}$ 期 NSCLC 患者，2 年局部复发率仅为 4%。Lagerwaard 等报道，采用 60Gy/3f 模式治疗 177 例 $T_{1\sim2}$ 期 NSCLC 患者，可获得 93% 的 3 年局控率，1 年、3 年、5 年生存率分别为 94.7%、84.7%、51.3%；急性期胸壁疼痛患者占 11%，3 级及以上肺炎发生率仅为 2%。张玉蛟教授等发表于 *Lancet* 杂志上的文章再次将放射外科对早期 NSCLC 的治疗模式推向研究新高度，该研究指出采用放射外科模式（18Gy/3 次、12.5Gy/4 次、12Gy/5 次）治疗早期 NSCLC 患者，可获得与手术（肺叶切除 + 纵隔淋巴结清扫或取样）类似甚至更好的生存获益，且不良反应更轻。

那么，放射外科模式治疗早期非小细胞肺癌获得成功背后的放射生物基础为何？

肿瘤高 BED 获得更好的肿瘤局部控制率：目前早期非小细胞肺癌治疗获得较好疗效的放射外科治疗模式主要为：5Gy×14f，6Gy×11f，7Gy×10f，7.5Gy×8f，10Gy×5f，12Gy×4f，15Gy×3f，20Gy×3f。临床多见：7Gy×10f，7.5Gy×8f，10Gy×5f，

12Gy×4f，20Gy×3f。这几种模式的共同点是给予肿瘤组织相当高的生物等效剂量。根据 LQ 公式换算，按照此模式计算获得的肿瘤中心 BED 都在 100～180Gy，换算成 EQD2 也达 80Gy 左右，明显高于常规分割时肿瘤获得的剂量，因此肿瘤控制率大大提高。

1. 先进放疗技术保护肿瘤周围正常组织 按照治疗比要求，在提高肿瘤生物等效剂量时，不能增加肿瘤周围正常组织的损伤程度。因此在开展放射外科治疗时，需要先进的精准放疗技术。现代医学已经在影像诊断技术、肿瘤定位技术、肿瘤运动控制、肿瘤追踪技术以及提高加速器治疗速度等方面取得了长足进步，因此能够最大限度减少正常组织受照体积和剂量，降低正常组织特别是放射性肺炎的发生。现有临床研究表明，I/II 期非小细胞肺癌的放射外科治疗，提高了肿瘤控制率，降低了放射性肺炎发生率。

2. 寻求肿瘤高 BED 与正常组织耐受间最适剂量 - 分割模式 基于对非小细胞肺癌的生物学行为认知的提高和既往肿瘤治疗的经验总结，要达到控制肿瘤的目的，肿瘤受到的 EQD2 不应小于 84Gy，而肿瘤周边正常肺组织耐受剂量（II 度及以下放射性肺炎）的 EQD2<120Gy。参照非小细胞肺癌和正常肺组织的放射生物学特征，研究者按照生物学效应计算得到既能满足肿瘤控制要求，又能保证正常肺组织耐受的不同分割模式，拟合计算得出了分次数与分次剂量的关系，即正常肺组织的体积相对固定，要满足不产生放射性肺炎的要求，正常肺组织的受照剂量和体积必须满足一定要求，大量临床数据表明当健康肺组织平均剂量（MLD）<20Gy 时，放射性肺炎发生率在可接受范围。因此，为满足该要求，在采用放射外科治疗时肿瘤的体积大小需进行选择。2011 年 Chi 等发表综述表明，邻近肿瘤周边正常肺组织所接受 late-EQD2^{MP} 330Gy^3 的照射，相当于肿瘤外周接受 EQD2 84Gy 照射（满足肿瘤控制要求剂量），此时若要控制残余正常肺 MLD 小于 20Gy，PTV 的体积不能大于残余健康肺体积的 1.8%；也就是说，对于残余健康肺体积为 3 000cm³ 的患者，PTV 的体积需要小于 60cm³，根据肿瘤体积计算公式，考虑 ITV 和摆位误差，肿瘤的实际体积更小。由此结果证实，放射外科模式治疗非小细胞肺癌的患者大多数的分期为 T_1 和部分 T_2。

3. 选择合适部位的肿瘤 采用放射外科治

模式时，还需考虑其他重要晚反应组织的损伤，如气管/支气管、大血管、肋骨、胸壁等。通常选择周边型肺癌比较安全，而中心型肺癌和靠近肋骨或胸壁的肿瘤由于晚反应损伤重，并发症多，对患者生活质量影响大，需要调节剂量谨慎采用。

综上所述，只要能够满足肿瘤控制和正常组织耐受要求，合理选择患者和分割模式，放射外科治疗模式对早期非小细胞肺癌是很好的根治手段。

（二）椎体转移瘤

椎体转移瘤来源广泛，不同原发部位的转移瘤 α/β 值不同，转移瘤邻近脊髓这种串联组织结构，部分病灶与大血管这种晚反应组织关系密切，但通常与脊髓和大血管是相邻而非包含关系，且多数椎体转移瘤的治疗属于减症治疗，总剂量可以调节。因此，在充分考虑最大点剂量的限制对功能组织的影响下，在制定计划和实施过程中尽可能避开这些组织，控制其剂量在正常耐受范围内，椎体转移瘤也可采用放射外科治疗模式。

（三）脑转移瘤

脑转移瘤与椎体转移瘤相似，肿瘤类型多样，放射生物学行为多样，区别在于肿瘤与脑组织关系属包含关系，类似于肺癌与肺组织的关系。因此，只要转移瘤数目少、体积小，满足对正常脑组织保护要求，就可开展放射外科治疗模式，但病灶有时与脑干关系密切，此时因尽量避免损伤脑干。

（四）前列腺癌

前列腺癌类似于晚反应组织，细胞倍增时间长，α/β 值较低。Fowler 等指出，前列腺癌 α/β 值为 1.5Gy，肿瘤细胞对大分割剂量治疗更为敏感。Dasu 等总结多位研究者结果，比较发现：前列腺癌的 α/β 值大约在 1.85Gy。从解剖结构看，前列腺紧邻膀胱、尿道和直肠，属于早反应组织，α/β 值大，在采用放射外科治疗模式时，只要将周围正常组织限定在耐受剂量范围内，提高单次剂量，缩短总治疗时间可显著提高肿瘤局控。Zaorsky 等报道，相同照射剂量时，前列腺癌按 α/β 值为 1.5Gy 计算生物等效剂量，α/β 值在 3~10Gy 的早/晚反应组织，其生物等效剂量均明显降低于前列腺癌。因此，前列腺癌采用放射外科治疗模式时，生物等效剂量高，周边正常组织得保护好，是放射外科治疗模式最能获益的肿瘤。2005—2012 年大量前瞻性、临床 Ⅰ~Ⅱ 期研究报道，采用放射外科治疗模式治疗前列腺癌可获得更好的预后和更低的不良反应，采用单次剂量>6.5Gy 治疗前列腺癌，低危组前列腺癌 4 年无生化复发率>90%，几乎或很少发生晚期 3~4 级泌尿系统和消化道反应。美国 NCCN 前列腺癌临床治疗指南对前列腺癌放疗进行重要补充：局限期前列腺癌放疗，中等剂量少分次 IGRT（2.4~4Gy/次，4~6 周）具有与常规分割方案调强适形放疗相同的疗效和毒性，可作为常规分割方案的替代治疗；影像引导下大分割治疗（≥6.5Gy/次）是近年来新兴的前列腺癌放射外科治疗方案，具有与常规分割放疗相似的疗效和毒性，在具备技术条件和临床经验的医疗中心可开展。Anders Widmark 等报道一项Ⅲ期临床研究，证明放射外科模式治疗 1 200 例中危前列腺癌患者，2 年的不良反应发生率与常规放疗相似。

五、重离子放射外科生物学特性

重离子是指氮、碳、硼、氖、氩等原子序数≥2 的原子核外电子全部或部分失去后的带正电荷的原子核。临床实践已证明重离子既具有优良的物理特性，又具有良好的生物特性，能有效地治疗其他射线难以治疗的抗阻型肿瘤，其对局部治愈率和控制率高、健康组织并发症少，被誉为 21 世纪最理想的治疗肿瘤射线。

生物学特性：相对生物效应、复杂的 DNA 损伤和氧增强比。

吸收剂量是量化组织中电离事件沉积能量的物理单位，生物学等效吸收剂量在低与高 LET 电离辐射时完全不同。相对生物学效应（RBE）已被用来比较不同类型的辐射效果。RBE 的定义是产生相等生物学效应（一般为细胞致死量）所需参考射线（通常 250kV X 射线或钴 60 γ 射线）剂量和待测射线剂量量之比。因此，RBE 值的射线在等效剂量下可以产生更大的生物学效应。光子无论能量大小，RBE 通常被定义为 1。质子 RBE 在 10% 的存活率计算，通常被认为是 1.1。临床用碳离子 RBE 被公认为 2.5~3，然而有报道认为>5。RBE 是复合变量，与 LET、粒子类型、每次分割剂量、组织和细胞类型、氧合状态、细胞周期等有关。因此，对于 C 离子，RBE 随着深度而变化，其最大值在布拉格峰的远端边缘。然而，获得质子和重离子精确的 RBE 值，仍需要进一步的实验和更多的数据，才能应用于临床治疗计划系统。

电离辐射，无论是稀疏或致密电离，能够产生所有已知类型的 DNA 损伤，包括单链断裂（SSB），化学变化的基础病变，无碱基位点、交联、链内交联，以及最具影响力的双链断裂（DSBs）。复杂的DNA损伤在高LET粒子致密电离轨道上更常见，通常被认为是难以修复的，因为它涉及多种类型的DNA损伤彼此交叉，使得单一的DNA修复途径难以解决损伤。这种复杂的损伤可能是高LET和低LET辐射的RBE差异的一个重要原因。由于复杂的DNA损伤难以修复，人们相信重离子治疗将有效地杀死辐射和化疗抗拒的肿瘤。此外，粒子治疗有效地杀死癌细胞不依赖细胞周期时相，不像光子，细胞在晚S期和G_2期抗辐射。

除了由直接电离事件所致的DNA损伤和其他相关的生物分子所造成的损害，还有高和低LET电离辐射产生的水辐解和活性氧（ROS）也是损伤的重要部分。这些ROS能够在水溶液中扩散，甚至在初次暴露就可化学损伤DNA，这通常被称为"间接损伤"。ROS相关损害的首要要求是分子氧的存在，通过氧增强比（OER）来量化氧的作用，是指在乏氧条件下达到某一效应所需的剂量与氧存在时达到同样的效应所需要的剂量比。低LET光子和质子在一般估计是3，这意味着杀死相同细胞的剂量在乏氧条件下大约是氧存在的3倍。与此相反，碳和其他重离子OER值因LET而不同，范围在1～2.5，取决于离子电荷和LET。因此，高LET粒子在适当LET（深度）相比光子能更有效地杀死乏氧肿瘤及达到核坏死，这又是重离子治疗相比光子治疗的另一个生物学优势。

重离子射线通过以下生物学特点的实现，从而影响临床实践中的肿瘤治疗。

1. DNA损伤与修复 DNA损伤和细胞修复能力是重粒子治疗（包括C离子）后相关生物效应和细胞杀伤的主要决定因素。在群马大学重离子医学中心的一项研究中，应用先进的高分辨显微镜和53BP1染色技术检测宫颈癌组织，已经证明与光子束相比，CIRT诱导更复杂的双链断裂，具有更大和更聚集的53BP1焦点。剂量（线性能量转移）越大，双链断裂越大，聚集越多，DNA损伤就越复杂。这是对于CIRT后DSBs的复杂性及其对人体样本LET的依赖性的首次研究报道。同样，CIRT在生长鳞状细胞癌的小鼠中消除了静止细胞与增殖细胞的不同放射敏感性。这种影响也取决于重离子的剂量（线性能量转移）。CIRT也被证明是不可逆转的DSBs，以上研究均表明，与PxHRT相比，CIRT导致中枢神经系统（CNS）胶质瘤来源干细胞和非干细胞以及神经母细胞瘤和胶质母细胞瘤细胞系中细胞杀伤增加的原因。然而，需重点指出，并不是所有的肿瘤都表现出对C离子的这种增强的放射敏感性。例如，染色体高度不稳定和功能失调的ATM通路信号的胶质母细胞瘤细胞系的患者被证明对CIRT具有抵抗性。

2. 线性能量转移依赖于DNA修复基因表达的差异 电离辐射激活一个复杂的信号通路网络，并诱导广泛的转录变化和基因表达。多项研究表明，辐射的遗传反应取决于特定辐射种类沉积在组织中的能量。许多研究表明，与PxHRT相比，重离子诱导基因表达的差异变化更大。在所有这些研究中，与细胞代谢、细胞/细胞器组织、细胞周期以及DNA损伤和修复途径相关的基因通常在C离子辐射后上调/下调。在对人支气管上皮细胞的研究中，基因表达谱的改变对某些基因是LET依赖性的，而对另一些基因是非LET依赖性的。这些研究表明，与PxHRT相比，CIRT对基因表达变化具有更强的影响。然而，还需要更多的研究来进一步阐明这些发现对临床研究的影响。

3. CIRT与化疗 在临床中，常规X射线联合化疗，在新辅助、同步、辅助治疗中具有不同的结果，许多化疗药物如顺铂能够增加放射治疗的疗效。然而，对于化疗与C离子联合应用的安全性和有效性，还有待进一步研究。多个体外研究表明，化疗药物与CIRT联合使用时表现出更强的细胞学毒性。例如，CIRT与替莫唑胺（TMZ）联合使用可导致多形胶质母细胞瘤细胞系的细胞毒性增加，其作用与O-6-甲基鸟嘌呤DNA甲基转移酶（MGMT）表达无关。多西他赛与CIRT对人食管鳞状细胞癌细胞的生长有协同抑制作用，吉西他滨能够增加CIRT对S期癌细胞的敏感性。考虑到在肿瘤中观察到的细胞杀伤增加，CIRT和化疗联合使用时，需要考虑和研究对正常组织毒性增加的风险。高LET碳离子是否可以弱化对放射性增敏剂的应用，还有待进一步研究。

（张奇贤 李 晶 田 野 易俊林 王小虎）

第二节 放射外科生物学模型

一、概述

放射外科疗效可与外科手术相媲美。随着放射治疗技术如影像引导和呼吸运动管理技术的发展,放射外科逐渐成为不可手术早期肺癌的标准治疗方案,也是医学上可手术患者的可选方案。放射外科治疗在少分次内(通常1~5次)完成处方剂量照射,以获得很高的生物等效剂量(BED)。许多临床试验都获得令人振奋的临床结果,采用放射外科模式治疗3年局控率可达(80.62±13.57)%,3年和5年总生存率分别为(57.67±15.97)%和(45.29±21.10)%。

用于放射外科的剂量及分次模式千差万别。由于分次数和总治疗时间均会影响疗效,而简单的物理剂量比较显然不够,更深入地比较不同方案,需要采用不同的生物/物理模型表述不同的放射分次模式生物效应。这些模型通常要考虑分次剂量、分次数、总剂量以及总照射时间。通常用来整体描述细胞杀伤效果的参数是生物等效剂量(BED)。线性二次模型(LQ)是常规分次剂量模式下最常用的生物模型。然而这一模型是连续弯曲的生存曲线,在放射外科常采用的高分次剂量区会出现潜在的高估肿瘤细胞杀伤的顾虑。Mehta等发现,从常规分次模式到放射外科模式治疗一期非小细胞肺癌患者时,肿瘤局控率和BED存在单调递增的函数关系。这些研究引起了对是否需要"新生物学"来描述放射外科中的肿瘤剂量响应的热议。

Guerrero和Li建议对LQ模型做一个修正,以更好地处理高剂量区,生存曲线的特点是在低和高剂量范围内细胞存活的对数与剂量之间呈线性二次和线性关系。Park等提出了通用生存曲线(USC),通过一个平缓的过渡,将LQ模型在低剂量区的曲线和单击多靶模型(SHMT)在高剂量区的线性表现结合起来。Tai等提出了基于LQ的再生模型(此后成再生模型),通过引入肿瘤内不均匀性和肿瘤照射治疗后再生来描述随访时间的生存率相关性。McKenna和Ahmad提出了用于放射外科的修正LQ模型(mLQ)。Guckenberger等则采用修正线性二次线性模型(mLQL)来处理多中心数据。然而,这些放射外科生物物理模型的实用性和适用性依然有争议。

另外,放射外科的剂量和分次方案仍然在不

断优化中。

在这一章,我们将大体介绍一下适用于SRS/放射外科的生物及生物物理模型。为了展示这些模型的应用方法,我们将利用几个模型来分析早期非小细胞肺癌放射外科治疗的临床数据。

二、放射生物模型

计算BED的6个模型如下:

1. LQ模型 $BED^{LQ}=D\left(1+\dfrac{d}{\alpha/\beta}\right)$ (1)

其中α和β代表细胞固有放射敏感性,D和d分别表示总剂量和分次剂量。

2. LQL模型 采用剂量延长因子G将BED和恒定照射剂量率联系在一起来解决剂量率效应,如:

$$BED^{LQL}=D\left[1+G(\lambda T+\Delta d)\dfrac{d}{\alpha/\beta}\right]$$ (2)

其中$G(x)=2(x+e^{-x}-1)/x^2$,$\lambda=\ln2/T$(λ为修复率,T为半修复时间),T为治疗照射时间。Δ是通过调整模型的低剂量和高剂量区来再生无限大剂量率的致死-亚致死行为来计算所得。

3. USC模型

$$BED^{USC}=\begin{cases}D\left(1+\dfrac{d}{\alpha/\beta}\right), & d<d_T\\ \dfrac{1}{\alpha D_0}(D-nD_q), & d\geq d_T\end{cases}$$ (3)

其中$-1/D_0$和D_q分别为log生存曲线的斜率和X轴截断点,n为分次数,LQ曲线到SHMT曲线在d_T剂量点处平滑过渡的条件可解得$\beta=\dfrac{(1-\alpha D_0)^2}{4D_0 D_q}$和$d_T=\dfrac{2D_q}{1-\alpha D_0}$。

4. mLQ模型

$$BED^{mLQ}=D\left(1+\dfrac{d}{\dfrac{\alpha}{\beta}\left(1+\dfrac{\beta}{\gamma}d\right)}\right)$$ (4)

其中γ是将高分次剂量效应带入计算的模型参数,这一模型降低了LQ模型在低剂量区的值。

5. mLQL模型 $BED^{mLQL}=\begin{cases}D\left(1+\dfrac{d}{\alpha/\beta}\right), & d<d_T\\ nd_T\left(1+\dfrac{d_T}{\alpha/\beta}\right)+n\left(1+2\dfrac{d_T}{\alpha/\beta}\right)(d-d_T), & d\geq d_T\end{cases}$ (5)

其中 d_T 为低剂量 LQ 模型和高剂量线性区的过渡点剂量。

对于以上 5 个模型，肿瘤控制概率函数形式（TCP）为：

$$TCP = e^{-K_0 \times e^{-\alpha \times BED}} \qquad (6)$$

其中 K_0 为放射开始时的肿瘤细胞数。

6. 再生模型

$$BED^{Regrowth} = D\left(1 + \frac{d}{\alpha/\beta}\right) - \frac{\ln 2}{T_p}\frac{\Gamma}{\alpha} \qquad (7)$$

对这一模型，TCP 为：

$$TCP = 1 - \frac{1}{\sqrt{2\pi}}\int_{-\infty}^{t} e^{-\frac{x^2}{2}} dx \qquad (8)$$

$$t = \frac{e^{-\left[\alpha \times BED - \left(\frac{\ln 2}{T_p}\tau\right)^{\delta}\right]} - K_{cr}/K_0}{\sigma_k/K_0} \qquad (9)$$

Γ 为消逝治疗时间；T_p 为潜在有效肿瘤倍增时间；τ 为治疗后随访时间；δ 参数代表治疗后肿瘤细胞再生速度。T_p 为 $\delta \to 1$ 的常规倍增时间；K_{cr} 为定义控制单个肿瘤的临界肿瘤数；σ_k 为肿瘤细胞数的高斯分布宽度。6 个独立模型参数为 α、α/β、$\frac{K_{cr}}{K_0}$、$\frac{\sigma_k}{K_0}$、T_p 和 δ。

三、从临床数据获取模型参数的方法

在治疗后不同随访时间内采集 TCP 数据。通常 TCP 会随着随访时间单调递减，表明有些患者出现肿瘤复发。为了模拟治疗后残存肿瘤细胞的再生，可采用公式 9 中的项 $\left(\frac{\ln 2}{T_p}\tau\right)^{\delta}$。既然再生模型计入随访时间，可将 TCP 数据拟合为一个连续随访时间的函数。然而，其他模型拟合数据时只有一个给定的随访时间。对于所考虑的每个模型，采用最小卡方（χ^2）拟合法从拟合 TCP 数据中来确定独立模型参数。对于 T_1 和 T_2 期肿瘤，可分别获得参数组或合并起来用于再生长模型。对于其他模型，因为 TCP 在每个随访期的统计数值很有限，可通过 T_1、T_2 期联合获得来获得一组模型参数。TCP 预测模型（公式 6 或 8）为 $TCP^{model} = f_{T_1} \times TCP_{T_1}^{model} + f_{T_2} \times TCP_{T_2}^{model}$，其中 f_{T_1} 和 f_{T_2} 为 T_1 和 T_2 部分，且 $f_{T_1} + f_{T_2} = 1$，χ^2 为：

$$\chi^2 = \sum_{i=1}^{n} \frac{[TCP_i^{data}(D_i, d_i, \tau_i) - TCP_i^{model}(D_i, d_i, \tau_i)]^2}{\sigma_i^2}$$

TCP 不确定度 $\sigma_i = TCP_i^{data}\sqrt{\frac{1 - TCP_i^{data}}{N_i \times TCP_i^{data}}}$。$N_i$ 为第 i 个数据点的患者数。使用临床数据中 TCP 最大值而不是 1 来计算 TCP 趋近于 1 时的不确定度。由每个剂量点的 $1/\sigma_i^2$ 来权衡拟合情况，因此越多患者的数据点越好。由于本研究中较大的 TCP 数据统计量，χ^2 应当符合高斯分布。拟合的好坏是通过 χ^2/ndf 来评估的，其中 ndf 为自由度数（number of degree of freedom，ndf），是总数据点值减去拟合的自由参数数量。在拟合过程中，如果模型参数发生变化，BED、模型预测的 TCP 以及 χ^2 要重新计算，直到找到最小的 χ^2。使用再生模型的拟合过程详见参考文献。

四、模型拟合的临床数据选择

为了比较不同的模型，以上提到的 6 个模型都用来拟合一个早期 NSCLC 患者 TCP 数据池。通过对 2014 年 5 月以前的医学期刊的全面文献检索，找到并回顾了关于 NSCLC 患者放射外科和大分割放疗的文献，总共 160 个研究报道。在这些报道中，有 46 个包括原发肿瘤的 TCP、详细的放射剂量说明以及大于 10 名患者数。从这些报道中，通过直接从论文中获得或从论文中的图表中间接提取，我们获得 1 年、2 年和 5 年的精算或 Kaplan-Meier TCP 数据用于 T_1 和 T_2 期 NCSLC。转移性肺癌患者的数据没有包含进来。这些患者中 90% 为 $T_{1/2}N_0M_0$ 期，有 10% 未明确。肿瘤控制的评估是基于随访中诊断 CT 以及极少量 PET 图像。TCP 数据中有 77% 的患者人群根据实体肿瘤疗效评估标准（RECIST）的指南，有 11% 的患者评估方式相似于 RECIST 或世界卫生组织（WHO），10% 未明确，还有 2% 不是 RECIST 或 WHO。众所周知，在一些早期报道中使用的笔形射线剂量计算算法在肺组织界面上是不准确的，会导致错误的外围剂量。在此分析中，所有处方剂量都根据指定的等剂量线转换成等中心剂量。单次剂量 3Gy 以上的大分割治疗数据也被囊括其中，以增加低剂量的数据点。对于不适用于 LQL 模型的数据，按照相同或相似照射技术的适用数据的 1/5～1/2Gy 每分钟的剂量率来计算照射时间。对于没有明确报道给定剂量、分次以及治疗时间的研究，则按照患者群体的平均或中位值来计算剂量、分次和时间。对于没有说明特定分期患者／肿瘤的所占比例的研究，按 T_1 和 T_2 各 50% 计算，因为在所有说明肿瘤分期细节信息的研究中，T_1 部分的平均值为 52%。所选择的 46 项研究包含 3 479 例早期 NSCLC 患者，处方剂量范围为 15～70Gy，分次为 1～20。其中 211 名患者接受大分割放疗，剂量为 50～60Gy，单次 3～4Gy，有 3 268 名患者接受单次最小 6Gy 的治疗。

五、模型拟合结果比较

1. 图 2-1A 展示了在不考虑肿瘤分期的情况下使用再生长模型用同一组参数来拟合所有 TCP 数据。数据点显示一个标准差的误差线。除非另有说明，BED 是以相应的 α/β 值计算的。图 2-1B 显示对 T_1 和 T_2 肿瘤采用不同参数来拟合所有 TCP 数据的结果。可以看出，T_1 期和 T_2 期肿瘤分别在 BED 达到 90Gy 和 110Gy 时，TCP 达到渐进平台。图 2-1C 和图 2-1D 显示了叠加在 T_1 和 T_2 子数据集

上的拟合曲线。表 2-1 用再生模型同步拟合 1 年、2 年、3 年和 5 年 TCP 数据所得的模型参数。使用再生模型时，不考虑肿瘤分期采用一组参数，分别对 T_1 和 T_2 期肿瘤各一组参数，以及使用其他 5 种模型拟合 1 年、2 年和 3 年 TCP 数据所得的模型参数。

图 2-2 显示采用全部 6 个数据模型对 1 年 TCP 数据的拟合结果。与再生模型的拟合结果相比，所有模型都得出了大约 20Gy 的大 α/β 值，结果如表 2-1 所示，发现初始照射的细胞数 K_0 值从 10^4 到 10^6 变化。结果显示，使用再生模型拟合所得到的 χ^2/ndf 明显最低，表明在 6 个模型中拟合结果是最好的。所有其他的模型得出了难以区分的临床数据拟合结果及一致的放射生物参数。对于 LQL 模型，拟合结果对照射时间不敏感，因为它是一个相对高阶修正。

2. 3 年的 TCP 数据也用 6 个模型做了拟合。再生模型再次表现出最好的拟合结果，拥有更小

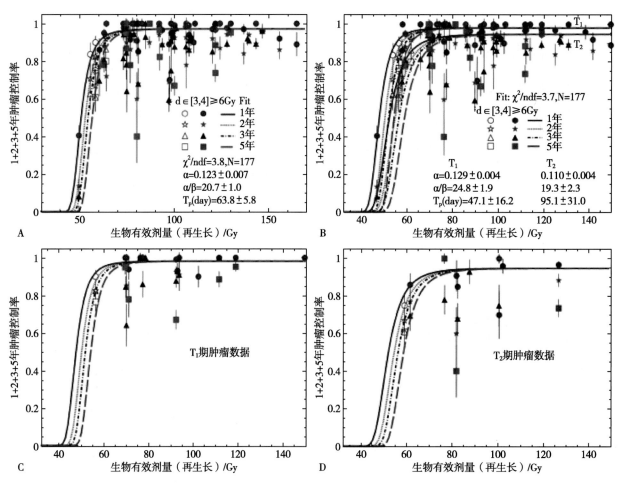

图 2-1 同时拟合 1 年、2 年、3 年和 5 年的 TCP 数据

采用不考虑分期的单组参数（A），对 T_1 和 T_2 期肿瘤各一组参数（B）。数据点上显示一个标准差的误差线。采用拟合时所得的 α/β 值计算 BED。在图 2-1B 上使用 T_1 肿瘤的参数来计算 BED。图 2-1B 中的拟合曲线与 T_1（C）和 T_2（D）子数据集重叠。

表 2-1　用再生长模型拟合计算的模型参数以及其他模型的提取参数汇总

拟合			再生长	拟合	LQ	USC	mLQ	LQL	mLQL
对 T_1 期和 T_2 期肿瘤采用同一组模型参数拟合		χ^2/ndf	3.8	1 年	1.5	1.6	1.6	1.6	1.6
		α（Gy^{-1}）	0.123±0.007		0.215±0.022	0.215±0.006	0.215±0.017	0.215±0.017	0.215±0.002
		α/β（Gy）	20.7±1.0		17.9±0.9	D0=(1.1±0.1)Gy	β=(0.012 0±0.003)Gy^{-2}	17.9±1.1	17.9±0.6
		T_p（天）/D_x/γ	T_p=(63.8±5.8)天 δ=0.253±0.025 K_{cr}/K_0=0.008±0.003 σ_k/K_0=0.004±0.002		—	Dq=(11.3±0.5)Gy	γ=(873±2 932)Gy^{-1}	$\Delta\approx0$,Tr=(40.5±16.9)天	dT=90.2±9.1Gy
对 T_1 期和 T_2 期肿瘤采用两组参数分别拟合	T_1	χ^2/ndf	3.7	2 年	4.8	4.9	4.9	5.0	4.9
		α（Gy^{-1}）	0.129±0.004		0.185±0.013	0.185±0.022	0.185±0.010	0.184±0.012	0.185±0.001
		α/β（Gy）	24.8±1.9		26.0±2.5	D0=(1.5±0.1)Gy	β=(0.007±0.000 7)Gy^{-2}	24.4±1.6	26.0±0.7
		T_p（天）/D_x/γ	T_p=(47.1±16.2)天 δ=0.267±0.041 K_{cr}/K_0=0.010±0.002 σ_k/K_0=0.005±0.001		—	Dq=(12.2±2.5)Gy	γ=(1 623±3 938)Gy^{-1}	$\Delta\approx0$,Tr=(0.3±0.3)天	dT=84.0±8.1Gy
	T_2	χ^2/ndf	—	3 年	7.1	7.2	7.2	7.4	7.2
		α（Gy^{-1}）	0.110±0.004		0.163±0.010	0.163±0.005	0.163±0.007	0.160±0.010	0.163±0.010
		α/β（Gy）	19.3±2.3		32.5±3.5	D0=(1.7±0.1)Gy	β=(0.005 0±0.000 5)Gy^{-2}	29.1±4.1	32.5±3.7
		T_p（天）/D_x/γ	T_p=(95.1±31.0)天 δ=0.278±0.035 K_{cr}/K_0=0.012±0.001 σ_k/K_0=0.007±0.001		—	Dq=(16.1±1.2)Gy	γ=(884±2 781)Gy^{-1}	$\Delta\approx0$,Tr=(0.1±0.2)天	dT=57.3±16.8Gy

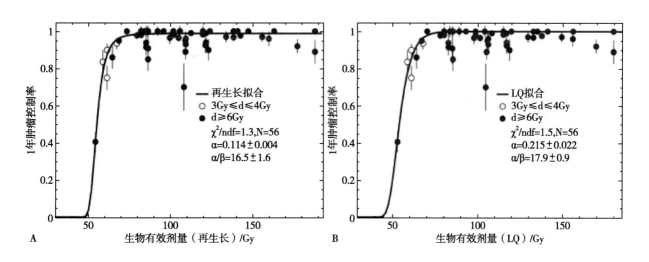

A　χ^2/ndf=1.3,N=56　α=0.114±0.004　α/β=16.5±1.6　再生长拟合　3Gy≤d≤4Gy　d≥6Gy　1年肿瘤控制率　生物有效剂量（再生长）/Gy

B　χ^2/ndf=1.5,N=56　α=0.215±0.022　α/β=17.9±0.9　LQ拟合　3Gy≤d≤4Gy　d≥6Gy　1年肿瘤控制率　生物有效剂量（LQ）/Gy

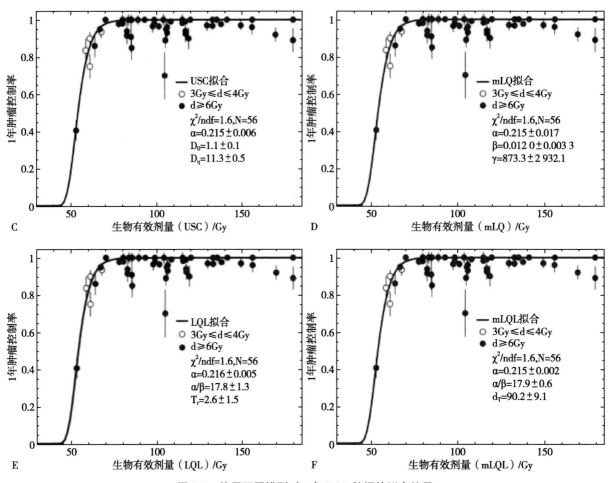

图2-2　使用不同模型对1年TCP数据的拟合结果

的 χ^2/ndf 值。例如，使用再生模型和LQ模型拟合2年和3年TCP数据的结果（图2-3）。拟合结果总结在表2-1中。在该表中可看到随着随访时间的增加，α 值逐渐降低，α/β 值逐渐增加，这反映了肿瘤控制率随随访时间增加而减少的现实。

3. 由于某些数据点的统计数据有限，各机构之间在患者选择、肿瘤勾画、治疗技术和结果评估方面存在统计学差异。对于给定的BED，TCP数据存在较大的波动。在每个BED点区，由它们的统计误差加权的数据点的平均值可以使这种波动最小化。在图2-4中，BED分区中1年、2年、3年TCP数据的加权平均值与再生长（图2-2）和LQ模型（图2-3）的拟合曲线比较。LQ模型与剩余的4个模型（未展示）是无区分的。这清楚地表明，再生模型能更好地描述数据。

用再生长模型提取的模型参数，将特异性生

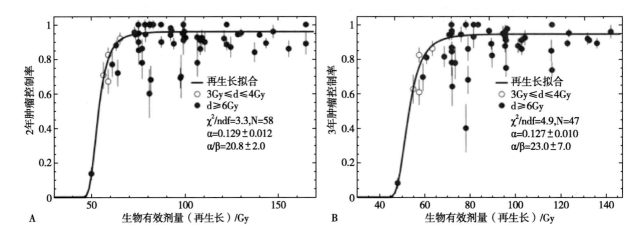

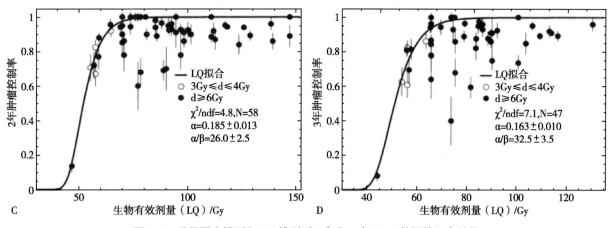

图 2-3 采用再生模型和 LQ 模型对 2 年和 3 年 TCP 数据的拟合结果

其他 4 个模型的拟合结果和 LQ 模型拟合结果相似。再生模型的拟合结果也作为比较。BED 由拟合时得到的 α/β 值计算。

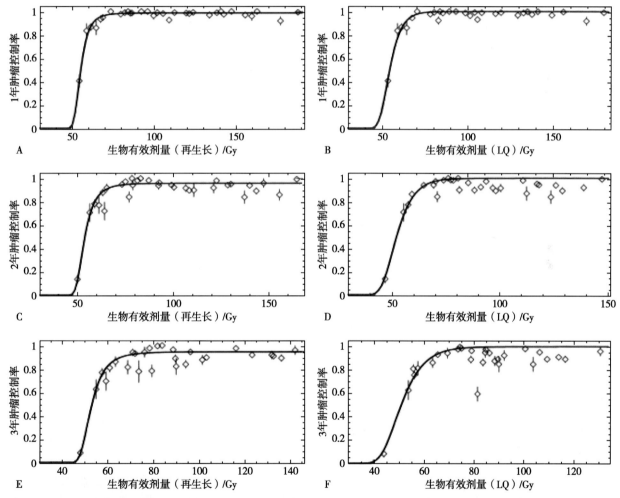

图 2-4　1 年、2 年和 3 年 TCP 数据的 BED 加权平均值与图 2-2、图 2-3 中的拟合曲线的叠加，左边为再生模型，右边为 LQ 模型。其他 4 个模型的结果与 LQ 模型的相似（未显示）

存率（CSS）绘制为 BED 的函数（图 2-5）。观察到 CSS 的剂量反应，在 BED 大约 100Gy 时 CSS 率达到最佳。

再生模型中提取的 T_1 期肿瘤的 α 值大于 T_2 期，但 T_1 期的 Tp 值小于 T_2 期。表明 T_1 期肿瘤相比于 T_2 期肿瘤对放射更加敏感，再生速度更快。相比于 T_1，T_2 需要稍高的剂量来获得最佳 TCP。使用表 2-1 中的三种模型（再生、LQ 和 USC）的参数，表 2-2 给出了分次治疗早期非小细胞肺癌时为获得最大 TCP 的等中心剂量和 PTV 外周剂量（BED T_1 期 90Gy；T_2 期 110Gy；T_1+T_2 期 100Gy）。注意，LQ 和 USC 模型只能计算 T_1+T_2 的最佳剂量。其他模型 T_1+T_2 的结果相似。

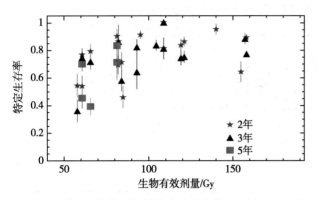

图 2-5　2 年、3 年和 5 年的特定生存率（CSS）与 BED 的函数关系。用 T_1+T_2 再生长模型的放射生物学参数计算 BED

表 2-2　根据表 2-1 获得最大 TCP 等中心和 PTV 剂量的早期非小细胞肺癌常用分次方案

	3 分次	4 分次	5 分次
等中心剂量 /Gy			
再生长			
T_1	52±1	57±1	60±1
T_2	56±1	62±1	66±1
T_1+T_2	54±1	59±1	63±1
LQ			
T_1+T_2	55±1	59±1	63±1
USC			
T_1+T_2	55±1	59±1	63±1
计划靶区剂量 /Gy			
再生长			
T_1	42±1	46±1	48±1
T_2	45±1	50±1	53±1
T_1+T_2	43±1	47±1	50±1
LQ			
T_1+T_2	44±1	47±1	50±1
USC			
T_1+T_2	44±1	47±1	50±1
RTOG 方案			
T_1+T_2	54	48	50

注：LQ，线性方程；USC，通用生存曲线；RTOG，美国放射肿瘤治疗协作组。

六、讨论和结论

所有 6 种模型的拟合结果都得出了非小细胞肺癌放射外科的陡峭的 TCP BED 关系，表明 TCP 在 BED 50～60Gy 时急剧增加，在 BED 90Gy 附近达到渐进平台（图 2-1A）。这意味着根据所研究的 6 个模型，BED>90Gy（以 $\alpha/\beta=20$ 的拟合值计算）可以导致 T_1 肿瘤的 TCP≥95%。再生模型与其他模型相比，拟合结果更好。再生模型在高 BED 时 TCP<1，允许模型通过权重穿越数据点，但其他模型则是在高 BED 时 TCP=1，然而大多数临床 TCP<1（80%～100%）。

按照再生模型，为了获得最佳 TCP，T_2 肿瘤单次剂量（多达 5 次）相比于 T_1 大约需要多 1Gy。这与口咽癌类似，对给定的 TCP，T 分期每增加一期，单次剂量要提高 3Gy。

最大拟然法（ML）是另一个众所周知的拟合方法，然而当使用 ML 来拟合 TCP 数据时，如果模型在高 BED 预测、TCP=1 时就会遇到发散问题。另外，ML 拟合方法并不根据其统计误差对每个临床 TCP 数据进行加权。我们发现，对于再生模型，如果对所有 TCP 数据采用相同的权重，ML 拟合的结果类似于 χ^2 拟合。所以，为了拟合不同患者数量的研究所得的 TCP 数据，我们选择最小 χ^2 拟合方法来确定最佳模型参数。

为了确保所获得的陡峭的剂量响应不是由于所使用的建模过程所导致的，我们做了很多尝试。例如，我们用经验模拟法 TCP=$1/[1+(\text{BED}_{50}/\text{BED})^\kappa]$ 和 $1/[1+\exp[-(\text{BED}-\text{BED}_{50})/\kappa]]$，其中 BED_{50} 是达到 50%TCP 所需的 BED 值，κ 是拟合参数。这些测试产生了一致性的 α/β 比值和陡峭的 TCP-BED 关系，与上述 6 个模型一样。为了确定陡峭的剂量反应是否主要归因于几个低 BED 的数据点（图 2-1A），我们将低 BED 数据点删除并重新拟合数据，仍然得到一致的陡峭剂量反应［例如，$\alpha=(0.110\pm0.004)\text{Gy}^{-1}$，$\alpha/\beta=(20.6\pm3.1)\text{Gy}$］。这些拟合结果不同于另一分析中对早期非小细胞肺癌采用经验性的 $\alpha=0.33\text{Gy}^{-1}$ 和 $\alpha/\beta=8.6\text{Gy}$ 时，TCP 和 BED 几乎没有渐进平台的单调关系。这可能是由于不同的放射生物学参数所导致的。我们也将没有明确规定等剂量的文章中的等剂量由 75% 改为 85%。我们发现，因为只有 6% 的文献没有设定的等剂量，结果很稳定。

采用再生模型对 TCP 数据的拟合结果得到

的 $K_{cr}/K_0 \approx 0$ 和 $\sigma_k/K_0 \approx 0$ 表明了很大的 K_0 为 104～106，这说明：①放射外科后残留的肿瘤细胞数很小；②患者间的异质性对 TCP 影响不大。从这点说，再生模型正如公式 6 所示逐渐逼近泊松 TCP 模型，其中肿瘤控制被定义为所有肿瘤细胞被杀死的概率。采用 LQL 模型拟合 TCP 数据得出 $\Delta \approx 0$（公式 2），说明在非小细胞肺癌放射外科的 α/β 比较大的 LQL 模型中可以省略高分数剂量项 Δ。使用 USC 和 mLQL 模型拟合得到的高阈值（$dT > 30Gy$），意味着具有大的 α/β 值的基于 LQ 的 BED（参见公式 3 和 5）可以得到合理的数据。采用 mLQ 模型的拟合结果得到很大的 γ 值（公式 4），说明高阶校正项 β/γ 可以忽略不计。这些结果一致指出，如果使用更大的 α/β 值，模型中为了修正 LQ 模型所增加的附加项就变得没必要了。

在所有模型中，再生模型拟合数据的 χ^2/ndf 值最低，且能够提供潜在的肿瘤倍增的额外信息[T_1 和 T_2 肿瘤分别为（47 ± 16）天和（95 ± 31）天，不考虑分期则是（64 ± 6）天]。T_1 期肿瘤比 T_2 期肿瘤生长速度更快。考虑到肿瘤再生殖的再生模型也可以预测以 BED 为函数的 TCP 对随访时间的相关性，也可以看到 TCP 临床数据在肿瘤分期的差异，即使在高 BED 的平台区[公式 9 中的 $\left(\frac{\ln 2}{T_d}\tau\right)^\delta$ 项]；而其他模型在平台区都渐进于 1。所有不同模型的拟合结果都得到一致的大约 20Gy 的大 α/β 比值。如表 2-1 所示，不同模型对个体随访时间的 TCP 数据的拟合也产生一致的大 α/β 比值。

传统剂量分次方案中广泛使用的 LQ 模型是否适用于放射外科方案一直有争议。众所周知，连续弯曲的 LQ 模型高估了高剂量区的细胞杀伤作用。然而，Fowler 指出 >10Gy 的 α/β 值可以让 LQ 模型在高剂量区表现得更好。Maciejewski 等报道了在快速增殖和厌氧口咽癌肿瘤中，>20Gy 的 α/β 值可以更好地拟合他们的临床数据。研究发现，NSCLC 增殖速度和口咽癌肿瘤大体一样快，因此可能具有高于 10Gy 的 α/β 值。我们的结果为 α/β 大约 20Gy，与文献报道的定性结果基本一致，但文献没提供定量的非小细胞肺癌放射外科的 α/β 值。然而我们的研究并没有排除放射外科中可能存在的"新生物学"，但现有结果说明采用包括肿瘤异质性和肿瘤再生长的 α/β 值为 20Gy 的 LQ 公式，可以用来描述放射外科治疗后的肿瘤剂量反应。我们研究表明，对于非小细胞肺癌放射外

科治疗方案，USC、mLQ、LQL 和 mLQL 等替代模型和 LQ 模型差异很小。Mehta 等也发现，临床数据不能区分 LQ 模型和 USC 模型。Brown 等在图 2-1 中表明，在理想情况下，高 α/β 值的 LQ 模型与 LQL、USC 模型相当。

在这六个模型中，再生模型还特别考虑到人口异质性。Carlone 等表明，基于人口平均的 TCP 模型在放射敏感性的显著异质性的情况下具有以下形式：$TCP_{pop} = \frac{1}{2}erfc\left(\frac{\xi - \alpha \times BED + \ln K_o}{\sqrt{2}\sigma_h}\right)$，其中 erfc 为互补误差函数 $erfc(x) = \frac{1}{\sqrt{\pi}}\int_x^\infty e^{-y^2}dy$，$\sigma_h$ 为放射生物学参数的标准差的组合，ξ 为欧拉伽马常数（$\xi \approx 0.577$）。当使用其他模型拟合基于人口的 TCP 数据时，会得出比不考虑人口异质性时更小的 α 值。不同模型的标准差 σ_h 从 0.4 到 1.0 变化不等。如参考文献中提到的，不考虑人口异质性的数据，拟合的 α/β 值保持恒定。

厌氧和再氧合的潜在作用没有明确纳入本研究中所使用的模型。有可能当考虑厌氧和再氧合的时候，所得到的 α/β 值会不同。因此，目前确定的 α/β 值应该被认为是一个依赖于模型的有效的放射生物学参数。

本研究中不准确性的主要来源包括缺乏足够的信息，以及患者选择、处方剂量及分次、治疗技术、实际照射剂量和疗效评估的广泛不同。所用模型可能不能完全考虑这些数据的异质性。因此，这种基于荟萃数据分析的 TCP 和 BED 之间的关系，可能与单个患者 TCP 和 BED 之间的关系不同。临床放射外科研究的数据报告中的标准化是非常有必要的。此外，本研究并未考虑正常组织毒性，尽管报告中的正常组织毒性都是低度或轻度。由于所选研究中关于肿瘤大小或体积的信息有限，本研究未考虑用肿瘤大小修正的模型。

本研究仅回顾了目前放射外科治疗早期 NSCLC 肿瘤控制的生物学模型。然而，所包含的 6 个模型也可应用于其他肿瘤部位。此外，此处讨论的模型公式也可用于研究放射外科后的正常组织复合概率（NTCP），因为相同的建模可用于在计算 NTCP 时将物理剂量转换为生物剂量。

综上所述，我们系统地研究了使用 6 种不同放射生物学模型分析早期 NSCLC 放射外科的汇总 TCP 数据。通过对 TCP 数据的拟合，这些模型确

定了 TCP 和 BED 间的 α/β 值大约为 20Gy,具有陡峭关系。这些模型预测 90Gy 的 BED(以 20Gy 的 α/β 计算)足以使 T_1 肿瘤的 TCP 大于 95%。再生长模型比其他 5 个模型更适合,而 LQ 模型是最简单的。但是,在使用由模型生成的数据时应谨慎,因为可能会选择信息不充分或不完整的模型。

(台　安　柳　峰　李晓川)

第三节　放射外科与免疫

放射外科治疗的远隔效应成为肿瘤学界关注的热点,即肿瘤经局部放射治疗后射野外的病灶也出现缩小,放射外科免疫学近年逐渐兴起并迅速发展。从临床病例报道到临床前研究及临床研究,大量研究表明具有高精度、大剂量、短疗程等特点的放射外科治疗所产生的免疫激活作用较常规放疗有明显优势。人们对放射外科治疗的认识已从其局部治疗的优势,扩展到可能产生或激发免疫效应而发挥全身治疗的作用。放射外科联合免疫治疗已在晚期的难治性肿瘤中取得卓越的成效,正逐渐向治疗早期肿瘤方向推进,并将改变肿瘤治疗的临床实践。

一、放射外科免疫效应

在大多数情况下,放疗应用于具有高度空间精度的局部治疗中,主要用于肿瘤的局部控制。然而,越来越多的证据表明,局部放疗可以诱导全身性的抗肿瘤反应,导致非照射区、远隔部位肿瘤病变发生退缩。总的来说,这些发现被总结为放疗的"远隔效应"。

(一)放疗诱导远隔效应的历史

威廉·康拉德·伦琴(W.C. Roentgen)在 1895 年 11 月宣布发现了 X 射线。伦琴发现 X 射线后仅仅几个月,Grubb 将 X 射线应用于第一例患者,用来治疗乳腺癌。这之后,放射治疗经历了持续的改进,形成了现有的不同的照射模式,包括常规分割放射治疗、超分割放射治疗、加速分割放射治疗以及大分割放射治疗,并应用于临床。第一个远隔效应方面的临床报告可以追溯到 1908 年,当 McCulloch 照射远离肿瘤病变位置的淋巴结后,观察到远处肿瘤病灶较前退缩。然而,这份报告缺乏关于照射过程、照射剂量、照射淋巴结位置的精确描述。1953 年,R.H. Mole 引用了"远隔效应(拉丁语:ab = away, scopus = target)"这一词来描述

同一生物体内距离照射野一段距离远隔部位的辐射效应。因放射治疗介导的远隔效应的临床报道均为零星的病例报道,因而其应用长期受到质疑。然而,随着免疫检查点抑制剂等新的免疫治疗方案的出现,越来越多的远隔效应被观察到,越来越多的研究者致力于放疗联合免疫治疗的相关研究。

(二)远隔效应的临床前证据

临床前研究数据显示,在使用放射外科治疗后出现免疫应答的激活。黑色素瘤小鼠经单次 15Gy 或多次 3Gy×5 次照射后都会增加抗原递呈以及 T 细胞在引流淋巴结区的募集。不同的是,15Gy 单次照射较 3Gy×5 次照射免疫细胞在肿瘤中的浸润更多。另一相似研究显示,单次 7.5Gy 和 10Gy 均可以有效激活免疫系统,但单次 5Gy 无此作用,而使用超过单次 15Gy 的高剂量放疗,会增加脾脏调节 T 细胞的比例。

另外,研究显示在接受 12Gy×2 次照射及抗 CTLA-4(细胞毒 T 淋巴细胞相关抗原 -4)治疗后,原发灶及远处转移灶均缩小,这些效应依赖于 $CD8^+$ T 细胞的抗肿瘤免疫。类似研究数据显示不同的放射外科治疗方案(20Gy×1 次、8Gy×3 次或 6Gy×5 次)与抗 CTLA-4 抗体结合与单一模式治疗相比,可以使肿瘤更大程度退缩。有趣的是,当免疫治疗联合放射外科治疗,放疗野外的肿瘤生长受到很大程度抑制,而单纯放射外科治疗却罕见此现象。其他类型的免疫治疗联合放射外科治疗也能增强抗肿瘤效应。例如,刺激抗肿瘤免疫的相关单克隆抗体(如抗 CD137 和抗 CD40 抗体)或解除免疫抑制的相关单克隆抗体(抗 PD-1 抗体)联合单次 12Gy 或多次 4~5Gy×4 次放射外科治疗。值得注意的是,放射外科治疗不是耗竭肿瘤,而是肿瘤修饰,使之能活化肿瘤特异免疫效应细胞。综合这些数据,可以看出放射外科治疗后可以产生有效的免疫刺激,而且放射外科治疗联合免疫治疗比单一模式疗效更佳。

(三)远隔效应病例报道

在过去的几十年里,已经有一些关于放疗诱导远隔效应的病例报道。虽然不同类型的肿瘤中均发现远隔效应,但某些肿瘤中的发生率更高,特别是恶性黑色素瘤、淋巴瘤、肾细胞癌和肝细胞癌。关于先前的治疗和既往情况,患者存在高度异质性,一些患者已经接受了多种不同的治疗方法,而另一些患者则是在观察到远隔效应之后才开始新的其他治疗手段,随访时间通常很短,死亡

的原因通常没有详细记录。尽管已发表的病例报道存在上述不足和限制，但正在进行放疗诱导的远隔效应的系统分析，并有助于了解发生远隔效应的优势人群。Reynderset 等准确分析了23例病例报道和一项回顾性研究，患者中位年龄为64.5岁，平均照射剂量为32Gy（12～60.75Gy），单次剂量为1.2～26Gy，8例照射的是原发肿瘤，剩下15例为转移灶和淋巴结照射。远隔效应发生在1～24个月的时间内，中位持续时间为5个月，无复发中位随访时间为13个月。这项研究显示，尽管报道存在差异性，一些常见的特征包括年龄、肿瘤分期和主要肿瘤类型是可以归纳出来的。

（四）远隔效应的临床研究

1. 黑色素瘤　伊匹单抗（ipilimumab）和其他免疫检查点阻滞剂应用于黑色素瘤治疗，联合放射外科治疗出现很多远隔效应的临床病例。显然，检查点抑制剂强有力地促进了放疗诱导远隔效应的发生，但不同肿瘤类型对此敏感性不同，如在晚期前列腺癌病例中没有类似的现象报道。黑色素瘤是一种具有高突变率的肿瘤，这很可能是黑色素瘤比其他肿瘤能触发更强烈免疫反应的原因。一些探索黑色素瘤患者放疗后远隔效应发生频率的研究显示，25%～52%接受了放疗联合检查点抑制剂治疗的晚期黑色素瘤患者表现出了远隔效应，与没有发生远隔效应的患者相比，他们的总生存期明显延长。近期一项放射外科治疗联合伊匹单抗治疗转移性黑色素瘤的一期临床研究发现，18%的患者放疗野外肿瘤获得了部分缓解，至随访结束患者总生存率为35%，明显高于既往报道的仅接受伊匹单抗患者20%的生存率。尽管这些研究都有一定的局限性，但报道的远隔效应发生频率令人振奋。但是，这些观察可能与恶性黑色素瘤细胞特殊的免疫原性相关，不能推广至其他肿瘤类型。

2. 淋巴瘤　另一个受放疗远隔效应影响较为特殊的肿瘤类型是淋巴瘤。1969年，M.P. Nobler 首次在恶性淋巴瘤（巨滤泡型）中描述远隔效应，并对其发生作了详细的说明。一名患有多发淋巴结肿大和双侧肾积水的患者在接受了主动脉旁和腹膜后照射之后，表现出远隔效应。在当时的知识背景下，作者给出的解释是：辐射后部分淋巴细胞丢失，新的淋巴细胞通过再循环进入辐射野区，导致总体淋巴细胞数量的减少。几年后，关于淋巴细胞型淋巴瘤的远隔效应也给出了相似的解释，

这支持了淋巴细胞逐渐耗竭理论。30多年以后，一个关于 NK 细胞淋巴瘤的病例报道描述了在化疗和放疗后表现于下颌淋巴结的原发病灶达到了完全消退，继发病灶在没有进一步治疗的2个月后有所消退。组织学分析显示，在继发病灶检测到 $CD8^+$ T 细胞浸润增加，而原发病灶并没有该现象。许多血液系统恶性肿瘤细胞的波动及全身性交换作用也许能解释其对远隔效应的易感性。

3. 脑肿瘤　由于特殊的解剖结构和血脑屏障，大多药物和免疫细胞难以进入大脑组织。在已发表的关于放疗介导的远隔效应导致肿瘤退缩的报道中，有许多黑色素瘤病例存在脑转移情况。有意思的是，到目前为止没有病例报道显示当外周病灶受到照射时，远处的脑转移灶会消退。相反，有两项研究显示脑部病灶经放射外科治疗联合或不联合免疫检查点抑制剂治疗后，外周病灶表现出了远隔效应。另有研究也给出了类似的病例，在脑放射治疗后出现了远隔效应。然而，需要考虑的是这些患者先前已经接受过其他部位的放射治疗，所以并不能确定远隔效应源自于脑照射还是先前的照射。尽管如此，以上研究依然提示脑照射经放射外科治疗后可激发外周病灶的远隔效应，但对外周肿瘤的照射并不能刺激颅内病灶的退缩。

4. 其他实体肿瘤　放疗介导的远隔效应在不同的实体肿瘤中也有所报道。其中，肝细胞癌和肾细胞癌尤为突出。近期 MD Anderson 发表了一项伊匹单抗联合放射外科治疗一期临床研究，入组标准治疗无效的转移性实体瘤患者，采用了伊匹单抗同步或序贯放射外科治疗肝或肺部病灶，发现23%的患者出现远隔效应并持续超过6个月，同时他们发现放射外科治疗后 $CD8^+$ T 细胞和 CD8/CD4 比值升高与临床获益相关。Golden 等开展了一项放射外科 3.5Gy×10 次联合粒-巨噬细胞集落刺激因子治疗转移性实体瘤，包括肺癌、乳腺癌、胸腺瘤的临床研究。研究结果显示，41例入组患者中有11例患者发生放疗野外病灶缩小超过30%，其中包括4例非小细胞肺癌、5例乳腺癌、2例胸腺瘤。

综上所述，目前已有足够证据表明，局部放疗尤其是放射外科治疗，可引起全身的抗肿瘤免疫作用，但相关机制仍需深入研究，尤其是放射外科对肿瘤患者体内免疫微环境的影响。同时，放射外科治疗也可诱导免疫抑制，探索放射外科治疗

的最佳剂量及分割模式是未来的研究方向。目前的研究结果提示，免疫治疗与放射外科治疗相结合，具有强烈的抗肿瘤作用，但仅在部分肿瘤中探索，未来相关研究需要在不同肿瘤中寻找最优的联合治疗策略。实现这一目标所要解决的具体问题是，寻找治疗不同肿瘤时所需要的最佳放射剂量及分割模式，最优的免疫调节剂及其使用剂量和周期，以及两种治疗方法联合最契合的时机。

二、放射外科免疫机制

（一）肿瘤细胞免疫原性死亡

放射外科治疗可使被照射的肿瘤细胞产生凋亡的同时有效暴露肿瘤抗原并产生新抗原、高表达多种引起免疫反应的蛋白，促进抗原递呈细胞的成熟和高迁移率族蛋白 -1 表达，进而引起机体抗肿瘤免疫应答，这种现象被称为肿瘤细胞的"免疫原性死亡"。肿瘤细胞经放射外科治疗的射线后产生"促炎"效果，使损伤相关分子模式的分子分泌增加，钙网蛋白高表达，Fas 分子、细胞间黏附分子 -1、血管黏附分子 -1 表达上调。以上因素均可诱导抗原递呈细胞的成熟，进而促进对肿瘤抗原的递呈。高迁移率族蛋白 -1 是由应激的或垂死的细胞释放的组蛋白染色结合蛋白，特别在放疗后的坏死肿瘤细胞所释放，通过与 Toll 样受体 4（TLR4）和 TLR9 的结合，激活 MyD88 通路，呈现出强大的免疫调节作用。

（二）树突状细胞

树突状细胞（dendritic cell，DC）是一种重要的抗原递呈细胞。放射外科治疗后 DC 的募集、成熟和抗原递呈给细胞毒性 T 淋巴细胞（即杀伤性 T 细胞，CTL）的能力会增加。DC 流向引流淋巴结并通过主要组织相容性复合体（MHC）Ⅰ类和Ⅱ类分子呈递来自肿瘤抗原的肽给 T 细胞。通常在细胞表面用于识别肿瘤抗原表位的 MHC Ⅰ类和Ⅱ类分子在肿瘤患者中表达降低，放射外科治疗后，它们的表达和功能得到增强。

（三）效应 T 细胞

放射外科治疗可改变肿瘤微环境，使其有利于效应 T 细胞的募集并发挥作用。放射外科治疗能够诱导趋化因子参与效应 T 细胞的募集，从而有效地将肿瘤转化为对 T 细胞攻击敏感的"炎性"组织，还可能通过局部血管内皮炎症途径增强 T 细胞在肿瘤中的运输。例如，放射外科治疗增强细胞表面细胞间黏附分子 -1 在内皮细胞中的表达，促进 T 细胞在体内的转移。

（四）调节 T 细胞

调节性 T 细胞（Treg）通过分泌致耐受性细胞因子如 IL-10 或 TGF-β 和通过表达免疫检查点（例如 CTLA-4）而在促进免疫抑制方面具有重要作用。放射外科治疗对 Treg 的作用尚无统一的结果，可能与放疗剂量与分割次数相关。一些研究发现，放射外科治疗可减轻 Treg 细胞抑制功能表型的表达，也可抑制 Treg 细胞的增殖。另有研究发现，放射外科治疗后小鼠脾脏和肿瘤组织中的 Treg 浸润增加。

（五）髓系来源细胞

骨髓来源的细胞是肿瘤微环境的重要组成部分，作为抗肿瘤免疫的调节剂。某些髓样细胞可能参与肿瘤抗原呈递和免疫应答的启动；相反，另一些髓样细胞可能通过对淋巴细胞的抑制作用，促进免疫逃避。它们包括 M1 和 M2 型肿瘤相关巨噬细胞（TAM）、多形核中性粒细胞（PMN）、树突状细胞（DC）和骨髓衍生的抑制细胞（MDSC）。髓系细胞对引发 T 细胞功能是必需的，然而在带有肿瘤的宿主中，它们通常主要引起免疫抑制作用。多项报道显示，放射治疗后 TAMs 和 MDSC 的募集增加，并且在肿瘤缺氧 / 坏死区域内重新分布。

（六）细胞因子和趋化因子

细胞因子和趋化因子（包括干扰素、促结肠刺激因子、TNF-α 和 TGF-β 等）在细胞免疫应答的启动和协调中起重要作用。在细胞因子中，Ⅰ型干扰素和Ⅱ型干扰素促进 CTL 的募集和活化。TNF-α 由 T 细胞产生，并有助于选择性消除 MDSC。多种其他分子通过发挥共刺激作用（例如 TNF 受体家族成员 OX40）或抑制作用（例如淋巴细胞活化基因 -3）介导 CD4⁺ T 细胞与抗原呈递细胞间的相互作用。放射外科治疗引起 T 细胞的免疫应答也诱导具有致耐受作用的分子的过度表达。

三、远隔效应的剂量模式

目前许多研究结果提示，相对较大的剂量和较少的分割次数取得的免疫效应更好，但并非剂量越高、分割次数越少，疗效就越好。Garnett 等使用单次 0、10、20Gy 三种剂量照射 23 种不同的结肠癌、肺癌、前列腺癌细胞系，并检测肿瘤细胞表面分子的表达情况。结果显示，随着剂量的提升，其中 21 个细胞系 Fas、MHC Ⅰ类分子及细胞间黏附分子 -1 的表达均相应增高。Lugade 等给予鼠黑色素瘤模型 15Gy×1 次或 5Gy×3 次两种剂量分割模式照射，发现两种方式均可引起肿瘤抗原的递呈、DC 及特异性淋巴细胞浸润，但单次照射组作用更强。给予 10Gy 的照射剂量也得到了相似的结果。Filatenkov 等使用单次 30Gy 大剂量照射鼠结肠癌模型，研究发现肿瘤免疫抑制环境得到改善，骨髓来源抑制细胞减少，CD8$^+$ 淋巴细胞浸润增多。另有研究表明，20Gy 剂量产生的抗肿瘤效应强于 10Gy。

那么，如何解释不同的剂量及分割方式可能带来的不同的免疫效应？Schaue 等认为，关键可能在于不同的剂量及分割方式引起的免疫刺激效应和抑制效应的不均衡性。他们通过研究发现，给予 7.5、10、15Gy 的剂量照射小鼠模型，肿瘤生长受到明显抑制，而 5Gy 组则效果欠佳。进一步检测发现，7.5Gy 和 10Gy 组脾脏内浸润性 T 淋巴细胞增多，调节性 T 淋巴细胞减少，而 15Gy 组中却发现以上两者均增多。将 15Gy 分为 2、3、5 次照射发现，分 2 次照射组肿瘤控制最佳，检测发现此组中浸润性 T 淋巴细胞最多，而调节性 T 细胞最少。

四、临床中放疗与免疫的合理搭配使用

放疗所具有的免疫调节特性为开发免疫疗法的合理组合提供了重要的理论基础，二者合理组合旨在使肿瘤局部控制最大化并消除全身转移。在临床工作中，放疗与免疫治疗的结合主要可以从三个方面进行考虑：①免疫治疗与放射外科治疗结合以治疗寡转移肿瘤，其目的主要是通过利用放疗的原位疫苗接种效应以及免疫疗法的全身作用来减少远端失败；②免疫治疗与标准的放化疗相结合，其目的是通过放疗与免疫调节，同时增强局部和全身协同作用，从而增强局部放化疗的效果并减少远端失败，最终延长无进展生存并提高治愈率；③放疗加入到免疫治疗当中，此时的临床目标是利用放疗作为生物反应调节剂，使针对特定部位肿瘤的免疫治疗的功效最大化。上述每一种方法都需要对临床目的、每种治疗的生物学效应以及各种组合之间的相互作用有非常深入的理解。具体而言，第一种方法旨在使放疗区域以外的治疗效应最大化，第二种方法也旨在使局部协同和全身治疗作用均得到最大化，第三种方法的目的是在使特定部位的肿瘤达到最好控制的同时，控制远处肿瘤以及减少肿瘤远处转移的机会。

（一）免疫治疗与放射外科治疗结合治疗寡转移瘤

在转移性肿瘤中，放疗曾主要被用于缓解症状。然而，对于转移灶很少的寡转移瘤患者，放射外科治疗越来越多地用于控制肿瘤，改变肿瘤的自然进程以延长患者的无进展生存和总生存。出于对剂量体积的安全性考虑，目前放射外科治疗对寡转移瘤患者的治疗标准在不断修订，从以往同时对最多 3 个转移瘤进行治疗，到可治疗有限的可数病灶。这种治疗已经显示出有较好的局控率（67%～97%）和良好的不良反应控制（<5%）。然而，在大多数患者中，肿瘤复发通常位于照射区域以外的远端，中位进展时间为 4～6 个月，说明在治疗当时就有隐匿的转移性病灶。因此，为了获得更好的治疗效果，必须减少肿瘤的远处转移。大分割的 SBRT（单次 10～24Gy）可导致大量的免疫原性肿瘤抗原以及内源性 DAMP 分子释放，进而刺激抗原提呈细胞（antigen presenting cell，APC）上的 TLR，从而为开发合理的免疫治疗组合奠定基础。

1. APC 的激活　由于肿瘤微环境和引流淋巴结中存在较强的免疫抑制，放疗在大多数患者中的免疫调节作用不足以引发有效的抗肿瘤免疫应答，这就是在单纯 SBRT 的临床实践中很少观察到远隔肿瘤消退的原因。这种情况下，通过活化 APC 来提高放疗的原位疫苗接种效应可能是相当有利的。目前临床正在开发的药物包括刺激性受体 CD40 和 TLR 的激动剂。CD40 是肿瘤坏死因子（TNF）受体超家族的成员，在 B 细胞、DC、单核细胞、造血前体细胞、内皮细胞、平滑肌细胞、上皮细胞、血小板以及许多人类肿瘤细胞上都有表达。CD40 可激活抗原处理和提呈通路，并增强 APC 向淋巴结迁移，CD40 激动剂在不同肿瘤类型的动物模型和早期临床试验中均显示了良好的活性。在 B 细胞淋巴瘤小鼠模型中，联合抗 CD40 抗体加 5Gy 全身照射（TBI）使超过 80% 的小鼠了获得长期的 T 细胞免疫保护，生存得以延长。此外，同时激活 CD40 和 CD137（活化 T 细胞上表达的一种共刺激分子）可增强大分割放疗（单次 12Gy）的抗肿瘤效应，并促进 CD8$^+$ T 细胞和 NK 细胞对其他部位肿瘤的杀伤。

TLR 是在造血细胞（包括 APC、单核细胞和 B 细胞）上广泛表达的模式识别受体家族，可识别 DAMP 分子，激活先天性免疫应答，并促进适

应性免疫反应的发生。在人类,TLR家族包括10个成员(TLR1~TLR10)。TLR9识别非甲基化的CpG基序和通过MyD88通路发挥功能,最终导致NF-κB激活、细胞因子释放和炎症反应发生。TLR9在小鼠髓样细胞对组织应激或放疗损伤的炎性反应中起着至关重要的作用。单次13Gy照射后肿瘤释放的内源性TLR9配体促进了B16黑色素瘤、CT26结肠肿瘤和MB49膀胱肿瘤再生长,这种作用依赖于TLR/MyD88/NF-κB介导的髓样细胞中IL-6的上调。事实上,相对于TLR9表达的小鼠,tlr9基因敲除的小鼠肿瘤再生长延迟。然而,在纤维肉瘤和Lewis肺腺癌模型中,将外源性CpG注入肿瘤,活化TLR9,可显著增强单次20Gy照射后的肿瘤反应。在乳腺癌皮肤转移的小鼠模型中,相比于单纯的8Gy×3次照射,同时给予咪喹莫特以激活TLR-7,抗肿瘤反应明显增强,且肿瘤完全消失率从11%增加到66%。在小鼠T细胞和B细胞淋巴瘤模型,单次10Gy照射并静脉给予TLR-7/TLR-8激动剂,可导致T细胞介导的肿瘤清除和肿瘤特异性免疫记忆的产生。这些研究提供了TLR激动剂治疗与SBRT结合的理论基础,但是人类TLR的表达不同于小鼠,将小鼠的研究用于人类研究则需要对TLR激动剂进行小心验证。可喜的是,在低度恶性B细胞淋巴瘤临床研究中,患者接受2Gy×2次照射,并局部注射TLR-9激动剂,在一些患者中观察到了远隔效应的发生。

2. 放疗与免疫治疗联合可解除肿瘤对T细胞的抑制　除了直接激活APC外,激活T细胞的其他免疫治疗与SBRT联合使用也非常有用。CTLA-4是一种重要的负向调控分子,表达在活化的T细胞表面,与DC或其他APC表面的B7家族共刺激配体CD80和CD86结合,减弱T细胞的活化。阻断CTLA-4可增强记忆性CD8$^+$T细胞的应答,并增强免疫记忆的形成和维持,因此,放疗期间进行CTLA-4阻断可以增加放疗的原位疫苗接种效果。这种组合在多个小鼠模型中已被证实有效,单纯放疗或单纯CTLA-4阻断均不能获得很好的肿瘤控制,而二者相联合,肿瘤局部和远处转移均得到了有效控制,并且这种作用是CD8$^+$T细胞依赖的,而非CD4$^+$T细胞依赖。放疗和CTLA-4阻断之间的协同作用在小鼠实验中似乎与照射剂量和分割次数有关,例如,CTLA-4阻断联合大分割放疗(8Gy×3次)能有效控制照射区和非照射区的肿瘤,而6Gy×5次剂量组效果较差,20Gy×1次

剂量组效果最差。放疗与ipilimumab(CTLA-4阻断抗体)的组合已被美国FDA批准用于转移性黑色素瘤的治疗,在小鼠和人类的研究中均获得了令人欣喜的结果。除了增强T细胞启动以外,ipilimumab还可以通过抗体依赖的细胞介导的细胞毒(ADCC)作用来消除肿瘤内的Treg细胞,进一步增强放疗的协同作用。一项回顾性研究报道21例转移性黑色素瘤患者在ipilimumab治疗后出现进展,再接受放疗,共11例(52%)出现远隔效应,其中9例出现部分缓解(43%),2例病情稳定(10%),总生存时间高于无远隔效应的患者,有意思的是,只有在受照射的肿瘤完全消退的患者中才会出现远隔反应。一例转移性黑色素瘤接受2轮ipilimumab治疗后,肝脏7个病灶中的2个接受SBRT(17Gy×3次)放疗,然后再接受2轮ipilimumab治疗,结果显示肝脏中的7处病灶均完全消失。一例转移性非小细胞肺癌患者,只有一处肝脏转移灶接受SBRT(6Gy×5次)放疗,随后再给予3次ipilimumab治疗,结果显示其余多处肝转移灶和骨转移灶均得到缓解。需要注意的是,SBRT和ipilimumab同步使用时,可增强T细胞抗肿瘤反应,但是放疗后再使用ipilimumab可能不会产生这种效应。一项有22例多发转移性黑色素瘤患者的Ⅰ期临床试验中,用2~3次大分割照射单个病灶,随后再给予4周期ipilimumab,尽管有18%的患者在非照射病灶中获得部分反应,但大多数患者没有反应,中位无进展生存期和总生存期分别为3.8个月和10.7个月。此外,一项ipilimumab和SBRT的序贯联合治疗的随机双盲Ⅲ期临床试验也未达预期效果,799例的多西他赛化疗后去势抵抗的前列腺癌患者,至少有一处骨转移灶,随机分配接受至少1~5处的骨转移灶放疗,随后给予ipilimumab 10mg/(kg•3周)方案或安慰剂治疗,无进展患者可以继续接受ipilimumab治疗或安慰剂的维持治疗,直至出现疾病进展、不可接受的不良反应或死亡。该研究未达到其主要生存获益终点,风险比(HR)为0.85(95%CI 0.72~1.00,$P=0.053$),但无进展生存显著改善(HR=0.70,95%CI 0.61~0.82,$P<0.000\,1$),但亚组分析显示总生存改善(HR=0.62,95%CI 0.45~0.86,$P=0.038$)。因此,当SBRT和ipilimumab联合使用时,必须考虑二者的合理搭配。

抑制性免疫受体——程序性细胞死亡分子1(PD-1)在T细胞中激活时上调,在与其配

体 PD-L1 和 PD-L2 结合时发挥抑制 T 细胞的功能。临床试验已证实 PD-1 或 PD-L1 的中和抗体有巨大的抗肿瘤活性，肿瘤上 PD-L1 表达水平的高低可预测其疗效。针对 PD-1 的检查点抑制剂 pembrolizumab 和 nivolumab 于 2014 年获得美国 FDA 批准，用于治疗转移性黑色素瘤，随后被批准用于非小细胞肺癌（两种药物）以及肾细胞癌和经典霍奇金淋巴瘤（nivolumab）。实验肿瘤模型中，大分割放疗可以导致 PD-L1 表达上调，这主要是通过 IFN-γ 介导的。体内研究也证实，照射后肿瘤浸润的 CD8$^+$ T 细胞表达 PD-1 增加，当删除 CD8$^+$ T 细胞（而不是 CD4$^+$ T 细胞或 NK 细胞）后，可使肿瘤细胞表面 PD-L1 表达下调。这些研究提示，PD-L1/PD-1 途径上调可能是肿瘤对放疗抵抗的一个重要机制。因此，PD-1/PD-L1 阻断可能是放射与免疫治疗组合的重要方面。在小鼠中 SRS 和 PD-L1 阻断联合产生了肿瘤特异性免疫反应，小鼠乳腺癌模型中，与单独治疗相比，抗 PD-L1 抗体联合 12Gy 局部照射显著减少了远处肿瘤生长，并能维持长期免疫记忆，获得免疫保护。一项大分割放疗联合 ipilimumab 治疗转移性黑色素瘤的Ⅰ期研究中，与 PD-L1 表达高的患者相比，PD-L1 表达低的患者总生存期和无进展生存期更高。在小鼠黑色素瘤模型中再现了该观察结果，20Gy 照射联合抗 CTLA-4 和抗 PD-L1 抗体增强了抗肿瘤反应，并抑制了非照射部位肿瘤的生长，随后的肿瘤进展与黑色素瘤细胞中 PD-L1 的表达上调和淋巴细胞耗竭有关。因此，最佳治疗需要放疗联合 CTLA-4 和 PD-L1 同时阻断，其中放疗可增强肿瘤内 T 细胞受体（TCR）库的多样性，CTLA-4 阻断主要抑制 Treg 细胞并增加 CD8$^+$ T 细胞与 Treg 细胞的比例，PD-L1 阻断则减少 T 细胞耗竭。

针对 TCR 的激动性抗体也有与放疗相结合的策略。乳腺癌小鼠模型中，放疗（12Gy×1 次或 4～5Gy×5 次）联合抗 PD-1 和抗 CD137 抗体治疗，肿瘤都明显缩小。同样，小鼠肺癌、乳腺癌、神经胶质母细胞瘤等模型中均证明免疫检查点阻断和共刺激抗体激动（如抗 CD137）治疗，联合放疗都获得了可喜的结果。CD134（TNF 受体超家族成员 4，又称 OX-40）与其配体 OX-40L 的相互作用可以提供 T 细胞增殖的共刺激信号，抗 OX-40 激动剂与放疗结合，可通过增强 CD8$^+$ T 细胞反应，使荷瘤小鼠得到明显的生存获益。另外，IL-2 是临床上用于激活 T 细胞的一种有效的细胞因子，在黑色素瘤和肾细胞癌患者，接受 SBRT（20Gy×1～3 次）联合 IL-2 治疗，远隔反应的发生率远高于预期。

吲哚胺 2,3- 双加氧酶 1（IDO1）是一种由肿瘤细胞和 APC 产生的细胞内色氨酸分解代谢酶，它可以介导免疫抑制，主要是通过降低局部色氨酸水平、产生色氨酸代谢产物如犬尿素，从而抑制 T 细胞增殖、促进 T 细胞凋亡。1- 甲基色氨酸（一种推定的 IDO1 抑制剂）已被证实与替莫唑胺合用可增强小鼠胶质母细胞瘤的单次局部放疗（5Gy）效果。TLR 活化时可上调淋巴结微环境中 IDO1 的表达，削弱 APC 的激活。因此，当 TLR 激动剂与 SBRT 组合时，同时使用 IDO 抑制剂效果可能显著增加。与 PD-L1 类似，IDO1 可被 IFN-γ 上调，介导了肿瘤对 CTLA-4 或 PD-1/PD-L1 阻断剂的免疫抵抗。总之，这些研究表明 IDO1 阻断与放疗和免疫检查点阻断剂联合使用，可能增强免疫治疗的效果。

影响放疗免疫的另一个重要抑制因子是 TGF-β，肿瘤组织受到照射后，肿瘤微环境中的 TGF-β 明显增加。TGF-β 是减弱炎症反应和免疫反应、调节组织稳态和细胞增殖的一种重要细胞因子，TGF-β 抑制效应 T 细胞，促进 Treg 细胞募集，它也驱动 DC 向免疫耐受方向极化，如果阻断 TGF-β，可极大地增强 DC 向免疫原性方向极化。TGF-β 能降低肿瘤的放射敏感性，从而促进肿瘤的侵袭、转移，临床预后不佳。乳腺癌小鼠模型中，TGF-β 中和抗体联合 6Gy×5 天的放疗，可导致 DC 激活和强烈的 CD8$^+$ T 细胞应答，照射部位和远隔部位的肿瘤均得到明显抑制。然而，尽管初始反应良好，但仍然会出现肿瘤进展，这与肿瘤细胞和 CD45$^+$/CD11b$^+$ 髓系细胞上 PDL-1 和 PDL-2 表达上调有关。因此，在 RT 联合 TGF-β 阻断剂治疗时加入 PD-L1 阻断剂，可能进一步改善肿瘤反应，提高治疗效果。

3. 设计合理的放疗与免疫组合方案　大量的基础研究和临床研究均提示，多个环节共同影响着放疗所激发的免疫应答，因此，为了达到放疗激发免疫的最大效果，SBRT 应当与 APC 激动剂、增强 T 细胞启动、逆转 T 细胞耗竭和增强肿瘤微环境功能的药物一同联用。其中，联用 APC 刺激剂应是最为重要的，因为抗原提呈是免疫功能发挥的第一步，成熟的 APC 在肿瘤微环境中发挥多种效应，为放疗和 T 细胞刺激剂提供多种协同作用。例如，激活 APC 可增强肿瘤抗原呈递，并引发或促进抗肿瘤 T 细胞的活化和杀伤；激活 APC 释放相应的趋化因子，引导效应 T 细胞向肿瘤微环境归巢，并为肿瘤微环境中的 TIL 提供有效的共刺激信号。

另一个重要问题是放疗与免疫治疗相组合时的时序安排问题，例如，放疗与免疫药物孰先孰后？如使用多个药物，应该同时给还是序贯给？若序贯，应是谁先谁后？不同的时序组合可能大大影响方案的治疗效果。在病原体识别期间，抗原摄取和 APC 激活同时发生，从而发生有效的免疫激活。为了使放疗期间的病原体识别最大化并引发有效的免疫应答，可能应当在抗原释放时即给予 CD40 或 TLR 激动剂，促使 APC 活化。SBRT 后抗原释放的动力学尚未被深入阐明，尤其是在人体内，但是目前的体内外实验表明，放疗诱导的肿瘤细胞死亡在大剂量放疗后 8 小时内开始，24 小时达到峰值，并持续至少 7 天。射线照射后 18 小时，MHC Ⅰ 类相关的肽库增加，这种作用持续可达 10 天。TLR 激动剂和小分子 CD40 激动剂的半衰期很短，生物效应在 48~72 小时内消失。因此，使用这些药物时需要选择合适的给药时间，以使其发挥作用的时间与肿瘤抗原释放的峰值时间相吻合。CD40 抗体或其他大分子的半衰期长，可以更持久地激活 APC，因而它与放疗结合的时机更为灵活。

CTLA-4 阻断在 T 细胞启动阶段有重要作用，因此，CTLA-4 抗体也应该在放疗之前或与放疗同时开始。同样，TGF-β 中和抗体也应与放疗同时使用，以防止放疗时肿瘤的中 TGF-β 反应性升高以及对抗原呈递的抑制。一旦 T 细胞应答启动，可能使用 PD-1/PD-L1 阻断剂、TGF-β 阻断剂、IDO-1 阻断剂以及 IL-2 对效应 T 细胞的整个高肿瘤过程进行支持，则效果更佳。当然，所有的组合方案均需要进一步在合适的小鼠模型和临床转化研究中认真考虑、仔细优化，以制定合理、有效的组合方案，使 SBRT 的原位疫苗接种效应和抗肿瘤效果最大化。

SBRT 的单次剂量和分割次数在与免疫治疗相结合时也需要认真考虑，因为放疗的免疫调节作用可能对这些参数非常敏感。例如，放疗的原位疫苗接种效应似乎是剂量依赖和时间依赖的。在小鼠中，20Gy×1 次或 15Gy×3 次照射增强 T 细胞反应，原发黑色素瘤和远处转移瘤缩小甚至消失，然而在 2 周之内给予 5Gy×4 次照射，则肿瘤控制不佳。总体来讲，肿瘤控制以及肿瘤反应性 T 细胞的频率随着放疗剂量的增加而增加，最大效应一般在 7.5Gy 和 15Gy 之间。然而，用中等剂量的 7.5Gy×2 次的照射可以达到最好的肿瘤控制、最强的肿瘤特异性 T 细胞反应和最低的 Treg 细胞数量。在小鼠乳腺癌模型，TLR 激动剂与放疗联合方案中，8Gy×3 次照射效果显著，但在小鼠淋巴瘤模型中，2Gy×5 次照射组 100% 的小鼠获得长期生存，而 10Gy×1 次照射组长期生存率只有 15%。同样，与抗 CTLA-4、抗 PD-1 或抗 PD-L1 的联合，8Gy×3 次取得了很好的免疫介导的肿瘤杀伤效果，但是其他的照射方案如 17~20Gy×3 次、12Gy×1 次、9.5Gy×3 次以及 6Gy×3~5 次，在多个小鼠模型中也取得了很好的效果。当与 IL-2 组合使用时，需要更高的剂量（15~20Gy）来达到全身效应。可见，不同肿瘤模型使用的分割剂量和分割次数均不一样，临床试验也是如此。根据目前的动物模型和临床经验尚不能推荐合适的放疗剂量和分割方案，需要对诸多临床研究进行仔细的系统评估。

另一个需要注意的是，照射剂量和分割次数在很大程度上取决于肿瘤的大小、解剖位置以及危及器官的耐受剂量。在大多数 SBRT 试验中，纳入标准仅限于 5 个转移部位（寡转移）的患者，但同时治疗的转移瘤的最大数量为 3 个，可能是考虑到照射肿瘤体积太大所引起的安全问题。尽管如此，SBRT 的免疫效果可能也有利于 >5 个转移部位的患者，从而可以将 SBRT 扩大到对所有可见肿瘤的照射。如果所期望的效果是抗原释放，那么可以考虑只照射部分肿瘤，通过诱导原位疫苗接种效应而控制肿瘤，这样所产生的不良反应更小，这只是设想，需要进一步的临床试验进行验证。

（二）免疫疗法与标准放化疗的组合

越来越多的癌症患者接受新辅助放化疗，此类常规放化疗方案是基于患者耐受性和最佳临床反应而制定的，但未考虑免疫学原理。在这些方案中，放疗以常规剂量和分次方案使用，每次剂量在 1.8~2.0Gy，总剂量为 50~60Gy，以使肿瘤放疗剂量最大，而周围正常组织的不良反应最小。然而，这样的剂量分割方案可能造成较强的免疫抑制，如使 Treg 细胞和髓系来源的抑制性细胞（MDSC）增多、TGF-β 表达上调。另外，化疗给的是最大耐受剂量（MTD），传统认为化疗对免疫治疗是有不利的，因为除了众所周知的骨髓抑制之外，它还发挥着广泛的免疫抑制作用，如甲氨蝶呤和紫杉烷，用于治疗由 T 细胞驱动的顽固的自身免疫病，如严重的类风湿性关节炎。此外，从未化疗的患者从 PD-L1 阻断中获益比此前用过化疗的患者获益更多，也表明足量化疗可能长期抑制免疫反应。尽管如此，许多研究已经证明，标准放化疗之前 TILs 的多少与治疗后的反应和存活率密切相关。流行病学证据还表明，抗肿瘤免疫反应与传统的放化疗方案可能有阳性的相关性，如果能够很好理解它们之间的关系，可以为开发合理的免疫治疗组合提供理论基础。如果成功的话，有效的组合既可以增强放射野中原发肿瘤的局部控制，又可以提供全身性保护性免疫，以尽量减少远端失败并提高治愈率。

一些特定的化疗药物反而有多种免疫调节作用，可能和剂量和时间有关。例如，达到骨髓抑制剂量的环磷酰胺可诱导反弹性的骨髓细胞生成、肿瘤浸润 DC 增加，从而分泌更多的 IL-12 和更少的 IL-10，进而激发 T 细胞应答。氟尿嘧啶、吉西他滨、紫杉类药物可减少 MDSC 的产生。较高剂量的吉西他滨可以抑制 IgG 的产生，但不能阻断 T 淋巴细胞的反应，对特定的抗肿瘤免疫反应也无不利影响。拓扑替康也不影响卵巢癌患者淋巴细胞的频率和反应。

为了使免疫调节效应在化疗或放化疗中达到最大化，必须了解免疫调节在其中的时间敏感性。例如，在小鼠中，注射疫苗之前给予足量的环磷酰胺、阿霉素和紫杉醇，则能提高基于肿瘤细胞的疫苗效应，有助于打破机体对肿瘤相关抗原的耐受性。但是注射疫苗之后给予化疗药物，则会削弱这种疫苗效应。在卵巢癌患者中，一个疗程的紫杉醇和卡铂治疗后，Treg 细胞数量减少，外周血中 Th1 细胞、CTL 以及 NK 细胞增加，化疗 2 周后效应达到最大。因此，化疗有可能短暂地逆转肿瘤免疫抑制的时间窗，这对于免疫治疗干预可能有特别的意义。例如，在临床前研究和转移性宫颈癌的 I 期临床试验中，接种疫苗约 10 天后进行卡铂 / 紫杉醇化疗，外周血中 MDSC 达到最低，而特异性 T 细胞反应最强。

临床前模型表明，疫苗与放化疗方案组合安全有效，但是临床试验却不尽人意，其中原因可能是与给药顺序有关，在放化疗结束几周后再给予疫苗，就失去疫苗与放化疗作用的最佳时间窗；另一原因可能是疫苗本身效价低、靶向性差，例如以

往的疫苗多为单价疫苗，靶向单一"自身"肿瘤抗原，或使用同种异体的全肿瘤细胞裂解物。后来发现个体存在特异的非同义突变，即导致蛋白质氨基酸序列改变的单核苷酸突变，在所有肿瘤类型中以不同频率表达，即所谓突变组学，这为开发新的肿瘤疫苗提供了新的策略。利用不同个体含有的特异的肿瘤突变抗原表位，使机体免疫细胞对其产生特异性抗肿瘤反应。这种新生肿瘤抗原不同以往的肿瘤自身抗原，它是肿瘤细胞特有而自身正常细胞没有的，有较强的免疫原性。研究发现，突变负荷高的肿瘤（如转移性黑色素瘤和肺癌）对免疫检查点阻断的响应率也高，这进一步证实了肿瘤新生抗原与免疫治疗相关。因此，可以通过将突变肽段的疫苗接种以诱导针对肿瘤新生抗原特异性 T 细胞产生，进而增加 CTLA-4 和 / 或 PDL-1 检查点阻断的临床反应率。检查点阻断无效的患者中肿瘤新生抗原特异性 T 细胞是缺乏的，这样就可将这些无应答患者转化为应答者。另外，突变的肽段可能是肿瘤特异性 TIL 的天然靶点，可以通过在体外扩增特异性的 TIL，再过继回输给肿瘤患者进行免疫细胞治疗。因此，肿瘤突变基因所编码的肽段可作为抗肿瘤 T 细胞的新的特异靶标，是癌症免疫治疗的前沿，如何将这些新的疗法与标准放化疗进行组合需要更深入的基础研究和临床研究。

构建合理的组合。免疫与标准放化疗的联用原则与 SBRT 联用的原则是一样的，目的是最大化地增强抗原提呈、原位疫苗效应和效应 T 细胞的功能。因此，首先通过 CD40 或 TLR 激动剂和 CTLA-4 阻断来激活 APC，随后再联合 PD-1/PD-L1 阻断，以及其他免疫抑制信号如 TGF-β 和 IDO1 的阻断，似乎效果比较理想。

每日分次放疗并持续数周，其间再联合细胞毒性化疗，这对免疫治疗的影响过于复杂，但也还是有优化组合的机会。例如，在肿瘤放疗时增强 T 细胞功能可能并不好的，因为每日 RT 可能会明显抑制效应 TIL 的功能。但在放化疗期间，可以联合用药以使原位疫苗效应最大化，如给予 CD40 或 TLR 激动剂以促进 APC 成熟、阻断 CTLA-4 以增强 T 细胞的启动、阻断 TGF-β 以减弱免疫抑制效应等。

大分割放疗可能会更适用于免疫治疗组合，这可以缩短放疗时间，为化疗和免疫调节药物的组合提供更佳的插入时机。此时，诱导免疫原性

细胞死亡的细胞毒性化疗药物的使用似乎更为合适。因此，目前的一线放化疗方案可能需要进行修改以更好地激发抗肿瘤免疫，最大限度地获益。

疫苗的总体毒性低，可能是与放化疗的理想组合。此外，疫苗接种也可以作为放化疗加免疫治疗之后的维持治疗。放疗具有原位疫苗接种效果，因此可与外源性的新生肿瘤表位疫苗相互联合，以获得疫苗增强效果。

基础和临床研究已经证实，放疗具有重要的免疫调节作用，放疗可释放肿瘤抗原并可调节免疫通路，增加肿瘤抗原递呈，引发肿瘤特异性免疫应答，并增强 T 细胞向肿瘤部位的归巢和植入。利用放疗的免疫调节作用和免疫治疗、标准放化疗等相互联合，可以大大增强治疗效果。随着放疗技术进步，精确放疗技术可以提供更高剂量的照射，同时对正常组织的保护更好，不良反应更小，这使得放疗成为免疫治疗的合适补充。然而，无论放疗与任何方案的组合，均需要考虑放疗的最佳单次剂量及分割次数、放疗与免疫治疗相互配合的时机、免疫调节药物的互补结合等，只有达到最佳的组合方案才能达到最好的临床治疗效果。

（徐向升　吴世凯　袁双虎）

参 考 文 献

[1] SHIBAMOTO Y, MIYAKAWA A, OTSUKA S, et al. Radiobiology of hypofractionated stereotactic radiotherapy: what are the optimal fractionation schedules?[J]. J Radiat Res(Tokyo), 2016, 57(Suppl 1): i76-i82.

[2] KESTIN L, GRILLS I, GUCKENBERGER M, et al. Dose-response relationship with clinical outcome for lung stereotactic body radiotherapy(SBRT)delivered via online image guidance[J]. Radiother Oncol, 2014, 110(3): 499-504.

[3] ELEY K W, BENEDICT S H, CHUNG T D, et al. The effects of pentoxifylline on the survival of human glioma cells with continuous and intermittent stereotactic radiosurgery irradiation[J]. Int J Radiat Oncol Biol Phys, 2002, 54(2): 542-550.

[4] LOEFFLER J S, ALEXANDER E 3rd, SIDDON R L, et al. Stereotactic radiosurgery for intracranial arteriovenous malformations using a standard linear accelerator[J]. Int J Radiat Oncol Biol Phys, 1989, 17(3): 673-677.

[5] LUNSFORD L D, ALTSCHULER E M, FLICKINGER J C, et al. In vivo biological effects of stereotactic radiosurgery: a primate model[J]. Neurosurgery, 1990, 27(3): 373-382.

[6] EWING J. Factors determining radioresistance in tumors[J]. Radiology, 1930, 14(3): 186-190.

[7] SONG C W, PARK I, CHO L C, et al. Is indirect cell death involved in response of tumors to stereotactic radiosurgery and stereotactic body radiation therapy?[J]. Int J Radiat Oncol Biol Phys, 2014, 89(4): 924-925.

[8] EL K A, GILES A, CZARNOTA G J. Dose-dependent response of tumor vasculature to radiation therapy in combination with Sunitinib depicted by three-dimensional high-frequency power Doppler ultrasound[J]. Angiogenesis, 2013, 16(2): 443.

[9] WONG H H, SONG C W, LEVITT S H. Early changes in the functional vasculature of Walker carcinoma 256 following irradiation[J]. Radiology, 1973, 108(2): 429-434.

[10] PARK H J, GRIFFIN R J, HUI S, et al. Radiation-Induced Vascular Damage in Tumors: Implications of Vascular Damage in Ablative Hypofractionated Radiotherapy(SBRT and SRS)[J]. Radiat Res, 2012, 177(3): 311-327.

[11] CHI A, WEN S, LIAO Z, et al. What would be the most appropriate α/β ratio in the setting of stereotactic body radiation therapy for early stage non-small cell lung cancer[J]. Biomed Res Int, 2013, 2013: 391021.

[12] UZEL E K, ABACIOĞLU U. Treatment of early stage non-small cell lung cancer: surgery or stereotactic ablative radiotherapy?[J]. Balkan Med J, 2015, 32(1): 8-16.

[13] CHANG J Y, SENAN S, PANL M A, et al. Steretactic ablative radiotherapy versus lobectomy for operable stage I non-small-cell lung cancer: a pooled analysis of two randomized trials[J]. Lancet Oncol, 2015, 16: 630-637.

[14] BUSH D A, SLATER J D, BONNET R, et al. Proton-beam radiotherapy for early-stage lung cancer[J]. Chest, 1999, 116: 1313-1319.

[15] DAŞU A. Is the α/β value for prostate tumours low enough to be safely used in clinical trials?[J]. Clin Oncol, 2007, 19: 289-301.

[16] CHI A, TOME W A, FOWLER J, et al. Stereotactic body radiation therapy in non-small-cell lung cancer[J]. Am J Clin Oncol, 2011, 34: 432-441.

[17] NAHUM A E. The radiobiology of hypofractionation[J]. Clin Oncol, 2015, 27: 260-269.

[18] ZAORSKY N G, OHRI N, SHOWALTER T N, et al. Systematic review of hypofractionated radiation therapy for prostate cancer[J]. Cancer Treat Rev, 2013, 39(7): 728-736.

[19] ROBINSON C G, DEWEES T A, EL NAQA I M, et al. Patterns of failure after stereotactic body radiation therapy or lobar resection for clinical stage I non-small-cell lung cancer[J]. J Thorac Oncol, 2013, 8: 192-201.

[20] CHI A, LIAO Z, NGUYEN N P, et al. Systemic review of the patterns of failure following stereotactic body radiation therapy in early-stage non-small-cell lung cancer: clinical implications[J]. Radiother Oncol, 2010, 94: 1-11.

[21] BROWN J M, BRENNER D J, CARLSON D J. Dose escalation, not "new biology," can account for the efficacy of stereotactic body radiation therapy with non-small cell lung cancer[J]. Int J Radiat Oncol Biol Phys, 2013, 85: 1159-1160.

[22] MEHTA N, KING C R, AGAZARYAN N, et al. Stereotactic body radiation therapy and 3-dimensional conformal radiotherapy for stage I non-small cell lung cancer: A pooled analysis of biological equivalent dose and local control[J]. Pract Radiat Oncol, 2012, 2: 288-295.

[23] BROWN J M, CARLSON D J, BRENNER D J. The tumor radiobiology of SRS and SBRT: Are more than the 5 Rs involved?[J]. Int J Radiat Oncol Biol Phys, 2014, 88: 254-262.

[24] GUERRERO M, LI X A. Extending the linear-quadratic model for large fraction doses pertinent to stereotactic radiotherapy[J]. Phys Med Biol, 2004, 49: 4825-4835.

[25] PARK C, PAPIEZ L, ZHANG S C, et al. Universal Survival Curve and Single Fraction Equivalent Dose: Useful Tools in Understanding Potency of Ablative Radiotherapy[J]. Int J Radiat Oncol Biol Phys, 2008, 70: 847-852.

[26] TAI A, LIU F, GORE E, et al. An analysis of tumor control probability of stereotactic body radiation therapy for lung cancer with a regrowth model[J]. Phys Med Biol, 2016, 61: 3903-3913.

[27] MCKENNA F, AHMAD S. Toward a Unified Survival Curve: in Regard to Kavanagh and Newman (Int J Radiat Oncol Biol Phys 2008; 71: 958-959) and Park et al. (Int J Radiat Oncol Biol Phys 2008; 70: 847-852)[J]. Int J Radiat Oncol Biol Phys, 2009, 73: 640.

[28] GUCKENBERGER M, KLEMENT R J, ALLGÄUER M, et al. Applicability of the linear-quadratic formalism for modeling local tumor control probability in high dose per fraction stereotactic body radiotherapy for early stage non-small cell lung cancer[J]. Radiother Oncol, 2013, 109: 13-20.

[29] ASTRAHAN M. Some implications of linear-quadratic-linear radiation dose response with regard to hypofractionation[J]. Med Phys, 2008, 35: 4161-4672.

[30] BRENNER D J. The Linear-Quadratic Model Is an Appropriate Methodology for Determining Isoeffective Doses at Large Doses per Fraction[J]. Semin Radiat Oncol, 2008, 18: 234-239.

[31] KIRKPATRICK J P, MEYER J J, MARKS L B. The Linear-Quadratic Model Is Inappropriate to Model High Dose per Fraction Effects in Radiosurgery[J]. Semin Radiat Oncol, 2008, 18: 240-243.

[32] TAI A, ERICKSON B, KHATER K A, et al. Estimate of Radiobiologic Parameters From Clincal Data for Biologically Based Treatment Planning for Liver Irradiation[J]. Int J Radiat Oncol Biol Phys, 2008, 70: 900-907.

[33] LIU F, TAI A, LEE P, et al. Tumor control probability modeling for stereotactic body radiation therapy of early-stage lung cancer using multiple bio-physical models[J]. Radiother Oncol, 2017, 122: 286-294.

[34] THERASSE P, ARBUCK S G, EISENHAUER E A, et al. New guidelines to evaluate the response to treatment in solid tumors[J]. J Natl Cancer Inst, 2000, 92(3): 205-216.

[35] MILLER A B, HOOGSTRATEN B, STAQUET M, et al. Reporting results of cancer treatment[J]. Cancer, 1981, 47(1): 207-214.

[36] KAVANAGH B, DING M S, SCHEFTER T, et al. The dosimetric effect of inhomogeneity correction in dynamic conformal arc stereotactic body radiation therapy for lung tumors[J]. J Appl Clin Med Phys, 2006, 7: 58-63.

[37] MACIEJEWSKI B, WITHERS H R, TAYLOR J M, et al. Dose fractionation and regeneration in radiotherapy for cancer of the oral cavity and oropharynx: tumor dose-response and repopulation[J]. Int J Radiat Oncol Biol Phys, 1989, 16: 831-843.

[38] MURAI T, SHIBAMOTO Y, BABA F, et al. Progression of non-small-cell lung cancer during the interval before stereotactic body radiotherapy[J]. Int J Radiat Oncol Biol Phys, 2012, 82: 463-467.

[39] FOWLER J F. Linear quadratics is alive and well: in regard to Park et al.(Int J Radiat Oncol Biol Phys 2008; 70: 847-852)[J]. Int J Radiat Oncol Biol Phys, 2008, 72: 957-959.

[40] FOWLER J F, CHAPPELL R J. Non-small-cell lung tumors repopulate rapidly during radiation therapy[J]. Int J Radiat Oncol Biol Phys, 2000, 46: 516-517.

[41] ZHANG J, YANG F J, LI B S, et al. Which is the optimal biologically effective dose of stereotactic body radiotherapy for stage I non-small-cell lung cancer? A meta analysis[J]. Int J Radiat Oncol Biol Phys, 2011, 81: e305-e316.

[42] CARLONE M C, WARKENTIN B, STAVREV P, et al. Fundamental form of a population TCP model in the limit of large heterogeneity[J]. Med Phys, 2006, 33: 1634-1642.

[43] CARLSON D J, KEALL P J, LOO B W Jr, et al. Hypofractionation results in reduced tumor cell kill compared to conventional fractionation for tumors with regions of hypoxia[J]. Int J Radiat Oncol Biol Phys, 2012, 79: 1188-1195.

[44] OHRI N, WERNER-WASIK M, GRILLS I S, et al. Modeling local control after hypofractionated stereotactic body radiation therapy for stage I non-small cell lung cancer: a report from the Elekta Collaborative Lung Research Group[J]. Int J Radiat Oncol Biol Phys, 2012, 84: e379-e384.

[45] MORARU I, TAI A, ERICKSON B, et al. Dose Responses for Chemoradiation Therapy of Pancreatic Cancer: an Analysis of Compiled Clinical Data Using Biophysical Models[J]. Pract Radiat Oncol, 2014, 4: 13-19.

[46] WENNBERG B M, BAUMANN P, GAGLIARDI G, et al. NTCP modelling of lung toxicity after SBRT comparing the universal survival curve and the linear quadratic model for fractionation correction[J]. Acta Oncol, 2011, 50: 518-527.

[47] DEWAN M Z, GALLOWAY A E, KAWASHIMA N, et al. Fractionated but Not Single-Dose Radiotherapy Induces an Immune-Mediated Abscopal Effect when Combined with Anti-CTLA-4 Antibody[J]. Clin Cancer Res, 2009, 15: 5379-5388.

[48] WERSÄLL P J, BLOMGREN H, PISA P, et al. Regression of non-irradiated metastases after extracranial stereotactic radiotherapy in metastatic renal cell carcinoma[J]. Acta Oncol, 2006, 45: 493.

[49] REYNDERS K, ILLIDGE T, SIVA S, et al. The abscopal effect of local radiotherapy: using immunotherapy to make a rare event clinically relevant[J]. Cancer Treat Rev, 2015, 41: 503-510.

[50] POSTOW M A, CALLAHAN M K, BARKER C A, et al. Immunologic Correlates of the Abscopal Effect in a Patient with Melanoma[J]. N Engl J Med, 2012, 366: 925-931.

[51] STAMELL E F. The Abscopal Effect Associated With a Systemic Anti-melanoma Immune Response[J]. Int J Radiat Oncol Biol Phys, 2013, 85: 293.

[52] BARKER C A, POSTOW M A. Combinations of Radiotherapy and Immunotherapy for Melanoma: A Review of Clinical Outcomes[J]. Int J Radiat Oncol Biol Phys, 2014, 88: 986-997.

[53] KWON E D, DRAKE C G, SCHER H I, et al. Ipilimumab versus placebo after radiotherapy in patients with metastatic castration-resistant prostate cancer that had progressed after docetaxel chemotherapy(CA184-043): a multicentre, randomised, double-blind, phase 3 trial[J]. Lancet Oncol, 2014, 15: 700-712.

[54] TANG C, WELSH J W, DE GROOT P, et al. Ipilimumab with Stereotactic Ablative Radiation Therapy: Phase I Results and Immunologic Correlates from Peripheral T Cells[J]. Clin Cancer Res, 2017, 23: 1388-1396.

[55] GOLDEN E B, CHHABRA A, CHACHOUA A, et al. Local radiotherapy and granulocyte-macrophage colony-stimulating factor to generate abscopal responses in patients with metastatic solid tumours: a proof-of-principle trial[J]. Lancet Oncol, 2015, 16: 795-803.

[56] BURNETTE B C, LIANG H, LEE Y, et al. The efficacy of radiotherapy relies upon induction of type I interferon-dependent innate and adaptive immunity[J]. Cancer Res, 2011, 71: 2488-2496.

[57] MATSUMURA S, WANG B, KAWASHIMA N, et al. Radiation-induced CXCL16 release by breast cancer cells attracts effector T cells[J]. J Immunol, 2008, 181: 3099-3107.

[58] CHAKRABORTY M, ABRAMS S I, COLEMAN C N, et al. External beam radiation of tumors alters phenotype of tumor cells to render them susceptible to vaccine-mediated T-cell killing[J]. Cancer Res, 2004, 64: 4328-4337.

[59] SHI Q F, WANG D P, YANG X F, et al. In situ observation of the effects of local irradiation on cytotoxic and regulatory T lymphocytes in cervical cancer tissue[J]. Radiat Res, 2013, 179: 584-589.

[60] KACHIKWU E L, IWAMOTO K S, LIAO Y P, et al. Radiation enhances regulatory T cell representation[J]. Int J Radiat Oncol Biol Phys, 2011, 81: 1128-1135.

[61] SHARABI A B, NIRSCHL C J, KOCHEL C M, et al. Stereotactic Radiation Therapy Augments Antigen-Specific PD-1-Mediated Antitumor Immune Responses via Cross-Presentation of Tumor Antigen[J]. Cancer Immunol Res, 2015, 3: 345-355.

[62] ISHII N, TAKAHASHI T, SOROOSH P, et al. OX40-OX40 ligand interaction in T-cell-mediated immunity and immunopathology[J]. Adv Immunol, 2010, 105: 63-98.

[63] GUPTA A, PROBST H C, VUONG V, et al. Radiotherapy promotes tumor-specific effector CD8+ T cells via dendritic cell activation[J]. J Immunol, 2012, 189: 558-566.

[64] FILATENKOV A, BAKER J, MUELLER A M, et al. Ablative Tumor Radiation Can Change the Tumor Immune Cell Microenvironment to Induce Durable Complete Remissions[J]. Clin Cancer Res, 2015, 21: 3727-3739.

[65] STRIGARI L, MANCUSO M, UBERTINI V, et al. Abscopal effect of radiation therapy: Interplay between radiation dose and p53 status[J]. Int J Radiat Biol, 2014, 90: 248-255.

[66] HONEYCHURCH J, GLENNIE M J, JOHNSON P W, et al. Anti-CD40 monoclonal antibody therapy in combination with irradiation results in a CD8 T-cell-dependent immunity to B-cell lymphoma[J]. Blood, 2003, 102: 1449-1457.

[67] PEGGS K S, QUEZADA S A. Ipilimumab: attenuation of an inhibitory immune checkpoint improves survival in metastatic melanoma[J]. Expert Rev Anticancer Ther, 2010, 10: 1697-1701.

[68] GOLDEN E B, DEMARIA S, SCHIFF P B, et al. An abscopal response to radiation and ipilimumab in a patient with metastatic non-small cell lung cancer[J]. Cancer Immunol Res, 2013, 1: 365-372.

[69] TWYMAN-SAINT VICTOR C, RECH A J, MAITY A, et al. Radiation and dual checkpoint blockade activate non-redundant immune mechanisms in cancer[J]. Nature, 2015, 520: 373-377.

[70] TOPALIAN S L, HODI F S, BRAHMER J R, et al. Safety, activity, and immune correlates of anti-PD-1 antibody in cancer[J]. N Engl J Med, 2012, 366: 2443-2454.

[71] HOLMGAARD R B, ZAMARIN D, MUNN D H, et al. Indoleamine 2, 3-dioxygenase is a critical resistance mechanism in antitumor T cell immunotherapy targeting CTLA-4[J]. J Exp Med, 2013, 210: 1389-1402.

[72] LEE Y, AUH S L, WANG Y, et al. Therapeutic effects of ablative radiation on local tumor require CD8+ T cells: changing strategies for cancer treatment[J]. Blood, 2009, 114: 589-595.

[73] RIZVI N A, HELLMANN M D, SNYDER A, et al. Cancer immunology. Mutational landscape determines sensitivity to PD-1 blockade in non-small cell lung cancer[J]. Science, 2015, 348: 124-128.

[74] HAILEMICHAEL Y, DAI Z, JAFFARZAD N, et al. Persistent antigen at vaccination sites induces tumor-specific CD8(+)T cell sequestration, dysfunction and deletion[J]. Nat Med, 2013, 19: 465-472.

[75] ROBBINS P F, LU Y C, EL-GAMIL M, et al. Mining exomic sequencing data to identify mutated antigens recognized by adoptively transferred tumor-reactive T cells[J]. Nat Med, 2013, 19: 747-752.

[76] GALLUZZI L, BUQUE A, KEPP O, et al. Immunological Effects of Conventional Chemotherapy and Targeted Anticancer Agents[J]. Cancer Cell, 2015, 28: 690-714.

第三章　放射外科物理学

第一节　放射外科射野物理特征

医学物理学在临床放射治疗中的作用是确保医师所给的处方剂量能够精确到位和精准照射。这就要求必须有一系列的质量保证（quality assurance，QA）体系，包含放射医学物理的方方面面，从治疗机器的验收、校准、影像引导到照射实施，所有的程序和流程都必须确保处方剂量得到精准实施。其中 QA 程序的剂量学部分包含治疗束的精确校准和测量输出因子及其他剂量学参数。与常规放射治疗相比，放射外科治疗（radiation surgery，RS）的射束校准、治疗计划设计、照射实施和其他 QA 项目要求更为严格，因为放射外科治疗采用小射野照射，而小射野剂量学更为复杂，测量和校准也更容易产生误差。

三维适形放疗（three-dimensional radiation therapy，3D-CRT）通常采用能量较高的射线来治疗位置较深的肿瘤（如加速电位 >10MV）。但是 15MV 的 X 射线射束的次级电子射程可以达到 3cm 或以上的量级，会严重展宽射束的半影宽度。用放射外科治疗低密度区域的肿瘤（如肺部病灶）时使用高能量射线会带来严重问题。这种情况下对于较高能量的射束（>10MV），治疗计划系统采用的剂量算法的精度要求更难得到满足；其次，治疗机的准直系统，例如多叶光栅（multi-leaf collimator，MLC）能很好地阻挡 6MV 射束外的射线，而对于高能射束（>15MV），射束外的阻挡效果会差一些；最后，高能光子（>10MV）通过（γ，n）核反应增加了中子的产额。例如，18MV 光子的中子产额截面积比 10MV 光子高两个数量级，会造成加速器机头相应部件的活化，也会增加患者射野外不必要的照射。由于上述原因，放射外科治疗推荐使用低能光子束（≤10MV）。

一、小射野的定义

常规放疗采用大射野，形成的剂量分布大部分区域都满足瞬时带电粒子平衡（transient charged particle equilibrium，TCPE），这种情况下的剂量学问题较为简单。大射野剂量学问题可以简化，因为在建成区外，碰撞比释动能和吸收剂量的变化较小。在存在 TCPE 的区域，剂量校准、测量和其他相关的剂量学参数都比较准确，相关公式采用的修正因子和转换因子都经过透彻研究，比较精确。放疗中存在带电粒子不平衡的区域主要在光子束的建成区、电子束的全部区域、半影区和小射野内。光子束大射野内，在射野轴向和横向都同时存在 TCPE，中心轴侧向产生的带电粒子会进入到中心轴区域，补偿中心轴区域产生并离开中心轴区域的带电粒子。这种效应称为侧向带电粒子平衡（lateral charged particle equilibrium，LCPE），严格来说，该效应也是瞬时的。然而，我们是无法分辨带电粒子产生于侧向还是轴向的。当小射野的半径比次级电子的最大射程还要小的时候，就会存在带电粒子不平衡现象（charged particle disequilibrium）。次级电子的最大射程随着入射光子能量增加而变大，因此，光子能量增加，射野的半径也会显著变大。缺乏侧向带电粒子平衡，束流的截面剂量分布（profile）形状和中心轴吸收剂量都会受到影响。并且，当射野中心轴到射野边缘的距离小于次级电子的最大射程时，因为中心轴的低能光子数量不足，射野中心轴上的电子平均能量会增加。当测量深度和小射野直径大于次级电子的最大射程时，中心轴的 LCPE 就能够得到足够精确的近似。到底多大尺寸的射野可被视为小射野目前尚无公认合适的条件，小射野的定义需要考虑一些特点和实际的临床物理条件。目前一般认为需要考虑下面三个条件。

1. 侧向带电粒子不平衡(lateral charged particle disequilibrium) 定义小射野需要考虑的第一个条件是尺寸参数 r_{LCPE}，它是侧向散射电子的最大射程，也代表最小的射野尺寸。只要射野尺寸大于 r_{LCPE}，在建成区外，吸收剂量和碰撞比释动能就是与射野半径成比例的函数。

能满足 TCPE 条件的最小射野直径可视为立体定向放疗所用的最小射野的直径。光子束能量下降，射野的直径也随之变小。例如，^{60}Co 的 γ 射线，$r_{LCPE}<0.4cm$，而对于 6MV 的 X 射线，$r_{LCPE}\approx1.1cm$。相关的研究表明，射束的射线质(TPR$_{20,10}$ 或 %dd$(10)_x$)与能满足 r_{LCPE} 条件的最小射野半径呈线性关系。IAEA-AAPM(2017)指出：

$$r_{LCPE}(in\ cm)=8.369\cdot TPR_{20,10}-4.382$$ 或者

$$r_{LCPE}(in\ cm)=0.077\ 97\cdot\%dd(10)_x-4.112$$

辐射剂量学和放射治疗中处理小射野比较困难，体现在放射治疗计划设计中使用的剂量计算算法往往并不能正确计算小射野的剂量，因为对侧向电子散射的简化处理造成的结果是剂量计算产生错误，特别是在非均匀介质条件下，例如在肺组织中的表现更为明显。

2. 部分源遮挡效应(partial source occlusion) 还有一些与现代外照射放射治疗小射野相关的问题会对小射野剂量的测量产生影响。在医用加速器中，小射野是通过诸如铅门、多叶光栅和限光筒等一系列准直系统来形成的。第二个定义小射野的条件与有一定尺寸的 X 射线靶的出射平面参数有关，也与准直系统有关。它们造成的结果是光子束半影叠加。随着射野尺寸减小，射野输出也随着减小(图 3-1)。现代医用直线加速器典型的靶尺寸小于 5mm，当射野尺寸小于侧向带电粒子平衡条件被打破时的尺寸，就会产生直接源遮挡效应，这个条件的严格程度要弱于第一个条件。

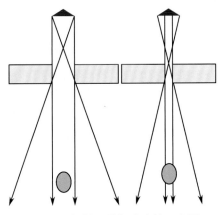

图 3-1　辐射源被部分遮挡示意图

这种情况导致直接光子束半影重叠，结果是当射野尺寸进一步减小时输出随着减小。对于给定的源到探测器距离，这个效应取决于源到准直器的距离。对于焦点尺寸通常小于 5mm 的现代加速器，直接辐射源遮挡效应通常发生在比侧向电子平衡条件开始被打破时的射野尺寸更小的射野中。另外的影响就是射野轮廓的宽度增加(即 FWHM 的增加)，与标称准直器尺寸设置不一致。射野轮廓增加的程度取决于侧向电子射程，并可能导致在治疗计划系统(TPS)中定义小射野尺寸变得复杂(图 3-2)。因此，小射野剂量测定数据通常作为测量深度处小射野剂量分布的 FWHM 的函数来规定，而不是作为标称准直器尺寸的函数。

因为部分源遮挡效应会影响介质中的能量和角度通量分布，所以会影响小射野里的探测器响应。与侧向带电粒子不平衡效应相反的是，部分源遮挡效应与射野的形成方式和用于测量小射野的探测器都有关系。总的来说，小射野的探测器响应和靶尺寸一块使得小射野的探测器修正因子的使用变得非常复杂，部分源遮挡效应是输出因子随射野尺寸减小而急剧减小的主要原因。

3. 探测器的相对尺寸 第三个条件与用来测量小射野剂量学参数的探测器尺寸有关。这个条件非常重要，因为与探测器尺寸相关的体积平均效应对其测量小射野剂量的性能有非常重要的影响。一个射野能否视为小射野的常用标准是如果用于标准参考剂量学测量的常规电离室相对于这个射野来说尺寸过大，不能得到可靠的测量结果。这个标准可以量化为探测器边缘到射野边缘的横向距离小于 r_{LCPE}。因为这个原因，目前有很多小射野剂量学指南倾向于选择一个简单的尺寸，例如 3cm(直径)来定义小射野的尺寸。射野输出随着射野尺寸减小而急剧减小以及大尺寸探测器测量小射野时对这种减小程度的低估是立体定向放疗误差的最大来源之一。

二、小射野的相对剂量学

放射外科治疗中所需的剂量学参数主要有，射野输出因子(output factor，OF)，由准直器形成的射野的百分深度剂量(percentage depth dose，PDD)，射野截面剂量(profile)或射野离轴比(off axis ratio，OAR)。

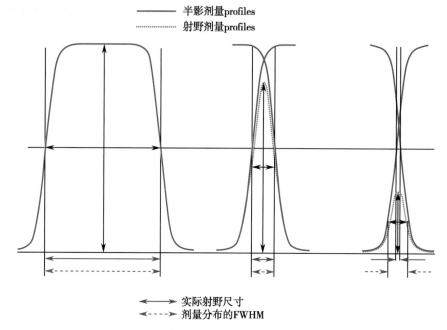

——— 半影剂量profiles
·········· 射野剂量profiles

⟵———⟶ 实际射野尺寸
⟵----⟶ 剂量分布的FWHM

图 3-2 射野剂量分布随射野尺寸变化

1. 小射野临床参考剂量学公式 适用于小射野的参考剂量学公式通常具有以下要素：

（1）提供了在常规大射野中用参考射线质校准过的探测器与在用户小射野剂量测量之间的联系。

（2）如何定义小射野射线质。

（3）提供了使用探测器测量小射野输出因子的指南。Alfonso 等提出的公式和 IAEA-AAPM 报告（IAEA-AAPM，2017）采用了机器参考射野（machine specific reference field，*msr* field）概念。*msr* 射野是可以在小射野放射治疗所使用的治疗机器上能够实现的最大射野，或最大为 10cm×10cm 的射野。

这个公式最初是 TRS 398 报告（IAEA，2000a）或 AAPM TG51 报告提出的基本吸收剂量方程，也用在 *msr* 射野剂量测量，并引入了额外的校准因子，$k_{Q_{msr},Q}^{f_{msr},f_{ref}}$ 以考虑常规大的参考射野 Q 与 *msr* 射野 Q_{msr} 间的差异。*msr* 射野的剂量用下面等式确定：

$$D_{w,Q_{msr}}^{f_{msr}} = M_{Q_{msr}}^{f_{msr}} N_{D,w,Q_0} K_{Q,Q_0} k_{Q_{msr},Q}^{f_{msr},f_{ref}}$$

其中 $M_{Q_{msr}}^{f_{msr}}$ 是探测器在 *msr* 射野中经过通量校准的读数，N_{D,w,Q_0} 是在 Q_0 射线质（通常为 ^{60}Co）下水中的吸收剂量校准系数，K_{Q,Q_0} 是射线质修正因子，用于考虑用户大的参考射野 Q 和校准所用射线 Q_0 之间射线质的差异。对于大多数无法实现 10cm×10cm 射野的外照射治疗装置，*msr* 是一个开放野，其尺寸要远大于前面所讨论的"小射野"。

2. 射野输出因子 射野输出因子在文献上有称为射野因子（field factor）或者总散射因子（all scatter factor）等，在这都统称为输出因子。

输出因子是每机器跳数小射野（临床射野）和机器参考射野在水中的吸收剂量之比。输出因子在用户常用深度和源皮距（source to skin distance，SSD）下进行测量，通常是在水下 5cm 或 10cm 处测量，可避免机头处产生的电子污染的影响。定义 Ω 和 OF（det）分别表示水中吸收剂量之比和剂量计读数之比。它们之间的关系为：

$$\Omega_{Q_{clin},Q_{msr}}^{f_{clin},f_{msr}} = OF_{Q_{clin},Q_{msr}}^{f_{clin},f_{msr}}(det) \cdot k_{Q_{clin},Q}^{f_{clin},f_{msr}}$$

其中：

$$OF_{Q_{clin},Q_{msr}}^{f_{clin},f_{msr}}(det) = \frac{M_{Q_{clin}}^{f_{clin}}}{M_{Q_{msr}}^{f_{msr}}}$$

$M_{Q_{clin}}^{f_{clin}}$ 和 $M_{Q_{msr}}^{f_{msr}}$ 分别是临床射野和机器参考射野下剂量计的读数。输出因子 $k_{Q_{clin},Q}^{f_{clin},f_{msr}}$ 用下式得出：

$$k_{Q_{clin},Q}^{f_{clin},f_{msr}} = \left[\frac{D_{w,Q_{clin}}^{f_{clin}} / M_{Q_{clin}}^{f_{clin}}}{D_{w,Q_{msr}}^{f_{msr}} / M_{Q_{msr}}^{f_{msr}}} \right]$$

其中，$D_{w,Q_{clin}}^{f_{clin}}$ 和 $D_{w,Q_{msr}}^{f_{msr}}$ 分别是临床射野和机器参考射野下水中的吸收剂量，$k_{Q_{clin},Q}^{f_{clin},f_{msr}}$ 的测定需要合适的参考探测器，能够测量小射野的吸收剂量。但应该注意的是适合测量小射野的探测器可能不适合测量大射野的剂量，反之亦然。比如，无屏蔽层的半导体探测器和 Farmer 型电离室就分别对应前面两种情况。

修正因子 $k_{Q_{clin},Q_{msr}}^{f_{clin},f_{msr}}$ 不仅与探测器灵敏体积有关，还与灵敏体积周围物质有关，因此我们倾向在对探测器和射束进行详细建模的基础上采用蒙特卡罗（Monte Carlo，蒙卡）方法计算得到的修正因子。有学者用单纯实验方法和实验与蒙卡相结合的方法研究了半导体探测器、电离室和塑料闪烁体探测器的修正因子，必须强调，这些测量方法异常复杂，必须小心谨慎，才能得到可以接受精度的测量结果。

总结起来，要确定输出因子 $\Omega_{Q_{clin},Q_{msr}}^{f_{clin},f_{msr}}$，首先得确定输出修正因子 $k_{Q_{clin},Q_{msr}}^{f_{clin},f_{msr}}$。而 $k_{Q_{clin},Q_{msr}}^{f_{clin},f_{msr}}$ 与探测器类型、射野大小和直线加速器模型都有关系。IAEA-AAPM（2017）报告列出了一系列探测器的修正因子以及相应的不确定度。临床用户应当使用 $k_{Q_{clin},Q_{msr}}^{f_{clin},f_{msr}}$ 修正的输出因子，而 $k_{Q_{clin},Q_{msr}}^{f_{clin},f_{msr}}$ 必须经过两种或者更多不同类型探测器比对来确定，或者两个或几个有相似治疗设备的治疗机构之间测量的输出因子进行相互比对验证来确定，用上述方法得到一致的输出因子，才能保证小射野剂量测量的精确。

3. 百分深度剂量 用于测量小射野百分深度剂量的探测器应该具有能量不依赖性，因为射野尺寸和射线能量随深度变化。小射野光子能谱在水中随深度发生硬化，这和大射野的情况有很大的不同。大射野的硬化效应很大程度上被散射光子多抵消，甚至有可能还被软化，因此有强烈能量依赖的探测器不适合测量小射野 PDD。和微型电离室相比，半导体探测器，特别是未经屏蔽的半导体，由于有高原子系数，对能量的变化更为敏感。在小射野的情况下，作为深度的函数，它们往往低估各深度处的相对剂量（相对于最大剂量点深处 Z_{max} 处的剂量），因此得到的是较软射束 PDD 曲线。另一方面，由于微型电离室的体积平均效应，导致需要用射野尺寸相关的修正因子。因为射野尺寸随深度变化，用微型电离室测量小射野 PDD 有较大的不确定度。

用微型电离室测量小射野 PDD 时有效测量点的确定也是一个很重要的问题。正确确定微型电离室有效测量点的唯一方法是通过对实际电离室测量得到并用蒙卡拟合的 PDD 曲线与蒙卡计算得到的 PDD 曲线进行比较来确定。需要注意，有效测量点随射野尺寸发生变化，因为射野内探测器灵敏体积造成的通量扰动随着射野尺寸变化，射野越小，探测器造成的扰动影响就越大。

小射野百分深度剂量测量误差的类型主要有三种：①有效测量点；②摆位误差（探测器固定，探测器轴与射野中心轴对齐）；③准直器铅门对 PDD 的影响。

4. PDD 转换成组织模体比（tissue to phantom ratio，TPR） 有些治疗计划系统（TPS）要求输入组织模体比（或者组织最大剂量比 TMR），而不是 PDD。测量 TPR 要求探测器固定不动而改变液面高度，优点是可能比测量 PDD 更加精确，因为探测器不动，只需要进行一次摆位以及与射野中心轴对齐操作，也没有探测器运动带来的误差，并且在探测器平面处的射野大小保持不变，体积平均效应带来的修正可以忽略。实际上却很少直接测量 TPR，主要是因为普通的三维水箱没有 TPR 测量功能或者说液面高度很难精确测定，反而会降低建成区的测量精度。在临床应用中，用户通常用 PDD 转换成 TPR，然而这种转换也会带来误差，因为不能像常规放疗大射野的转换，小射野 PDD 和 TPR 的转换关系尚未精确建立。

在不考虑水面和探测器深度处射野尺寸变化和射野微小变化造成的背向散射因子的变化的情况下：

$$TPR(z,s) = \frac{PDD(z,s)}{PDD(z_{ref},s)} \cdot \left(\frac{SSD+z}{SSD+z_{ref}}\right)^2$$

这个公式应用在小射野上并不精确。有些学者对这个问题进过研究，他们对上面的公式进行了经验性修正，使之适合直径为 0.4～3cm 的圆形射野。所做的修正是用蒙卡方法模拟 0.4～3cm 的圆形射野，深度为 1.5～25cm 的 TPR 曲线得到。该经验修正方法可将直接测量的小射野 TPR 与由 PDD 转换而来的 TPR 之间的误差降低到 1% 以内。如果有些情况一定需要用到 TPR，推荐使用直接测量的 TPR，除非有可靠的蒙卡数据。

5. 截面剂量（profile）测量 如果需要用 TPS 计算小射野剂量，那么在 TPS 调试中都要采集不同尺寸射野（最小可到 0.5cm×0.5cm），不同深度两个方向上（枪 - 靶方向和左右方向）的截面剂量分布。

在小射野内的一个深度上，光子能谱随着离轴剂量的变化比常规大射野要小，因此用于小射野离轴测量的探测器对能量的不依赖性要求比 PDD 和大射野 profile 测量所要求的要低。立体定向半导体探测器（stereotatic field diode，SFD）分辨率高，用它测量得到的水中相对截面剂量与蒙卡计算得到的截面剂量相当，因此这种未屏蔽的半导体探测器适合用来测量小射野的相对截面剂量。

上面所提到的探测器固定安装以及探测器与射野中心轴精确对齐的要求在测量截面剂量时也适用。对于一些高分辨率探测器（例如半导体、液体电离室和金刚石探测器），用户必须确认由于距离射野中心轴距离变化引起的剂量率变化是否会影响剂量计读数。如果所使用的探测器具有方向不对称性效应（电离室），应该垂直安装以减小半影的模糊效应。总的说来，探测器安装方向必须能保证测量结果具有最佳的分辨率，同时还要考虑所用探测器是否有明显的杆效应和极化效应，这些效应会对不对称扫描产生影响。

辐射变色胶片也可用于小射野截面剂量测量，前提是有精确的胶片剂量响应曲线，同时也应当考虑胶片扫描仪带来的半影模糊效应。最近，有一种塑料闪烁体探测器也适合用于小射野截面剂量测量，研究表明，用它采集的截面剂量与蒙卡方法得到的结果非常符合。

三、小射野剂量测量的探测器

理想的探测器能测量一个点的剂量，它的单位剂量响应与射线能量无关，经过单次刻度就能够用于所有能量和辐射环境的测量。气体电离室测量体积的最低限制由信噪比来决定，在放射治疗剂量量级，对性能良好的电离室，最小的体积是 $0.01cm^3$，所对应的信噪比在 1 000 左右。目前还没有其他探测器能满足所有的测量要求，但是有些探测器在测量小射野时，在射线能量依赖和抗扰动方面的性能比气体电离室更好，但往往牺牲测量的重复性和操作的简便性。

比气体电离室更适合测量小射野剂量的探测器应当具有下面三个特征：①探测器的灵敏区域具有与水相当的辐射吸收特效；②探测器的灵敏区域的密度与水的密度相近；③探测器的灵敏区域能够做得比较小（相对于射野尺寸），而且噪声水平较低。

目前或多或少能满足上述三个特征的探测器种类有：①用与水基本等效的材料制作的量热器剂量计；②利用在与水密度接近的固体或液体中发生电离或发光原理制成的探测器；③液态化学探测器。

水量热器剂量计不需要考虑水等效问题，并且它的剂量响应与射线能量和剂量率没有关系。它的缺点是因为热量损失和化学热缺陷造成的间接剂量低估。这种测量技术直接测量指标是水吸收热量后体积随时间增长的幅度，测量的灵敏度较低，因为水的热扩散特性和收集足够的信号需要很长的时间。这个缺点可以通过对热量损失建立较为精确的模型在一定程度上可以克服。目前可以用量热器剂量仪测量的最小射野为 $3cm×3cm$。还有一种量热器剂量计的热量吸收体用石墨制成，吸收体与周围其他物质用热绝缘的间隙区隔开，可以完全解决热损失的问题。能否将它用于更小射野剂量测量就是剂量计小型化的问题，而且小型化不能带来信号损失。但是随着热绝缘间隙的缩小，它的效率会降低，需要引入射野尺寸相关的修正，就目前的技术来说，量热器剂量计在小射野剂量测量中尚未实用化。

固态探测器可以做得很小，同时还保持足够的灵敏度，它们的缺点主要是射线能量依赖和剂量率依赖。二极管半导体探测器在临床相对剂量测量方面起着非常重要的作用，例如测量射野截面剂量（profile），但是它不能用于射野输出校准。由于低能量散射光子与相对高原子系数（Z）材料硅（Si）发生相互作用，二极管半导体往往会对这种相互作用产生过度响应。通过与气体电离室交叉定标给出合适的修正因子，无屏蔽层的二极管半导体探测器可用来测量尺寸小于 $3cm×3cm$ 的小射野。因为二极管半导体探测器会慢慢地被辐射损坏，所以随着测量使用时间的增加，它的灵敏度逐渐下降，需要重新进行校准。

此外，还有一些特殊的探测器具有非常吸引人的特征。天然金刚石探测器有非常好的能量特性，但是由于离子的复合效应，它有强烈的剂量率依赖特性，而且天然金刚石本身也比较稀罕。目前出现了一种单晶金刚石探测器，它作为二极管半导体探测器使用，它具有很好的剂量学特性。热释光探测器（thermo-luminescent dosimeters，TLDs）光致发光探测器（optical stimulated luminescent dosimeters，OSLDs）也非常有应用前景，但数据分析需要预先进行精确刻度。纤维闪烁体密度与水相似，在与辐射相互作用方面与水等效，而且可以做得很小，因此有良好的应用前景，但是这类型探测器需作切伦科夫散射修正。固态探测器目前在小射野相对剂量测量中起到相对有限的作用。

液体电离室接近与水等效，也可以做得很小，但是总的离子复合现象较为严重，并且温度依赖性较强，整个装置的长期稳定性也是个重要的问题。液态化学探测器，例如 Fricke 探测器，这类探测器与水等效，测量精度高，但是测量装置的使用比较复杂，需要专业化的操作。辐射变色胶片具有非常高的空间分辨率，并且接近与水等效，但是胶片需要进行复杂而精确的刻度之后才能用于参考剂量测量。

目前对小射野剂量测量探测器的研究主要集中在测量输出因子和截面剂量过程中探测器各个组成部分引起的扰动，确定主要是哪些组件引起扰动。这些研究成果未来可用于指导小射野探测器的设计。例如，研究表明通过改变金刚石和二极管半导体探测器灵敏体积的物质的质量来减小扰动，有人建议对 D1V 半导体探测器（Standard Imaging，Madison）通过提高体积平均效应，也就是增加灵敏体积来补偿硅衬底和壁产生的扰动。尽管这些补偿只是针对具体测量而做出，难于通用化。辐射剂量探测器也曾经采用过这种技术，例如用于提高探测器的能量响应。

总结起来，有三个与探测器灵敏体积内部和周围物质相关的基本标准，它们决定探测器是否适合用于小射野剂量测量：①探测器灵敏区域在辐射吸收特性方面与水的等效程度；②探测器灵敏区域和周围区域的物质密度与水的相似度；③探测器灵敏区域与小射野尺寸相比，是否足够小。

尽管有两种类型探测器有很好地应用前景，目前还没有一种探测器能够完美用于小射野剂量测量。这两类探测器包括：①有几种探测器正在向满足三种基本标准方向发展，例如闪烁探测器、液体电离室和单晶金刚石半导体探测器；②有几种能利用补偿效应的探测器，利用体积平均效应来补偿探测器灵敏区域周围物质引起的过度响应，但是这种补偿技术只针对具体测量而无法通用化。

第二节　放射外科处方剂量原则

ICRU 报告规定了放射治疗处方、记录和报告的三个级别。其中，ICRU 报告（ICRU，2010）对这三个层次的定义进行了广泛描述。

一级报告是处方和报告的最低标准。低于这些标准的放射治疗不应该执行，这些标准适用于简单的治疗，如二维计划治疗。二级报告适用于使用计算剂量学和三维成像等最先进技术的处方和报告。在 2 级治疗中，可以提供所有感兴趣的体积区域，如大致可视靶区（gross tumor volume，GTV）、临床设计靶区（clinical target volume，CTV）、计划设计靶区（plan target volume，PTV）、风险器官（organ at risk，OAR）和计划器官风险体积（plan risk volume，PRV）的三维吸收剂量分布，剂量分布考虑了介质不均匀性校正。计算所有感兴趣体积的剂量体积直方图（DVH）。建立一个完整的 QA 程序，确保处方剂量得到精准照射。三级报告是对可选报告研究和新发展的建议。它们被用于开发新技术和 / 或方法，这些新技术和 / 或方法的报告标准 ICRU 尚未标准化。

ICRU 50 和 62 号报告中的定义和建议鼓励在三维图像（如 CT 扫描）上勾画肿瘤或靶区和 OAR 体积。采用调强放射治疗（IMRT），应根据 DVH 给出处方剂量。通过 DVH 指定 PTV 的处方剂量覆盖范围，并且通过逆向计划，使用剂量约束来优化覆盖范围，不仅使用 PTV 的剂量约束，而且使用关键结构或 OAR 的剂量约束。ICRU 83 号报告建议商业化治疗计划系统的用户必须确认这些系统能够准确地计算小射场，不均匀组织和电子不平衡区域的剂量。

颅内放射外科治疗中，GTV、CTV 和 PTV 的定义在过去基本上被忽略，使用等剂量线 / 面覆盖而不是使用 DVH 信息。等剂量线 / 面覆盖率是一种定性指标，因此强烈建议在评估颅外剂量分布时使用剂量 - 体积信息。一级报告，包括一个点的吸收剂量报告，不能用于放射外科治疗。这是因为放射外科治疗计划 PTV 内的吸收剂量分布与传统放射治疗均匀性相比，剂量分布是不均匀的，选定的剂量报告点可能位于高吸收剂量或低吸收剂量的区域内，因此会错误估算结构内的平均吸收剂量。中心轴上的点并不一定具有代表性，因为它可能在 PTV 以外。放射外科治疗最大吸收剂量的点不一定具有代表性以及蒙卡计算结果表明小射野剂量有波动，因此，确定小射野内一个点的吸收剂量很困难，而且不确定度较大。而且在单个或多个射束形成的剂量场中，PTV 边缘的吸收剂量梯度可以大于 10%/ mm，而剂量投照过程中射野的小偏移都会影响使用单点报告吸收剂量的可靠性。放射外科治疗使用的治疗计划系统中有丰富的评估工具,能够提供足够多的数据用于二级报告。放射外科治疗技术是已经具备二级 IMRT 和 3D-CRT 能力的治疗技术的一种特殊情况。

为了评估放射外科治疗的疗效并与常规放疗相比较,使用统一的方法来给予处方剂量,报告和记录放射外科治疗剂量 - 体积数据非常关键。目前对 IMRT 和早期其他放疗技术的疗效进行比较的研究还比较少,在放射外科治疗领域的比较研究就更少。

一、放射外科治疗的处方剂量

制定治疗计划的过程主要包括三个部分:

1. 计划的靶区 也称为治疗靶区,必须进行描述和定义。这些计划靶区包括所描述的感兴趣区域(PTV、PRV)和这些感兴趣区域所需的吸收剂量水平。通常情况下,计划靶区由经治医师和物理师确定。

2.(复杂)射束及其参数的优化过程 这个过程由计算机执行,但是往往初始计划靶区需要进行调整。这个过程由物理师或剂量师与经治医师共同完成。

3. 处方 由一整套被接受的参数值组成,并与所需的"技术数据"一起形成最终可"接受的治疗计划"。经治医师对整个过程负全责。

放射外科治疗中的处方剂量曾经使用所谓的"等剂量线 / 面覆盖率"来表示某种形式的最小靶区剂量,这与它使用固定圆形准直器的技术有关。自从 20 世纪 70 年代后期以来,所有的临床结果证明这种处方剂量类型行之有效。

大量前瞻性数据表明,对于靶区<3cm 的良性和恶性肿瘤,采用单次放疗可以获得良好的局部控制率,同时不良反应较低。然而,已发表的数据显示处方剂量给予方法有巨大差异。直到现在,还没有对处方剂量和记录提出严格的建议。近十年来,新的放射外科治疗技术得到应用,包括非等中心和非共面照射技术。放射外科治疗的处方剂量通常被定义为给到 PTV 的外边界的剂量或者是与 PTV 轮廓(表面)最为适形的等剂量表面上百分剂量(最大剂量的百分比),同时有最佳的 OAR 限制剂量。这种类型的处方剂量没有严格的规定,也没有关于如何记录治疗处方和计划的建议。2010 年,ICRU 83 号报告发布了光子束 IMRT 的处方,记录和报告,目前该报告也适用于放射外科治疗的处方,记录和报告。

ICRU 83 号报告重点放在靶区组织典型点的处方剂量上。即使在受到相对不均匀照射的肿瘤中,用中位吸收剂量 D50% 也更为可靠。通常在 IMRT 中,对于靶区而言,中位吸收剂量和平均吸收剂量比较接近(也应该尽可能接近 D98% 以使剂量尽可能均匀)。然而,在放射外科治疗中,除小的肺部病变外,PTV 内的正常组织通常较少,并且可能会有非常接近靶区的关键正常组织。因此,用多个小的光子射野治疗这些空间有限的靶区体积就意味着剂量不均匀性,得到最佳适形度和足够陡峭的剂量梯度。还有在技术上需要考虑的因素会影响最大剂量及其位置的不确定性。这与剂量计算的算法类型有关,算法是基于蒙卡算法、确定性算法还是基于卷积 - 叠加算法,还与剂量计算网格,以及射野模型参数(例如焦点尺寸)和射野调节器(例如 MLC 和泄漏)的参数有关。

二、放射外科治疗处方剂量推荐

放射外科治疗给予处方剂量应遵循以下步骤:

1. 确定计划设计靶区 作为处方剂量过程的一部分,放疗机构应当提供 OAR 的剂量限值并予以充分说明,以便进行临床评估。

2. 计划和优化 这可以是一个反复的过程,在这个过程中,计划设计的靶区是最重要的,同时需要权衡。

3. 处方 由一整套被接受的参数值组成,成为处方,并连同所需的技术数据一起形成治疗计划。将处方剂量给到等剂量面上,要覆盖尽可能多的 PTV 百分体积,同时最严格限值 PRV 的剂量。

例如,在靶区体积为 1.5cm³ 的脑转移病例中,处方剂量可能接近覆盖 100% 的 PTV,而对于椎体转移,覆盖超过 85% 的 PTV 的处方剂量可能对剂量均匀度和脊髓剂量提出挑战。目前,一些治疗计划系统仅仅提供最大剂量的百分比作为处方剂量给予方式,因此建议制造商能够提供满足 ICRU 推荐的处方方法要求的软件工具。

三、正常组织耐受剂量

放射外科治疗采用的大分割剂量治疗颅脑外病灶在前面几十年未研究过。从传统分次放射治疗的研究得出的正常组织耐受剂量在放射外科治疗中不一定适用。评估放射外科治疗计划潜在的局部肿瘤控制及其正常组织效应的生物学效应的一种方法是将其相关的物理剂量分布转换成生物标准剂量分布。使用生物标准剂量分布，可以计算生物效应，将放射外科的治疗计划与其他放疗技术进行比较。这种生物效应剂量就是等效生物剂量（biological equivalent dose，BED）、归一化总剂量（normalized total dose，NTD）和等效均匀剂量（equivalent uniform dose，EUD）概念。

这些生物效应剂量可用于评估放射外科治疗剂量分布的有效性和安全性。尤其是根据 EUD 预期的肿瘤效应对不同放疗技术的治疗计划进行排序，而 BED 和 NTD 概念可用于评估不同剂量分次方案的生物学有效性。对于同一个物理剂量分布，比如给予 60Gy 的总剂量，采用不同的剂量分次方案会产生不同的生物学效应，包括预期的正常组织并发症和肿瘤控制效应。

例如，NTD 被定义为以 2Gy 的分次剂量给出的总剂量，它具有与所考虑的实际剂量分次计划相同的生物效应。从本质上说，NTD 简单地将 BED 值转换回以标准分次剂量 2Gy/ 次治疗的生物学等效剂量，转换的剂量值可以更容易与标准治疗方案的剂量水平进行比较。但是应当认识到，BED、NTD 和 EUD 毕竟都是从线性——二次模型开始推导的，可能不能反映大分割剂量模式的组织效应。随着可用的临床数据越来越多，这些模型将会得到进行改进和更新。此外，辐射效应建模的替代方法已经建立，需要进一步研究，才能充分评估其有效性和可预测性。

放射外科治疗的正常组织剂量限值与常规放射治疗相比因其采用极大的剂量分割方案而有很大不同。因此，放射外科治疗的正常组织剂量限值不应直接从常规放疗数据中推导。同样在中等剂量区域，特别是对部分体积效应器官（肺、肾等），相关数据目前的临床病例数有限，也应谨慎对待。

应特别注意分次剂量大小、总剂量、分次间时间间隔和总的治疗时间，这些都是重要的放射生物学因素，它们应该保持在临床确定的参数内，这些参数在放射外科治疗（SBRT）文献中可以查到。对于新的大分割剂量方案和试验，由于没有可靠的机制来估计其放射生物效应，这变得越来越重要。因此，在临床试验情况下，所有患者在整个试验过程中不仅分次剂量大小，而且频率和总体治疗时间都要保持一致，才能获得可靠的结果数据。

再程治疗的情况可能相当复杂，目前这类文献还比较少，无法提供可靠的参考。在这种情况下，当要决定是否可以进行再程治疗的时候，应评估所有治疗方案的综合剂量分布。

表 3-1 总结了得克萨斯大学西南医学中心和弗吉尼亚大学所采用的耐受剂量。这些剂量大部分未经临床验证，尽管大多数剂量是基于毒性观察和理论的，但也存在一定程度的猜测。其他信息可以在几个已发表的报告中找到，包括印第安纳大学的肺部放射外科治疗经验，Karolinska 医院的放射外科治疗经验以及斯坦福大学的报告。应当注意的是，由于目前放射外科治疗长期随访还比较少，表 3-1 和发表的报告中的数据充其量只能当作正常组织耐受剂量的第一近似值。

总之，放射外科治疗的正常组织剂量耐受性研究仍在不断取得进展，目前只有有限的经验可供借鉴。除了 IRB 批准的 I 期方案的推荐值外，还必须充分考虑放射外科治疗文献中的关键器官耐受剂量。

表 3-1　放射外科治疗正常组织耐受剂量

关键组织	阈值以上最大体积 /cm³	单次 剂量阈值 /Gy	单次 最大点剂量 /Gy	3 分次 剂量阈值 /Gy	3 分次 最大点剂量 /Gy	5 分次 剂量阈值 /Gy	5 分次 最大点剂量 /Gy	并发症（≥3 级）
串行器官								
视神经	<0.2	8	10	15.3（5.1Gy/f）	17.4（5.8Gy/f）	23（4.6Gy/f）	25（5Gy/f）	视神经炎
耳蜗			9		17.1（5.7Gy/f）		25（5Gy/f）	听力丧失
脑干	<0.5	10	15	18（6Gy/f）	23.1（7.7Gy/f）	23（4.6Gy/f）	31（6.2Gy/f）	脑神经病变
脊髓	<0.35	10	14	18（6Gy/f）	21.9（7.3Gy/f）	23（4.6Gy/f）	30（6Gy/f）	脊髓炎
	<1.2	7		12.3（4.1Gy/f）		14.5（2.9Gy/f）		
马尾	<5	14	16	21.9（7.3Gy/f）	24（8Gy/f）	30（6Gy/f）	32（6.4Gy/f）	神经炎
骶丛神经	<5	14.4	16	22.5（7.5Gy/f）	24（8Gy/f）	30（6Gy/f）	32（6.4Gy/f）	神经病变
食管	<5	11.9	15.4	17.7（5.9Gy/f）	25.2（8.4Gy/f）	19.5（3.9Gy/f）	35（7Gy/f）	食管狭窄 / 瘘

续表

关键组织	阈值以上最大体积 /cm³	单次		3分次		5分次		并发症(≥3级)
		剂量阈值 /Gy	最大点剂量 /Gy	剂量阈值 /Gy	最大点剂量 /Gy	剂量阈值 /Gy	最大点剂量 /Gy	
臂丛神经	<3	14	17.5	20.4(6.8Gy/f)	24(8Gy/f)	27(5.4Gy/f)	30.5(6.1Gy/f)	神经病变
心脏 / 心包	<15	16	22	24(8Gy/f)	30(10Gy/f)	32(6.4Gy/f)	38(7.6Gy/f)	心包炎
大血管	<10	31	37	39(13Gy/f)	45(15Gy/f)	47(9.4Gy/f)	53(10.6Gy/f)	动脉瘤
气管	<4	10.5	20.2	15(5Gy/f)	30(10Gy/f)	16.5(3.3Gy/f)	40(8Gy/f)	气管狭窄 / 瘘
小支气管	<0.5	12.4	13.3	18.9(6.3Gy/f)	23.1(7.7Gy/f)	21(4.2Gy/f)	33(6.6Gy/f)	气管狭窄肺不张
肋骨	<1	22	30	28.8(9.6Gy/f)	36.9(12.3Gy/f)	35(7Gy/f)	43(8.6Gy/f)	肋骨痛 / 骨折
	<30			30(10Gy/f)				
皮肤	<10	23	26	30(10Gy/f)	33(11Gy/f)	36.5(7.3Gy/f)	39.5(7.9Gy/f)	溃疡
胃	<10	11.2	12.4	16.5(5.5Gy/f)	22.2(7.4Gy/f)	18(3.6Gy/f)	32(6.4Gy/f)	溃疡 / 瘘
十二指肠	<5	11.2	12.4	16.5(5.5Gy/f)	22.2(7.4Gy/f)	18(3.6Gy/f)	32(6.4Gy/f)	溃疡
	<10	9		11.4(3.8Gy/f)		12.5(2.5Gy/f)		
空肠 / 回肠	<5	11.9	15.4	17.7(5.9Gy/f)	25.2(8.4Gy/f)	19.5(3.9Gy/f)	35(7Gy/f)	肠炎 / 梗阻
结肠	<20	14.3	18.4	24(8Gy/f)	28.2(9.4Gy/f)	25(5Gy/f)	38(7.6Gy/f)	大肠炎 / 瘘
直肠	<20	14.3	18.4	24(8Gy/f)	28.2(9.4Gy/f)	25(5Gy/f)	38(7.6Gy/f)	直肠炎 / 瘘
膀胱壁	<15	11.4	18.4	16.8(5.6Gy/f)	28.2(9.4Gy/f)	18.3(3.65Gy/f)	38(7.6Gy/f)	膀胱炎 / 瘘
阴茎球部	<3	14	34	21.9(7.3Gy/f)	42(14Gy/f)	30(6Gy/f)	50(10Gy/f)	阳痿
股骨头	<10	14		21.9(7.3Gy/f)		30(6Gy/f)		骨疽
肾门 / 主血管	<2/3 体积	10.6		18.6(6.2Gy/f)		23(4.6Gy/f)		恶性高血压
并行器官	**阈值以下最小体积 /cm³**							
全肺	1 500	7	NA	11.6(3.87Gy/f)	NA	12.5(2.5Gy/f)	NA	基础肺功能
全肺	1 000	7.4	NA	12.4(4.13Gy/f)	NA	13.5(2.7Gy/f)	NA	肺炎
肝	700	9.1	NA	19.2(6.4Gy/f)	NA	21(4.2Gy/f)	NA	基础肝功能
肾皮质	200	8.4	NA	16(5.33Gy/f)	NA	17.5(3.5Gy/f)	NA	基础肾功能

第三节　放射外科治疗的质量保证

放射治疗涉及若干领域的专业知识，整个疗程包含相对独立的几个环节，并需要几类掌握不同专业知识的医护人员的密切合作，这决定了其质量保证的重要性和复杂性。

放射外科治疗中的质量保证（quality assurance, QA）是指通过预先制定好的规章制度和系统性的流程控制确保将放射肿瘤医师所开的处方剂量准确地给到患者的靶区，同时将正常组织所受到的剂量最小化，并减少或避免对医护人员无必要的辐射。

国际放射单位和测量委员会（International Commission on Radiation Units and measurements, ICRU）24 号报告指出，为了保证所给的照射剂量达到肿瘤控制的目的，患者靶区所吸收的实际照射剂量应控制在处方的 5% 以内。放射外科治疗包含几个基本的流程环节，每个环节都会有其系统性和随机性的不确定性。通过质量保证，每个环节的误差和不确定性必须减小到一定的范围以内，才能保证最后实施到患者的实际照射剂量达到 5% 的准确性。这就需要放射治疗中每个独立的环节和不同环节之间的串联都需要专门的质量保证。除了确保剂量学的准确性外，放射外科治疗还需要通过完善的质量保证来实现医疗事故的预防、医护人员的放射防护以及过程的优化。

放射外科治疗的质量保证由以下几个部分组成：

1. QA 项目领导小组　QA 是医疗团队里每一个人的责任，但同时一个医疗团队也需要成立一个小组负责整个 QA 系统和项目的建立、实施、协调、维护和监督。这一小组需要得到团队高层管理机构的绝对支持,以确保放射外科治疗的 QA 顺利进行。

2. 机构人员设置和资格认证　放射外科治疗医疗团队由若干不同的专业人员组成,包括放射肿瘤医师、医学物理师、医学剂量师、放射治疗师、肿瘤护士以及医学工程师。为确保放射治疗的一贯性、安全性和准确性,放疗团队中的每一个成员都必须接受适当的培训,并且必须明确各自在放疗实施和其在 QA 中的职责。在条件具备的国家和医院,应建立对医护人员的资格认证机制,对各自的专业人员进行有效的资格认证。

3. 操作程序　一个完整的 QA 系统必须包含一系列的标准化操作流程。这些操作流程需详细地规定 QA 的项目、操作过程和频度、允许误差、测试结果的记录等一系列和 QA 相关的内容。

4. 过程监督　QA 是一个连续性的过程,其严格的实施需要持续性的监督,其内容需要根据放疗领域的最新进展得到不断的更新和完善,并且其有效性和效率也需要不断得到评估。

5. 资源　放射外科治疗需要由放射肿瘤项目和实施提供合适的资源来保证。无论是临床团队,还是医院的行政管理部门,都必须了解各自的职责任务。在这里,"资源"是指适当的人员配置和覆盖面、用于放疗的适当的仪器设备、适当的质量控制工具、合理的时间分配以便所有人员安全地开展工作,以及客观透明的放疗安全文化等。

放射外科治疗系统总的不确定度主要包括以下 4 个部分:①靶区定位;②治疗计划系统的剂量学;③治疗投照系统;④图像引导系统。

与靶区定位相关的不确定度主要源于定位 CT 图像质量、系统分辨率、患者移动和器官运动造成的伪影、造影剂吸收及浓度、靶区和正常组织勾画的主观性以及不同模式图像融合配准的精度(例如 CT、MRI 和 PET)。

与 TPS 剂量学相关的不确定度主要有吸收剂量计算算法的不确定度,吸收剂量刻度和相对剂量学参数测量的不确定度,造成治疗计划系统调试的不确定度,DVH 算法不确定度等。

与治疗投照系统相关的不确定度主要有机器治疗剂量投照相关的不确定度(依赖于束流输出的稳定性),机器辐射等中心以及当以调强照射的方式治疗时机器执行计划的能力。

与图像引导系统相关的不确定度主要有患者摆位的不确定度,这主要来源于影像系统等中心

校准和患者体位固定的不确定度。

以上所有误差组成部分中的任何一个都会造成放射外科治疗误差。所有开展放射外科治疗的机构都应当建立起全面的 QA 程序来尽量减少所有误差。这些 QA 程序必须确保处方剂量分布能准确地照射到预期的靶区上,并且误差在容许范围之内。这需要整个放疗团队的参与,并发挥相应的作用,QA 程序才能得到成功实施。在一个全新开展放射外科治疗业务的机构,建立如此复杂精妙的程序,需要先建立一个专业化的团队,成员包括放射肿瘤医师、物理师和治疗师。团队成员能够与设备厂商进行沟通,厂家能够提供专业的技术服务,并协助用户与其他有使用经验的治疗机构建立联系,以获得其他机构专家的指导。

QA 程序的制定和临床实施依赖于治疗机器、射野附件、束流照射技术、射野剂量学、治疗计划设计和影像引导设备等,总之,QA 程序针对特定的设备和采用的治疗技术。新开展放射外科的治疗机构在治疗第一例患者之前能够有别的有经验的治疗机构或团队对射野输出进行独立核验,最好是独立的有资质的第三方机构进行端到端(end to end)测试。

一、模拟定位 QA

放射外科治疗中绝大多数模拟定位是通过计算机断层成像(computed tomography,CT)模拟机完成的,同时其他的影像模式也在放射外科治疗中发挥重要的作用,这些影像模式包括磁共振成像(magnetic resonance imaging,MRI)和正电子发射断层成像(positron emission tomography,PET)。AAPM TG40 报告对放射外科治疗中用到的模拟机的 QA 项目、频度和允许误差有一个笼统的叙述。该报告将模拟机 QA 需要检查的项目分成日检、月检和年检三个部分,而检查的内容可以大致分为机械检查、图像质量检查和图像放射剂量检查等三个方面的检查。IPEM 81 报告也对 CT 模拟机的常规检查项目分为日检、月检和年检进行了叙述。AAPM TG66 报告在 TG40 报告的基础上针对 CT 模拟机的 QA 进行了非常详细的论述。该报告不仅对每项检查的内容进行了详细的叙述和讨论,而且包含了新机器验收和临床测试方面的内容。对于 MRI 扫描仪的质量保证,美国放射学会(American College of Radiology,ACR)发表了一系列 QA 标准,用于该机构对于 MRI 扫描仪进

行质量认证的标准。医院放疗部门可以参考这些标准来建立自己的QA程序。而对于PET扫描仪，来自国际原子能机构（International Atomic Energy Agency，IAEA）的报告可以作为很好的QA参考标准。

二、治疗计划QA

现代放射外科治疗中的治疗计划广泛地应用计算机治疗计划系统。虽然计算机治疗计划系统属于软件设备的范畴，但是也应该像其他硬件设备一样经过定期的检查和测试。尤其在软件第一次投入临床使用和每次软件版本更新变化的时候，医学物理师都要根据相应的QA指导方针对软件系统进行全面的检测。AAPM TG40报告和IPEM 81报告都谈到了对治疗计划系统的QA。AAPM TG53报告更是针对放射外科治疗中用到的治疗计划系统，从临床验收和测试到定期检查项目都进行了非常详细的叙述。IAEA 430报告也非常详细、全面地阐述了有关计算机治疗计划系统的QA。随着多模态图像在放射治疗计划中的应用日益增加，不同模式图像之间的配准也被计算机治疗计划系统广泛使用。关于图像配准的QA并没有在上述的几个参考文献中提及，但是AAPM TG132报告对其进行了针对性的阐述。

三、计划验证

通过计算机治疗计划系统或其他方法得到的放射治疗计划需要经过二级独立验证，以确保计划的准确性。常见的验证方法包括使用独立验证软件的剂量监测跳数（monitor unit，MU）的重新计算，以及对调强放射治疗（intensity modulated radiation therapy，IMRT）计划的QA。AAPM TG40报告对治疗计划的验证有一个总体的指南。AAPM TG114报告和TG119报告对非调强计划和调强放射计划的验证分别进行了详细的叙述。

四、记录和验证系统

通过计算机治疗计划系统产生的治疗计划，要通过记录和验证系统传输到医用治疗设备（比如医用直线加速器）的控制系统，同时记录和验证系统从治疗设备获取治疗记录，将所有治疗历史数据保存在系统中。记录和验证系统（record and verify system，R&V system）作为一种有效的QA工具，可以对原始治疗计划参数和传输到治疗设

备的计划参数进行对比，并且在两组数据不一致时给用户发出警告。对记录和验证系统的QA要确保各项治疗计划参数在传输过程中的准确性、治疗记录传回到记录和验证系统的准确性、记录和验证系统对参数一致性的检测功能，以及放射记录和验证系统和医院电子病例记录（electronic medical records，EMR）系统之间的兼容性。由于记录和验证系统也属于软件设备，与其他软件系统一样，在每次进行软件版本更新时都需经过全面的QA检查。

五、在线成像及影像配准

现代放射外科治疗会采用不同形式的在线成像系统对患者进行更准确的定位。IGRT需要对在线影像辅助系统进行额外的QA。AAPM TG142报告对在线成像系统所需的日检、月检和年检的项目进行了详细的描述。和CT模拟机的QA类似，其检查项目涵盖机械检查、图像质量检查和图像放射剂量检查等内容。在在线成像设备的QA中，区别于CT模拟机质控的一项很重要的检查是其影像等中心和射野等中心的一致性检查。AAPM TG179报告对于采用CT技术的在线成像系统的QA进行了详细叙述。

通过在线成像系统得到的图像需要经过与计划图像的配准，以实现对患者的准确定位。图像配准通过成像系统自带的软件系统实行，该软件与其他软件设备一样，需要接受合理的QA。AAPM TG132报告对图像配准软件系统的QA做了详细叙述。

六、放射外科治疗机器的QA

用于放射外科治疗的各种类型的治疗机器之间有差异，射野形成的方式也不同，应当针对不同类型的放射外科治疗机器制定适合它们的QA程序。

1. 用于放射外科治疗的直线加速器QA 用于放射外科治疗的直线加速器由常规放疗直线加速器加上限束装置作为第三级准直器（例如特制的圆形准直器和微型多叶光栅）组成。

采用圆锥形准直器可形成直径为0.4～3.0cm的圆形小射野。有报道指出（IAEA Report Series 17，2000b），当二级准直器铅门在放射外科治疗圆锥形准直器遮挡区域以外时，存在明显的（有时可能是灾难性的）泄漏辐射。因此，新设备投入临

床治疗之前必须经过完整的闭环验证，这可通过用足够大的辐射胶片来检测任何可能存在的泄漏辐射。

用作放射外科治疗的直线加速器，除了AAPM-TG142报告中推荐的常规医用加速器QA程序之外，还应该增加其他能确保治疗精确性的QA项目，对加速器机械精度和影像引导设备精度的要求更高。小射野剂量学不确定度和空间不确定度都需要进行检测，推荐进行端到端闭环系统测试，以避免那些射野校准、计划系统射野配置和剂量算法等方面存在的系统误差，同时也需要对影像引导设备的射野中心和影像系统等中心的一致性进行检测。

放射外科的治疗次数很少，一般几次就治疗完毕，因此建立一个检查表单，在每个患者治疗之前按照该表单检查一遍非常有好处。这个表单按治疗师、物理师和医师分成三个部分，内容包括等中心选择、圆形限光筒和铅门尺寸、调强射野MLC叶片最大开野的轮廓等。一份检查表单通常针对某一特定的治疗设备，是整个训练有素的治疗团队集体智慧的结晶。

针对患者的QA检测一般包括治疗计划剂量分布的模体验证，用射野影像系统做调强光子通量验证，点剂量测量和独立机器跳数验证。

影像系统通常用于辅助患者摆位。每天治疗前检测并记录影像引导设备的等中心位置非常重要，在治疗出束之前，患者的定位图像与每次采集的摆位验证图像进行配准，得到摆位误差，这个误差的容许范围取决于治疗的靶区及其位置（通常<1mm和<1°）。床的位置根据配准结果进行移动修正后，在开始出束治疗前需要重新确认一次。

2. γ射线立体定向放射外科（GSR）系统QA γ射线立体定向放射外科系统初始验收测试和调试依赖于治疗机构的技术水平。一般GSR系统由厂商提供独特的专门定制的治疗计划系统，治疗计划系统中厂商提供了治疗患者所需要的物理参数（因子），但是机器的输出因子除外，它需要现场在参考条件下测量。吸收剂量率取决于机器^{60}Co初装源的活度。对于某一厂商生产的机器，参考吸收剂量率与放射源活度的比值是不变的。直到目前为止，临床用户测量相对输出（头盔因子）还十分困难。使用辐射显影胶片，在同一张胶片上进行两次曝光，可以得到极小射野的输出。

γ射线立体定向放射外科治疗中心（GSR）必须建立日检、周检、月检和年检QA程序并贯彻执行。日检项目主要包括设备功能测试和对TPS计算的标准吸收剂量率的每日衰减进行检测。医科达γ刀Perfexion提供了一套半导体测量工具（4个半导体探头），探测器曝光4分钟测量输出，并与计算值相比对。应急报警系统和连锁每周都要检测一遍。每月监督机构需测量输出剂量率，测量结果与上年度年检测量值为初始值计算的衰减值之间的误差必须在1%～2%以内。

每年物理师需要进行当地放射源许可管理要求的所有检测，这些检测项目应包括厂商推荐的所有项目。所有联锁和应急报警系统都需要检测，并对机器输出进行全面校准。

3. 螺旋断层治疗（Tomotherapy）系统QA 螺旋断层放射治疗（helical tomotherapy）是一种由威斯康辛-麦迪逊大学发明，并于2003年引入临床的调强治疗技术。在Tomotherapy系统里，有一台6MV的小型直线加速器安装在一个环形机架上，机架上还集成了扇形束兆伏级CT（fan beam MVCT），具有图像引导能力，在治疗过程中，加速器旋转的同时治疗床不断向前运动。

尽管针对常规直线加速器的QA程序也被Tomotherapy系统所采用，但是有一些QA项目不能直接应用于Tomotherapy。针对用于放射外科治疗的Tomotherapy系统，建立了QA程序来测量Tomotherapy系统剂量投照的精度。他们认为，当Tomotherapy系统用于立体定向放射治疗时，靶区定位和治疗的精度为（0.45±0.17）cm，这意味着在95%的置信区间内，定位的精度为0.3mm。这个容许误差与常规放射外科治疗以及直线加速器放射外科治疗相当。

AAPM-TG148报告报道了专门针对Tomotherapy的QA程序，这些QA项目包括治疗计划设计、剂量投照、影像引导（用MVCT）和剂量验证。与常规医用直线加速器不同，Tomotherapy采用共同的束流模型，而对每台机器的束流进行调整，使之与共同的束流模型匹配。在安装现场进行验收测试时，验证机器的参数是否和共同束流模型匹配。因为Tomotherapy机器的特殊性，一些常规加速器的调试方法和要求并不适合。它的日检项目应包括剂量输出稳定性和MVCT图像质量一致性检测。月检、季检和年检应包括束流参数一致性、治疗床机械运动性能、机架旋转和TPS的闭环检测。

如果Tomotherapy用于放射外科治疗，AAPM-

TG148 报告指出,应当特别注意激光灯定位精度、成像的几何失真、治理实施以及激光灯位置精度。

(1)激光灯定位:Tomotherapy 系统有两套激光灯用于患者摆位,一套是可移动的红色激光灯,另一套是固定的绿色激光灯。轴向固定激光灯平面与治疗虚拟等中心的偏离每年应当检测一次。方法是在一张辐射显影胶片上绿激光等指示的虚拟等中心处做标记,送入机器等中心处用小射野曝光,曝光中心和标记点的偏差要求低于 1mm。可移动红激光灯相对于绿激光灯的移动精度每月需要检测一次,用一个预置好红绿激光灯偏移的计划驱动红激光等移动,红激光灯相对于绿激光灯的实际移动距离与预设值的偏差应该在 1mm 以内。在开机或重启机器的系统初始化过程中,用于放射外科治疗的 Tomotherapy 系统红激光灯和绿激光的位置偏差必须小于 1mm,这一点必须每天都做检测。这两套激光灯彼此互相独立,如果发现在系统初始化的时候,红激光和绿激光灯不重合,物理师必须检查是哪一套激光灯位置发生了变化。这个测试的目的就是检测两套激光灯的稳定性。

(2)几何畸变:MVCT 是 Tomotherapy 实现影像引导功能(IGRT)的主要装置,MVCT 图像对一个物体在尺寸和方向上能否精确重建,这个功能每月用已知尺寸和方向的刚性塑料模体来检测。模体里预先植入或在表面敷贴可成像的标志点,在该模体的 MVCT 扫描图像上,标志点在 X、Y 和 Z 方向上的距离和模体方向与已知的物理距离和模体实际方向进行比较检测这个项目。如果 Tomotherapy 系统用于放射外科治疗,MVCT 图像上测量的距离与物理距离之间的误差不能超过 1mm。AAPM-TG142 报告推荐检测频率和误差的容许度。

(3)图像、治疗和激光灯坐标系的一致性检测:Tomotherapy 的治疗坐标系和图像坐标系必须重合,而且必须经过验证,这可以通过一个端到端测试来检测。首先,用定位 CT 对模体扫描成像,在定位 CT 图像上用 TPS 生产一个计划,然后用 MVCT 进行模体摆位误差修正,对模体调用计划进行照射,对模体内的剂量分布进行测量分析来检测治疗坐标系和图像坐标系的一致性。这项测试的误差容许度建立在图像配准和剂量计算的综合不确定度上。如果用于放射外科治疗时,治疗坐标系和图像坐标系之间的误差不能超过 1mm。

图像扫描和重建参数以及剂量计算网格也需要根据这个值来选择。

(4)Tomotherapy 特定患者治疗的质量保证:系统的质量保证不仅需实现治疗机器的质控体系,而且应考虑与集成治疗计划系统及患者质量控制相关联的任何控制。因而实现执行该系统 QA 预定计划日程,同时需确定出患者特定 QA 测量程序(表 3-2,表 3-3)。螺旋断层放疗作为一种新型旋转调强放射治疗技术,其利用类似于 CT 环状机架持续旋转的同时通过机架孔内患者连续移动来实现其射线动态照射。该技术可理想实现肿靶区的共面交叉照射,从而可尽量减少靶区周围危及正常器官组织剂量。射线沿着患者纵向(床运动方向)来实现剂量叠加照射。由于系统 IMRT 纵向剂量分布上一点小误差将可能迅速导致累积剂量重要的偏差产生,这就不仅要求计划系统在该方向剂量计算需相当精确,更重要的是,建立治疗前患者 IMRT 的 QA 体系是一个急需解决的问题。目前螺旋断层放疗所推荐的解决方法是专用圆柱形模体中采用胶片测量相对剂量和电离室同时测量点绝对剂量来给予实现的。毫无疑问,胶片是一种实现该技术剂量验证有效方法之一,但其多多少少受制于实施效率低或受冲洗、分析软件等客观因素的影响。由于随着放射和放疗中数字影像的频繁使用,如今在一般医院环境中很好地获得稳定的胶片处理已变得越来越困难。

于是,近两年来采用商用二维阵列来实现旋转照射的质量保证已提上了商业化应用中。实验结果表明,二维阵列在常规加速器 IMRT 治疗中扮演着十分重要的角色,并已成为国内日常 IMRT 质量保证工具之一,而且已为特定患者螺旋断层调强剂量学验证提供了一种精确而快捷的有效工具,相信其将会在旋转 IMRT 质量保证中扮演着越来越重要的角色。

4. 射波刀(Cyberknife)的 QA　射波刀(Cyberknife)系统有一台 6MV 的 X 波段无均整器(flattening filter free,FFF)小型直线加速器安装在机械手臂上,射束由一系列直径从 5mm 到 60mm 的固定圆形准直器或一个可变的 Iris 准直器进行准直。Iris 准直器由钨制棱柱围成十二边形,形成近似圆形的射野,形成射野的直径大小范围与固定准直器相同。最大的射野(60mm)用作参考射野。

AAPM 发表了有关 Cyberknife 质量保证的报

表 3-2　Tomotherapy 系统 QA 检测项目及频率要求

检测项目	检测目的	检测标准	检测周期
静态或旋转输出	一致性	±2%	日检
MVCT 图像 / 激光灯坐标重合	精度	1mm	日检
MVCT 图像配准	精度	1mm	日检
红激光灯初始位置	红绿激光灯位置偏差	1mm	日检
静态输出	一致性	±2%	月检
旋转输出	一致性	±2%	月检
旋转输出变化	变化的幅度	±2%	月检
射线质	与基准值的一致性	1% PDD$_{10}$	月检
横向截面剂量分布	与基准值的一致性	1%	月检
纵向截面剂量分布（所有射野宽度）	与基准值的一致性	1%	月检
中断程序	与未中断程序偏差	3%	月检
红激光灯移动	移动精度	1mm	月检
治疗床运动	数显与实际距离偏差	1mm	月检
治疗床水平	床面水平度	0.5°	月检
治疗床纵向运动	床纵向运动的横向偏差	1mm	月检
治疗床下沉	空载时在等中心处下沉距离	5mm	月检
MVCT 几何畸变	距离和方向	1mm	月检
MVCT 噪声	显示器图像质量	与基准值一致	月检
MVCT 均匀性	显示器图像质量	与基准值一致	月检
MVCT 空间分辨率	显示器图像质量	1.6mm	月检
MVCT 对比度	显示器图像质量	与基准值一致	月检
机架角	准确性	1°	季检
床运动	均匀性	2% 剂量不均匀	季检
机架每旋转一圈进床距离	同步性	1mm/5cm	季检
铅门 y 方向中心	源在铅门 y 方向的对准	0.3mm	年检
铅门 x 方向中心	源在 MLC x 方向的对准	0.34mm	年检
铅门 y 方向偏移 / 射野中心	源和旋转轴对准	0.5mm	年检
铅门 y 方向 / 机架旋转平面对准	铅门 y 方向与旋转轴对准	0.5°	年检
治疗射野中心	公共中心	0.5mm	年检
MLC 横向偏移	MLC 与旋转中心对准	1.5mm	年检
MLC 扭转	与射野平面对准	0.5°	年检
射线质（所有射野宽度）	与模型符合度	1% Pdd$_{10}$	年检
横向截面剂量分布（所有射野宽度）	与模型符合度	1%	年检
纵向截面剂量分布（所有射野宽度）	与模型符合度	1%	年检
绿激光灯轴向（距离和扭转）	相对于等中心	1mm/0.3°	年检
冠状位 / 矢状位绿激光灯	与旋转中心对准	1mm	年检
影像 / 治疗 / 激光灯坐标系	重合度	1mm	年检

表 3-3 Tomotherapy 主要零部件更换后检测项目

主要零部件更换后的检测项目	检测目的	检测标准
磁控管 / 固态调制器		
静态输出	一致性	±2%
旋转输出	一致性	±2%
旋转输出变化	变化的幅度	±2%
射线质	与基准值的一致性	1% PDD_{10}
横向截面剂量分布	与基准值的一致性	1%
纵向截面剂量分布（所有射野宽度）	与基准值的一致性	1%
DQA/ 模体计划	与 TPS 计划符合度	3%
加速器 / 靶		
铅门 Y 方向中心	源在铅门 Y 方向的对准	0.3mm
铅门 X 方向中心	源在 MLC X 方向的对准	0.34mm
铅门 Y 方向偏移 / 射野中心	源和旋转轴对准	0.5mm
静态输出	一致性	±2%
旋转输出	一致性	±2%
旋转输出变化	变化的幅度	±2%
射线质	与基准值的一致性	1% PDD_{10}
横向截面剂量分布	与基准值的一致性	1%
纵向截面剂量分布（所有射野宽度）	与基准值的一致性	1%
DQA/ 模体计划	与 TPS 计划符合度	3%
Y 方向铅门		
铅门 Y 方向中心	源在铅门 Y 方向的对准	0.3mm
铅门 Y 方向偏移 / 射野中心	源和旋转轴对准	0.5mm
铅门 Y 方向 / 机架旋转平面对准	铅门 Y 方向与旋转轴对准	0.5°
治疗射野中心	公共中心	0.5mm
纵向截面剂量分布（所有射野宽度）	与模型符合度	1%
静态输出	一致性	±2%
旋转输出	一致性	±2%
旋转输出变化	变化的幅度	±2%
DQA/ 模体计划	与 TPS 计划符合度	3%
MLC		
铅门 X 方向中心	源在 MLC X 方向的对准	0.34mm
治疗射野中心	公共中心	0.5mm
MLC 扭转	与射野平面对准	0.5°
DQA/ 模体计划	与 TPS 计划符合度	3%

告。由于 Cyberknife 是由许多分系统构成的复杂系统，因此针对每个分系统都需要建立相应的 QA 程序（包括直线加速器、机械臂和影像系统的 QA 程序）和一个端到端的测试来检测整个剂量投照的质量。在 AAPM-135 报告可以查到 Cyberknife 质量控制的详细描述。Cyberknife 使用的是一台十分紧凑且质量较轻的直线加速器，与常规直线加速器有一些结构方面的差异，但是常规加速器大部分 QA 项目都可以用于这种紧凑的 FFF 加速器。

剂量学上的差异主要与不带均整器，非等中心照射以及采用治疗室内影像系统用于修正摆位误差有关。用户在使用临床参考剂量学和有关数据的时候应当明白剂量学所包含的意义。

由于机械臂加速器系统的核心是通过追踪肿瘤位置来实现影像引导，因此针对这部分的QA非常重要，成像和追踪系统都需要经过验证。AAPM-TG135报告详细介绍了有关Cyberknife影像引导系统的QA项目。这些QA项目的目的是验证图像算法计算精度和成像参数改变对图像质量和追踪照射的影响（系统调整射束指向靶区新的位置，同时考虑位移和旋转），需要用到人形模体，通过端到端测试来完成。但检测只代表了理想化的情况，这种理想化的情况和患者实际状况是有差别的。建议设计与患者实际情况相类似的测试条件和模体用于检测由于成像系统功能退化或其他不很理想的情况（患者体形硕大）下精度下降的问题。

对系统照射精度进行检测也是一项非常重要的项目，包括机械臂和直线加速器在空间的移动精度。在Cyberknife系统中将直线加速器的虚拟源放置于空间特定的一系列点上，称为"节点"，这些节点分布在以X射线靶向系统为中心的表面上。一组这样的节点称为路径或轨迹。在治疗过程中，直线加速器沿着这些节点移动，并且射束从各个方向指向靶区。路径校准是系统精度保障的一个重要项目，通常在验收测试或二级QA没有通过的情况下由厂家来完成（二级QA是在"BB-测试模式"下通过模拟来对机械臂操纵进行QA测试，从视觉上评估单个射束的指向精度是否为±1.5mm的水平）。

根据TG 135报告的建议，物理师应该有更简单的程序来量化检测单个节点指向的几何精度，因为当前的QA测试["自动"QA（AQA）和端到端（E2E）测试]灵敏度不够高。E2E测试和AQA测试用于检查不同跟踪模式下系统总的精度（包括X射线成像、治疗床和机械臂的机械运动和算法）。TG135提出了一个非常重要的观点，即把照射剂量作为特定患者的计划QA进行检测。目前总的临床照射准确性测试（即E2E和AQA测试）并不适合验证非等中心照射的准确性，也不适合验证照射剂量。因此，理想情况下，应该执行患者计划的QA来验证剂量学和几何精度。由于执行患者计划的QA非常耗时，故它的执行频率尚无定论。

目前市场上提供的模体和探测器的类型有时并不适合测量Cyberknife治疗计划中剂量梯度很陡峭的区域。患者计划QA程序的执行包括将治疗计划叠加到模体上，根据探测器的特征修改射束靶点和处方剂量，然后照射一个治疗分次。Cyberknife系统可生成这些QA计划、射束重排以及对机器跳数进行缩放，然后进行照射。最常用的方法是在模体内部使用点探测器（通常为小体积电离室），但必须注意将检测器的灵敏体积放在吸收剂量相对均匀的区域。

这种测量方法只能对计划进行一维（1D）测量，但是患者计划QA还应该进行2D/3D测量。小电离室读数转换为吸收剂量时应该考虑校正因子，建议使用大体积的Farmer型离子室而不是微型电离室来对患者计划的点剂量进行测量。这是为了减少定位误差和其他问题的影响，如微型电离室的漏电流或极化效应。

为了验证小射野的剂量分布，要求测量设备具有较高的分辨率。辐射胶片具有最高的空间分辨率，但是胶片剂量学需要操作人员有丰富的专业知识和使用经验，目前最常用的有EBT[TM]或MD[TM]之类的辐射变色胶片。其他设备，如探测器阵列，用来测量计划剂量分布有局限性，主要体现在探测器阵列相对较低的空间分辨率不适合测量Cyberknife治疗计划中非常陡峭的剂量梯度，以及探测器的各向异性不适合测量非共面照射。在这方面，最近市场上开始有一些比较适用的设备（例如，PTW Octavius[TM] 1000放射外科质控设备）。

Cyberknife系统的QA要求分以下几个方面：安全联锁、系统状态、Cyberknife X射线辐射源、Cyberknife追踪精度、成像系统及TPS相关项目等。

（1）安全联锁及系统状态：正常。检测周期为日检。

（2）Cyberknife X辐射源：①X射线质：在测量吸收剂量时，Cyberknife X射线质由直径60mm的准直器的PDD_{10}^{20}或TPR_{10}^{20}确定。射线质检定结果与实际使用的数值偏差不应超过2%。检测周期为月检。②X射线辐射野的均整度：直径40mm的准直器，SSD=75cm，在X射线束轴水下5cm处垂直于射线束轴的平面上，照射野80%宽度内，均整度检定结果与实际使用的数值偏差不应超过2%。检测周期为月检。③X射线辐射野的对称性：直径40mm的准直器，SSD=75cm，在X射线束轴水下5cm处垂直于射线束轴的平面上，照射野80%宽度内，对称性不应超过1.02。检测周期为月检。

④X 射线剂量指示值的重复性：在规定的吸收剂量（率）测量条件下，剂量监测系统的剂量指示值的重复性不应高于 0.5%。检测周期为月检。⑤X 射线剂量指示值的线性：在规定的吸收剂量（率）测量条件下，剂量监测系统的剂量指示值的线性不应高于 1%。检测周期为月检。⑥X 射线剂量指示值的偏差：在规定的吸收剂量（率）测量条件下，剂量监测系统的剂量指示值与实际测量结果偏差不应高于 2%。检测周期为日检。

（3）Cyberknife 追踪精度：①AQA 精度：检测结果不应超过 1mm。检测周期为日检。②E2E 精度：对于静态追踪方式，6D skull、Fiducial 及 Xsight_Spine（XSS），要求 E2E 检测结果不应超过 0.95mm；对于动态追踪方式，Synchrony 及 Xsight_Lung（XSL），要求 E2E 检测结果不应超过 1.5mm。检测周期为月检。

（4）治疗计划质量保证：对于静态追踪方式，6D skull、Fiducial 及 Xsight_Spine（XSS），要求 DQA 执行允许距离（distance to agreement，DTA；即对于计算剂量的某一点，如果在照射模体的对应点一定范围内找到一定偏差范围内的剂量，就可以认为该点剂量通过验证）为 2mm/2%，γ 通过率为 90%；对于动态追踪方式，Synchrony 及 Xsight_Lung（XSL），要求 DQA 执行 DTA 为 3mm/3%，γ 通过率为 90%。检测周期为季检。

（5）成像系统：Isocrystal 距离中央像素处小于 2pixel（放大 400%）或 1mm。检测周期为季检。

（6）TPS 相关项目：机器数据检查及 CT 精度检查。检测周期为年检。

表 3-4～表 3-7 为 AAPM TG-135 报告要求的 Cyberknife 系统的 QA 检测项目及频率。

表 3-4 Cyberknife 日检项目及检测标准

检测项目	检测标准
安全联锁（门、控制面板的 EMO 和钥匙）	正常
摄像头及监视器	正常
通话系统	正常
准直器防碰撞指示	正常
加速器预热：对于开放电离室 6 000MU；对于封闭电离室 3 000MU	执行
加速器剂量指示值的偏差	2%
Perch 位时激光灯与地面标志偏差	1mm
AQA 测试	1mm

注：EMO.emergency motion off，紧急运动终止。

表 3-5 Cyberknife 月检项目及检测标准

检测项目	检测标准
安全联锁	正常
加速器能量稳定性	2%
辐射野对称性	3%
辐射野平坦度变化	2%
加速器剂量指示值的偏差	2%
成像系统	2pixel 或 1mm
非晶硅探测器的对比度、噪声、空间分辨率及坏点等	用户意见
CT QA（空间准确性及电子密度等）	参考 AAPM TG-66
射束激光灯	0.5mm
可视化执行等中心计划以确认激光照射到中心水晶	每个节点
E2E 测试	静态 0.95mm；动态 1.5mm
非等中心计划 DQA	静态 DTA 2mm/2%；动态 DTA 3%/3mm
观察动态治疗是否有不正常的噪声	无明显变化

表 3-6 Cyberknife 年检项目及检测标准

检测项目	检测标准
EPO 按钮	正常
独立机构检查加速器剂量示值	1%
复核包括最大最小至少 3 种准直器尺寸射野数据（TPR 或 PDD、OCR 及输出因子）	用户决定
射束最小 MU 线性	1%
影像系统：kVp 准确性、mA 线性、曝光重复性及焦点尺寸	AAPM 14 及 74 号报告
影像质量：信噪比、对比度、稳定性、坏点等	用户决定
CT QA	参考 AAPM TG-66
在厂家工程师参与下进行二级路径校准	每节点 0.5mm，均方根 0.3mm
红光标志噪声水平	0.2mm
20°以上相移动态 E2E 测试，分析半影	用户决定
日检 QA 项目	更新基准

注：EPO.Emergency power off，紧急电力终止。

表 3-7 Cyberknife 系统升级后检测项目及检测标准

升级内容	检测项目	检测标准
软件升级	患者安全边界	正常
	射束数据	正常
	通过 HIPAA 评估	合法
影像探测器替换后	安装、坏点、空间分辨率、对比度、噪声及 E2E 测试等	

注：HIPAA.Health Insurance Portability and Accountability Act，美国健康保险流通与责任法案。

5. 专用放射外科治疗加速器的QA　近年来，市场上出现了几种专用的放射外科治疗加速器，如 Varian Truebeam STX 和 Varian Edge。针对以前设备的 QA 程序的总体原则也适用于这些设备，厂家需要提供建立适当的 QA 程序所需的剂量测量和机械方面的完整信息。由于具体的特性和辐射几何学，每一类设备都会有特定的 QA 要求。预计各个专业协会将会发布报告详细说明这些特定 QA 程序。

七、不确定性

放射外科治疗系统的整体不确定性组成：①与用于采集计划 CT 的成像设备的不确定性；②剂量测定和 TPS 的不确定性；③机器投照系统的不确定性；④图像引导系统的不确定性。在一个全面的 QA 程序中，必须对每一步治疗的不确定因素进行评估。此外，端到端测试可检测总的不确定性，但是，端到端测试只适用于特定的情况。有可能会出现导致端到端测试无法检测到的错误 / 不确定性的情况。例如，对体形较为庞大的患者的 CT 图像，Hounsfield（HU）单位会出现错误，而这种错误使用正常大小的 QA 模体通常无法检测出来。此外，体形较大患者的治疗时治疗床会发生弯曲，这种情况用正常大小的 QA 模体通过端对端测试也无法发现。因此，各子系统的 QA 是非常重要的。

目前在辐射投照系统、治疗计划系统和图像引导系统等方面都在不断取得进展，这些进展将继续减小放射外科治疗的误差。QA 计划的目标应该根据每个具体的系统不断进行调整和修改。

应该不断建立和改进技术与方法，尽量减少每个误差组成部分的不确定性，以减少总的不确定性。在任何放疗设备投入临床使用之前应该用专门针对每个组成部分的 QA 程序来评估它们的不确定性，并确定整个系统的容差。还应定期执行 QA 程序，以验证和确认整个系统的误差在容差之内并得到记录。临床上可接受的不确定性应考虑目标剂量、目标大小和相对于关键器官的目标位置。

（吴伟章　戴建荣　殷芳芳　马长明）

参 考 文 献

[1] THWAITES D. Accuracy required and achievable in radiotherapy dosimetry: Have modern technology and techniques changed our views?[J]. J Phys Conf Ser, 2013, 444: 012006.

[2] MAGLIERI R, LICEA A, EVANS M, et al. Measuring neutron spectra in radiotherapy using the nested neutron spectrometer[J]. Med Phys, 2015, 42: 6162-6169.

[3] HORST J, CZARNECKI D, ZINK K. The influence of neutron contamination on dosimetry in external photon beam radiotherapy[J]. Med Phys, 2015, 42: 6529-6536.

[4] ATTIX F H. Introduction to Radiological Physics and Radiation Dosimetry[M]. Weinheim: Willey-VCH, 1991.

[5] WU A, ZWICKER R D, KALEND A M, et al. Comments on dose measurements for a narrow beam in radiosurgery[J]. Med Phys, 1993, 20: 777-779.

[6] LI X A, SOUBRA M, SZANTO J, et al. Lateral electron equilibrium and electron contamination in measurements of head-scatter factors using miniphantoms and brass caps[J]. Med Phys, 1995, 22: 1167-1170.

[7] IAEA-AAPM. Dosimetry of Small Static Fields Used in External Beam Radiotherapy: An IAEA-AAPM International Code of Practice for Reference and Relative Dose Determination[R]. International Atomic Energy Agency-American Association of Physicists in Medicine: Technical Reports Series, 2017.

[8] FORD E, EVANS S. RO ILS launch offers secure incident reporting system to track errors and near-misses[J]. ASTRO News, 2014（Summer）: 14-12.

[9] ALFONSO R, ANDREO P, CAPOTE R, et al. A new formalism for reference dosimetry of small and nonstandard fields[J]. Med Phys, 2008, 35: 5179-5186.

[10] IAEA. Absorbed Dose Determination in External Beam Radiotherapy[R]. International Atomic Energy Agency: Technical Reports Series, 2000a.

[11] ALMOND P R, BIGGS P J, COURSEY B M, et al. AAPM's TG-51 protocol for clinical reference dosimetry of high energy photon and electron beams[J]. Med Phys, 1999, 26: 1847-1870.

[12] BASSINET C, HUET C, DERREUMAUX S, et al. Small fields output factors measurements and correction factors determination for several detectors for a CyberKnife（R）and linear accelerators equipped with microMLC and circular cones[J]. Med Phys, 2013, 40: 710-725.

[13] CRANMER-SARGISON G, CHARLES P H, TRAPP

J V, et al. A methodological approach to reporting corrected small field relative outputs[J]. Radiother Oncol, 2013, 109: 350-355.

[14] CZARNECKI D, ZINK K. Monte Carlo calculated correction factors for diodes and ion chambers in small photon fields[J]. Phys Med, 2013, Biol 58: 2431-2444.

[15] FRANCESCON P, CORA S, SATARIANO N. Calculation of k(Q(clin), Q(msr))(f(clin), f(msr)) for several small detectors and for two linear accelerators using Monte Carlo simulations[J]. Med Phys, 2011, 38: 6513-6527.

[16] KLEIN D M, TAILOR R C, ARCHAMBAULT L, et al. Measuring output factors of small fields formed by collimator jaws and multileaf collimator using plastic scintillation detectors[J]. Med Phys, 2010, 37: 5541-5549.

[17] WANG L L, BEDDAR S. Study of the response of plastic scintillation detectors in small-field 6 MV photon beams by Monte Carlo simulations[J]. Med Phys, 2011, 38: 1596-1599.

[18] McEwen M R, Kawrakow I, Ross C K. The effective point of measurement of ionization chambers and the build-up anomaly in MV X-ray beams[J]. Med Phys, 2008, 35: 950-958.

[19] CHENG C W, CHO S H, TAYLOR M, et al. Determination of zero-field size percent depth doses and tissue maximum ratios for stereotactic radiosurgery and IMRT dosimetry: Comparison between experimental measurements and Monte Carlo simulation[J]. Med Phys, 2007, 34: 3149-3157.

[20] LI S, RASHID A, HE S, et al. A new approach in dose measurement and error analysis for narrow photon beams (beamlets) shaped by different multileaf collimators using a small detector[J]. Med Phys, 2004, 31: 2020-2032.

[21] THOMAS S J, ASPRADAKIS M M, BYRNE J P, et al. Reference dosimetry on TomoTherapy: An addendum to the 1990 UK MV dosimetry code of practice[J]. Phys Med Biol, 2014, 59: 1339-1352.

[22] DING G X, KRAUSS R. An empirical formula to obtain tissue to phantom ratios from percentage depth dose curves for small fields[J]. Phys Med Biol, 2013, 58: 4781-4789.

[23] DEVIC S. Radiochromic film dosimetry: Past, present,

and future[J]. Eur J Med Phys, 2011, 27: 122-134.

[24] MORIN J, BELIVEAU-NADEAU D, CHUN E, et al. A comparative study of small field total scatter factors and dose profiles using plastic scintillation detectors and other stereotactic dosimeters: The case of the CyberKnife[J]. Med Phys, 2013, 40: 011719.

[25] SEUNTJENS J, DUANE S. Photon absorbed dose standards[J]. Metrologia, 2009, 46: S39.

[26] RENAUD J, MARCHINGTON D, SEUNTJENS J, et al. Development of a graphite probe calorimeter for absolute clinical dosimetry[J]. Med Phys, 2013, 40: 020701.

[27] MORIN J, BELIVEAU-NADEAU D, CHUNG E, et al. A comparative study of small field total scatter factors and dose profiles using plastic scintillation detectors and other stereotactic dosimeters: The case of the CyberKnife [J]. Med Phys, 2013, 40: 011719.

[28] VATNITSKY S, KRHRUNOV V S, FOMINYCH V I, et al. Diamond detector dosimetry for medical applications [J]. Radiat Prot Dosim, 1993, 47: 515-518.

[29] LARRAGA-GUTIERREZ J M, BALLESTEROS-ZEBADUA P, RODRIGUEZ-PONCE M, et al. Properties of a commercial PTW-60019 synthetic diamond detector for the dosimetry of small radiotherapy beams[J]. Phys Med Biol, 2015, 60: 905-924.

[30] PAPACONSTADOPOULOS P, TESSIER F, SEUNTJENS J. On the correction, perturbation and modification of small field detectors in relative dosimetry [J]. Phys Med Biol, 2014, 59: 5937-5952.

[31] ARCHAMBAULT L, BEDDAR A S, GINGRAS L, et al. Water-equivalent dosimeter array for small-field external beam radiotherapy[J]. Med Phys, 2007, 34: 1583-1592.

[32] ARCHAMBAULT L, BEDDAR A S, GINGRAS L, et al. Measurement accuracy and cerenkov removal for high performance, high spatial resolution scintillation dosimetry[J]. Med Phys, 2006, 33: 128-135.

[33] CHUNG E, DAVIS S, SEUNTJENS J. Experimental analysis of general ion recombination in a liquid-filled ionization chamber in high-energy photon beams[J]. Med Phys, 2013, 40: 062104.

[34] WAGNER A, CROP F, LACORNERIE T, et al. Use of a liquid ionization chamber for stereotactic radiotherapy dosimetry[J]. Phys Med Biol, 2013a, 58: 2445-2459.

[35] KLASSEN N V, SHORTT K R, SEUNTJENS J, et al.

Fricke dosimetry: The difference between G（Fe^{3+}）for ^{60}Co gamma-rays and high-energy X-rays［J］. Phys Med Biol, 1999, 44: 1609-1624.

[36] CRANMER-SARGISON G, WESTON S, EVANS J A, et al. Monte Carlo modelling of diode detectors for small field MV photon dosimetry: Detector model simplification and the sensitivity of correction factors to source parameterization［J］. Phys Med Biol, 2012, 57: 5141-5153.

[37] WAGNER J Y, SCHWARZ K, SCHREIBER S, et al. Myeloablative anti-CD20 radioimmunotherapy +/-high-dose chemotherapy followed by autologous stem cell support for relapsed/refractory B-cell lymphoma results in excellent long-term survival［J］. Oncotarget, 2013b, 4: 899-910.

[38] UNDERWOOD T S, WINTER H C, HILL M A, et al. Detector density and small field dosimetry: Integral versus point dose measurement schemes［J］. Med Phys, 2013, 40: 082102.

[39] CHARLES P H, CROWE S B, KAIRN T, et al. Monte Carlo-based diode design for correction-less small field dosimetry［J］. Phys Med Biol, 2013, 58: 4501-4512.

[40] DING G X, DUGGAN D M, COFFEY C W. Commissioning stereotactic radiosurgery beams using both experimental and theoretical methods［J］. Phys Med Biol, 2006, 51: 2549-2566.

[41] DING G X, DUGGAN D M, COFFEY C W. A theoretical approach for non-equilibrium radiation dosimetry［J］. Phys Med Biol, 2008b, 53: 3493-3499.

[42] SOLBERG T D, BOEDEKER K L, FOGG R, et al. Dynamic arc radiosurgery field shaping: A comparison with static field conformal and noncoplanar circular arcs［J］. Int J Radiat Oncol Biol Phys, 2001, 49: 1481-1491.

[43] IAEA. Lessons Learned from Accidental Exposures in Radiation Therapy［R］. International Atomic Energy Agency: Safety Report Series, 2000b.

[44] MACK A, SCHEIB S G, MAJOR J, et al. Precision dosimetry for narrow photon beams used in radiosurgery-determination of Gamma Knife output factors［J］. Med Phys, 2002, 29: 2080-2089.

[45] MA L, KJALL P, NOVOTNY J, et al. A simple and effective method for validation and measurement of collimator output factors for Leksell Gamma Knife Perfexion［J］. Phys Med Biol, 2009, 54: 3897-3907.

[46] BHATNAGAR J P, NOVOTNY J Jr, HUQ M S. Dosimetric characteristics and quality control tests for the collimator sectors of the Leksell Gamma Knife® Perfexion™［J］. Med Phys, 2012, 39: 231-236.

[47] SOISSON E T, HARDCASTLE N, TOME W A. Quality assurance of an image guided intracranial stereotactic positioning system for radiosurgery treatment with helical tomotherapy［J］. J Neurooncol, 2010, 98: 277-285.

[48] WOO M, NICO A. Using a matrix detector for rotational delivery QA［J］. Med Phys, 2007, 34: 2502.

[49] ESCH A V, CLERMONT C, DEVILLERS M, et al. On-line quality assurance of rotational radiotherapy treatment delivery by means of 2D chamber array and the Octavius phantom［J］. Med Phys, 2007, 34: 3825-3837.

[50] DIETERICH S, CAVEDON C, CHUANG C F, et al. Report of AAPM TG 135: Quality assurance for robotic radiosurgery［J］. Med Phys, 2011, 38: 2914-2936.

[51] KAWACHI T, SAITOH H, INOUE M, et al. Reference dosimetry condition and beam quality correction factor for CyberKnife beam［J］. Med Phys, 2008, 35: 4591-4598.

[52] KILBY W, DOOLEY J R, KUDUVALLI G, et al. The CyberKnife Robotic Radiosurgery System in 2010［J］. Technol Cancer Res Treat, 2010, 9: 433-452.

[53] MCEWEN M, DEWERD L, IBBOTT G, et al. Addendum to the AAPM's TG-51 protocol for clinical reference dosimetry of high-energy photon beams［J］. Med Phys, 2014, 41: 041501.

[54] LOW D A, MORAN J M, DEMPSEY J F, et al. Dosimetry tools and techniques for IMRT［J］. Med Phys, 2011, 38: 1313-1338.

[55] LE ROY M, DE CARLAN L, DELAUNAY F, et al. Assessment of small volume ionization chambers as reference dosimeters in high-energy photon beams［J］. Phys. Med Biol, 2011, 56: 5637-5651.

[56] MACKIE T R, PALTA J. Uncertainties in External Beam Radiation Therapy［M］. Madison, WI: Medical Physics Publishing, 2011.

[57] WERSÄLL P J, BLOMGREN H, LAX I, et al. Extracranial stereotactic radiotherapy for primary and metastatic renal cell carcinoma［J］. Radiother Oncol, 2005, 77: 88-95.

[58] TIMMERMAN R, MCGARRY R, YIANNOUTSOS C, et al. Excessive toxicity when treating central tumors in a

phase Ⅱ study of stereotactic body radiation therapy for medically inoperable early-stage lung cancer[J]. J Clin Oncol, 2006, 24: 4833-4839.

[59] TIMMERMAN R, KAVANAGH B, CHO L, et al. Stereotactic body radiation therapy in multiple organ sites [J]. J Clin Oncol, 2007, 25: 947-952.

[60] MURPHY J, DIETERICH S, CHANG D, et al. Duodenal toxicity in single-fraction stereotactic body radiotherapy[J]. Int J Radiat Oncol Biol Phys, 2009, 75: S29-S30.

[61] THWAITES D, SCALLIET P, LEER J W, et al. Quality assurance in radiotherapy: European Society for Therapeutic Radiology and Oncology Advisory Report to the Commission of the European Union for the 'Europe Against Cancer Programme'[J]. Radiother Oncol, 1995, 35: 61-73.

[62] KUTCHER G J, COIA L, GILLIN M, et al. Comprehensive QA for radiation oncology: Report of AAPM Radiation Therapy Committee Task Group 40[J]. Med Phys, 1994, 21: 581-618.

[63] FRAASS B, DOPPKE K, HUNT M, et al. American Association of Physicists in Medicine Radiation Therapy Committee Task Group 53: Quality assurance for clinical radiotherapy treatment planning[J]. Med Phys, 1998, 25: 1773-1829.

[64] BROCK K K, MUTIC S, MCNUTT T R, et al. Use of image registration and fusion algorithms and techniques in radiotherapy: Report of the AAPM Radiation Therapy Committee Task Group No. 132[J]. Med Phys, 2017, 44: e43-e76.

[65] STERN R L, HEATON R, FRASER M W, et al. Verification of monitor unit calculations for non-IMRT clinical radiotherapy: Report of AAPM Task Group 114 [J]. Med Phys, 2011, 38: 504-530.

[66] EZZELL G A, BURMEISTER J W, DOGAN N, et al. IMRT commissioning: Multiple institution planning and dosimetry comparisons, a report from AAPM Task Group 119[J]. Med Phys, 2009, 36: 5359-5373.

[67] KLEIN E E, HANLEY J, BAYOUTH J, et al. Task Group 142 report: Quality assurance of medical accelerator[J]. Med Phys, 2009, 36: 4197-4212.

[68] BISSONNETTE J P, BALTER P A, DONG L, et al. Quality assurance for image-guided radiation therapy utilizing CT-based technologies: A report of the AAPM TG-179[J]. Med Phys, 2012, 39: 1946-1963.

[69] HALVORSEN P H, CIRINO E, DAS I J, et al. AAPM-RSS Medical Physics Practice Guideline 9.a. for SRS-SBRT[J]. J Appl Clin Med Phys, 2017, 18: 10-21.

第四章　放射外科设备与技术

AAPM TG101 号报告所定义的放射外科治疗可简单概括为对局部肿瘤做高剂量精准的照射治疗，确保在很少的分次内对肿瘤靶区做高剂量照射以获得更高的生物等效剂量。相比于常规照射，放射外科对正常组织的剂量保护要求更高，因此在治疗时必须要求靶区适形度高的同时确保边缘剂量下降陡峭，达到"刀锋"样的效果。放射外科的特点是靶区剂量不均匀、中心剂量高、边缘剂量陡降且靶区边界限制极高，因此放射外科治疗对投照精度的要求也随之大幅增加。所以为了顺利实施肿瘤放射外科治疗，根据 ICRU91 号报告和 AAPM TG101 号报告以及放射外科治疗的特点决定了实施技术及设备要满足以下几点：①射线高度聚焦和剂量分布适形的照射设备；②精准定位固定体位和靶区的附属装置；③减少肿瘤、器官动度的控制装置或技术；④高效快速的射束投放技术；⑤精准施照靶区的影像验证系统。

本章节以现有市场上的成熟治疗设备为例，从以上几点说明各种设备射线聚焦技术的特点、原理以及临床优势等，介绍可用于放射外科治疗的各种设备与技术手段。

第一节　γ刀

一、γ刀的起源和发展

1949 年，瑞典卡罗林斯卡研究所神经外科教授、物理学博士 Lars Leksell（图4-1）首次提出运用等中心弧原理和器械进行精确三维立体定向的定位方法用于治疗神经外科疾病的创新设想。他所提出的二维等中心弧和三维立体定向学说奠定了人类放射外科外科的基础，并由此产生了立体定向导航神经外科手术和精确放射外科治疗系统。从此开创了人类微创或无创治疗颅脑疾病的时代，

极大地扩展了临床治疗的适应证，使得一些以往无法治疗的疾病的治疗成为可能。

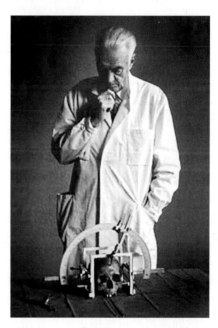

图4-1　γ刀发明者 Lars Leksell 博士

1968 年瑞典一家公司融合现代计算机技术、立体定向技术和放射技术为一体，研制成功了世界上第一台头部放射外科专用治疗系统——γ刀（图4-2）。采用 179 个 ^{60}Co 放射源，安置在半球弧面从不同角度和方位发出的 γ 射线束聚集照射在半球体的几何中心点上，瞬时获得一个高剂量的 γ 射线焦点，一次致死性地摧毁靶区内的组织细胞，而单一射线经过的人体正常组织所受的照射剂量极低，几乎无伤害。由于 γ 刀照射后的组织与靶区外的组织形成一个类似手术刀切样的治疗边界，该治疗装置被 Leksell 教授形象地称为 γ 刀（Gamma Knife）。

头部 γ 刀治疗的核心是利用精确的定位系统和高能射线束，对病变靶区进行多角度、单次大剂量照射以达到摧毁靶区内病变的不可逆生物效应，

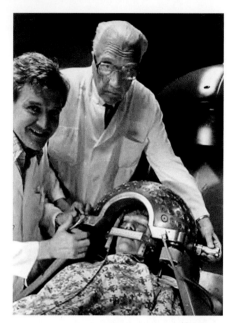

图 4-2 Leksell 博士和 Lindstrom 博士在为患者准备放射手术外科治疗

与普通外科手术相比有本质的不同。它避免了传统外科开放式手术所带来的术后出血、感染以及可能损伤重要功能器官的危险，创建了一种无创的放射外科方法。头部 γ 刀治疗过程是依据精确三维神经外科和精确三维放射外科治疗原则进行的，利用 CT、MRI、DSA、PET/CT 等医学影像参考数据精准定位病灶及靶区位置，在放射外科定位头架系统的坐标参数及计算机的精确计算和控制下，将不规则形状的靶区完全包绕在治疗范围内，同时直观精确地判断出周围正常神经组织接受照射的剂量。在治疗计划系统的帮助下，医师可以理想地避让重要的神经组织，使正常的神经组织处在一个安全、可耐受的放射剂量之内。肿瘤靶区剂量高、正常组织受量小是头部 γ 刀的一大技术优势，且头部 γ 刀已经成为神经科学领域的重要治疗手段，在治疗脑肿瘤、脑血管畸形和脑功能性疾病方面发挥着重要作用，良好的疗效和安全性已被广大医务工作者和患者认识并接受。

1993 年，Elekta 头部 γ 刀进入中国。经过我国科技工作者的努力研发，对头部 γ 刀 ^{60}Co 放射源排列分布和 γ 射线的聚焦方式以及源体准直体等关键结构做出了极大的创新和改进，突破了以往 γ 刀静态聚焦照射的定式，由国内一家公司率先研发出具有独立自主知识产权的动态旋转式 γ 刀。该设计新颖合理，射线聚焦效果好，照射剂量焦皮比高（53∶1），而且在治疗中可自动更换准直器头

盔，使用便利。1996 年获得中国 MDA 批准并进入临床应用，1997 年通过美国 PDA 论证并进军国际市场。现如今国内 γ 刀已经从局限的头部 γ 刀发展到体部 γ 刀，治疗范围由颅内病变扩展到颅外，随后增加了图像引导功能，大大提高了治疗精度。

我国 γ 刀的技术水准和临床应用均处于国际领先水平。其中有多家公司的产品在国内外都有着很好的市场反响和临床反馈。下面将对各公司的产品设备和技术特点做简单介绍。

二、设备介绍

（一）医科达（Elekta）

医科达公司是由 γ 刀创始人、已故瑞典神经外科教授 Lars Leksell 创建，总部在瑞典斯德哥尔摩。世界首台静态聚焦头部 γ 刀就是由医科达公司在 1967 年研制成功并安装运行，并在 1997 年研发出带有自动坐标摆位系统的 C 型 γ 刀。Leksell γ 刀放射精度可高达 0.15mm，系统可终生确保 0.3mm 的放射精度，被业内专家公认为精确放射外科的"金标准"。

早期 γ 刀的准直器均为头盔式，缺点在于内部空间有限、照射范围局限，很难在单次治疗中治疗所有的病灶，因此扩大治疗舱空间的需求越来越迫切。对于多发病灶，需要更复杂的剂量计划设计，加之需人工更换准直器头盔耗费大量时间，导致整体治疗时间过长。因此为了更好地满足临床需求，医科达公司吸取了国内头部 γ 刀的多项创新元素，于 2006 年 5 月推出了一款新型 γ 刀——Leksell Gamma Knife Perfexion。不同于以往型号的 γ 刀，经过重新设计结合的全自动系统可一键式操作完成整个治疗过程。而且增加了图像引导治疗验证系统的 Icon™γ 刀在 2015 年获得 CE 认证和 FDA 证书并同年 8 月正式投入临床使用。下面简单介绍两款 γ 刀的技术特点。

1. Leksell Gamma Knife® Perfexion™ Perfexion（图 4-3）依然采用传统 γ 刀经典的静态聚焦方式，在照射过程中无任何移动部件，确保整个治疗过程安全、稳定、精准，全球用户近 200 家。

技术特征：

（1）圆锥形准直器：采用圆锥形准直器头盔（图 4-4）取代原来半球形准直器头盔，使治疗空间较前增大近 3 倍，在 X/Y/Z 轴移动治疗范围由既往的 100/120/165mm 扩展到 160/180/220mm，从而大大突破了治疗病变位置的局限性，使得治疗范围

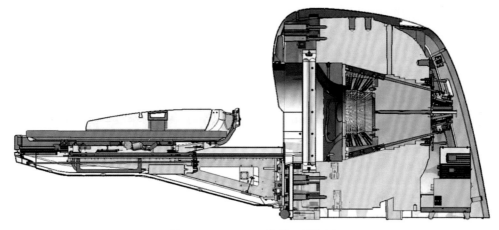

图 4-3 Perfextion 伽马刀示意图

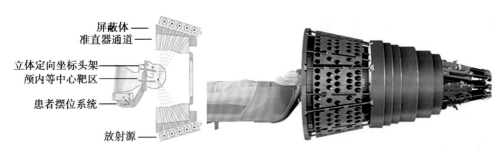

图 4-4 Perfextion 聚焦原理图和结构示意图

由单纯颅内扩大到颅底、头颈部以及鼻咽部。优点在于完全采用固定位置放射源聚焦，机械误差小稳定性高，但缺点在于要提高聚焦强度所需的放射源较多，成本较高。

（2）复合射束：射线治疗系统由 192 个 ^{60}Co 源组成，分布在 8 个扇区，每个扇区对应分布有规格分别为 4mm、8mm、16mm 三组孔径各 24 个准直器，每个扇区可在不同准直器口径之间全自动独立变换和自由设定，变换时间小于 3 秒。8 个扇区可以根据治疗计划设计将不同口径的准直器自由组合，其形成的射束被称为复合射束，对于复杂结构的靶区也具有极佳的适形性和选择性。动态适形（dynamic shaping）功能可自动优化各扇区射束，保护周边重要组织。

（3）全自动患者摆位系统：患者治疗床采用悬浮式设计，可根据治疗计划指令自动前后、左右、上下运动，将病灶精确移至靶点位置，变换速度快，重复摆位精度可达 0.05mm。

（4）无创固定头架：专为 Perfexion 治疗系统设计的新型无创定位头架 EXTEND™ 系统（图 4-5），利用牙模咬合及负压真空抽吸固定患者头部位置。在保持原有治疗精度的前提下，实现了无创分次治疗，也解决了患者的痛苦和不便。位于颅内较

低位置的疾病也可以纳入治疗范围，进一步拓展了临床治疗的适应证。

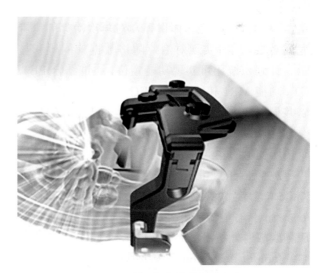

图 4-5 EXTEND 牙模咬合固定装置

（5）自动化操作：Perfexion γ 刀全自动化的设计吸取了部分国内体部 γ 刀自动切换治疗靶点的设计方案，改变了以往需人工更换准直器头盔的复杂操作，大大节约了时间和工作量，也降低了手动操作失误的概率，精确度和安全性得到了进一步提升。治疗过程全部自动完成，可连续变换靶

点一次性治疗多处肿瘤,缩短治疗时间。

(6)辐射屏蔽装置:设计充分考虑到患者及医务人员的防护安全,提供了强大的放射防护功能,在患者调整靶点坐标时,可自动将射线处于关闭位置,大大减少了患者射线受照,运用 Perfexion γ刀治疗时,患者接受的全身剂量是 Cyberknife 的 1/100、第五代 γ 刀的 1/20,更有利于儿科治疗及育龄妇女的治疗。由于 γ 刀治疗室内的放射强度大幅降低,可以允许在治疗室墙壁上安装玻璃窗,便于操作人员直接观察患者的情况。

(7)治疗计划系统:Perfexion γ刀进一步升级的 Leksell Gamma Plan 计划系统,可提供对无框架影像资料的应用支持。临床医师可以应用无框架影像资料制订计划,医师可以有充分的时间来完成精确而复杂的治疗计划系统。同时患者也无须等待,缩短了治疗时间,增加了治疗精度。Leksell Gamma Plan 除了可完成正向计划设计,还可以完成逆向计划设计。正向计划设计由计划制定者选择如准直器的大小、等中心数目和位置、照射角度、等中心权重等参数,主要依靠计划制定者的经验完成计划;而逆向计划设计首先由计划制定者设定治疗靶区和正常结构的剂量目标和限制,计算机通过优化各种参数以达到剂量的目标和限制。治疗随访功能可以显示以往的治疗数据(如处方剂量、等中心剂量、靶区体积等),对再次治疗的患者尤其重要,同时实现对治疗随访数据的回顾和显示。计划系统还可实现功能定位,通过结合 PET/CT、功能 MRI 和脑磁图 MEG 的图像数据,识别磁共振、CT 和血管造影等影像上无法定位的病灶(如癫痫、强迫症、慢性疼痛等),还可以对大脑各个挤压变形的功能区进行直接标记。

2. Leksell Gamma Knife Icon Leksell Gamma Knife Icon 配置了可大幅提高 γ 刀精准度的图像引导系统,具有显微放射外科治疗功能,为实时自适应精确放射外科治疗提供新的选择。

Icon 以 Perfexion 系统为基础,保留了 192 颗 ^{60}Co 源分布在 8 个独立扇区的设计、静态聚焦、超大治疗空间和全自动患者定位系统,创新性地引入了内置集成成像系统-锥形束 CT(CBCT)和配套软件,与高精度位置监控系统协同工作,可在治疗期间全程控制剂量投照,确保照射的精确性,进一步减少健康组织的受照剂量。Icon 还新增完全无创的固定技术,其放射焦点和患者固定之间的机械耦联基于高精度的机械加工工艺,并采用专

业半导体探头校准,几乎零误差。

技术特点:

(1)自适应剂量控制:自适应剂量控制是一个综合的概念,它包含实时的高清运动管理和实际施射的剂量。临床意义在于确认系统的准确性,确保治疗施照的精度。这也是临床医师最为关注的一个问题,即患者实际接收的照射部位和剂量是否和治疗计划设计的完全一样。Icon 的 CBCT 与运动监控系统提供全程监控,并允许临床医师在治疗期间进行实时临床决策调整。

(2)实时高分辨率运动管理系统:新增的无框架定位方式可以达到与框架式定位同样的精度。治疗期间,分次运动管理系统以 0.15mm 的精度实时监测患者。如果患者的移动超出预设的阈值,系统的门控功能立刻启动屏蔽照射。

(3)CBCT 图像引导系统:独特的内置 CBCT 是 Icon 系统的另一重要特征。与患者定位系统协同工作,通过骨性标记确立 3D 立体定位坐标系统,来自 CBCT 的图像和 MR 计划图像配准之后,治疗计划根据患者当下的位置自动地进行校正。另外,该系统的钴源环绕患者的头部排列,通过精确几何聚焦方式,无须旋转,没有任何额外的机械不确定性。图像引导系统结合 Icon 系统的施照特点,可以确保极高的治疗精度。

(4)在线剂量评估:可将被施射的剂量与治疗计划中的拟给予的处方剂量进行比较,可以在线快速和简单地实现治疗计划自适应调整,补偿患者位置变化,实现虚拟 6D 治疗床功能。

(5)治疗计划系统:对于 Icon 系统而言,治疗计划系统、CBCT 和放射治疗单元之间的无缝集成使得该软件成为一个整体的治疗管理系统。一个完整的治疗计划可以只需几分钟即可完成,即使是复杂的病例。逆向计划功能可自动优化治疗计划;剂量聚焦和动态适形功能实现了对复杂目标的精细处理,精心保护颅内重要结构。卷积算法进一步照顾到颅内不同结构组织类型,使得计算出来的剂量更加精确。采用 Icon 系统独特的剂量计算方式,可计划和实施具有高度适形性和选择性的治疗,适用于从微小靶点的到复杂病灶的所有颅内病例。

(二)奥沃(OUR)

中国深圳奥沃(OUR)国际科技发展有限公司是国内最早研发生产国产 γ 刀的厂家,最早于 1994 年完成研发并生产了世界上第一台旋转式头

部 γ 刀，其设计方案有很多创新之处并有其独特的技术优势，随后于 1998 年自主研发并生产了第一台体部 γ 刀。现有国内多家医院都在临床上使用奥沃公司的设备。

1. OUR 头部 γ 刀 1994 年 7 月，奥沃公司在引进吸收医科达头部 γ 刀技术技术基础上，自主研发并生产了世界上第一台旋转式 OUR-XGD 型头部 γ 刀。将总活度为 6 000Ci 的 30 枚 ⁶⁰Co 放射源装载在一个半球壳形的源体中（图 4-6），经度分布 0°～360°，纬度上的分布 14°～43° 按螺旋排列为 6 组，经由直径为 4mm、8mm、14mm 和 18mm 的终准直器（图 4-7）引导线束到焦点，治疗时通过源体与准直体的同步旋转使发出的 γ 射线呈环锥状高度聚焦，焦点剂量率＞3Gy/min。

有别于医科达 γ 刀钴源位置固定安放的模式，

奥沃 γ 刀也称为旋转式 γ 刀，与同时期产品相比，该设备的创新点有：

（1）采用动态旋转聚焦方式。γ 刀设备的放射源在对肿瘤等病变部位进行放射外科时，放射源被分散后通过旋转的方法，不断照射在病变部位。与国外生产厂商采用的静态固定聚焦方法相比，旋转动态聚焦在一定程度上提高了每个靶点的剂量，减少了靶点外部的辐射，降低了表皮吸收剂量与靶点吸收剂量之比，提高了辐射边界的剂量梯度。旋转动态聚焦使得每单位靶点的辐照强度可以相应增加，因此能够在辐照强度保持不变的基础上减少钴源的数量。这样更少的钴源数量降低了生产 γ 刀的成本和更换钴源的成本。奥沃头部 γ 刀仅用 30 枚 ⁶⁰Co 放射源就可达到射线聚焦效果，显著降低了设备成本和换源成本。

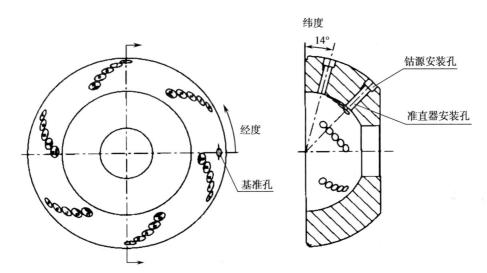

图 4-6 源体示意图

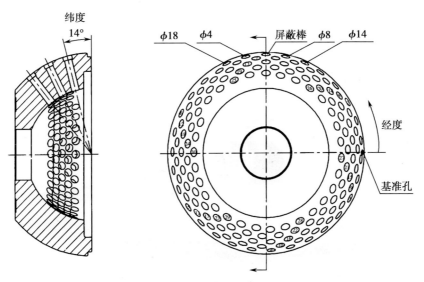

图 4-7 准直源示意图

（2）不需要人工更换准直器，完全根据治疗计划自动更换准直器，操作简洁，在非治疗状态时放射源又可自动对位在屏蔽位置以减少放射污染。同时，该设备采用的旋转聚焦方式使射线在靶区边缘的下降陡峭，进一步降低了正常组织的损伤。

奥沃头部γ刀1996年正式通过国家鉴定被批准应用于临床（图4-8）；1997年，美国物理学家Steven J.Goetsch等对奥沃头部旋转式γ刀做了严格的剂量测试，分析报告指出，中国奥沃生产的γ刀其性能与瑞典医科达公司生产的γ刀性能一致，同年通过了美国的FDA认证，2002年又有相关文献指出奥沃公司所生产的γ刀物理检测结果与之前的结果相一致；此后又相继进行了一些小幅改型。目前全国的数十台同类设备已治疗病例逾10万例，治疗效果显著。2014年，奥沃推出一款新型旋转式γ刀SnipeRay（图4-9），配备自动摆位系统（APS），定位更加精确，治疗更加快捷。2015年，奥沃公司在继承了"旋转聚焦技术"的基础上，开

发出带有图像引导技术的全新产品——XGD-S型γ刀，以期实现在无创条件下对颅内大体积肿瘤的分次治疗，进一步扩大照射空间、提高综合定位精度，同时全面升级治疗计划系统。

随着放射外科治疗理念的不断更新和计算机技术医学影像技术的进步，人们希望头部γ刀治疗更人性化和舒适化，提出了无框治疗（真正的无创治疗）和分次治疗（适宜恶性肿瘤或大体积病变）。为此，2016年，奥沃再次推出其换代产品，最新型旋转式γ刀AimRay（图4-10），并于2017年10月通过中国CFDA认证。

AimRay旋转式γ刀继承了一直以来的核心技术——旋转聚焦技术，延续了旋转式γ刀的高聚焦性、高精度以及优良的机械性能，同时在SnipeRay的基础上进行了新的突破。在国内首次将图像引导系统（IGRT）引入头部γ刀，对于需要分次治疗患者提供了无创治疗体验，为头部γ刀的治疗提供了多种选择。治疗腔空间由半球形改为类锥形，

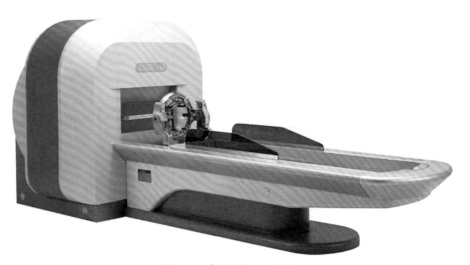

图4-8 奥沃头部γ刀主机

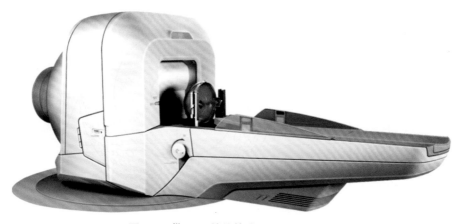

图4-9 带APS的旋转式γ刀SnipeRay

增加了头部γ刀的治疗空间,扩大了治疗范围,颅底和上颈段病变也可能得到治疗。计划系统更加智能化,支持多种模式图像配准融合以及三维重建,支持多种方式的显示,具备逆向计划功能。其他改进如三重屏蔽、双重防碰撞、多重联锁保护等,为医技人员和患者提供一个更为安全的环境。

2. 体部γ刀　体部γ刀又称γ射线全身放射外科治疗系统,由奥沃公司于1998年首先自主开发设计成功,命名为OUR-QGD型体部γ刀(图4-11)。该产品借鉴了该公司OUR-XGD头部γ刀技术,具有较大的剂量聚集优势。它把γ刀的治疗范围从头部扩大到全身,在治疗实质性器官肿瘤如肺癌、肝癌、胰腺癌、肾癌以及软组织肉瘤等病种获得了令人鼓舞的局控率和生存率。临床实践证明,应用体部γ刀治疗患者的放射反应较轻,是一种安全有效的放射外科技术。

OUR-QGD型体部γ刀使用30枚^{60}Co放射源装载在球冠壳状的源体上,按一定的经纬度规律地分布,总活度8 500Ci,焦点剂量率>3Gy/min。开机时,伺服电机驱动源体旋转,30束γ射线在准直器(分3种不同直径)的引导下形成一个均匀的射线锥面汇聚在焦点上,实现高剂量照射。相比同时期的头部γ刀,体部γ刀治疗床可以在自动控制下做三维移动,全面实现治疗自动化。设备主

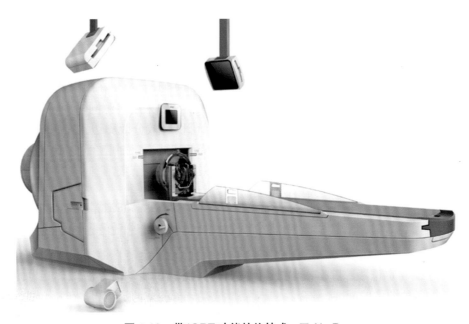

图4-10　带IGRT功能的旋转式γ刀AimRay

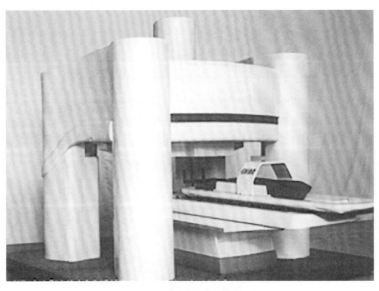

图4-11　奥沃QGD体部γ刀

要由主机、立体定位系统、电气控制系统、治疗计划系统等部件构成。

体部γ刀的治疗过程包括定位、治疗计划和实施治疗等步骤。治疗前，首先要用立体定位系统对病灶进行诊断定位建立坐标系，患者的体位相对固定后，通过CT/MRI进行断层扫描可显示出病灶与坐标系各参考点的相对位置，再运用治疗计划系统对CT/MRI扫描图片进行处理，重建体表、病灶和其周围敏感组织的三维形态，并依据医师开具的处方剂量进行治疗计划，计算出治疗所需靶点数、靶点坐标、每个靶点使用的准直器号和照射时间等。在接收到治疗计划系统的有关数据后，电气控制系统控制治疗床依次将各靶点送到焦点，并打开相应的准直器进行定量的辐照。所有靶点治疗完成后，射源装置自动回安全状态，并将患者退出治疗区。应用体部γ刀治疗通常采用5～15次的大分割方案。

2012年，奥沃公司又经过多年研发，推出了全新一代体部放射外科治疗系统：奥沃大医体部γ刀（图4-12）。该新设备除继承上一代多源聚焦的优点外，还有以下技术革新：①剂量分布更加集中，边缘剂量梯度更加陡峭，有利于提高单次放射剂量而减少分次次数；②治疗床可以做三维联动，形成非共面和旋转照射，具有更好适形调节能力；③附加IGRT功能，利用X射线双投影交角成像技术和光学运动跟踪技术，定位跟踪肿瘤；④可进行CT、MR、CT/PET等多种图像的配准、融合。

体部γ刀是我国所独创的大型高、精、尖医疗设备，拥有完全自主知识产权。经过20余年的临床使用，已经证明该技术具有较大的剂量聚焦优势，安全、高效，对推进放疗肿瘤事业的发展具有重要意义，应用前景广阔。

（三）玛西普（MASEP）

玛西普医学科技发展（深圳）有限公司公司成立于1997年，其生产的放射外科治疗设备分别为："SRRS"头部多源γ射束放射外科治疗系统；"SRRS+"头部多源γ射束放射外科治疗系统；"MBGS"体部多源γ射束放射外科治疗系统。产品在国内的成功应用积累了很多有效的临床病例。玛西普公司的产品均采用动态旋转聚焦技术，以专利和专有技术构成了自主知识产权，性能指标，与同类产品相比各有特点。

1. SRRS型头部γ刀　"SRRS型头部多源γ射束放射外科治疗系统"（图4-13）是玛西普的第一代头部γ刀，目前仍在国内外医院广泛应用。SRRS型头部γ刀采用多源同轴旋转，形成动态的锥形扇面，可以有效分散周边正常组织所受辐照剂量，而不降低病灶治疗剂量。同时比国外同类产品可以减少采用的钴源个数，降低成本和工艺难度。

技术特点：

（1）动态旋转聚焦：SRRS有25个钴源，分布在半球体球面的源体上，纬度范围为8°～32°。γ射束经过钨合金准直器限束到达焦点汇合，最大限度保证治疗剂量需要。源体启动后，开关体对位成功，准直器通道打开，在旋转的同时实施治疗。准直器有5组，共125个，形成相当于Φ4、Φ8、

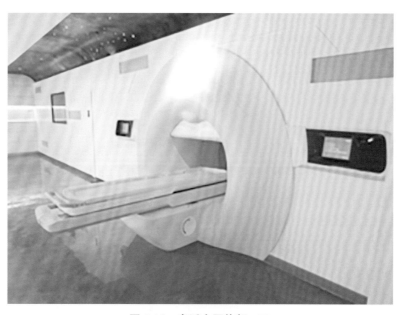

图4-12　奥沃大医体部γ刀

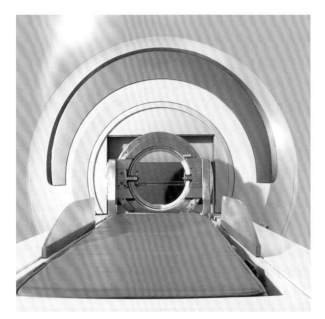

图 4-13　SRRS 型头部多源 γ

Φ14、Φ18、Φ22 五种规格的准直器形成的焦点，以适合病灶形状大小不同的需要。由于头盔为筒型，这级准直器的孔径和长短随经纬度不同而不同，以保证同组准直器限束效果一致。

（2）机械传动：机械传动是核心结构。源体是以电机驱动，经减速装置带动主轴旋转。治疗床也是以电机驱动，实现进退动作，紧急状态可通过人力将其拉出。治疗床上头盔随着床体运动进入开关体内腔，跟随源体、开关体进行旋转运动。屏蔽门的开关动作也是由电机驱动，实现同步异向转动 90°。通过操作台，可实现主机的通电、屏蔽门开关、治疗床进退、源体及开关体旋转等程序动作。通过声像监视系统对主机运动和患者表现进行观察。若有意外或故障，安全联锁装置可保障主机不对患者造成损伤。

（3）单一头盔：只通过一个头盔，用直观和手动方式变换准直器，免除了治疗时更换头盔的烦琐程序，且更加安全。定位病灶借助立体定向框架和扫描图框取得坐标值，与头盔配合精确定位于辐射野中心，其精确误差小于 0.5mm。

（4）防错功能：医护人员变换准直器时，变换信号会立即通过控制器与治疗计划相核对，核对准确无误后才进行治疗，如有误将报警提示并拒绝治疗。

（5）快速变焦功能：根据治疗计划的指令，只需很短的时间（<10 秒），就可以直观地，用手动方式转换一个预定的角度，从而轻易地变换准直器的大小。

（6）辐射防护：通过设置开关体，使非治疗时间放射源处于中间屏蔽状态，防止患者在进入治疗腔而未开始治疗时受到不必要的辐射。在开始治疗后，开关体才打开，具有头盔屏蔽和开关体屏蔽双重防护，减少了对患者不必要的辐射，提高辐射防护安全水平，对医师和患者都更加安全。

（7）治疗计划系统：SuperPlan™ 是 SRRS 型头部 γ 刀使用的三维治疗计划系统（3D-Treatment Planning System）。该系统为临床医师提供交互式头颅断层图像的三维构建工具，确定头颅、靶区及颅内重要器官的几何描述；在辅助医师和物理师制定治疗方案时，计算剂量在头颅区的分布并直观显示，用以评估该方案的效果、提供改进方案的依据；从而确定最优化的治疗计划，并打印输出治疗报告和控制文件。

2. SRRS+ 型头部 γ 刀　"SRRS+ 型头部多源 γ 射束放射外科治疗系统"仍然采用了动态旋转聚焦的技术，但是对 SRRS 型的重大升级和优化。与老款设备相比，SRRS+ 型头部 γ 刀钴源增加到 30 个，分成 6 组分布在锥形源体上，纬度范围增加为 8°～42°，准直器设计减为有四组共 120 个准直器，形成相当于 Φ4、Φ8、Φ14、Φ18 四种规格的准直器。放射源初装总活度由 6 500Ci/2.4×10 14Bq 增加到 7 800Ci/2.88×10 14Bq。SRRS+ 型头部 γ 刀的工作原理和治疗过程与 SRRS 型类似，而由于采用了更加先进的技术，整个过程比 SRRS 型更加快捷和方便，自动化程度更高。

技术特点（相较于 SRRS 型）：

（1）多源 γ 射束开关控制方式：SRRS+ 由原来的手动直观式的变焦方式升级为自动变焦 / 摆位功能。准直器转换时间小于 3 秒，比原来快了近 3 倍。通过源体和准直体的旋转，与准直通道对接，放射源打开。同样通过源体和准直体旋转，与准直通道错位，放射源关闭。SRRS+ 型在源体上增加了 6 组放射源开关阀，可实现各自独立的驱动控制。每组放射源开关阀可以控制 5 个放射源的开关。通过阀体转动 0°～90° 来实现放射源的开关。当阀体转到 90° 时，与准直通道对接，放射源打开。当阀体转到 0° 时，与准直通道错位，放射源关闭。SRRS+ 型这种独有的旋转聚焦和开关阀相结合的专利设计，提供了无限的剂量塑型方案。射线可选定弧段进行关闭，更有效地避免危及器官（如晶体）。

（2）腔内头盔：SRRS 型头盔位置在治疗腔外，SRRS+ 型在治疗腔内，拓展了颅内可治疗区域。

由于可以自由照射颅内病灶，可不受限制地治疗这一类患者，甚至还可以治疗颈部病灶。

（3）治疗床改进：SRRS 型治疗床在纵向（Z轴）作进退运动，无横向和垂直运动。SRRS+ 型治疗床可沿 X、Y、Z 三轴作三维运动，治疗床实现精确度极高的三维运动。把颅内空间任意位置甚至颈部空间某些位置精确的置于靶点仅需数秒，在旋转过程中自动完成4种准直器规格的切换。

（4）图像引导：增加了图像引导功能，可以采用红外跟踪方式，对头部位置进行实时监控。当头部位置的偏差大于限值时，关闭射线通道，停止射线照射；当小于限值时，打开射线通道，恢复射线照射。

（5）治疗计划系统：InfiniPlan 是 SRRS+ 型头部γ刀的高精度三维放射治疗计划系统。

3. MBGS 型体部γ刀　"MBGS"型体部γ刀（图4-14）是在比较、分析和综合现有大型放射外科治疗设备的基础上，使用独有的"倾斜式旋转聚焦""转动式治疗床"和"C 型开放式整体机架"等多项专有技术，开发研制的新一代大型放射外科治疗设备。

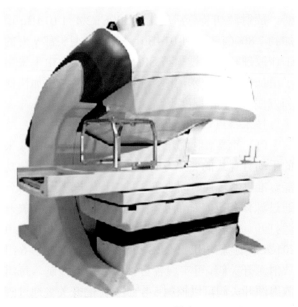

图 4-14　MBGS 型体部γ刀

该型产品沿用了头部γ刀动态旋转聚焦的原理，将治疗范围从头部扩展到体部。

技术特点：

（1）倾斜式等距旋转聚焦：分布在半球体球面的25个钴源体，从钴源辐射出的γ射线束，经初准直器、次准直器和终准直器，准直后会聚于焦点。

（2）C 型开放式整体机架：悬挂式射源装置，增大了视角空间，有利于医师观察治疗状况，减轻患者在治疗过程中的压抑感。

（3）三维运动治疗床：治疗床分上、中、下三层，可分别做 X、Y、Z 三个方向的运动。在治疗床下层平台上还设置有一转动装置，可使治疗床沿 Y轴（垂直于地面）做 ±20°的水平摆动，能够轻易变换放射线对患者的入射部位，减小了放射线对健康组织的损伤。上层采用步进电机 + 谐波减速机 + 齿轮/齿条的减速传动方式。中层采用步进电机 + 滚珠丝杆的传动方式，下层同步齿型带 + 左/右蜗轮蜗杆同步传动的方式。转动装置采用步进电机 + 齿轮传动的方式。上、中层运动支撑均采用直线滚动导轨，下层采用导向键、导向套的方式，它具有运动钢性传递运动准确的特点。与此同时，治疗床还配备了防碰撞保护装置和限位装置。

（4）高可靠性和自动化程度的智能化控制系统：该型产品的电控系统为智能化控制系统，具有很高的可靠性和较高的自动化程度。治疗过程由控制系统自动进行，不需要操作者参与，这样可使操作者专注于患者的治疗过程，防止意外发生。系统具有监视对讲系统及具有声光报警，使医务人员经过简单培训就可以对体部γ刀进行轻松、正确的操作。采用各种传感器对γ刀各种状态及环境状态进行监测，保证对患者及操作者的安全。

（5）治疗计划系统：SuperPlan 是 GMBS 型体部γ刀使用的三维治疗计划系统。

（四）新奥沃（NOUR）

武汉新奥沃医疗新技术有限公司的主要产品有 ARTS-A01 型γ射线多源聚焦体部放射外科治疗系统（图4-15）以及 ARTS-B01 型γ射线多源聚焦头部放射外科治疗系统（图4-16）。

1. ARTS-A01 型γ射线多源聚焦体部放射外科治疗系统　ARTS-A01 体部γ刀采用专有的弧扫描聚焦技术使得设备可装备更多的准直系统，靶区剂量调制能力更强，重要器官的保护更有效；创新的靶区边界控制技术对不同肿瘤靶区的边界形态和其周围正常组织解剖位置可采用合适的边界控制准直系统及不同的弧扫描轨迹，提高了靶区的适形度和靶区治疗增益比；通过改变靶点入射方向，采用合适的占位准直系统及独特边界控制方法等创新的靶点融合技术，使得所需填充的靶点少，正常组织受的射线扫描时间短，从而通过了靶区治疗增益比和治疗精度，同时还改善了靶区

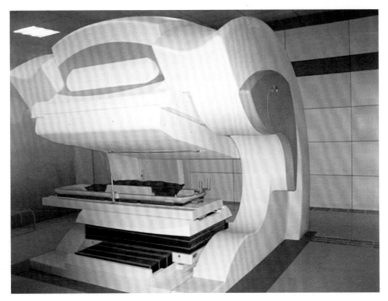

图 4-15　ARTS-A01 体部 γ 刀

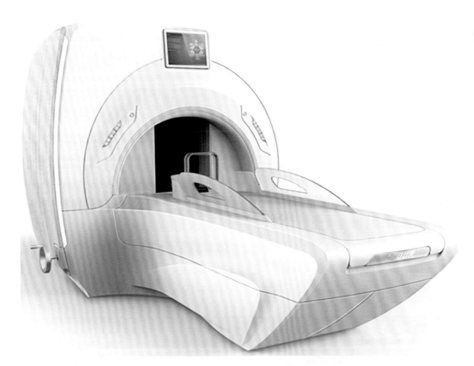

图 4-16　ARTS-B01 头部 γ 刀

剂量场的均匀性。

技术特点：

（1）开放式系统：采用开放式系统结构（图4-17），治疗床在机架的侧面，使得患者摆位操作更为方便，可以更好地观察患者治疗期间的情况，患者在治疗时更为安全、舒适。

（2）γ 聚焦准直系统：γ 刀的源体是一个球冠壳体，其上按一定的经纬度规律地分布着多个供安装预准直器的径向通孔，^{60}Co 放射源在预准直器的源腔中。源体旋转时多束 γ 射线形成的多个锥顶角不等的射线锥面并聚焦到球心。准直体上有8组孔。8组孔中的7组供安装内孔不同的终准直器，以引导 γ 射线在焦点处聚焦；另一组供安装屏蔽棒，在非治疗状态时与源体准直通道对位，屏蔽 γ 射线进入治疗空间，与屏蔽门一起达到双重屏蔽的效果。这种创新的 γ 射线聚焦系统设计，使得设备可配置多达6组准直器，从而保证治疗更精确，靶区适形度更高，制定治疗计划更为方便。

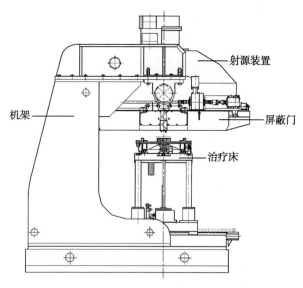

图 4-17　ARTS-A01 机体示意图

（3）射线屏蔽技术：屏蔽体是放射准直系统三层球冠壳体的最外层，由铸铁制成。它是对射线进行屏蔽、保证工作环境安全的重要部件。准直系统的传动机构固定在屏蔽体上。屏蔽体球面上开有一个能在纬度覆盖所有源、供装换源的阶梯状窗口。在非装换源时，该窗口由一阶梯状屏蔽块封堵以屏蔽 γ 射线。为提高治疗系统的辐射防护功能，在非治疗状态下，除了准直体处在屏蔽位外，放射准直系统下两扇铸铁屏蔽门也处于关闭状态。屏蔽门为平拉式，每扇门分别以导轨轴承悬挂在屏蔽体下。屏蔽门与治疗床间有运动和状态互锁功能，用以防止设备误动作对患者可能造成的伤害。在设备的侧面，屏蔽体上装有屏蔽门紧急手动装置。当系统出现意外故障，必须人工处理的紧急情况时，通过紧急手动可将屏蔽门关闭。

（4）焦点入射角调系统：为了能在治疗患者时对病灶周围的一些敏感组织起到保护作用及更好完成调强适形，治疗系统设计有入射角调系统。独有的焦点入射方向可变的功能使得多靶点融合时，对正常组织的损伤更小，靶区治疗增益比更高。

（5）治疗计划系统（aRTPLAN）：aRTPLAN 包括硬件平台与操作系统及治疗计划系统软件（图 4-18）。它为临床医师和物理师提供一个为患者制定治疗方案的平台。

2. ARTS-B01 型 γ 射线多源聚焦头部放射外科治疗系统　ARTS-B01 型头部 γ 刀是一种用于治疗人体头颈部疾病（颅内肿瘤、转移瘤等）的三维放射外科治疗设备。ARTS-B01 型 γ 射线多源聚焦头部放射外科治疗系统治疗避免传统脑外科开放式手术所带来的术后出血、感染及损伤体内重要功能结果的危险，并且可对头部的手术禁区的肿瘤和血管畸形施行确实有效的治疗，创建了一种不开刀、不流血、无痛苦的头部放射治疗方法。

技术特点：

（1）旋转射源：采用对射源体中的 30 枚 ^{60}Co 放射源进行有序的分组排布，并通过 6 根储源棒实现可控的组合驱动方式，在治疗时动态旋转的任意位置实现快速打开或关闭（0°～90°）的装置，可以获得任意形状和剂量分布的剂量场，从而对病灶实施精确的适形调强治疗。放射源的线性排布结合锥筒形治疗腔的专利结构设计加大了治疗空间，使得位置较偏或较低的病灶的治疗成为可能（图 4-19）。

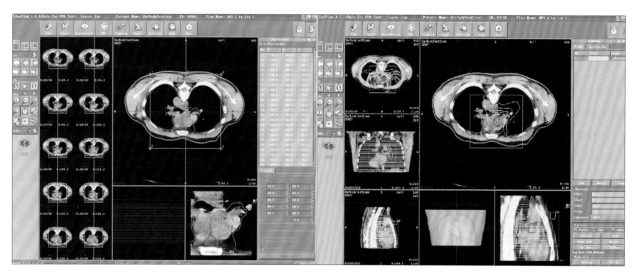

图 4-18　aRTPLAN 计划界面

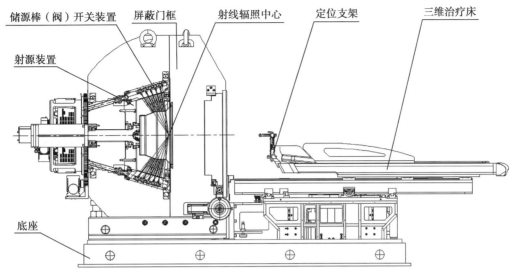

储源棒（阀）开关装置　屏蔽门框　射线辐照中心　定位支架　三维治疗床

射源装置

底座

图 4-19　ARTS-B01 型头部 γ 刀

（2）摆位功能：具有手动摆位与自动摆位两种模式，两者可以快速切换，手动摆位采用点动式移动靶位及数显技术。自动摆位的三维运动治疗床运用数控技术和多靶点计划设计，使得多肿瘤靶区可以一个计划一次性治疗，实时三维靶点和剂量评估。

（3）治疗计划系统（NOVUSTM）：配套使用的治疗计划系统为 NOVUSTM。NOVUSTM 主要功能是对 CT/MRI 传输过来的患者的图像进行处理后，由医师和物理师通过数字图像制定出精确的治疗计划后，将计划传输给打印机和治疗系统的控制计算机（图 4-20）；NOVUSTM 主要分为图像导入、病例管理、图像配准、靶点计划的制定和评估、计划输出、实用工具和 DICOM 传输几部分。

（五）一体医疗

西安一体医疗科技有限公司研发有 LUNA™-260 和 LUNA-260Ⅱ月亮神 γ 刀，采用头体合一式开放式 C 形臂结构，安装了一定数量的呈扇形排列的高比活度 ^{60}Co 放射源，通过匹配一定的准直

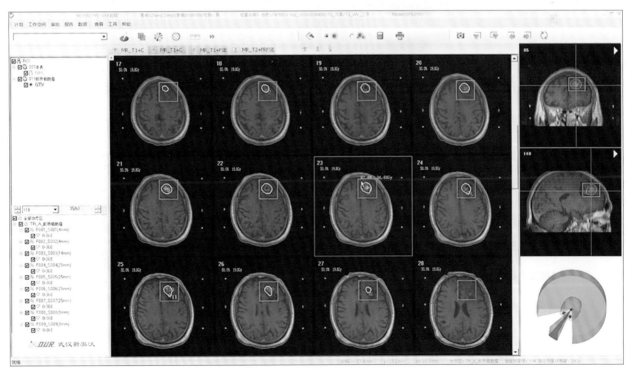

图 4-20　NOVUSTM 治疗计划系统

器将射线聚焦到设备等中心上，同时 ^{60}Co 放射源还可围绕设备等中心做 180° 的圆弧运动，使得焦点处形成高剂量聚焦区，实现动静态聚焦。治疗肿瘤局部剂量高，治疗精准度高。两种设备精密细致的设计实现了一台设备既可以治疗头部肿瘤，又可以治疗体部肿瘤的目的，是属于头、体 γ 刀合一的全身放射外科治疗产品。

1. LUNA-260 月亮神超级 γ 刀（图 4-21）

技术特点：

（1）开放的治疗空间：LUNA-260 采用 C 形臂机架带动治疗头，可在机架上做 180° 的回转运动（C 轴），实现动态聚焦（图 4-22）。治疗床通过传动机构可以带动三维运动床整体绕 B 轴在水平面 180° 范围内回转，可实现空间三维方向（X、Y、Z 轴）的直线运动以及绕等中心的水平 180° 回转运动。

（2）独特的双聚焦模式：^{60}Co 放射源安装钴源匣内预留的安装孔中，42 枚 ^{60}Co 放射源一个平面内 50° 夹角内呈扇形分布（单排），其射线聚焦于等中心点，形成静态聚焦（图 4-23）。与此同时，安装 42 枚放射源的治疗头可绕设备等中心做 180° 回转，实现动态拉弧照射，形成静态聚焦基础上的动态回转聚焦（图 4-24）。

（3）独创矩形准直孔：LUNA-260 总共有 6 组准直器，由高密度钨镍铁合金制作，且准直器具有一定的厚度使得准直孔很长，这样有力地减小了照射野的穿透聚焦野剂量梯度、散射聚焦野剂量梯度、几何聚焦野剂量梯度，准直器独特的矩形开

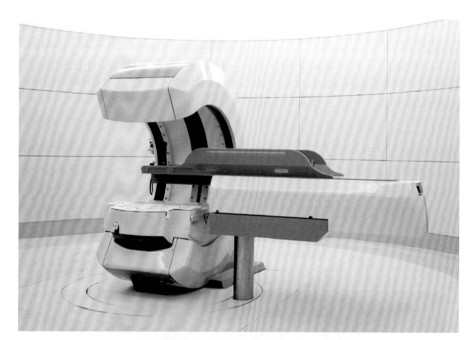

图 4-21 LUNATM-260 γ 射线回转聚焦放疗机外形图

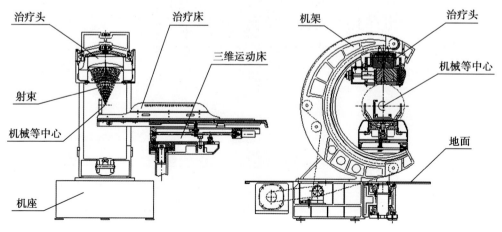

图 4-22 主机示意图

口及空间集束方式,使等中心的高剂量分布呈扁平的圆柱形,靶点的分层排布有效地减少了相邻靶点的高剂量重合,并可实现相邻靶点的剂量区无缝连接,使靶区的剂量分布更趋均匀(图4-25)。

(4)高自由的入射角度及范围:LUNA-260主要有两个治疗位置供临床医师选择(图4-26),在治疗头部时除上述两个标准治疗位置外,还设计了其他治疗位置,即非共面治疗位置,由于运动床可以在180°范围内旋转,在此范围内的任意位置均可进行治疗,医师根据患者肿瘤的位置、大小、形状以及患者的身体状况和外形进行规划和模拟,规划合适的运动床位置,这样可以使γ射线束避开重要的正常器官和组织,使患者接受的不必要辐射达到最小化,同时治疗头可以适当规划一些短弧,改变准直器开口大小和分次治疗,规避重要器官和组织,同时摧毁肿瘤,更有效地保护了正常组织,可以进一步降低并发症,使得放疗效果明显提高。

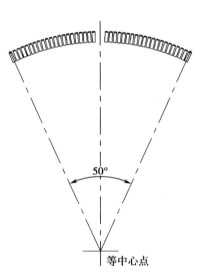

图4-23 放射源排列示意图

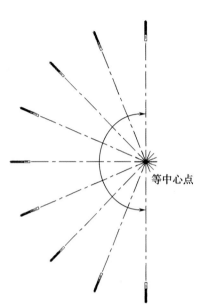

图4-24 放射源动态聚焦示意图

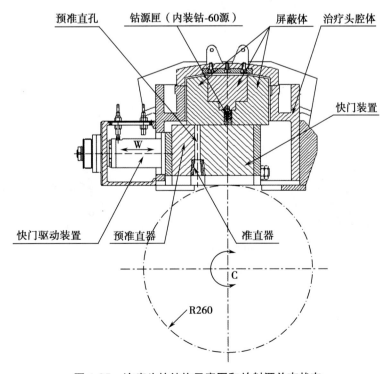

图4-25 治疗头的结构示意图和放射源关束状态

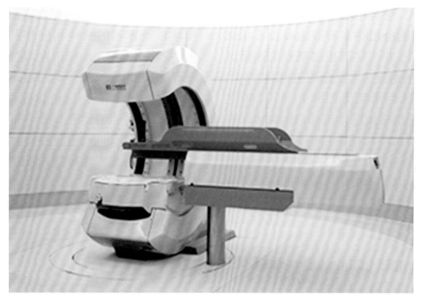

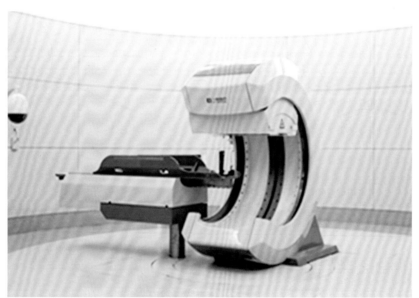

图 4-26　两个治疗位置示意图

（5）变形检测系统：LUNA-260 首创变形检测技术，在治疗过程中实时测量治疗床的变形并在治疗过程中加以补偿，有效地保证了设备的治疗精度，提高了安全性。变形检测系统由测头、测头座、悬挂件、控制模块、检测面板等组成。

2. LUNA260Ⅱ　LUNA260Ⅱ γ 射线回转聚焦放疗机（图 4-27，以下简称"LUNA260Ⅱ"）和 LUNA260 γ 射线回转聚焦放疗机相比，主要改进在以下 4 个方面。

（1）扩大治疗空间：治疗半径由 260mm 增加到 360mm，加大了治疗头端面到等中心的距离，增加机架中治疗头的旋转半径，扩大拉弧范围，增加体部治疗的空间。

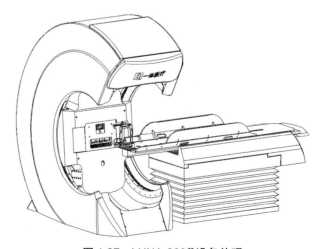

图 4-27　LUNA-260Ⅱ设备外观

（2）IGRT 摆位验证功能：IGRT 摆位验证系统是一种集成在 LUNA260Ⅱ设备上的自动定位纠偏技术，充分考虑了患者在治疗过程中的位移误差和分次治疗间的位移误差，在患者治疗前使用该系统能使治疗更精确，主要由 X 射线发生器和平板探测器组成，进一步提高摆位精度，保证靶区得到高剂量而周围关键器官受到保护，提高局部控制率，降低并发症。

IGRT 系统由两部分构成：①影像设备："X 射线球管"安装在 LUNA260Ⅱ设备的治疗头上，"平板探测器"安装在与治疗头同轴旋转的圆弧导轨上。设备处于"摆位验证"状态时，三维运动床将指定靶点（标志点）送到设备的等中心处，装有"X 射线球管"的治疗头与装有"平板探测器"的圆弧导轨通过"连接装置"连接，同时围绕等中心运动

（图 4-28）。②IGRT 软件：IGRT 软件通过调入患者的相应治疗计划，利用 DR 影像设备在治疗靶区在指定的相差 60°的两个位置（60°、120°）分别进行拍片并进行数据采集形成 DR 图像（图 4-29）；利用诊断时的 CT 影像并虚拟和 DR 相同的照射条件，重构出 DRR 图像；两种图像进行配准，计算得到诊断和治疗时的定位偏差，即摆位参数；将摆位参数传送给上位机，若摆位参数偏大，则自动地通过治疗床的移动进行摆位校正；执行以上操作步骤，直到治疗靶点在允许治疗的误差范围内转入治疗。

（3）聚焦野自动多级变化：通过末级准直器开口大小的自动调整，实现不同的聚焦野尺寸，以满足不同大小和形状的肿瘤治疗需要，同时将多射束扇形静态聚焦与拉弧动态聚焦以及矩形可变野相结合，获得靶区适形的功能，实现分层适形，并

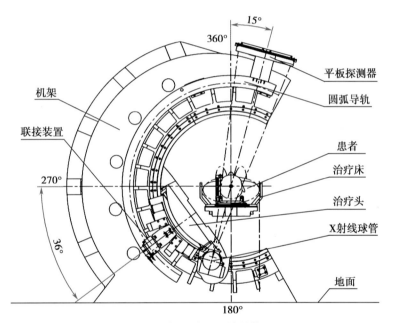

图 4-28　摆位验证系统结构图

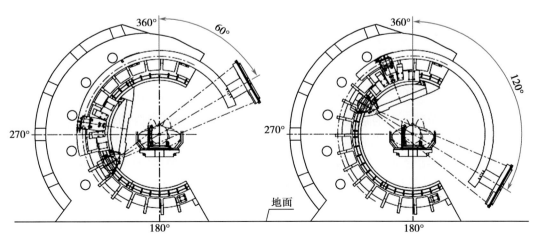

图 4-29　摆位验证装置运动示意图

通过改变拉弧角度和不同入射方向射野宽度,改变断层内高剂量区形状。

（4）治疗计划系统:专用治疗计划系统是为γ射线回转聚焦放射治疗系统提供治疗方案的计算机软件系统,该系统兼容 LUNA-260、LUNA-260Ⅱ型主机。该系统支持自动和半自动匹配的立体定位,支持多模态图像配准和融合。剂量计算采用蒙特卡罗方法模拟、GPU 并行卷积计算方法,避免了由单源测试带来的测量误差和系统误差。可完成逆向计划,引入并行量子模拟退火优化方法进行自动布靶,实现治疗计划的逆向计划设计。本系统通过对冠状面交互操作,生成与治疗床运动轴为旋转轴的任意数量的一组体数据非平行的拉弧切面,拉弧切面用于实现多角度、非共面头部治疗计划设计的布靶,以达到非共面治疗。运动床治疗位置图见图 4-30,拉弧切面也可以用于评价,即显示体数据图像、轮廓线、靶点示意图、剂量场分布等。

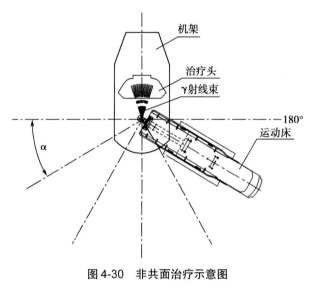

图 4-30　非共面治疗示意图

（张红志　朱　峰）

第二节　X 刀

一、X 刀的定义及设备要求

20 世纪 80 年代,受到 γ 刀的启发,Betti 和 Derechinsky 开创性地研制了一套将直线加速器和头部立体定向框架相结合起来的"Talairach"系统用于颅内病变的放射外科治疗。随后,意大利 Avanzo 和 Colombo 等在瓦里安加速器 Clinac 4 上开始开展颅内放射外科技术。几乎同时,Hartmann、Podgorsak、Saunders 等分别在德国、加

拿大、美国等多个中心开始采用直线加速器旋转及非共面技术开展头部放射外科治疗。1988 年,美国 Lutz 和 Winston 研制出针对直线加速器束流进行准直的第三级准直器（直径为 12.5～30mm）,并对使用直线加速器进行放射外科的技术原理和质量保证方案进行了系统论述,为放射外科的临床应用奠定了基础。随后,商业化的头部 X 刀系统在世界各地得到广泛应用,如 X-knife 系统、BrainLAB 系统、Cyberknife 系统等。

20 世纪 90 年代初,瑞典卡罗林斯卡医院物理师 Ingmar Lax 在肿瘤科及放射科医师的协作下研制了一套体部立体定向框架用于腹部放射外科治疗,为降低脏器运动幅度对靶区的影响,该装置还可以使用腹压板对腹部加压,这为放射外科治疗应用于体部提供了技术基础。随后该院的 Blomgren 等将上述框架应用于从颈部到盆腔的多种类型的肿瘤治疗上,定位采用 CT 模拟技术,治疗计划则使用三维适形治疗计划系统（TMS,Helax）,而治疗主要由回旋加速器（MM22）和直线加速器（Philips SL 75/5）的非共面固定角度适形照射野完成,射线能量为 21MV 或 6MV。针对不同部位肿瘤所给予的处方剂量为 8～79Gy（按 ICRU reference dose,ICRU report 50）,分次次数为 1～4 次,其中单次治疗的最高处方剂量达到 48Gy。1994 年日本 Uematsu 等将直线加速器通过共用的治疗床与 X 射线模拟机及 CT 机结合起来采用非共面旋转的方式对肺、肝脏及盆腔等部位的小肿瘤开展了体部放射外科治疗（30～50Gy/5～10 次）,在定位与治疗期间还可通过氧气面罩进行吸气 - 屏气的方式对受呼吸影响较大的靶区进行运动管理。上述技术是将 kV 级 X 射线用于放射治疗图像引导的起始。而后,随着定位技术、图像引导技术和治疗技术的发展,体部放射外科治疗开始得到广泛的应用。

电子直线加速器配置的 X 刀有其独特的技术要求。首先,X 刀放射外科对影像引导、运动控制的功能要求更严。其次,局部剂量聚焦、高度适形和边缘剂量梯度陡降的特点也要求加速器能够达到极高的剂量调制能力和更高的投照精度。再次,放射外科治疗的照射剂量率必须要高于常规加速器达到很高的剂量率。

设备种类按技术特点可大致分为改进型悬臂式直线加速器、机械臂式加速器（如 Cyberknife）、螺旋断层式加速器（如 Tomotherapy）,以及采用磁共振

引导技术的 MRIdian 系统、Unity 系统。考虑到后两种产品尚未获得上市许可,本书仅作简要介绍。

二、设备介绍

(一)医科达(ELEKTA)放射外科治疗系统

在放射外科治疗方面,医科达开发了一系列技术用来确保治疗的准确性和精度,包括:患者固定和运动管理技术、图像引导系统、多叶准直器和圆锥形准直器及直线加速器技术。

1. 患者固定和运动管理技术 头部位固定装置 Fraxion(图 4-31)系统将原用于医科达 γ 刀 Perfexion 系统中的固定装置经过重新设计之后,使之可以专门用于加速器治疗时的头部固定。Fraxion 为可重复定位的无创头部固定框架,配合真空袋及牙齿咬合固定设备,可用于颅内肿瘤的放射外科治疗,同时对鼻咽部肿瘤和颈椎肿瘤的大分割治疗也有很大的潜在应用优势。

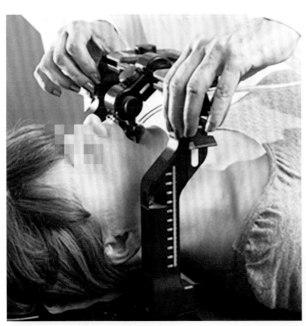

图 4-31 Fraxion 头部定位框架

体部固定装置为 BodyFIX 系统(图 4-32),患者整个包绕在真空袋和真空模中,同时配合腹压板和影像引导系统,可实现对接受放射外科治疗的患者体位的良好固定。运动管理是放射外科技术的一个非常重要的影响,例如肺癌、肝癌、胰腺癌等。医科达的设备在实施放射外科治疗时,除呼吸控制系统(如主动呼吸控制、呼吸门控技术)之外,还配备有腹压板以减少横膈肌随呼吸过程的运动,同时可以大幅减少靶区和危及器官在整个呼吸周期里的运动。对于大部分患者腹压板都可以很

好的耐受,加拿大 Princess Margaret Hospital 的研究显示对于肝癌的放射外科治疗来说,腹压板可以使分次内靶区和危及器官的变化减少到最小。

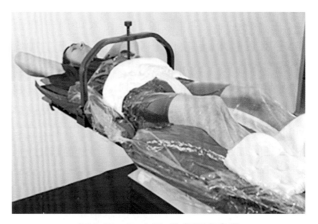

图 4-32 BodyFix 体部固定套件

2. 图像引导系统 XVI(X-ray Volume Imaging)系统(图 4-33)包括千伏级 X 线球管、非晶硅平板探测器、高性能的影像处理模块及相应的支持软件。XVI 系统可以进行透视、二维平片采集和三维 CBCT 成像,特别是在加速器 Infinity 和 Versa HD 中(XVI 5.0 及以上版本),已经具备了四维影像模块和分次内成像模块,可以进行 4D-IGRT 及分次内实时影像引导,为放射外科治疗技术的开展提供技术保障。

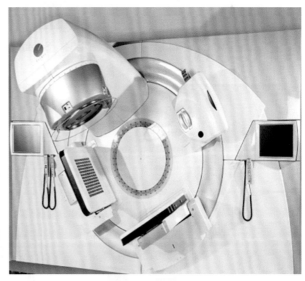

图 4-33 配备有 XVI 影像系统的直线加速器

CBCT(Cone-Beam CT)技术是由集成在机架且垂直与加速器机头的 kV 级 X 线球管及非晶硅平板探测器实现的。扫描分为头颈部、胸部、腹部等多种模式,按照不同的扫描模式,机架旋转范围

为200°或360°。扫描时间为1分钟以内，影像采集完后，系统实时重建出CBCT影像，CBCT影像可以与参考CT影像进行自动配准。系统根据配准结果，调整治疗床自动修正位置偏差。

Symmetry四维影像引导技术可用于开展4D-CBCT技术，解决由于呼吸运动等引起的肿瘤位置不确定度。Symmetry模块通过采集整个呼吸周期的10个时相的影像序列，将这些影像重建成四维运动影像。该系统没有采用最大密度投影（maximum intensity projection，MIP）的方式，而是利用时间加权的平均位置来决定最终位置的修正信息（图4-34）。

分次内影像引导技术（intra-fraction IGRT）主要在Versa HD加速器及XVI5.0版本中实现，千伏级X射线能够在患者接受兆伏级射线出束治疗的同时实时的采集二维平片、三维或四维CBCT影像，使得放射肿瘤医师和物理师可以监控和评价分次内肿瘤和危及器官的运动，而分次内的影像引导为开展放射外科治疗等放疗技术提供了更好的保障。

3. 多叶准直器和圆锥形准直器 Agility多叶准直器是一款高速、高精度、高分辨率的多叶准直器系统（图4-35），具有160片叶片，每片叶片在加速器等中心处的投影宽度为5mm，叶片的最大运动速度达到6.5cm/s，MLC叶片漏射率低于0.5%，半影小于5.5mm（图4-36），它采用红外叶片位置监测系统，其叶片位置监测及到位精度都得到了极大的改善，这些技术特点极大地增加了IMRT动态调强放疗和VMAT容积旋转调强放疗以及放射外科治疗计划优化的自由度，使放疗物理师在设计靶区形状复杂的治疗计划时更易得到高质量的计划。而全范围5mm的叶片宽度对于一个射野中包含多个病灶或肿瘤范围较大时的优势更为显著。叶片高速运动结合加速器剂量率的提高，可以帮助放疗科物理师和放疗医师改善计划质量，进一步缩短放射治疗外科治疗等技术的投照时间。

直线加速器配备圆锥形准直器（图4-37）可以

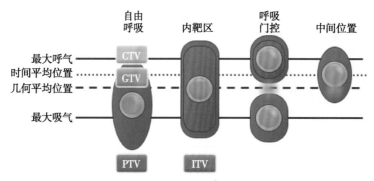

图4-34 Symmetry模块工作原理示意图

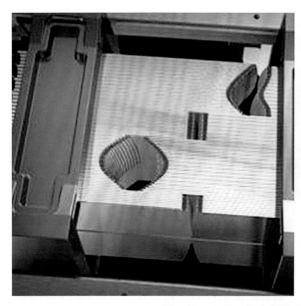
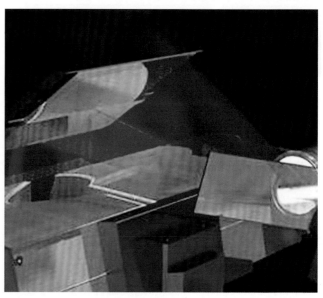

图4-35 Agility多叶光栅系统及其荧光红宝石光学定位系统

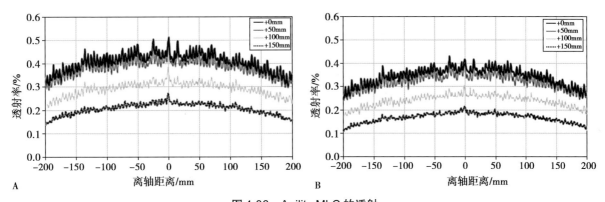

图 4-36　Agility MLC 的透射

A. 6MV X 射线的 MLC 透射；B. 10MV X 射线 MLC 透射。

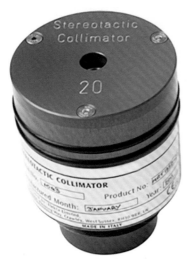
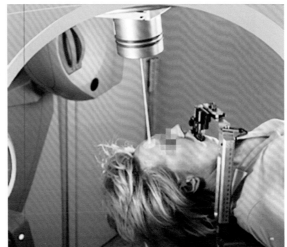

图 4-37　圆锥形准直器

进行颅内外放射外科的治疗，其锥形设计使其可以提供陡峭的剂量梯度，同样具备完成放射外科治疗功能。圆锥形准直器具有一系列的尺寸可满足不同大小的肿瘤体积，对于较为规则的靶区可通过这种准直器进行治疗，以达到极佳的覆盖效果。

4. 直线加速器系统　医科达公司生产的放射外科治疗系统可以配置在新型直线加速器上完成治疗，如 Axesse、Infinity（图 4-38）和 Versa HD（图 4-39）直线加速器。

医科达直线加速器均采用滚筒式机架，具有较高可靠性和稳定性，其滑雪式偏转系统具备较精确的靶点聚焦和较小的半影。以上三款直线加速器都有放射外科治疗系统功能。三款机型均配备了 Agility 多叶准直器和四维影像引导系统，针对放射外科治疗的特点，其 FFF 高剂量率能量模式、HexaPOD 六维治疗床、Intra-Fraction 分次内实时影像引导、Clarity 四维全自动超声影像引导等技术对放射外科治疗具有帮助。

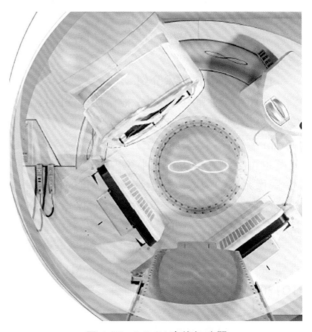

图 4-38　Infinity 直线加速器

同时医科达各型号加速器的控制系统均可支持 Response 呼吸控制模块，这一模块提供了多种

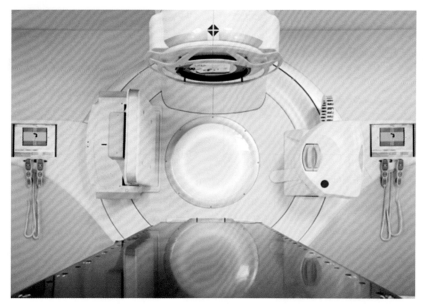

图4-39　Versa HD 直线加速器

无缝接口，支持放射外科全自动门控治疗投照技术，Response 可以被各种不同的门控控制技术所触发，既可以采用屏气技术，也可以选择自由呼吸，从而方便了放疗医师选择最适合患者的门控技术。

（二）瓦里安(Varian)放射外科治疗系统

瓦里安可用于开展放射外科治疗的直线加速器包括 TrueBeam（图4-40）、Edge（图4-41）、VitalBeam（图4-42）及 Trilogy（图4-43）等机型，在上述加速器基础上还提供了多种类型的辅助技术以便于开展放射外科治疗，这些技术包括多模态影像引导技术、放射治疗计划系统、自动质量控制技术。

1. 加速器基础技术介绍

（1）高精度等中心技术：根据瓦里安的技术白皮书，上述机型的机架和准直器等中心精度均在0.5mm 半径以内；如加上治疗床旋转，综合等中心精度也可控制在0.75mm 半径内。而机载 MV 和 kV 影像系统的中心点与治疗等中心点的符合度也能够控制在0.5mm 误差范围内，这对保障 IGRT 的精度有重要意义。

（2）多叶准直器及圆锥形准直器：多叶准直器有两种分辨率，即 Millennium MLC120 和 HD120™ MLC（图4-44）。前者最薄叶片宽度为5mm，叶片端面半影小于 4.5mm（6MV，10cm×10cm 射野，SAD=100cm）；后者为 2.5mm，半影约3.5mm。Serna 等研究表明，在进行非共面 VMAT 或动态适形拉弧照射时，2.5mm MLC 比 5mm MLC 能明显改善小体积肿瘤的剂量梯度。

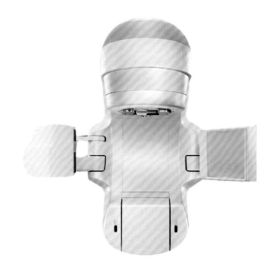

图4-40　TrueBeam

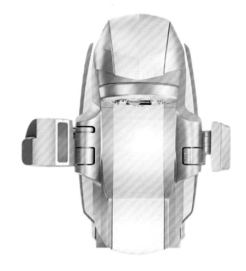

图4-41　Edge

圆锥形准直器（图4-45）有7种孔径，分别为4mm、5mm、7.5mm、10mm、12.5mm、15mm、17.5mm。上述准直器具备集成式验证与联锁功能（ICVI），该功能能够在锥形筒安装错误时触发联锁，从而确保患者治疗安全。此外，还提供头部放射外科治疗用头架（图4-46）。

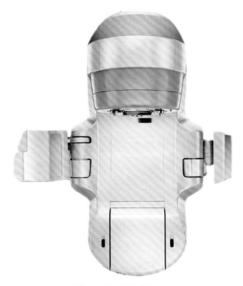

图4-42 VitalBeam

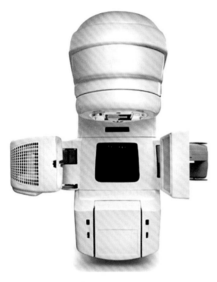

图4-43 Trilogy

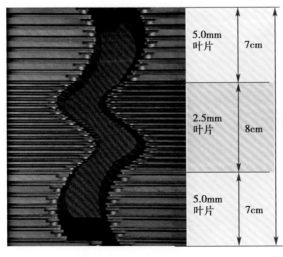

图4-44 HD120™ MLC

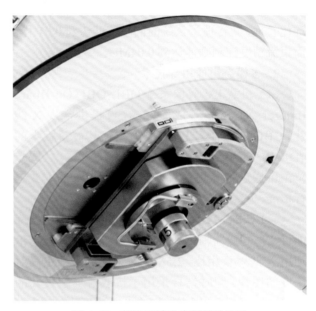

图4-45 带锥形筒准直器的治疗头

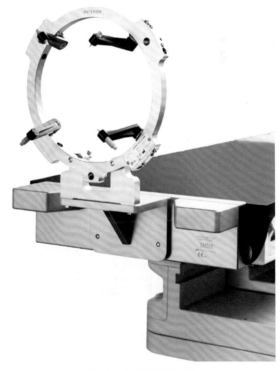

图4-46 瓦里安头架

（3）高剂量率模式及快速照射技术RapidArc：加速器束流生成系统在非均整模式（FFF）下能够

获得超高的剂量率,6MV 模式下为 1 400MU/min,10MV 为 2 400MU/min,是传统加速器剂量率 3~4 倍。

RapidArc® 技术通过优化协调机架转速、多叶准直器运动和剂量率变化将治疗速度大大提高,放射外科治疗所需治疗时间仅为数分钟。该技术的核心是系统快速同步技术——Maestro 主控系统,它能在各项控制同步的同时,进行全系统的精准化管理,其管理子系统的同步速度达到 0.01 秒,而束流精度控制则能达到 0.04MU。

2. 多模态影像引导技术

(1)机载 kV 成像系统 OBI:OBI(On-Board Imager®)具备多种成像方式,可提供常规 X 线片、CBCT 和 4D-CBCT 等图像。其最新版本的 4D-CBCT 功能,支持在线肿瘤运动管理,且成像范围可通过将多次 CBCT 自动融合叠加的方式进行扩展,方便临床应用。

(2)低能 MV 级射野影像系统:通过加速管降能可实现同源同轴 MV 级(2.5MV)成像技术,与治疗用 X 线射束相比,2.5MV 射束能够带来更高对比度的图像,同时结合采用了抗散射屏蔽设计的成像平板,可得到组织结构的更多细节(图 4-47)。

(3)自动触发成像及自动束流控制技术:瓦里安 kV 和 MV 成像系统能够在治疗过程中,依据预设的条件,在特定的机架角度、时间间隔、照射剂量(MU)或呼吸时相下自动触发 kV 或 MV 图像采集。而图像处理系统可以自动识别影像上的植入金点位置,通过与参考位置的对比实时判断靶区当前位置是否超出误差限值。如果超出误差约需范围,可以通过与束流控制系统的通讯,切断束流。

(4)自由呼吸式门控系统 RPM:RPM(Real-time Position Management™)系统可通过红外摄像机检测放置于患者胸腹部的红外反射点获取呼吸周期信号,并按照事先设置在某个时相段出束。RPM 不仅支持固定机架角的呼吸门控治疗,还支持呼吸门控 RapidArc® 照射。

(5)电磁追踪系统 Calypso®:为了减小组织、器官的运动对放射外科治疗的影响,可采用非电离辐射方式的靶区追踪系统,即 Calypso®。它采用 GPS for the Body® 电磁技术,能够实时获取准确的靶区位置信息,用于患者初次摆位和治疗中靶区位置探测,系统由 Beacon® 电磁转发器、电磁阵列板、3 台红外相机、追踪站和控制台组成。靶区定位功能是通过检测 Beacon® 电磁转发器产生的电磁信号实现的,其更新频率达到 25Hz,有利于追踪快速移动的靶区。这些电磁转发器既可以植入于肿瘤靶区内或附近,也可以贴在肿瘤附近的身体表面。Calypso® 系统通过检测靶区的微小位移,配合 PerfectPitch™ 六自由度(6DoF)治疗床,可及时修正位置将靶区置于射野之中。它的应用可以有效缩小靶区外扩边界,降低治疗不良反应。Calypso® 系统体内植入电磁转发器临床适应证包括前列腺癌(图 4-48)、肝癌和胰腺癌,而体表电磁转发器则可用于全身各部位。

(6)光学体表监测系统 OSMS:OSMS 系统(Optical Surface Monitoring System)是基于光学原理的肿瘤运动管理系统,该系统由 3 台摄像机、6 个摄像头组成,采用光学扫描的方式实时追踪患者位置。OSMS 的主要应用包括引导治疗前摆位;治疗中实时位置追踪,监测到移动误差超出范围时自动暂停束流。由于采用光学无创技术,可避

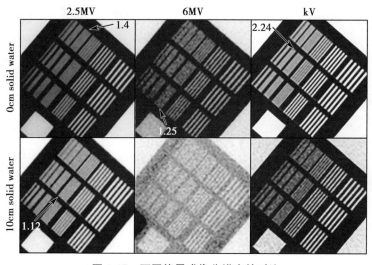

图 4-47　不同能量成像分辨率的对比

免对患者带来额外射线损害，而 3 台摄像机的配置可实现对非共面床位的不间断监测（图 4-49）。

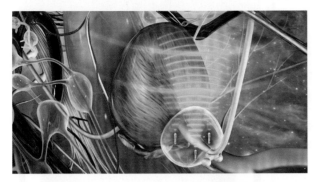

图 4-48　Calypso® 前列腺治疗示意图

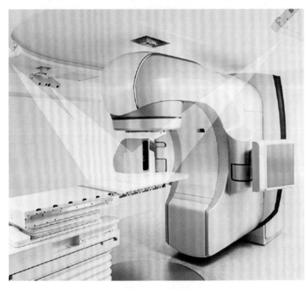

图 4-49　Edge 加速器及 OSMS 系统

3. 放射治疗计划系统　由于放射外科治疗的生物等效剂量显著高于常规放疗，其计划设计对靶区覆盖和危及器官保护均提出了更高的要求。为此，Eclipse 治疗计划系统专门提供了包括颅内肿瘤锥形束计划模块（Cone Planning）、非共面 RapidArc 计划和 RapidPlan 智慧引导计划设计等模块构成的放射外科治疗整体解决方案。

（1）头部放射外科治疗锥形束计划模块（Cone Planning）：Eclipse 锥形束计划设计模块提供了采用锥形准直器技术进行颅内放射外科治疗的非共面多弧计划设计和计划评估的功能。支持框架固定及无框架头部面膜固定的定位方式，方便医师依据临床需求灵活选择体位固定技术。其关键功能包括基于 MR 功能影像的预计划设计和评估；多个等中心照射时灵活调整中心点位置和权重，以避免在多个等中心点之间生成热点区域；基于经验预置弧度设

定的临床协议模板来自动完成布野；自动生成含有锥形准直器编码信息的计划文件，以便在治疗控制台上完成电子确认以确保治疗安全。

（2）非共面 RapidArc 计划：容积调强技术 RapidArc 通过在 360° 旋转照射过程中连续调整 MLC 的位置和速度、剂量率和机架转速，可以在共面或非共面条件下实现剂量分布最优化和执行效率最大化的调强治疗。Eclipse 针对 RapidArc 技术开发了 PO 调强优化算法（Photon Optimizer algorithm），用于 RapidArc 和 IMRT 计划的逆向优化设计，可以快速完成计划的优化设计。

（3）RapidPlan 智慧引导计划设计：鉴于放射外科治疗计划对靶区覆盖和重要器官保护提出了更高的临床要求，为了有效提升放射外科治疗计划的质量和效率，瓦里安提供了基于临床实践的智慧引导计划设计软件 RapidPlan™（图 4-50）。它借助人工智能方法提取优秀临床计划的先验知识，建立 DVH 预测模型，针对患者特定解剖结构和剂量要求自动生成个体化优化目标作为计划设计的基准，通过与 PO 算法的结合实现了智慧引导的调强放疗自动优化设计。DVH 预测模型也可用于计划质量评估。

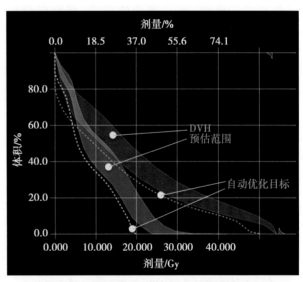

图 4-50　RapidPlan 模型自动生成优化目标

4. 自动质量控制技术　自动质量控制技术为开展放射外科治疗等复杂治疗技术提供了相应的自动化质控工具，它包括 MPC 嵌入式机器性能检测和 Portal Dosimetry 机载式射野剂量验证系统。

（1）嵌入式机器性能检测技术 MPC：MPC（Multiple Performance Check）技术（图 4-51）通过嵌入于加速器控制台的软件，利用专用模体和机

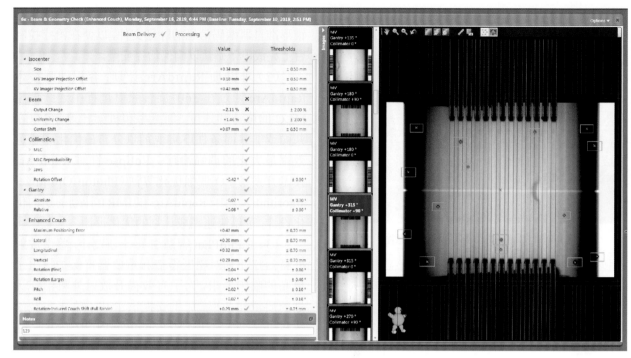

图 4-51 MPC 软件界面

载 kV/MV 影像系统,可快速完成加速器主要机械性能和束流性能的检查。机械性能检查包括治疗等中心范围/定位、治疗等中心与 MV & kV 影像等中心的一致性、准直器旋转误差、机架定位精度、6DoF 治疗床摆位精度、MLC 叶片位置、铅门位置精度等。束流性能检查包括束流输出量一致性检查、束流离轴比一致性检查、束流中心偏移量等参数。

(2)机载射野剂量验证系统 Portal Dosimetry:射野剂量验证系统 Portal Dosimetry 可直接利用加速器内置的射野影像系统(EPID)来测量治疗计划的剂量分布并辅助完成计划验证。EPID 的高空间分辨率为放射外科治疗计划的验证提供了有力的工具,而 Portal Dosimetry 具备各种常用的分析方法,可将测得的剂量数据与 Eclipse 预测的剂量分布进行自动分析和比较,为物理师提供便利。

(三)安科锐(Accuray)

安科锐公司分别有射波刀(Cyberknife)和螺旋断层放射治疗系统(Tomotherapy)两种放射治疗和放射外科治疗设备(图 4-52)。

1. 射波刀(Cyberknife) 射波刀(Cyberknife®)是由 John R. Adler 教授于 1987 年研发出的无创放疗外科手术治疗系统,应用于全身的肿瘤放射外科治疗。Cyberknife 系统解决了困扰现代放疗的两大难题,用影像引导系统解决了患者摆位精度

和重复性问题;用呼吸追踪系统解决了患者治疗过程中的器官运动问题。呼吸追踪系统令医护人员可以在治疗过程中持续探测、追踪和校准肿瘤的位置,确保精确放射外科治疗的开展。

Cyberknife 是将小型化的直线加速器安装在机械臂上,利用六轴机械臂的多维度投照能力对靶区进行精确地、多中心和非共面的专用放射外科系统。临床治疗的类型包括良性肿瘤和恶性肿瘤,范围则覆盖颅内、头颈部、胸腹部等主要肿瘤发生部位。它是唯一将机器人技术和影像实时监控、追踪系统相结合起来的放射治疗系统,尤其擅长对颅内肿瘤进行放射外科治疗、对运动器官进行追踪治疗。

Cyberknife 系统主要由机器人治疗照射系统、影像引导系统、呼吸追踪系统、动态追踪方案(软件)、治疗计划系统和数据管理系统组成(图 4-53)。

Cyberknife 系统详细组成及特点:①机器人治疗照射系统由一套六个关节机器人治疗臂、加速器照射系统、标准治疗床和操作控制台组成,整个系统的定位精度和重复性都达到了亚毫米级水平。在此软硬件的基础上,系统可灵活的提供多种治疗选择(多中心、非共面、非等中心治疗等),在整个空间内有 3 000 个入射角度可供选择,同时机械臂除了常规的三轴修正外,还可以进行旋转、偏转和倾斜的修正,实现六维实时修正。②影像引导

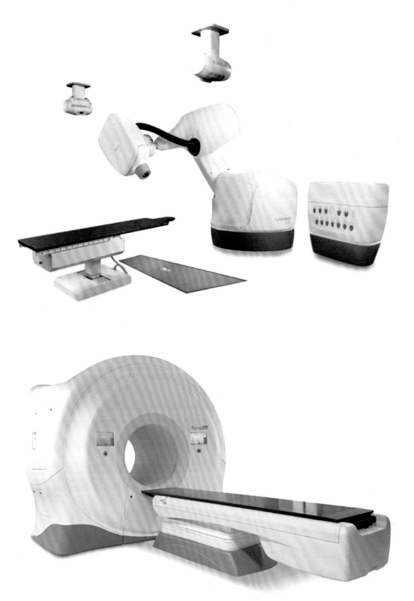

图 4-52　Cyberknife 和 Tomotherapy

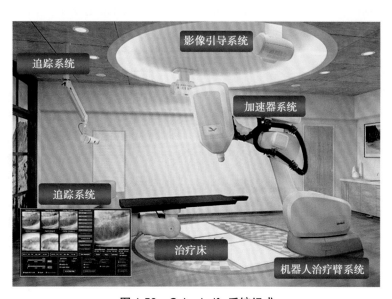

图 4-53　Cyberknife 系统组成

系统由两个安装在天花板上的 X 光源、安装在地面的两块非晶硅影像探测器和相应的软件组成。正交 X 线成像系统在治疗过程中，可获取高分辨率的解剖影像。这些影像和治疗计划系统生成的数字化重建影像进行连续比对，实现了实时成像功能，配合机器人系统则能够对运动状态下的肿瘤实施追踪照射。③机器人照射系统和影像引导系统结合起来可提供多种动态追踪方案。④治疗计划系统能够提供完成整个治疗计划任务的所需要的多种工具，从多模态影像处理、靶区和危及器官的定义，到剂量优化、计算和计划评估的整个过程系统均能够为医师和物理师提供充分的智能化的帮助。⑤数据管理系统是 Cyberknife 的核心，除了数据存储的基本功能以外，系统还负责处理 MultiPlan 系统的计划运算需求、机器人和加速器照射执行指令和系统管理工作。

与其他放疗系统相比，Cyberknife 具有以下特点：

（1）机器人应用平台：Cyberknife 最大的特点来源于机器人应用平台，将加速器安装在机器人手臂上，整个系统的定位精度和重复精度都达到了亚毫米级水平，这是传统加速器无法比拟的。

Cyberknife 的直线加速器系统（图 4-54）不同于传统的 S 波段加速器，采用小型化的 X 波段加速管，系统总重量仅有 140kg，能输出 6MV 的高能 X 线，加速器采用无均正器技术（flattening filter free，FFF）剂量率可达到 1 000cGy/min。

机器人治疗臂在一个预置的固定不变的工作空间里运动（图 4-55），机器人治疗臂有六个活动关节，由计算机自动控制，在工作空间上有 150 以

上的节点（根据治疗部位的不同，可达到 170 个节点），每个节点有 10 个投射方向，射波刀的机器人手臂可以从全向 1 700 多个入射角度中选择最优的角度进行剂量雕刻，治疗计划系统根据计划设计的要求自由选择 100～300 条射束进行治疗来实现完美的肿瘤放射外科手术。Cyberknife 的非共面、非等中心治疗模式是典型的 4π 调强治疗技术。其照射方式被形象地形容为"绣花针"式的剂量雕刻照射。

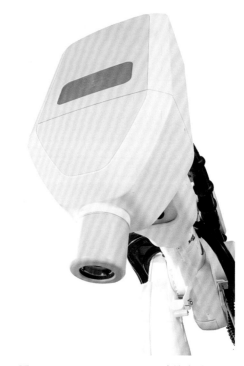

图 4-54 Cyberknife VSI 系统的直线加速器

为了避免机械臂与患者接触，需要在患者和治疗床周围设定安全区，同时安装在直线加速器

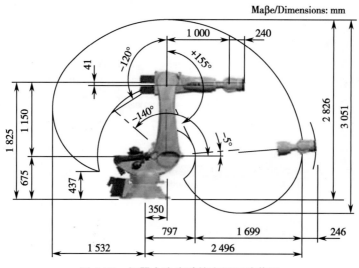

图 4-55 机器人治疗臂的空间运动范围

上的二级准直器末端带有接触检测传感器，与传感器接触将触发急停，停止系统所有的运动，进一步确保了患者的安全。

（2）准直器系统：Cyberknife 放射外科系统的二级准直器有多种尺寸可供使用，以达到按照治疗计划实施射束照射的目的。可以通过手动或自动方式更换准直器，准直器可分为固定准直器和 Iris 可变准直器（图4-56）。固定准直器能够在 SAD 800mm 处提供直径为 5mm、7.5mm、10mm、12.5mm、15mm、20mm、25mm、30mm、35mm、40mm、50mm 和 60mm 的圆形照射野。可以更换准直器来改变射束的尺寸，以满足治疗计划的要求。更换臂为每个固定准直器都规划了独立路径；Iris 可变孔径准直器所产生的射束的特性实际上和固定准直器是相同的。它由两个钨块堆组成，每组钨块创建一个六边形的孔径，两个孔径间互成 30° 偏移角，这样当从准直器的一端看向另一端时就形成了一个 12 边形的孔径。Iris 可变孔径准直器可以生成固定准直器的 12 个尺寸。

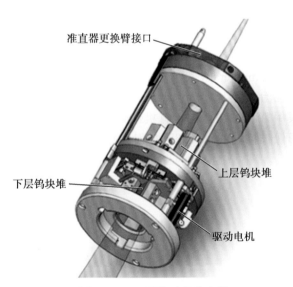

图 4-56　Iris 可变孔径准直器

Xchange 准直器自动更换系统（图4-57）在治疗前或治疗中都能自动更换准直器，避免中断治疗和操作员进入房间，尽可能降低打扰患者和调整患者摆位的可能性。Xchange 系统和所有该公司提供的固定准直器、Iris 可变孔径准直器都是兼容的。

（3）影像引导及运动追踪照射系统：Cyberknife 放射外科系统提供 kV 级的 X 射线成像系统，可以在治疗中进行靶区定位。成像系统由安装在天花板的两个 X 射线源和内嵌在地板里的探测器构

成。X 射线源的位置保证产生相互正交的射束，Cyberknife 放射外科系统上进行的所有治疗都是以成像视野为基础。实时图像被数字化重建，和患者 CT（DRR）数据得到的合成图像进行对比。这项技术可以用于确定分次内放疗靶区的移动以及治疗实施过程中的自动补偿。

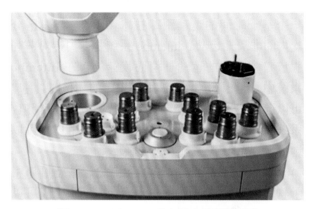

图 4-57　Xchange 准直器自动更换系统

Cyberknife 有其特有的运动追踪治疗模式，目前对于类似肺癌这种运动肿瘤只有射波刀可以实现六维的追踪照射，肿瘤跑到哪里，机器人就追踪到哪里，进行自优化的"如影随形"的追踪照射，大大提高了靶区照射精度和治疗效率。Cyberknife 可根据临床应用部位不同、靶区特点不同，选择合适的靶区追踪技术。不同的肿瘤有不同的特性，比如肺癌和周围正常组织的密度差异一般比较大，很容易在 CT 片上发现；而肝癌则密度差异很小，不借助 MRI 就很难区分正常组织。因此，射波刀对于神外科有专门的六维颅骨追踪方案；对于肺部有 Xsight 肺部追踪方案；对于肝癌、胰腺癌等软组织有标记点追踪方案等多种以临床疾病治疗为导向的应用方案。下面分别介绍每种追踪技术的特点。

1）Synchrony® 呼吸追踪系统：Synchrony® 呼吸追踪系统能够连续同步治疗射束和由于呼吸引起运动的靶区。系统实时监测患者的呼吸模式，并创建呼吸模式与靶区内多个点在一次呼吸中的位置的校正模型。通过 X 射线成像确定靶区的位置，对器官病变、内部标记进行可视化。同时，通过外部标记（基于 LED、光学追踪标记）对呼吸模式进行实时追踪和监视。可以通过用户自定义的序列，采用手动方式获取建立外部胸壁运动和内部靶区运动之间校正模型所需的 X 射线图像，也可以使用全自动功能获取。系统从线性、曲线、双

曲线模型中选择能使总体校正误差最小的模型作为用于治疗的最优校正模型。校正模型以最新的15幅X射线图像组成的图像集为基础，每新采集一幅图像，图像集就更新一次，最老的图像被丢弃。用户可以修改校正模型的允许误差。如果违反了这些限制，治疗过程将会暂停。

2）Intempo自适应成像系统：Intempo系统是一个基于时间的运动跟踪技术，用于补偿靶区分次内的非周期运动。Intempo系统是专门针对前列腺放疗中遇到的运动补偿而设计的。在Intempo系统中，当靶区运动高于用户设定的阈值时，用户可以选择让系统触发自适应成像。超过这一阈值，系统自动降低最大允许的图像年龄。用户也可以选择允许系统继续治疗，不再触发急停。

3）标记点追踪系统：标记点追踪系统可以用于软组织或脊柱的追踪，适用范围非常广泛，可以用于颅骨外的所有部位的靶区追踪。

4）Xsight脊柱追踪系统：Xsight脊柱追踪系统不需要植入标记物，就能够在颈椎、胸椎、腰椎、骶椎区域进行骨骼结构追踪，对患者进行精确定位和射束输送。Xsight脊骨追踪系统在分级网格上进行2D-3D配准，估计每个网格点的局部位移，并组合起来对6自由度机械臂提供6D校正，机械臂使用校正数据将射线准确照射到移动后的靶区位置。

5）Xsight肺部追踪系统：Xsight肺部追踪系统不使用标记点，而是利用图像中病变和背景的强度差异直接追踪肺部肿瘤。Xsight肺部追踪系统和Xsight脊柱追踪系统联合使用，追踪病变的平移运动。利用Xsight脊柱追踪系统里的脊柱分割功能完成患者对准，治疗时，Xsight肺部追踪系统跟踪肿瘤的平移运动。

6）6D颅骨追踪：Cyberknife放射外科系统中的6D颅骨追踪功能可以直接、非侵入式地追踪颅内病变。利用DRR图像和实时图像间的强度、亮度梯度来识别和跟踪刚性颅骨解剖结构，从而完成靶区追踪和运动补偿。能够非侵入式地进行患者摆位、对准以及病变追踪，不需要使用刚性头部支架。

7）联合追踪：射波刀提供高级应用，可以联合使用以上六种不同的追踪方式，达到最佳的追踪效果。

2. 螺旋断层放射治疗系统（Tomotherapy）
Tomotherapy（图4-58）是20世纪90年代由Rockwell Mackie和Paul Reckwerdt一起研发的断层放射治疗设备。2003年第一台临床试验机开始运行，2004年底通过美国FDA认证，到目前为止经历了三代更新发展，全球已经有300多台用于临床治疗。

Tomotherapy是一种在CT图像实时引导下以调强治疗为主的放疗设备，将现代诊断螺旋CT和医用直线加速器进行有机结合，构成了同时具有影像扫描功能以及调强放射治疗能力的超级螺旋CT。将小型6MV的直线加速器安装在特制的螺

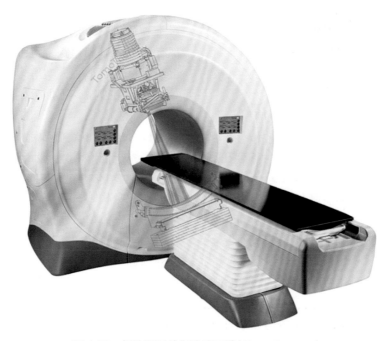

图4-58　螺旋断层放射治疗系统（Tomotherapy）

旋 CT 滑环机架上，加速管沿机架的径向安装。采用的是独特的同源双束设计，治疗射束和成像射束均由加速器产生，既可出射 3.5MV 的扇形束 X 射线，经螺旋扫描而产生兆伏级的三维 CT 图像（MVCT），也可出射 6MV 的扇形束 X 射线，经射线出口处的 64 片 0.625cm 宽的二元多叶光栅快速调制，配合影像引导系统，从而实现 360° 螺旋断层调强照射治疗和放射外科治疗。

（1）照射方式：TomoTherapy 采用的 64 片二元气动多叶光栅，是放射外科治疗的硬件基础和核心部件，其叶片移动的速度相当于 250cm/s，是传统多叶准直器叶片速度的 100 倍，叶片只有开和关 2 种状态，开合时间只需要 20mm，叶片厚度为 10cm，中心投影宽度为 6.25cm，这样 64 片叶片总共能调制 40cm 宽度的射野。因此在相同的时间里，它所能实现的对射线的调制能力也是传统 MLC 的几十倍。由于 TomoTherapy 在一圈当中有 51 个投射角（projection），但由于是螺距比（pitch）在 0.2～0.4 的螺旋 CT 扫描，每一个断层可以接收到 3～4 次的重复照射。因此，对每一个断层总的投射 projection 可达 150～250 个，而每一个投射的剂量调制可达 100 个层级（即在每个照射角度上有百倍的调强能力）。其次，气动光栅的叶片漏射率非常低，叶片开合时间短，不会因叶片运动而产生散射，从而在提高靶区剂量的同时更好的保护正常组织（图 4-59），同时，机器跳数可达 850MU。跳数越高，则单位时间内照射剂量越高，效率高，

总出数时间短。肿瘤在较短时间接受完处方剂量，治疗的生物学效应会更好。这都为放射外科快速精确治疗提供保障。

次级准直器可以调节射束开度，形成窄扇形的初始射束，射野最大宽度为 40cm，可同时照射多靶区，等中心处最窄射束开度最小为 1cm，最大为 5cm。这样可以根据肿瘤大小和范围，灵活选择射束厚度，靶区剂量分布高度适形，正常组织和敏感器官剂量迅速减低，在很多方面可比拟质子治疗。优异的剂量分布可在一个薄薄断层上或小病灶范围内实现放射外科治疗。

（2）影像引导系统：Tomotherapy 集成的 Fan Beam MVCT 可以得到高精度、高分辨率（512×512ppi）、低散射的 CT 图像（图 4-60），尤其是该 CT 图像已被确认可以用来做准确的剂量计算。MVCT 探测器在治疗过程中实时记录加速器照射能量，可以用来做剂量验证和自适应计划。

虽然由于成像能量过高（3.5MV）使得康普顿效应和电子对效应的增加，相比于诊断 CT 千伏级 X 射线（主要为光电效应和康普顿效应）对原子序数依赖性降低，导致成像质量对比度分辨率相对较差。但是高能射束剂量沉积小，照射剂量低，而且其采用的 738 通道的氙气探测器对兆伏级射线的探测效率高，是常规加速器采用的非晶硅探测器探测效率的 10～15 倍以上。这也意味着只需要极低的剂量就能产生足够清晰的图像，这就为每次治疗前做一次 CT 扫描创造了条件，因为不必担

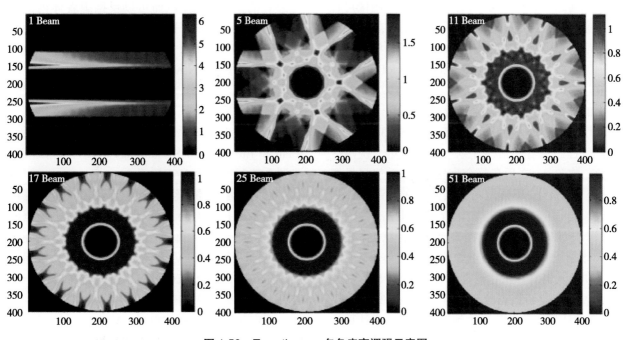

图 4-59 Tomotherapy 多角度高调强示意图

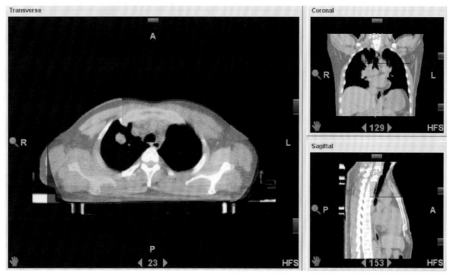

图 4-60　MVCT 扫描图像配准

忧叠加太多的用于 IGRT 的扫描剂量，单次扫描的总剂量仅为 0.5～3cGy。相比于锥形束 CT 最大散射线可以达到主射线的 200%，MVCT 采用和传统螺旋 CT 一样的扇形束扫描，极大降低了散射线的干扰影响，相对高的图像质量和多维配准能够保证放射外科治疗的精准性。

虽然对比度不如诊断 CT，但是相对较低剂量的 MVCT 依然可以提供足够的大多数组织的轮廓信息，不但可以在治疗时验证患者摆位，而且可以用来勾画患者的解剖结构。另外，MVCT 扫描对比度与物质的电子密度呈线性关系，所以相比于 CBCT 需要解决的散射线及射线质硬化所导致的非线性问题，日常 MVCT 扫描获得的 CT 图像可直接用来做剂量计算，这也是下一步完成自适应放射治疗的影像基础。

（3）真正意义上的自适应放疗（ART）："自适应放疗——ART"是洛克·麦肯教授于 1993 年首次提出的一个有关现代精确放疗的新概念。传统放射治疗通常是每天一次，一周 5 次，总共 30 余次为一个疗程。患者的治疗计划一般只在第一次治疗前做一次验证，之后在整个疗程当中，一般只做摆位（位置）验证，不再做当天实际剂量验证或计划修改。自适应放疗是指在治疗过程中，部分或全程（每次）监控和验证患者的计划执行状况，并和原来计划进行比对。由于肿瘤患者的体重，病灶大小和危及器官在治疗过程中可能会有较大改变，自适应放疗能够根据改变的程度做"在线"或"离线"式的计划修改。从而达到始终按照原来计划的临床和物理要求，精确治疗肿瘤患者的目标。"自

适应放疗"在传统精确放疗的基础上，将放射治疗的水平又提升到一个新的高度。

放疗系统要能够实施自适应放疗，至少应该具备下面两个前提条件：首先，系统能够在患者治疗前，容易获取患者的三维真实 CT 图像。即该图像的 CT 值和患者组织的电子密度必须呈线性关系，以便用于做准确的剂量计算。其次，系统必须具备相应的做自适应计划的计算工具，以便能够实施计划的验证和修改。由于 Tomotherapy 的 MVCT 图像和患者组织电子密度成精确线性关系，具备了准确计算剂量的条件；不仅如此，由于 Tomotherapy 的 CT 气体探测器还可以实时探测穿透患者的剂量强度，从而可以反推患者体内的实际剂量分布。另外，也是实现放射外科治疗的重要保证。

（四）博医来 Novalis 系统

Novalis 是博医来放射外科治疗系统与直线加速器的兼容、整合，系统主要包括：患者定位及治疗监测图像引导系统 ExacTrac，治疗计划系统 iPlan 和 Elements SRS Planning，以及直线加速器。典型系统配置如图 4-61 所示。

1. 患者定位及治疗监测图像引导系统 ExacTrac　ExacTrac 是一套独立于直线加速器的图像引导患者定位及治疗监测系统，其主要硬件组成包括两套正交 kV 级 X 线成像系统、六维运动治疗床（ROBOTIC COUCH）、两个红外光和一个可见光摄像头（CAMERA）。

正交 X 线成像系统用于采集患者颅骨、椎体、骨盆等骨性解剖结构和软组织内植入的金属标记，

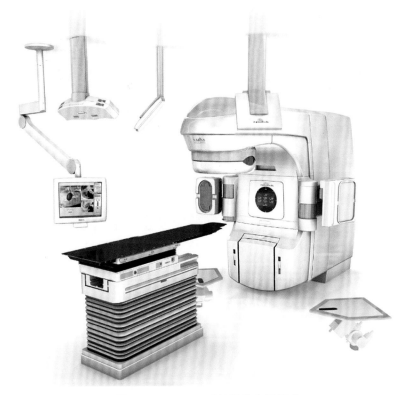

图 4-61　Novalis 系统的分布及组成

获取两个正交 X 线平面图像来确认靶区的三维立体位置，并自动进行 X 线图像与治疗计划 CT 重建 DRR 的六维配准，计算出患者或靶区位置偏差，然后通过六维运动治疗床自动移床纠正偏差，对于超出安全范围的移床，则需要进入治疗室由操作人员完成。ExacTrac 摆位定位精度可达到亚毫米级别。

ExacTrac 能够对骨性标志如颅骨、椎体、骨盆等进行 kV X 线成像，确认骨性结构和标志，对于软组织肿瘤，如肺癌、肝癌、前列腺癌等 ExacTrac 无法识别的软组织结构，则需要在软组织内或周边植入金标，1～2 个金标可确认靶区线性方向偏移，3～4 个金标则能确认靶区 3 个线性和 3 个旋转方向偏移，上述检测、配准、计算、纠正过程均可自动化实现，移完床后也可再次拍片验证移床后的靶区位置（图 4-62）。

ExacTrac 除了在 0° 床角验证患者摆位误差，也能够在任意治疗床角度快速验证患者治疗位置，对由于旋转治疗床造成的治疗偏差，系统将进行自动移床纠正，以保证每次旋转治疗床后，加速器出束前患者的位置精度，安全精准实现非共面放射外科治疗（图 4-63）。

ExacTrac 工作站中感兴趣区功能（VOI）可将

图像配置计算专注于靶区及邻近组织，消除下颌骨、相邻椎体等有可能发生相对移动的组织对靶区配准精度的影响。

ExacTrac 系统红外光摄像头的作用是进行患者自动摆位及监测治疗过程中的患者移动，对于超出允许范围的数值，系统会进行提示。可见光视频验证则能够提供基于患者外部解剖的独立摆位验证，由此，可以将实时视频影像与之前采集的参照影像进行比较。在治疗之前，可以在患者处于已确认的正确治疗位置时采集一个参照影像，保存当前患者位置的参照影像以便在治疗期间与患者位置进行比较。治疗中可以通过视频验证检查患者位置和大体姿势相比于参照影像是否有变化。

2. 治疗计划系统　博医来支持放射外科治疗的系统分别是 iPlan 及 Elements SRS Planning。

iPlan 是一套完整的治疗计划系统，能够实现多模态图像融合、自动勾画、多叶光栅动态 / 静态适形弧、IMRT、锥形准直器放射外科治疗计划计算以及治疗计划评估。

Elements SRS Planning 则是针对颅内单发良恶性肿瘤、多发转移瘤、椎体原发及转移瘤等各病种分别研发的自动计划软件，能够安装在用户的 Windows 系统上，无须配置新的工作站。系统

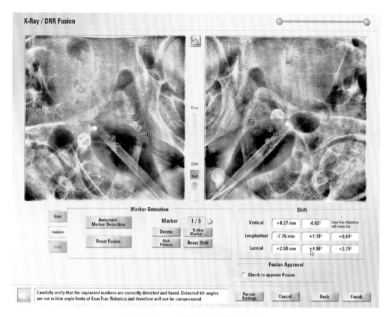

图 4-62　金标自动监测配准

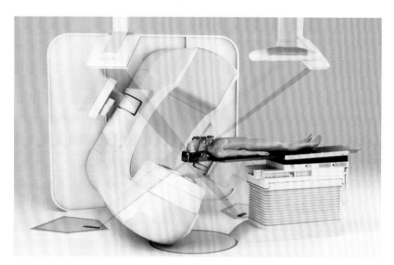

图 4-63　ExacTrac 可在任意治疗床角拍照验证

分为如下组件：①多发脑转移瘤自动治疗计划软件 BrainMets SRS ELEMENTS，可以使用一个等中心治疗多达 15 个转移瘤，不需要重新摆位；自动计划，整个计划只需几分钟即可完成；可定制计划模板（用户可以自定义肿瘤处方、射野初始参数）；可以选择不同的模板，以适应不同的治疗要求。②颅内原发肿瘤自动治疗计划软件 Cranial SRS ELEMENTS，针对的肿瘤主要包括 AVM、听神经瘤、垂体瘤、脑胶质瘤、脑膜瘤等，系统基于最新研发的 VMAT 算法（MC 自动计划优化、自动探测头部 OAR、计划的一致性高），通过独有的 Dose Shaper 工具，用户能直观地修改剂量分布。③椎体转移瘤自动治疗计划软件 Spine SRS ELEMENTS 则用于单个脊柱肿瘤的自动、一致性计划设计，

用户勾画出 GTV，根据国际标准自动生成 CTV、PTV，其他功能则与前述模块类似。

3. 直线加速器　ExacTrac 能够与瓦里安公司 Unique、Clinac 系列、Trilogy、TrueBeam 系列，医科达 Precise、Synergy、Axecess、Infinity、Versa HD 及西门子各型号加速器兼容整合，对于计算的摆位偏差能够远程控制自动移床纠正，实现全面、广泛、高效的放射外科治疗。

（五）磁共振加速器

MRIdian 系统是 ViewRay 公司生产的第一种商业化的磁共振成像（MRI）引导的放射治疗系统。系统主要包括：分体式 0.35T 超导磁共振成像系统；环形机架上的 3 个 ^{60}Co 治疗头；每个机头配备的独立双聚焦多叶准直器（图 4-64）。

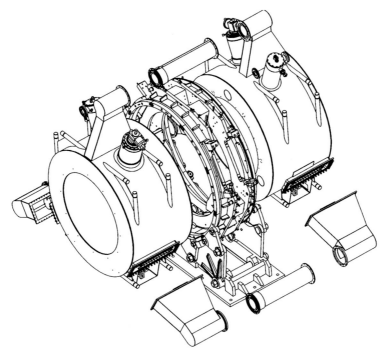

图 4-64 MRIdian 系统

MR 和 RT 系统共用等中心，在放射治疗的过程中可实现持续的 MR 成像，同时基于 MR 对软组织成像的优势，MRIdian 系统能够方便的实施在线动态自适应放射治疗。最新的 MRIdian 系统已将 ^{60}Co 放射源替换为直线加速器。

医科达公司的 Unity 系统集直线加速器治疗系统、1.5T 高场强磁共振成像系统和在线自适应放疗控制系统于一体，是目前最新的图像引导放疗系统（图 4-65）。

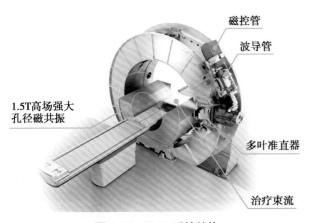

图 4-65 Unity 系统结构

磁共振成像系统可在治疗过程中实时获取肿瘤和周围正常组织的影像，自适应放疗系统能够在线调整治疗计划。两者配合起来，即使当肿瘤组织在治疗期间移动，或者肿瘤形状、位置、大小发生改变，系统都可以通过在线的自适应放疗工作流程来对治疗进行在线实时修正，而高场强的磁共振系统还可以采集病灶的功能影像对患者进行实时的疗效评估。相信随着进一步的临床应用，该系统在放射外科领域也会凸显其价值。

（吴 昊 王 勇 邱 杰）

第三节 放射性粒子技术

一、放射性粒子植入发展历史

放射性粒子组织间近距离治疗肿瘤有 100 多年的历史。1901 年 Pierre Curie 首先提出近距离治疗术语（brachytherapy），其定义为将具有包壳的放射性核素埋入组织进行放射治疗。1914 年法国巴黎镭生物学实验室的 Pasteau 和 Degrais 医师首次报道使用镭管经尿道插入治疗前列腺癌，开创了组织间近距离治疗的先河。1917 年美国纪念医院 Barringer 首次报道使用镭针插植治疗前列腺癌，镭针 0.1～0.15m 长，经会阴插植。1972 年 Whitmore 首次报道通过耻骨后插入 ^{125}I 粒子治疗局部和转移性前列腺癌。1983 年 Charyulu 和 Holm 医师发明经会阴模板和经直肠超声引导技术，对前列腺癌近距离治疗起到极大推动作用，形成了现今放射性粒子近距离治疗前列腺癌的基础。1993 年美国纪念医院首次提出前列腺癌放射性粒子治疗质量验证概念，并研制开发出软件，使粒子治疗后前列腺和尿道剂量计算更加精确。目前对于早期低危前列腺癌，放射性粒子植入治疗是首选三大治疗手段之一。

在国内，北京大学第三医院于2001年11月成功地完成国内首例经会阴超声引导放射性粒子近距离治疗前列腺癌；并于2012年开始CT引导粒子植入术中实时计划，提高了粒子植入的剂量精确性。同年，北京大学口腔医院张建国教授采用非共面模板引导放射性粒子植入治疗颌面部肿瘤。2015年北京大学第三医院王俊杰教授应用3D打印非共面模板应用到头颈、胸、腹、盆等体部复发肿瘤的粒子植入治疗中。

二、放射性粒子的种类

选择最适合用于粒子近距离治疗的放射源必须满足：①在组织中有足够穿透力。②易于放射防护。③半衰期不要过长。④易于生产成微型源。早期应用于近距离粒子治疗的放射性核素是 ^{226}Ra，其他有 ^{192}Ir、^{60}Co、^{137}Cs 和 ^{198}Au，后来的 ^{125}I 和 ^{252}Cf，最近的 ^{241}Am、^{169}Yb、^{75}Se、^{145}Sm 和 ^{103}Pd 等。近距离粒子治疗根据治疗时间的长短分为短期插植治疗（temporary implant）和永久种植治疗（permanent implant）。短期插植的放射性核素包括 ^{226}Ra、^{192}Ir、^{60}Co 和 ^{137}Cs 等，而永久种植治疗的放射性核素包括 ^{198}Au、^{125}I 和 ^{103}Pd 等。表4-1为常见放射性粒子物理学参数。

表4-1 常用放射性粒子的物理学参数

放射性核素	产生射线类型	平均光子能量 /eV	半衰期 /d	初始剂量率 /（Gy·h⁻¹）	半价层 /mm 铅
^{198}Au	β、γ	0.412M	2.7	1.07	2.5
^{125}I	γ	0.028M	59.4	0.077	0.025
^{103}Pd	γ	0.021M	17.0	0.019	0.008

1. ^{198}Au 粒子 ^{198}Au 半衰期为2.698天，γ射线能量为0.14~1.09MeV。在 ^{198}Au 的衰变过程中有98.6%跃迁成 ^{198}Hg 的激发态，然后激发态的原子直接释放出0.412MeV的γ射线。另一途径，即把多余的能量传递给壳层电子，使其克服原子核的束缚而脱离出去，这些具有特定能量的电子叫内转换电子，这一过程叫内转换。^{198}Au 的电离常数为2.38R·cm²/（Ci·h），所以1mCi=0.288mg Ra，1mg Ra=3.47mCi Au。

由于 ^{198}Au 半衰期较短和γ射线能量较高给临

床粒子植入治疗带来许多不便，尤其是放射防护问题。^{198}Au 粒子植入治疗术中要求穿特殊的防护衣，患者需要特殊的隔离病房，医师和工作人员与患者的接触时间要严格控制。目前 ^{198}Au 的临床应用逐渐被其他易于防护的低能放射性粒子取代。

2. ^{125}I 粒子 ^{125}I 的半衰期是60.2天，γ射线加权平均能量为28.37keV，易于防护和保存。^{125}I 的衰变过程中7%通过电子俘获（electron capture）转变成 ^{125}Te（tellurium-125）激发态，同时释放35.5keV的γ射线回到基态，93%的衰变过程通过内转换释放27~35keV的特征X射线和电子线，部分低能射线被钛壳吸收。美国3M公司的 ^{125}I 粒子为2个直径仅有0.6mm的离子交换树脂小珠浸透 ^{125}I 离子溶液，中间由金粒隔开作为X射线定位标志，外壳为金属钛包壳，源长4.5mm，直径为0.8mm（图4-66）。具体生产过程是利用热中子照射丰度较高的氙气 ^{124}Xe，生产放射性 ^{125}I，再经过电子俘获转变为 ^{126}I，其中混入半衰期13天的 ^{126}I 可以利用物理化学方法去除。

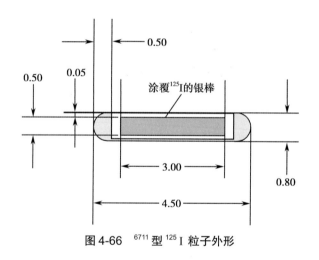

图4-66 6711型 ^{125}I 粒子外形

3. ^{103}Pd 粒子 ^{103}Pd 的半衰期较短，为17天，射线能量为20~30keV，半价层为0.008mm的铅，初始剂量为20~24cGy/h，适于治疗生长快速的肿瘤。对于前列腺癌 ^{103}Pd 源的115Gy剂量与 ^{125}I 源的160Gy剂量相当。^{103}Pd 粒子的大小与 ^{125}I 粒子相似，外壳也为铂金。稳定的 ^{102}Pd 在反应堆中经过热中子俘获转化为 ^{103}Pd，而 ^{103}Pd 又经电子俘获衰变为亚稳态的 ^{103}铑（^{103}Rhodium），在衰变或内转换过程中外层电子填充内层空位而发射20~30keV的特征X射线。由于 ^{103}Pd 源半衰期短，目前在临床粒子种植治疗中越来越发挥其重要作用。

目前 ^{125}I 及 ^{103}Pd 为主要两种应用的放射性粒子源。

三、放射性粒子治疗计划系统与质量验证系统

（一）放射性粒子治疗计划系统

早期放射性粒子近距离治疗主要是根据巴黎系统布源原则进行。后出现列解图计算方法。20世纪80年代国外由于计算机技术出现，超声和CT等影像技术进步，图像能够实施直接转送、三维重建，许多开展放射性治疗的医疗单位自己研发的软件，如美国加州大学旧金山分校使用自己研发的计划治疗颅内肿瘤。到20世纪90年代，美国等研究开发出了治疗前列腺癌的计划系统，并获得美国FDA认证，进入临床使用，确保了放射性粒子治疗的精度和质量评估。粒子治疗计划系统应具备：①图像处理功能，包括可与超声和CT实现信号传送，图像三维重建；②计算肿瘤最小周边剂量或匹配周边剂量；③提供粒子个数与活度；④提供粒子在肿瘤内空间分布；⑤设计多维度粒子针穿刺路径、分布及数量；⑥提供剂量-体积直方图；⑦进行质量验证。前列腺癌治疗时治疗计划必须具备术中实时计划功能，即时指导治疗。2003年我国先后研制出我国自己的放射性粒子治疗计划系统，并进入临床使用，可以满足前列腺癌粒子植入外及全身其他部位肿瘤粒子植入的术前计划设计、术后剂量验证。此外，具备多种影像之间图像融合，术前、术中、术后肿瘤及危机器官图像融合功能。同时，可以满足自由穿刺状态、平面模板、非共面模板引导等术前计划设计功能。

（二）质量验证系统

由于粒子植入过程技术误差、体位变化、肿瘤位置变化和粒子移位等，导致粒子治疗后肿瘤实际结实剂量与术前或术中计划比较发生变化，因此，粒子治疗后需要明确肿瘤和肿瘤周围危险器官实际所接受的剂量。质量验证需要重新扫CT或MRI，软件需要具有识别各层面粒子功能。目前国产计划系统基本均具有这一功能。

四、放射性粒子植入常用影像引导技术

影像引导放射治疗是放疗技术的一个巨大进步。放射性粒子植入在应用之初可谓是朴素意义的影像引导治疗。目前常用影像引导技术包括超声引导、CT引导、MRI引导等。影像导航及机器人手臂等在粒子植入中应用的研究也方兴未艾。

（一）超声引导粒子植入

超声引导粒子植入最具有代表性的是前列腺癌的粒子植入。1983年Charyulu和Holm医师发明经会阴模板和经直肠超声引导技术，对前列腺癌近距离治疗起到极大推动作用，形成了今天放射性粒子近距离治疗前列腺癌的基础（图4-67）。经直肠超声引导技术优势包括：①经直肠超声获取图像可以术前计划；②粒子源植入之前可以调整针的位置；③阳痿和尿道并发症发生率低；④方便门诊患者治疗。

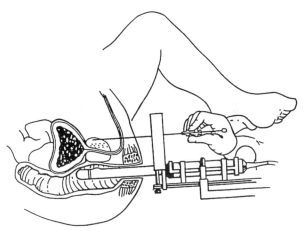

图4-67　经会阴超声引导放射性近距离治疗前列腺癌模式图

1987年Blasko和他的同事首次报道了经会阴超声引导 ^{125}I 粒子治疗前列腺癌结果。由于粒子空间分布根据计算机计划系统决定，加之模板保护，使粒子分布较开放手术时代明显更趋合理。1993年美国纪念医院首次提出前列腺癌放射性粒子治疗质量验证概念，并研制开发出软件，使粒子治疗后前列腺和尿道剂量计算更加精确。

术中患者采用截石位，通常椎管内麻醉。固定前列腺模板及超声探头支架，经直肠插入超声探头，间隔5mm轴向扫查，将轴向超声图像逐层导入治疗计划系统。勾画前列腺及尿道、直肠，设计术前计划。根据术前计划，参照模板插入植入针，植入放射性粒子。

浅表器官及肝脏肿瘤超声引导下粒子植入。超声引导具有实时性，显示血管清晰。对于浅表器官及肝脏肿瘤具有其一定的优势。该技术优点：①肿瘤靶区明确；②实时显示血管等周围危险器官；③微创。缺点：①无法实施术中计划；②无法保证粒子空间分布均匀；③邻近骨结构肿瘤无法

获得满意图像。

（二）CT 引导粒子植入

前列腺癌粒子植入治疗采用经直肠超声引导，结合会阴部模板技术实现了前列腺内粒子空间精准三维分布，剂量高度适形。头颈、胸部、腹部和盆腔部位肿瘤由于受到骨结构、气体和器官运动影响，很难通过超声技术实现术中图像采集、三维重建和指导粒子植入。2002 年中国学者在国际上首次创造性地将 CT 引导技术全面引入粒子植入治疗领域。CT 引导技术具有扫描精度高、成像速度快等优点，确保了粒子植入时穿刺针精准的位置、方向和排列，可实现术前计划要求，提高了穿刺效率和安全，降低了风险。该技术应用过程中，得到不断的进步和提高。同时，创造性应用 4D-CT 扫描、破骨打孔和固定针技术，以克服气体、骨结构和器官运动影响，建立起 CT 引导粒子植入治疗标准，提高粒子植入治疗精度，拓宽粒子治疗应用范畴，丰富和发展粒子植入近距离治疗，发表系列研究结果。

CT 引导粒子植入具有其优势：①CT 扫描为三维图像，空间结构，能够显示肿瘤与危及器官的空间毗邻关系，能够显示放射性粒子在肿瘤内的空间分布；②术中、术后扫描可以进行剂量验证，对提高粒子植入的剂量准确性有帮助。同样，CT 引导粒子植入其穿刺缺点：①对操作者的临床经验和技术依赖较多，普及、推广有一定难度；②缺乏统一标准，偏差大；③难以实现对插植针的精确控制，术前计划难以能被完整执行；④多次在 CT 监视下调整进针角度、深度，效率偏低，增加患者并发症发生机会。

1. MRI 引导粒子植入 MRI 与 CT 比较，软组织图像质量较高，无骨骼伪影。但该 MRI 引导扫描时间长，易发生几何变形，因磁场下操作，对

器械要求较高。由此，该技术在国内开展的单位较少。

2. 3D 打印模板辅助 CT 引导粒子植入 3D 打印模板是通过影像引导技术将肿瘤信息通过数字化处理后传输到计算机治疗计划系统，医师和物理师勾画靶区、定义处方剂量和 OAR 剂量限制，设计针道信息、3D 打印机打印出个体化模板。个体化模板包括患者信息、体表标志轮廓、激光标志线、术前计划设计的穿刺针角度等信息（图 4-68）。3D 打印非共面模板可适用于头颈、胸、腹盆腔、椎体等部位肿瘤的辅助粒子植入治疗。对不同层面针道无法保持平行的肿瘤的穿刺更有优势。通过 3D 打印模板辅助 CT 引导技术可实现不同部位、运动器官和不规则形状肿瘤粒子植入剂量最佳适形度，该技术确保粒子植入治疗成为可计划、可控制、可评估的低剂量率近距离微创外科技术，治疗精度大大提高。

3D 打印模板技术有严格的流程步骤，技术核心为将外放疗的定位复位技术、影像引导技术引进近距离治疗中。本单位将流程分为 8 个步骤（图 4-69）。

流程的制定使组织间近距离治疗的治疗评估（QA）及质量控制（QC）更规范，使植入针及放射性粒子的位置准确，从而达到剂量精准的目的。

北京大学第三医院采用 3D 打印非共面模板辅助治疗复发恶性肿瘤，在减小误差、剂量验证及降低不良反应方面取得了良好的效果。

3. 多模态联合引导粒子植入 除上述超声及 CT 引导方法外，尚有多种影像引导方式联合应用，如 CT 联合 PET、CT 联合 MRI、CT 联合超声、超声联合 MRI 等。采用不同影像融合技术，可以确定肿瘤靶区更准确，对血管、神经、骨骼等器官的判断更明确，从而有望提高肿瘤的控制率、降低

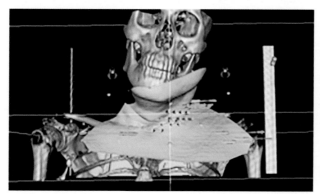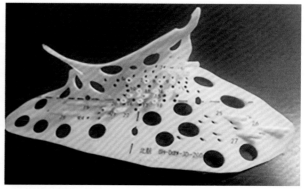

图 4-68 头颈部 3D 打印模板电脑设计图及实物图

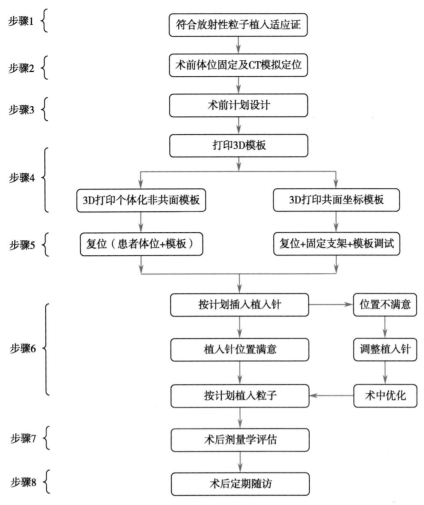

步骤1 { 符合放射性粒子植入适应证

步骤2 { 术前体位固定及CT模拟定位

步骤3 { 术前计划设计

打印3D模板

步骤4 { 3D打印个体化非共面模板 | 3D打印共面坐标模板

步骤5 { 复位（患者体位+模板） | 复位+固定支架+模板调试

步骤6 { 按计划插入植入针 → 位置不满意

植入针位置满意 | 调整植入针

按计划植入粒子 ← 术中优化

步骤7 { 术后剂量学评估

步骤8 { 术后定期随访

图 4-69　3D 打印模板辅助放射性粒子植入流程图

周围组织的不良反应。多模态影像技术目前是研究的热点之一，通过相关研究，影像及计算机技术进步，未来应用前景看好。

（姜玉良　王俊杰）

第四节　质子、重离子技术

一、质子治疗技术

（一）基本原理及系统介绍

质子放射治疗设备是一种以质子束流作为治疗手段的治疗设备。它的核心技术是将质子加速到临床上可以应用的能量，并将质子束流准确地照射到人体内肿瘤部位。从物理角度来说，质子就是经过电离后的氢核，与传统的光子治疗具有本质的区别。首先，加速氢核到临床上可以应用的能量就需要一种更高效的加速器，同时由于质子束流带电，在人体内的相互作用也与光子完全

不同。William Bragg 第一次提出了带电粒子在与物质相互作用时，会在射程的末端迅速释放大量的能量，即为布拉格（Bragg）峰（图 4-70）。质子束的最大特征是它进入人体内形成尖锐的 Bragg 峰。在形成峰之前的低平坦段为坪（Plateau），峰后则是一个突然减弱陡直的尾。由于 Bragg 峰过于窄，所以一般都将它扩展后形成与肿瘤大小吻合的扩展 Bragg 峰（SOBP）。但对于小的肿瘤则可调整质子束的能量，使 Bragg 峰直接作用于肿瘤。

质子技术与光子技术最大的区别在于：①在射线到达肿瘤区前，剂量相对光子技术要低很多，这非常有助于降低射线路径上对正常组织的伤害，当选择的照射束在达到靶区的途径上必须经过某些重要器官时，这些器官和组织所受到的照射剂量也要比光子照射低得多，因此有更多的投射角度可供选择；②在靶区位置，剂量大幅度提升，可以在最大限度保护肿瘤靶区周围及后方的重要器官和正常组织的前提下满足对肿瘤的处方剂量，

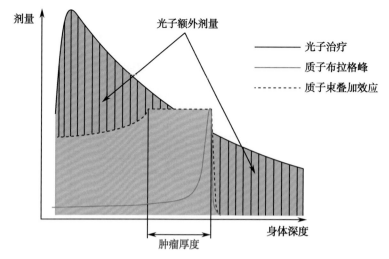

图 4-70 质子治疗剂量和传统光子治疗剂量比较

对靶区给予更高的剂量,并可使用低分割照射,以提高肿瘤的局部控制率;③在靶区后部,射线剂量迅速降低,对正常组织的影响几乎可以忽略。

质子治疗系统从结构上可以大致分成以下几部分:

1. 质子加速器 质子加速器系统主要分为回旋加速器和同步加速器两种。

回旋加速器的特点是体积相对较小,独立的系统即可完成质子的生成和加速。质子的产生通常有两种,一种是通过水的电离产生氢气,再将氢气电离产生质子;另一种则是直接使用氢气,电离后产生质子。电离后的质子在回旋加速器中会受到电场和磁场的双重作用。磁场的方向与质子运动平面相垂直,由此产生的洛伦兹力始终与质子运动方向垂直,宏观上就产生了质子在磁场中的螺旋运动。与直线加速器对电子加速的原理相似,为了将质子有效加速,在回旋加速器中设置交变电场,质子在高频电场中持续加速。多次通过高

频电场供电的间隙后,随着能量的增加,质子的旋转半径持续增加,直至达到能量级,再利用磁和电偏转将质子束从加速器引出。回旋加速器工作原理及示意图见图 4-71。

质子治疗时要根据肿瘤本身深度和厚度选用不同能量的质子,由于回旋加速器引出的质子能量是固定的,因此需要在回旋加速器和治疗室之间设置一个能量选择系统(ESS),该系统由降能器、准直器与离子光学用的各种磁铁和测量元件组成(图 4-72)。降能器材质一般为石墨、铍(Be)和铝(Al),当质子通过降能器时,降能器厚度越大质子能量降低越多,因此使用不同厚度的降能器即可得到不同程度能量的降低。当回旋加速器引出的能量为 230MeV 的质子进入能量选择系统,通过调节降能器的不同厚度,就可以在输出端得到能量为 70～230MeV 之间连续可调的不同能量的质子束流。

市场上的回旋加速器分为常温回旋加速器和

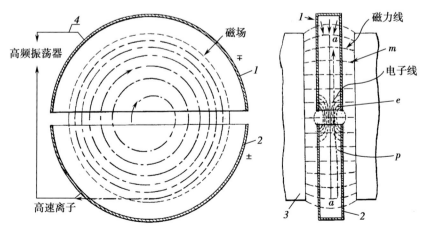

图 4-71 回旋加速器工作原理及示意图

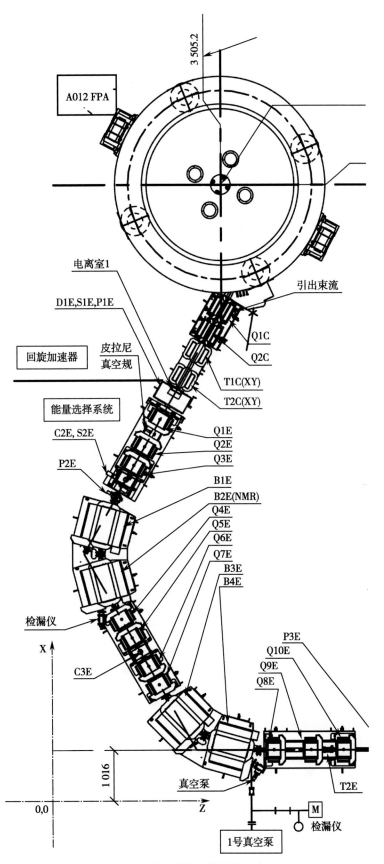

图 4-72　能量选择系统结构示意图

超导回旋加速器。在电流产生磁场的过程中，电阻会消耗大量的电能，这不仅需要更大的体积实现磁场的强度，同时能源的消耗也是巨大的，而与常温回旋相比，超导回旋加速器是磁力线圈在 4K 的低温下工作，这样的低温会产生超导效应，电阻消失，这在应用中会大大减少能量以热能的形式损耗，同时达到相应磁场的要求时，体积也会大大缩减。

同步加速器与回旋加速器相比，质子的加速原理完全不同。通常的设计需要一个质子的加速段，能将质子产生并加速到一个相对较低的能量（大多数质子设备会将质子加速到 7MeV 左右），之后质子会被注入一个环形的加速环中，在加速环中不断加速到设定的能量，最后将其引出（图 4-73）。

同步加速器首先经过直线加速管将质子加速到一个较低的能量，之后注入加速环中将质子加速到临床可用的能量，是通过加速环中的直线段加速质子，之后根据质子的能量调整偏转段的磁场场强，以保证质子束流在不同能量下的准确偏转。同步加速器在某个特定的时间加速同一束质子，在质子达到期望的能量导出后，才能加速下一束质子。所以同步加速器的质子流是脉冲式的，每个脉冲中约含质子 10^{10} 个。质子可以以任何期望的能量被导出，传输到患者体内。而不需要如回旋加速器需要设置能量选择系统（ESS）从固定的最高能量降低到期望值，从而减少在能量选择系统 ESS 上的有害辐射，也降低整个质子系统的辐射防护要求。脉冲的导出时段可即时变化，随时开始或停止。同步加速器设计以及控制特点为将扫描射束投放到移动目标上提供了较大的灵活

性，快速的能量变动以及强度调制可支持最先进的三维笔形束扫描技术。同步加速器与回旋加速器区别见图 4-74。

总之，回旋加速器和同步加速器都可将质子加速到临床可用的能量，从物理角度来说殊途同归。回旋加速器的优点是，加速器的体积小，占地面积小。一些质子中心对质子区的占地面积有很多的限制，在这种情况下，回旋加速器即可显示出其优势。而同步加速器的加速物理原理相对清晰，所以不仅是质子，其他重离子也可经由加速环进行加速。目前市场上的重离子设备均采用同步加速器。

2. 束流传输部分 束流传输系统用于将加速器产生的质子束流输送到患者治疗部位附近。沿束流传输线管道放置四级磁铁、偏转磁铁、导向磁铁、束流测量设备和真空设备。四级磁铁用于对质子束流进行聚焦，偏转磁铁用于改变束流的方向，导向磁铁用于纠正质子束流在系统安装时产生的偏离。

3. 治疗部分 质子治疗室终端为治疗患者的场所，包括固定束治疗室和旋转机架治疗室。旋转机架治疗室内含有旋转机架及旋转治疗头。旋转机架能够环绕卧姿患者进行转动，可实现 $180°\sim360°$ 旋转。通常每台加速器设备会连接一个到多个治疗室，这样的设计可以更高效地为患者提供治疗，更加节省治疗时间，提高治疗效率。引入每个治疗室的束流线前端均设有一个束流闸，用于控制束流通过。当该治疗室没有治疗任务时，束流闸关闭，阻断束流进入治疗室；当需要治疗时，治疗控制系统即打开束流闸，允许束流通过。每个治疗室在照射时间上相互错开，即同一时刻只能向一个治疗室提供束流。

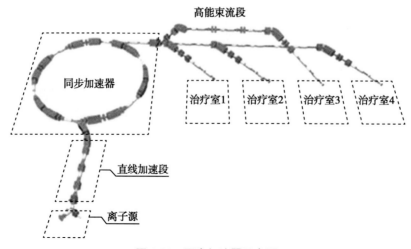

图 4-73 同步加速器示意图

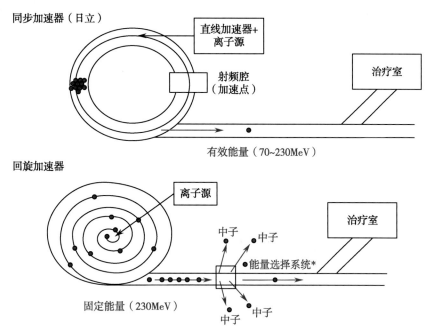

图 4-74 同步加速器与回旋加速器区别示意图

＊配有降能器的能量选择系统。

每间治疗室内均设有一套治疗定位系统，用于患者治疗前的定位。治疗定位系统由 X 光球管、接收器和高压发生器组成。由高压发生器提供高压电源到球管上，球管发出 X 射线到接收器上形成图像，最后在治疗控制系统内进行图像处理，使其满足放疗中图像使用的要求。每间治疗室内部设有单独的操作间，用于操作治疗定位系统，进行治疗前的模拟定位。操作间的位置应避开 X 射线的照射方向。

使用质子束治疗患者有以下几种方式：单散射（新设备已不再采用，本文中不做介绍）、双散射、摇摆式扫描以及笔形束扫描。

（1）双散射（double scattering）：笔形束扫描技术引入质子治疗前，临床上应用的主要是双散射技术。双散射是一种通过双散射膜横向分散束流

的被动技术，对射入的狭窄束流进行散射成治疗野，再根据不同角度下靶区的形状制作挡块，使其在指定区域和指定深度形成平坦且对称的束流（调制），从而进行肿瘤治疗。这种方法与传统的电子线治疗法相类似（图 4-75）。

为了在深度上达到合适的剂量分布，需要根据治疗计划传输所需的质子束能量。首先，选择预定义的能量并传输至治疗头。根据靶区的厚度，使用射程调制器产生不同射程的多个布拉格峰，之后组合起来形成一个扩展布拉格峰。不同的厂商有多种射程调制器的设计。

在横向上需要将束流扩展在处方靶区上，以照射处方剂量。双散射模式是基于成熟的、众所周知的双散射方法，是一种静态的横向束流扩展系统。射入的狭窄束流先后经过初级固定散射器

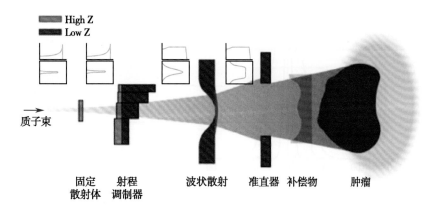

图 4-75 双散射技术所采用的部件示意图

和次级散射器进行散射，形成一个最大射野尺寸的平坦且对称的束流分布。次级散射器是双材料设计，用于在射野区域内使束流平坦。对靶区的照射限制是通过挡块实现的，挡块放置在治疗头末端，形成对靶区的射野形状，并尽可能接近患者，以减小半影。图4-76展示了使用不同元件之前和之后的横向束流曲线。

由于每个患者都需要在不同角度进行挡块的设计，人工成本和周期较长，成本较高。不仅如此，质子线的散射不可避免地会出现中子散射。中子线穿透力强，对患者的辐射剂量也很难在临床计算，尤其是在用于治疗孕妇和儿童患者时更应慎重。无论如何，过量的照射通常是来自质子而非中子。

（2）摇摆式扫描（wobbling method）：摇摆式扫描是一种横向分散束流的技术。射入的狭窄束流尺寸相对照野而言，占一个较大比例的面积，由磁铁扫描进行移动以产生平坦的射野。束流受两块磁铁影响，在 X 和 Y 方向上移动，使束流（圆角）沿锯齿型路线行进。和双散射模式一样，摇摆式扫描同样需要患者专用的准直孔径和挡块。纵向的束流分散是通过使用静态模式的某种射程调制器实现的。摇摆式治疗模式是由多次微小照射组成的，用于在治疗区域内形成一个扩展布拉格峰，治疗区被分成多层，每一层对应一个穿透深度。为了在深度上实现合适的剂量分布，需要根据治疗计划传输所需的质子束能量。

（3）笔形束扫描（pencil beam scanning, PBS）：PBS 是一种在治疗区域内分散质子束流的主动技术。通过精确控制 Bragg 峰的位置，将高剂量点置

于靶区，同时在靶区之前的路径上以较低的剂量沉积，保证正常组织受到低剂量照射，而在靶区后部，射线剂量会降低到几乎可忽略不计，这对肿瘤位于危及器官之前时，可以非常好地保护好危及器官。笔形束的使用是与对束流的精确控制有关的。对三维空间的靶区进行投照，实质上是通过控制束流的能量，从远层到近层进行逐点扫描。不同层间扫描的切换速度会影响到总的治疗效率。

笔形束扫描技术通过调节能量控制治疗深度，通过扫描磁铁控制横向扫描运动，通过控制各点停留时间控制剂量分布。由于笔形束可以用来设计高度适形的治疗计划，故可以帮助放疗医师实现前所未有的精确性。采用扫描法时，质子在患者体内可产生接近完全的能量传递，可不用或减少使用挡块，因此可减少质子与患者周围物质的相互作用，显著降低不必要的中子。笔形束扫描的缺点在于治疗移动肿瘤时缺乏鲁棒性，因此当前双散射技术仍是治疗移动肿瘤的最佳选择，但是多家公司正在研究不同的解决方案，以期用质子扫描技术来治疗移动肿瘤。

质子治疗技术相较光子治疗技术具有剂量学优势。首先，质子对射线路径上的危及器官的保护作用就是光子所不能比拟的。另外，在保护正常组织的前提下，对肿瘤靶区即可进行更大剂量的治疗，以期更快地消灭肿瘤。越来越多的质子治疗中心都会逐步开展大分割的质子治疗，有限次数的照射达到临床上的效果是肿瘤治疗的根本目标。不同的束流发生装置和照射手段都是为了能将临床需要的射线投照到肿瘤位置。此外，

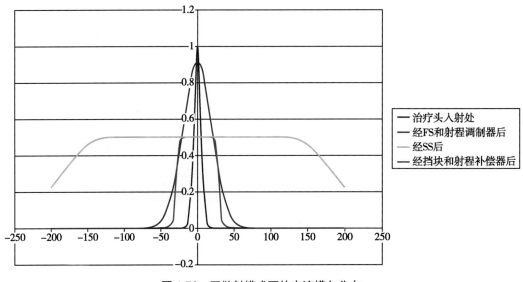

图 4-76　双散射模式下的束流横向分布

与直线加速器的发展类似，质子治疗设备的发展也需要图像引导装置的配合。不论是传统 CBCT 或是新型双能 CT/CBCT 的应用，从根本上说都是使肿瘤更加无处遁形，将剂量集中在靶区。包括质子 CT 技术在内，这都将是是质子治疗技术临床应用和研究的趋势。

（二）主要治疗设备简介

本节仅就目前已具有上市销售许可资质且拥有完成安装的用户的几大主要质子治疗设备商及其设备技术特点展开介绍。

1. 比利时 IBA 公司 IBA 公司于 1998 年提出了生产 230MeV 质子（粒子）回旋加速器解决方案。2001 年，位于美国波士顿的麻省总医院 Francis H. Burr 质子中心利用 IBA 安装的质子治疗系统 Proteus PLUS（图 4-77）治疗了首位患者。

Proteus PLUS 系统采用 IBA C-230 回旋加速器是一种固定能量、等时回旋加速器，可以产生连续的 230MeV 固定能量的束流。通过能量选择系统把由加速器引出的 230MeV 固定能量束流转化为绝对能量和能散度可控可验证的束流，束流变化范围为 70～230MeV。自回旋加速器引出的 230MeV 的质子束首先经过四极磁铁聚焦到降能器，借由降能器可做连续能量调节，其能量的调节时间少于 500 毫秒。之后通过束流传输系统在每个治疗室的入口处和能量选择系统相连接。在治疗室内，束流传输系统将在旋转机架或固定束流线延续到束流配送系统。束流传输使用磁束传输单元，可自动调节。

Proteus 采用旋转机架，机架上装有质子束偏转磁铁和聚焦磁铁、真空系统和射线监测器。该机架使质子能依照同心旋转，以在治疗室内进行多野不同入射角的照射。机架直径约 11m，重达 100t，可进行 ±185° 旋转。机架半径的精度小于 1mm。

治疗头分通用治疗头和专用治疗头两种。通用治疗头适用于笔形束扫描和双散射两种治疗方式治疗，数分钟即可完成不同模式之间的转换。其临床应用特点体现为：①笔形束扫描：更好的计划适应性，可以快速层扫描和在最小的层转换时间进行体积重复扫描；②双散射：无须手动调换大量的调节盘，每一射程和每一调制即能自动且完美地实现平坦的扩展布拉格峰。通常双散射模式应用于移动肿瘤，安全且有效。笔形束扫描专用头则支持单野均匀剂量和多野优化或者称为调强质子治疗。

除了常规型 Proteus PLUS 质子治疗系统，IBA 在 2010 年推出一款单室紧凑型质子治疗系统 Proteus ONE，这一单室系统尺寸仅为当前旋转机架配置的 1/3，回旋加速器更加小巧，从加速器到治疗室的束流路径更短。

2. 日本日立公司 日立的质子治疗系统（图 4-78）的加速器为同步加速器，搭配高频驱动引出技术（图 4-79）来提供质子射束，非常适合点扫描应用。其次单次周期内多级能量引出技术使得质子束流能量可以在同步加速器的一个运行周期内实现多级能量引出，切换时间约 0.3 秒，可实现在单个运行周期内的多层照射，大幅度提高了剂量率（约 +30%），缩短照射时间。

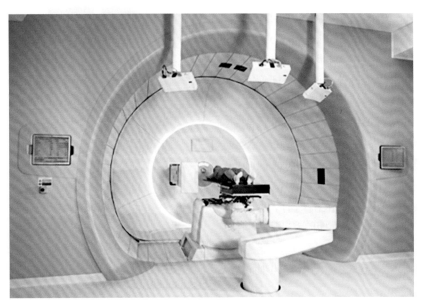

图 4-77　IBA 质子旋转机架治疗室

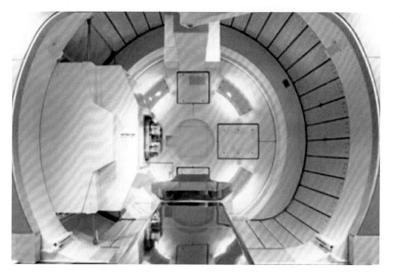

图 4-78　日立质子系统旋转机架治疗室

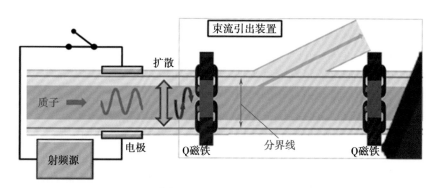

图 4-79　高频驱动引出（RFDE）技术原理图

一体化的同步加速器另一优势是可以加速多种粒子，系统可以在 2 分钟内实现从质子照射到碳离子照射的切换，同时具备质子点扫描照射技术、碳离子点扫描照射技术、质子旋转机架锥形束 CT，可充分发挥质子和碳离子两种粒子的治疗优势。采用离散点扫描（discrete spot scanning）方式可以更好地保护患者的正常组织，减少不良反应，提高患者的生活质量。其治疗头设计如图 4-80 所示。

运动器官实时追踪门控照射技术是通过在肿瘤附近植入 2mm 的金标，并使用 CT 装置预先掌握肿瘤中心与金标的位置关系，再利用双向 X 线透视装置，通过模型识别技术自动识别透视画面上的金标，并周期性地反复计算其空间位置。只有当金标位于计划位置数毫米范围内时，才会进行照射（图 4-81）。而且加速器的可变运行周期技术可实现高效率门控照射（呼吸门控、运动器官实时追踪门控照射技术）。为解决运动器官照射问题提供了帮助。

日立也有紧凑型同步加速器，可为单室和多

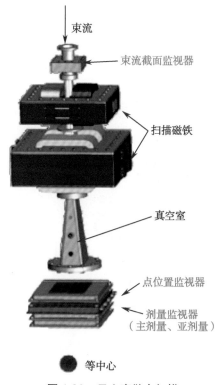

图 4-80　日立离散点扫描

室系统提供动力并提供完整的旋转机架选择，包括360°和190°机架。

3. 日本住友公司 住友质子治疗系统可提供单室或多室的布局，此外还可提供垂直射束传输设计以缩小设置空间。对于机架的选择有传统的旋转机架或固定束治疗机架，且多功能照射喷嘴，也能于不更换硬件的情况下更改扩束方法或扫描方法。

住友的质子加速器系统采用回旋加速器，其质子治疗系统具有以下特点：①通过笔形束扫描照射法进行三维照射；②高精度多叶准直器；③多功能照射头，兼容笔形束扫描照射法和扩束照射法（摇摆照射法）；④高照射剂量率（15Gy/min）；⑤配备高精度的患者定位系统（图4-82），使用可交叉双向同时拍摄的DR系统和6轴控制治疗床；⑥呼吸门控系统，可对肺癌等运动器官进行精准照射。

住友紧凑型质子治疗系统使用的是短轴型旋转机架。束线通过三维排列将旋转轴方向的长度减半。此外，可通过将短轴型旋转机架和回旋加速器设计成垂直配置方式，可以减少66%的占地面积及减少57%的建筑物容积。

4. 美国VARIAN公司 美国瓦里安医疗系统公司（Varian Medical Systems）的产品ProBeam紧凑型超导回旋质子治疗系统（图4-83）能够实施笔形束扫描，提供360°全方向射束治疗、采集患者图

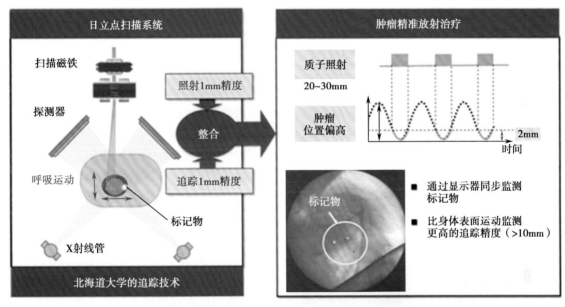

图 4-81 日立的运动器官实时追踪门控照射技术示意图

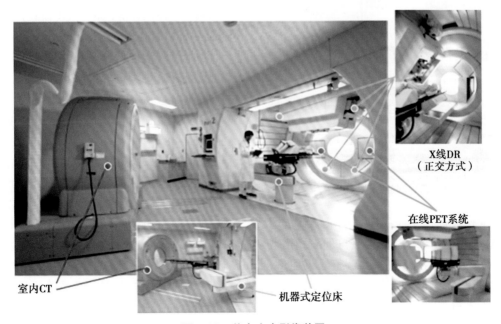

图 4-82 住友室内影像装置

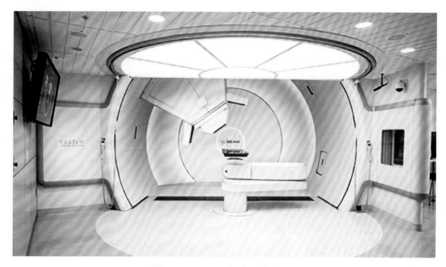

图 4-83　瓦里安质子治疗室

像，同时可搭配使用 CBCT，取得三维解剖图像和软组织影像。瓦里安的 ProBeam 系统目前提供多室与单室的解决方案。

ProBeam 的超导回旋加速器重量为 90t，能量可达 250MeV，使用水电离方式作为主质子源，氢气瓶作为备份的方式，这样可保证质子的产生，其中一种方式的故障也不会影响使用。采用紧凑离子源设计以缩小体积与降低成本，并采用碉堡设计（图 4-84），以方便借由上部铁轭升降控制系统以便维修操作。

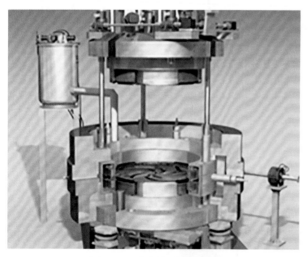

图 4-84　超导回旋加速器

可变能量狭缝选择系统的质子能量调整范围为 70～250MeV。借由调控三个高密度的石墨楔型器于射束路径中，来精准且快速的调整射束能量。束流传输系统将质子传送到选定的治疗室，并允许射束特性不受机架旋转角度的影响。其设计可灵活运用于多治疗室，且各室切换时间约 30 秒。

瓦里安的笔形束扫描技术可以在 0.9 秒内进行层间切换，保证治疗效率。瓦里安的笔形束斑可以在 30cm 的水中控制在 4mm 出射。同时为了保证治疗系统的鲁棒性还配备了 Dynamic Peak 运动管理系统（图 4-85）。瓦里安同样提供了紧凑型 ProBeam 单室系统，其占地面积更小，与常规型多室系统相比，单室系统占地面积为其 1/3（图 4-86）。

5. 美国 MEVION 公司　Mevion 质子治疗系统的设计理念是实现类似于直线加速器的现代化质子治疗平台，高集成化结构占地小（相当于常规加速器机房），采用与现有直线加速器放射治疗类似的工作流程。其超导质子加速器（图 4-87）采用"零液氦"技术的低温超导同步回旋加速器技术，缩小了质子加速器的尺寸和重量，实现了质子加速器的小型化、轻量化、低耗能；加速器可被直接安装在旋转机架上；从加速器直接引出射束，无须偏转系统。

同心式双结构型旋转机架配合 DirectDose™ 专利质子束流传输技术能够准确适应不同治疗计划。加速器直接安装在外层旋转机架上，束流调制等设备安装在内层旋转机架上，可明显提高稳定性（图 4-88）。

精准投照系统标配有 X 线成像设备，并可根据需求在治疗室内配备 CBCT 或诊断级 CT/MR 等影像设备，配合六维机器人治疗床以及患者自动摆位及动态跟踪系统，可实现亚毫米级 IGRT、ART 质子放射治疗。超高速笔形束扫描技术的设计结构可保证在提高放疗稳定性的同时提供较高品质的 IMPT 治疗。所采用的新型技术——AdaptiveAperture 自适应孔径，是一种质子多叶准直器，可实现锐利的横向剂量梯度。Mevion 的自

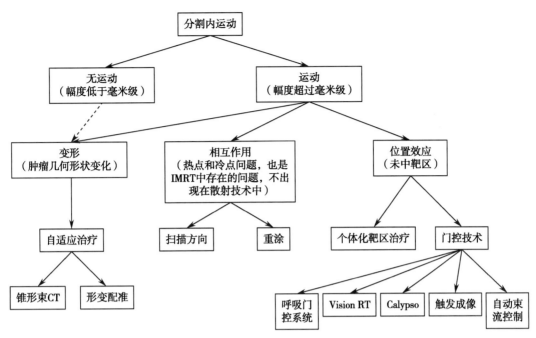

图 4-85 Dynamic Peak™ 运动管理系统概念图

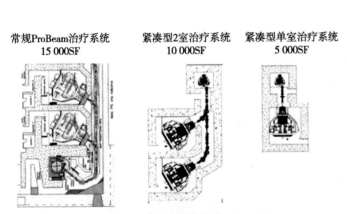

图 4-86 常规型与紧凑型占地面积比较

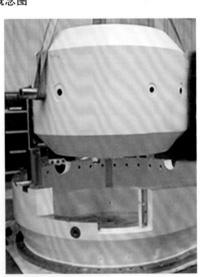

图 4-87 Mevion 同步加速器主机

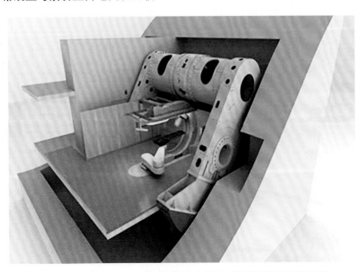

图 4-88 MEVION 一体化高精度同心式双结构型旋转机架

适应孔径质子多叶准直器是质子治疗所特有的，用于保护治疗中的敏感器官，仅需 6 秒的时间即可全面均匀扫描体积 1L 的肿瘤，可以显著减少由于肿瘤或患者运动所造成的不确定因素。同时专利的自适应准直孔径技术可保证在需要的地方（肿瘤的边缘）提供较好的半影尺寸，使整个靶区都能得到较好的剂量测定半影。

6. 美国 PRONOVA 公司 ProNova 系统目前配置的加速器采用了与 IBA 和住友公司的常规型质子设备的回旋加速器相同的设计。首先轻型超导旋转机架利用超导技术，使得质子束线在 4m 的半径内完成一次 60° 和一次 150° 的弯转。该质子束在离患者 2m 的扫描磁铁内被转化为预先设定好的剂量。支架可围绕患者做 360° 等中心旋转。等中心旋转支架和 6 自由度患者定位系统（PPS）可为从各个角度处理目标肿瘤提供灵活性。系统同样对笔形射束扫描治疗方式对剂量一致性进行

了优化，并实现传递至患者中子剂量的最小化。

各治疗室均拥有其能源选择系统（ESS），质子束能量可在此由 230MeV 调整到降低至 70MeV 的治疗能量，并转化为在水中每毫米步幅处于 4～32cm 的质子渗透范围变化。通过使用双楔翼形铍降能器，治疗计划所指定的展宽布拉格峰（SOBP）能量级别可在 200 毫秒内完成准确调整。

ProNova SC360 的患者位置确认系统（图 4-89）是一个可获得高清 2D 或 3D 图像的锥形束 CT，患者可在任何治疗位置。该系统利用一个安装到患者定位器上的成像环，以获得投影平面 2D 图像以及巨大视场（LFOV）锥形线束 CT（CBCT）3D 容积，从而捕捉到患者在治疗位置的整体轮廓。荧光镜检查、4D 成像和双能量成像、质子束间和质子束内成像均可实现。

7. 美国 PROTOM 公司 Radiance330 质子治疗系统（图 4-90）是由 ProTom 研制的紧凑型同步

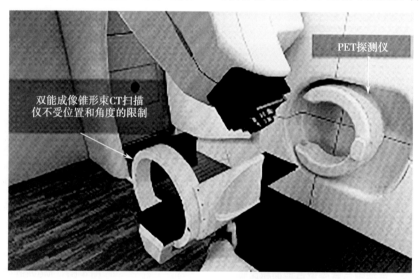

图 4-89　双能 CT 和 PET 探测仪配置

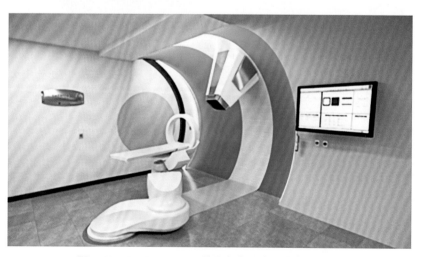

图 4-90　Radiance 330 质子治疗系统治疗室内观图

加速器质子治疗设备，该设备采用模块化设计，这样的设计允许设备能在不同建筑结构的放疗设施里布置开来。此外，Radiance330采用的是高效且次级污染极低的紧凑型同步加速器；配合笔形束扫描使用可确保治疗高精度。该同步加速器可产生70～250MeV质子束用于临床治疗。

ProTom的机架设计为180°的旋转，即质子束可以从等中心上方入射旋转至由等中心下方入射。该系统中也可以支持无机架只有水平输出的质子束治疗室。这样的水平射束多用于治疗前列腺癌、脑癌等，通过治疗床的转动即可使用不同的射束水平面上有效的治疗。Fidelity束流扫描系统可以离散点三维点阵的模式，逐点对肿瘤体进行扫描。射束深度可在1.2秒内改变，并达到亚毫米级精确度。ProTom的照射野大小为29cm×31cm，这个照射野可以一次性扫描绝大部分放疗肿瘤，减少因为照射野大小不足而需要多个射野合并的治疗手段，降低了由于多个射野合并而造成的场边界匹配的剂量不确定性，并减少患者治疗时间，提高了治疗效率。配备的影像系统既有最基本的是二维X射线平板成像，也提供锥形束CT图像引导系统。配合6D治疗床系统，确保患者治疗的精确性。

（任　斌　石海鸥　唐劲天）

二、重离子治疗技术

（一）重离子治疗技术发展历史及现状

1946年，罗伯特·威尔逊（Robert Wilson）首先提出了利用高能粒子束治疗肿瘤的设想。1952年，在美国加州大学伯克利分校的劳伦斯·伯克利国家实验室（Lawrence Berkeley National Laboratory，LBNL）开展了最初的质子和氦粒子放疗实验，并于1954年该实验室进行了世界上首例质子射线治疗晚期乳腺癌患者。至此，拉开了人类利用高能粒子（质子和重离子）治疗恶性肿瘤的序幕。此后，世界各国在加速器物理实验室内相继开展了相关临床试验。1957年劳伦斯·伯克利国家实验室开始了氦离子治疗的临床试验，1975年开始了氖粒子的临床试验，但是由于研究经费等问题，这些项目在1992年终止了。在LBNL之后，1993年，日本国立放射线医学综合研究所（NIRS）在千叶县（Chiba）建造了重离子医用加速器（Heavy-Ion Medical Accelerator in Chiba，HIMAC），1994年起开始重离子（碳离子）放疗临床试验，成为最早开始重离子治疗的中心。

相对于质子放疗来说，重离子放疗的技术、设备要求更高，投入更大，因此重离子的放疗临床试验起步比较晚。目前重离子中心主要集中在日本、欧洲和中国。

在欧洲，德国国家重离子研究中心（GSI Helmholtz Centre of Heavy Ion Research）于1997年首先开始进行重离子放疗临床研究，其在重离子治疗前期临床研究开展和推广方面做了大量工作。在2009年，由海德堡离子束治疗中心（Heidelberg Ion-Beam Therapy Center，HIT）延续其工作，开展质子/重离子治疗。2011年，意大利的国立肿瘤强子治疗中心（National Centre of Oncological Hadrontherapy，CNAO）开始了质子/重离子治疗。随后德国马尔堡大学（Marburg University）在2015年开始质子/重离子治疗。2016年，奥地利粒子束中心（MedAustron）也开始了临床研究。

在日本，由于NIRS的示范效应，重离子治疗发展很快。2011年，兵库离子束医疗中心（Hyogo Ion Beam Medical Center，HIBMC）成为日本第一家质子/重离子治疗中心。群马大学重离子医学中心（Gunma University Heavy Ion Medical Center，GHMC），佐贺重离子医学中心（SAGA Heavy Ion Medical Accelerator in Tosu，SAGA HIMAT）和神奈川癌症中心（Kanagawa Cancer Center，iROCK）相继于2010年，2013年和2015年开始治疗。目前日本还有两家在建的重离子中心分别位于山形县和大阪。

在中国，质子重离子治疗的起步相对较晚。2006年，在甘肃省兰州市，中国科学院近代物理研究所自主研发设备并开展相关临床试验；2015年5月，经过十几年的论证、筹建工作，上海市质子重离子医院（复旦大学附属肿瘤医院质子重离子中心）正式运营，该院也是目前国内唯一一家手续齐备的质子重离子医疗机构。同时，中国科学院近代物理研究所在甘肃省武威市也安装了自主研发的设备，目前正在通过CFDA的审核当中。

美国虽然最早开始重离子治疗的临床研究，但是目前美国并没有重离子治疗中心。这主要由于两个原因：一是重离子设备造价昂贵，如果没有国家支持，很难达到投资收益；二是目前缺乏比较重离子与其他类型治疗方法的证据。因此，目前美国把重离子定义为科研项目而并非临床项目。目前，美国国家癌症协会（National Cancer Institute，NCI）已经为即将开始的两个科研用重离子治疗中心项目提供了资金。此外，美国能源部（Energy Department）也将为研发重离子治疗加速器和传输系统提供资金支持。2015年，美国国家癌症协会也资助了达拉斯的得克萨斯西南医学中心（Texas Southwestern Medical Center，UTSW）和加利福尼亚旧金山分校粒子治疗研究组（Particle Therapy Research Group of UCSF）开展重离子治疗的研究。

另外，据最新的报道，韩国延世大学医院以及中国台湾省荣民总医院都将设立重离子治疗中心。

（二）重离子治疗系统概述及发展趋势

1. 重离子治疗系统的构成和原理 与质子治疗系统可以选用同步加速器或回旋加速器两种技术路线不同。重离子由于结构比质子复杂，粒子撞击后的核子反应也更复杂，无法使用固定能量加速器（回旋加速器）、阻拦式降能器和能量选择系统（ESS）来调节束流能量。重离子治疗系统只能采用可输出可变离子能量的同步加速器。

重离子治疗系统的构成与同步加速器类型的质子治疗系统非常类似，也分为同步加速器、束流传输系统和治疗室三个部分（图4-91）。

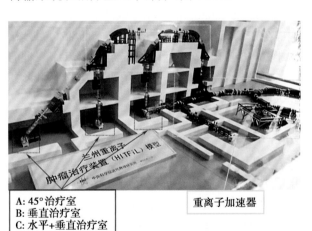

A: 45°治疗室
B: 垂直治疗室
C: 水平+垂直治疗室

重离子加速器

图4-91 兰州重离子治疗系统（HIMM）

2. 重离子治疗系统的小型化趋势 日本放医研（NIRS）从1994年开始使用世界首个专用于癌症治疗的大型加速器设施HIMAC（千叶医用重离子加速器）进行碳离子放疗，HIMAC加速器的直径是40m，能量为800MeV/n。HIMAC之后，德国重离子研究所从1997年开始碳离子放疗研究，并于2009年在HIT（海德堡离子束治疗中心）的质子/碳离子中心取得成功，HIT设施的碳离子旋转机架重达670t

（参考：2架空客A380空载重量加起来为557.6t），直径为13m（参考：4层住宅楼高12m）（图4-92）。

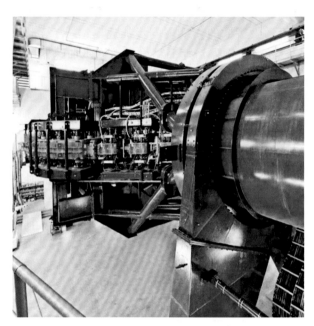

图4-92 HIT设施重离子旋转机架

基于放医研（NIRS）的技术开发，GHMC（群马大学重离子医疗中心）、SAGA HIMAT（在鸟栖的九州国际重离子医疗加速器）、iRock（神奈川癌症中心）分别在2010年、2013年和2015年实现了小型化的碳离子设施，日本小型化的碳离子加速器直径为21m，能量为400MeV/n（430MeV/n）。而最新的大阪重离子中心（2018年4月交付）的碳离子加速器的直径只有17m，但能量却高达430MeV/n（图4-93，图4-94）。

世界唯一的重离子超导旋转机架（重量为300t，长度为13m，旋转直径为11m）在日本的HIMAC中心，相比德国海德堡HIT的重离子常导旋转机架，在一定程度上实现了重离子旋转机架的小型化，代表了未来发展的方向。对于目前的商业化重离子设施来说，目前重离子超导旋转机架投资额和维护成本还是太大。

（三）主要重离子治疗设备

本节仅就目前已具有上市销售许可资质且拥有完成安装的用户的重离子治疗设备商及其设备技术特点展开介绍。上海质子重离子中心（SPHIC）采用的Siemens质子重离子治疗系统因Siemens已退出该领域，因此暂不做介绍；而日本三菱的质子重离子业务已于2017年年底被日立收购，因此亦不在此文中单独介绍。

1. 日本日立公司 日立将在核能领域积累的技术和经验应用于医疗领域，从20世纪70年代起，

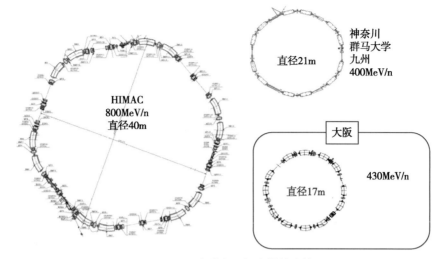

图 4-93 日本碳离子加速器的比较

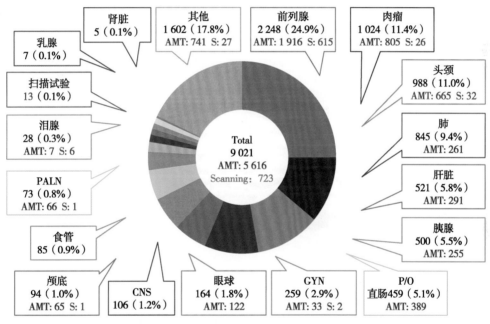

图 4-94 NIRS 的患者统计(截至 2015 年 3 月)

就开始为 JAEA 日本原子能机构和 KEK 国家高能物理研究所等科学研究机构提供超大型的粒子同步加速器及加速器控制系统用于高能物理方面的研究。并参与了日本国立放射线医疗研究所(NIRS)的重离子设施 HIMAC 的建设,承担了设施核心部分 800MeV/n 同步加速器的建造。这是世界上首个碳离子放疗装置,从 1994 开始治疗到现在,日本放医研(NIRS)通过该设施已治疗各类肿瘤患者超过 10 000 名,占全球碳离子治疗患者总数的 60%。

1996 年,日立向日本若狭湾能源研究中心(W-MAST)提供可加速质子、氦核以及碳离子的多用途同步加速器设施。2009 年以后若狭湾能源研究中心结束了医学临床研究,目前该设施仅用于生物学、细胞、材料的放射线照射基础研究。

2006 年,日立为德国海德堡离子中心(HIT)提供了同步加速器的核心部件——高频共振腔(RF CAVITY)。

基于技术/商业成熟度的考虑,日立选择优先发展质子放疗系统,于 1998 年建造了日本第一个商业化质子设施——筑波大学质子中心,之后先后向 MD 安德森癌症中心、北海道大学医院、梅奥诊所、约翰霍普金斯医院、圣裘德儿童医院、中国香港养和医院、新加坡国立癌症中心、西班牙纳瓦拉大学医院等多家顶级医疗机构提供了质子治疗系统。

直到 2014 年,日立质碳并举,成功中标大阪重离子中心的碳离子项目。

截至 2018 年 4 月，大阪重离子中心的碳离子设施已如约成功交付，该设施的加速器是目前世界上最小的碳离子加速器，直径只有 17m，能量却高达 430MeV/n（图 4-95）。

2018 年 4 月，日立又从中国台湾省台北荣民总医院获得了一套重粒子癌症治疗系统的订单。该系统计划设于台北荣民总医院新建的建筑内，将成为台湾省首台重粒子线癌症治疗系统。

日立所有在质子治疗系统中可实现的技术均可应用至重离子治疗系统中，包括：同步加速器的紧凑设计、多能量引出技术、实时影像门控动体追踪照射技术（4DRT）、图像引导技术及全部实现碳离子扫描照射的技术（图 4-96）。

（1）关于动体追踪技术：动体追踪技术是指，在掌握伴随呼吸而移动的器官（如肺和肝脏）的动态后，进行粒子线照射的技术。通过在肿瘤附近植入 1.5mm 或 2mm 的金标，并使用 CT 装置预先掌握肿瘤中心与金标的位置关系，再利用双向 X 线透视装置，通过模型识别技术自动识别透视画面上的金标，并周期性地反复计算其空间位置。只有当金标位于计划位置数毫米范围内时才会进行照射。相对于照射肿瘤全部活动范围的方法，该技术能够大幅减少对正常组织的照射。

（2）关于扫描照射技术：扫描照射技术是粒子线照射技术的一种，与以往的双散射法不同，并不对照射到肿瘤的粒子束进行扩散，而是保持粒子束的细小直径，按顺序切换照射位置的移动及停止状态，从而进行粒子线照射。对于具有复杂形状的肿瘤，依然可以按照其形状进行高精度的粒子线照射，将对正常部位的影响控制到最小。

此外，该技术还具有以下特点：①无须为每个患者专门准备个别的必要模具（Collimator×2、

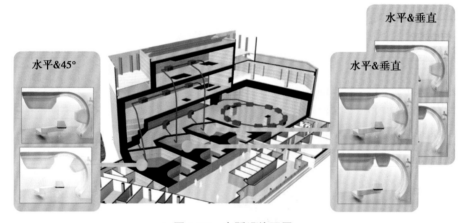

图 4-95　大阪设施配置

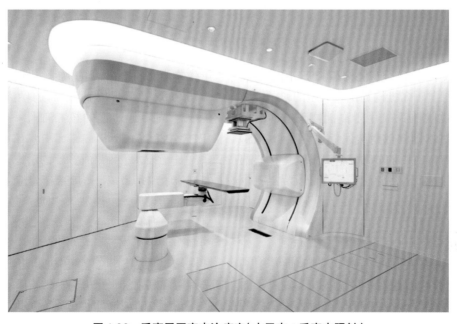

图 4-96　重离子固定束治疗室（水平束＋垂直束照射）

Bolus×3）；②由于粒子束的利用效率很高，所以产生的不必要的放射线也更少，利于降低患者及医院工作人员的身体负担；③能够减少医疗废物。

1）双散射法：利用粒子束经过物质后会扩散的特性，将细小的粒子束通过两个散乱物体扩大束流的直径。扩大后的束流再经过 Collimator、Bolus 整形，形成与肿瘤相近的形状。

2）Collimator：使用黄铜等厚板根据肿瘤的轮廓雕刻而成。通过这样来形成与肿瘤形状相近的质子束。

3）Bolus：使用聚乙烯等块状物体配合肿瘤的形状加工而成。可阻挡粒子束对肿瘤后方细胞的照射。

此外，日立合并了三菱的质子重离子业务。合并后，日立的全球业绩包括 6 个重离子设施（17 间治疗室）、22 个质子设施（59 间治疗室），已治疗患者总数超过 4.5 万人。

2. 日本东芝公司 东芝的重离子业务从 1984 年，作为兵库离子束医疗中心（Hyogo Ion Beam Medical Center，HIBMC）的供应商之一，东芝开始了其重离子的业务。最新的客户中心为日本神奈川癌症中心 iROCK。安装了 4 间固定束流治疗室，其中两间束流方向为水平，另外两间的束流方向为水平＋垂直方向，都可以使用笔形束扫描模式治疗患者（图 4-97）。

东芝的重离子治疗设备同样采用同步加速器产生质子束流。加速器直径为 20m，离子源和注入器位于加速器环的内部。加速器最大能量为 430MeV，加速的粒子可以达到 $1.2×10^9$pps。最大的照野为 20cm×20cm。

在 iROCK 的中心，东芝图像引导方案提供了正交的 X 射线系统以及房间内的轨道 CT，以更为精确地进行患者定位。图 4-98 为治疗室内景。

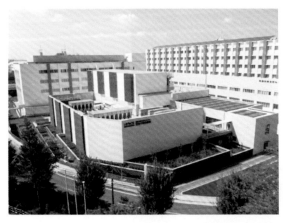
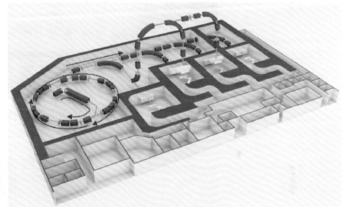

图 4-97 iROCK 中心的外观图和内部示意图

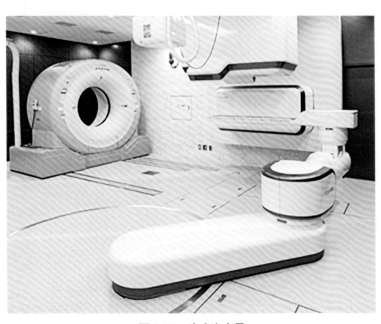

图 4-98 治疗室内景

目前,在重离子治疗领域,东芝成为唯一一家研发超导重离子旋转机架的厂家,第一个旋转机架将安装在日本NIRS。

由于重离子的最大能量达到430MeV,同时碳离子也远重于质子,因此机架的设计难度也比质子旋转机架大很多。该旋转机架采用超导磁铁技术,大大缩小了机架的尺寸,并可以旋转360°,极大地弥补了重离子治疗目前只有固定束流方向

的缺憾。东芝的机架设计采用圆筒结构,前后端加两个圆环。机架总长度13m,直径为11m,旋转角度为±180°。机架上共安装了10块超导磁铁。图4-99为东芝安装在NIRS的超导旋转机架。

有了重离子的旋转机架,东芝重离子设备的旋转机架治疗室基本可以实现与质子设备类似的治疗角度和功能。图4-100为东芝重离子旋转机架治疗室内景图。

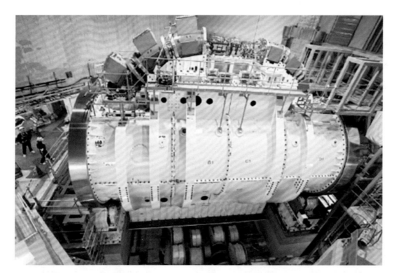

图4-99　NIRS的超导旋转机架

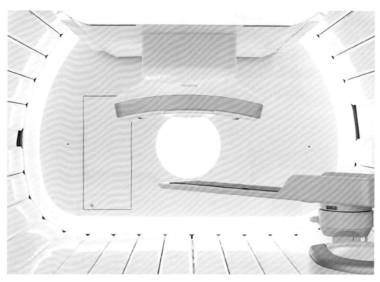

图4-100　东芝重离子旋转机架治疗室

（罗宏涛　张红志　吴嘉明）

参 考 文 献

[1] BENEDICT S H, YENICE K M, FOLLOWILL D, et al. Stereotactic body radiation therapy: the report of AAPM Task Group 101[J]. Med Phys, 2010, 37(8): 4078-4101.

[2] LEKSELL L. The stereotaxic method and radiosurgery of the brain[J]. Acta Chir Scand, 1951, 102(4): 316-319.

[3] LEKSELL L. Cerebral radiosurgery. I. Gammathal-anotomy in two cases of intractable pain[J]. Acta Chir Scand, 1968, 134 (8): 585-595.

[4] 王晖, 罗静. 旋转式γ射线立体定向治疗系统[J]. 中国医疗器械杂志, 1998 (5): 272-274.

[5] LINDQUIST C, PADDICK I. The Leksell Gamma Knife Perfexion and comparisons with its predecessors[J]. Neurosurgery, 2007, 61 (3 Suppl): 130-140; discussion 140-141.

[6] GANZ J C. Changing the gamma knife[J]. Prog Brain Res, 2014, 215: 117-125.

[7] NOVOTNY J, BHATNAGAR J P, NIRANJAN A, et al. Dosimetric comparison of the Leksell Gamma Knife Perfexion and 4C[J]. J Neurosurg, 2008, 109 Suppl: 8-14.

[8] NOVOTNY J, BHATNAGAR J P, XU Y, et al. Long-term stability of the Leksell Gamma Knife (R) Perfexion patient positioning system (PPS)[J]. Med Phys, 2014, 41 (3): 031711.

[9] NAKAZAWA H, MORI Y, HAGIWARA M, et al. Useful base plate to support the head during Leksell skull frame placement in gamma knife perfexion radiosurgery [J]. Nagoya J Med Sci, 2014, 76 (1-2): 27-33.

[10] BHATNAGAR J P, NOVOTNY J, NIRANJAN A, et al. First year experience with newly developed Leksell Gamma Knife Perfexion[J]. J Med Phys, 2009, 34 (3): 141-148.

[11] NIRANJAN A, NOVOTNY J Jr, BHATNAGAR J, et al. Efficiency and dose planning comparisons between the Perfexion and 4C Leksell Gamma Knife units[J]. Stereotact Funct Neurosurg, 2009, 87 (3): 191-198.

[12] LI W, CHO Y B, ANSELL S, et al. The Use of Cone Beam Computed Tomography for Image Guided Gamma Knife Stereotactic Radiosurgery: Initial Clinical Evaluation[J]. Int J Radiat Oncol Biol Phys, 2016, 96 (1): 214-220.

[13] ZEVERINO M, JACCARD M, PATIN D, et al. Commissioning of the Leksell Gamma Knife ® Icon™[J]. Med Phys, 2017, 44 (2): 355-363.

[14] TULEASCA C, LEROY H A, RÉGIS J, et al. Gamma Knife radiosurgery for cervical spine lesions: expanding the indications in the new era of Icon[J]. Acta Neurochir (Wien), 2016, 158 (11): 2235-2236.

[15] STIELER F, WENZ F, ABO-MADYAN Y, et al. Adaptive fractionated stereotactic Gamma Knife radiotherapy of meningioma using integrated stereotactic cone-beam-CT and adaptive re-planning (a-gkFSRT)[J]. Strahlenther Onkol, 2016, 192 (11): 815-819.

[16] ALDAHLAWI I, PRASAD D, PODGORSAK M B. Evaluation of stability of stereotactic space defined by cone-beam CT for the Leksell Gamma Knife Icon[J]. J Appl Clin Med Phys, 2017, 18 (3): 67-72.

[17] WAN H, CHIHIRO O, YUAN S. MASEP gamma knife radiosurgery for secretory pituitary adenomas: experience in 347 consecutive cases[J]. J Exp Clin Cancer Res, 2009, 28: 36.

[18] CHEUNG J Y, YU K N. Rotating and static sources for gamma knife radiosurgery systems: Monte Carlo studies [J]. Med Phys, 2006, 33 (7): 2500-2505.

[19] GOETSCH S J, MURPHY B D, SCHMIDT R, et al. Physics of rotating gamma systems for stereotactic radiosurgery[J]. Int J Radiat Oncol Biol Phys, 1999, 43 (3): 689-696.

[20] KUBO H D, ARAKI F. Dosimetry and mechanical accuracy of the first rotating gamma system installed in North America[J]. Med Phys, 2002, 29 (11): 2497-2505.

[21] 李巍, 荆斌, 查玉华, 等. LUNA™-260 型伽玛刀的原理与升级改造[J]. 中国医疗设备, 2012 (5): 104-107.

[22] 赵云达. 基于医学图像的治疗计划软件系统的研究和开发[D]. 西安: 西北工业大学, 2005.

[23] BETTI O, DERECHINSKY V. Multiple-beam stereotaxic irradiation[J]. Neurochirurgie, 1983, 29 (4): 295-298.

[24] BETTI O O, DERECHINSKY V E. Hyperselective encephalic irradiation with a linear accelerator[J]. Acta Neurochir Suppl (Wien), 1984, 33: 385-390.

[25] AVANZO R C, CHIEREGO G, MARCHETTI C, et al. Stereotaxic irradiation with a linear accelerator[J]. La Radiologia Medica, 1984, 70 (3): 124.

[26] COLOMBO F, BENEDETTI A, POZZA F, et al. External stereotactic irradiation by linear accelerator.[J]. Neurosurgery, 1985, 16 (2): 154.

[27] HARTMANN G H, SCHLEGEL W, STURM V, et al. Cerebral radiation surgery using moving field irradiation at a linear accelerator facility[J]. Int J Radiat Oncol Biol Phys, 1985, 11 (6): 1185.

[28] PODGORSAK E B，OLIVIER A，PLA M，et al. Dynamic stereotactic radiosurgery［J］. Int J Radiat Oncol Biol Phys，1988，14（1）：115.

[29] SAUNDERS W M，WINSTON K R，SIDDON R L，ct al. Radiosurgery for arteriovenous malformations of the brain using a standard linear accelerator：Rationale and technique［J］. Int J Radiat Oncol Biol Phys，1988，15（2）：441-447.

[30] LUTZ W，WINSTON K R，MALEKI N. A system for stereotactic radiosurgery with a linear accelerator［J］. Int J Radiat Oncol Biol Phys，1988，14（2）：373-381.

[31] WINSTON K R，LUTZ W. Linear accelerator as a neurosurgical tool for stereotactic radiosurgery［J］. Neurosurgery，1988，22（3）：454-464.

[32] LAX I，BLOMGREN H，NÄSLUND I，et al. Stereotactic radiotherapy of malignancies in the abdomen. Methodological aspects.［J］. Acta Oncologica，1994，33（6）：677.

[33] BLOMGREN H，LAX I，NÄSLUND I，et al. Stereotactic High Dose Fraction Radiation Therapy of Extracranial Tumors Using An Accelerator：Clinical experience of the first thirty-one patients［J］. Acta Oncologica，1995，34（6）：861-870.

[34] UEMATSU M，FUKUI T，SHIODA A，et al. 54 Linear accelerator-based multifunctional treatment unit for stereotactic radiation therapy for extracranial tumors［J］. Int J Radiat Oncol Biol Phys，1994，32（971）：168.

[35] BRADLEY J D，NOFAL A N，EL NAQA I M，et al. Comparison of helical，maximum intensity projection（MIP），and averaged intensity（AI）4D CT imaging for stereotactic body radiation therapy（SBRT）planning in lung cancer［J］. Radiother Oncol，2006，81（3）：264-268.

[36] WOLTHAUS J W，SONKE J J，VAN HERK M，et al. Comparison of different strategies to use four-dimensional computed tomography in treatment planning for lung cancer patients［J］. Int J Radiat Oncol Biol Phys，2008，70（4）：1229-1238.

[37] BROWN K，THOMPSON G. Agility：intelligent design［J］. Elekta Whitepaper，2010.

[38] HEINZERLING J H，ANDERSON J F，PAPIEZ L，et al. Fourdimensional computed tomography scan analysis of tumor and organ motion at varying levels of abdominal compression during stereotactic treatment of lung and liver［J］. Int J Radiat Oncol Biol Phys，2008，70（5）：1571-1578.

[39] ECCLES C L，DAWSON L A，MOSELEY J L，et al. Interfraction liver shape variability and impact on GTV position during liver stereotactic radiotherapy using abdominal compression［J］. Int J Radiat Oncol Biol Phys，2011，80（3）：938-946.

[40] WILLIAMSON J F. Monte Carlo and analytic caculation of absorbed dose near ^{137}Cs intracavitary sources［J］. Int J Radiat Oncol Biol Phys，1988，15（1）：227-237.

[41] LUXTON G，ASTRAHAN M A，LIGGETT P E，et al. Dosimetriccaculations and measurements of gold plaque ophthalmic irradiators using ^{192}Ir and ^{125}I seeds［J］. Int J Radiat Oncol Biol Phys，1988，15：167-172.

[42] MATSUMOTO S，TAKEDA M，SHIBUYA H，et al. T_1 and T_2 squamous cell carcinomas of the floor of the mouth：results of bracherapy mainly using ^{189}Au grains［J］. Int J Radiat Oncol Biol Phys，1996，34：833-837.

[43] KRISHNASWAMY V. Dose distribution about ^{137}Cs sources in tissue［J］. Radiology，1972，105：181-186.

[44] SAW C B，SUNTHARALINGAM N，AYYANGAR K M，et al. Dosimetricconsiderations of sterotactic brain implants［J］. Int J Radiat Oncol Biol Phys，1989，17：887-891.

[45] STEWART A，PARASHAR B，PATEL M，et al. American Brachytherapy Society consensus guidelines for thoracic brachytherapy for lung cancer［J］. Brachytherapy，2016，15：1-11.

[46] 刘世耀. 质子和重离子治疗及其装置［M］. 北京：科学出版社，2012：18.

[47] DELANEY T F，KOOY H M. Proton and Charged Particle Radiotherapy［M］. PA：Lippincott Williams & Wilkins，2008：29-30.

[48] 唐劲天，蔡伟明，曾逊闻. 肿瘤质子放射治疗学［M］. 北京：中国医药科技出版社，2004：93-95.

[49] MESOLORAS G，SANDISON G A，STEWART R D，et al. Neutron scattered dose equivalent to a fetus from proton radiotherapy of the mother［J］. Med Phys，2006，33：2479-2490.

[50] HANG H，WONG B，XU X G，et al. Simulation of organ-specific patient effective dose due to secondary

neutrons in proton radiation treatment[J]. Phys Med Biol,2005,50:4337-4353.

[51] SCHNEIDER U,AGOSTEO S,PEDRONI E,et al. Secondary neutron dose during proton therapy using spot scanning[J]. Int J Radiat Oncol Biol Phys,2002,53:244-251.

[52] 迪兰纳.质子及带电粒子放射治疗学[M].任斌,译.北京:人民卫生出版社,2011:38-41.

第五章 临床应用路径

第一节 临床应用指导原则

放射外科应用于临床已有半个世纪的历史，治疗部位从颅内扩展到颅外肿瘤，治疗技术从γ刀到X刀，病灶性质从良性到恶性，疾病分期从早期到晚期，现均已涵盖。唯有在病灶组织器官属性上有明确、清晰的限定，放射外科只能治疗在实质器官或相应区域发生的病灶。

一、放射外科设备选用

自1968年第一台Leksell Gamma Knife®投入使用，放射外科治疗设备日新月异，已可满足各种复杂要求，所以如何甄选不同情况下的最适设备，以达到最佳疗效的问题日益凸显。

（一）专用型放射外科设备

专用型放射外科设备，即为满足放射外科治疗要求而特别设计研发的设备，如Leksell Gamma Knife®、Cyber Knife®、国产头部和体部γ刀等。专用型放射外科设备充分考虑到了放射外科"小野、聚焦、精准"的特征，在兼顾靶区适形度的前提下，更易达到靶区内高剂量，靶区外低剂量的要求。同时，新一代的专用型放射外科设备全部采用图像引导技术，结合多模态影像定位，使靶区勾画及治疗验证更为精准。此外，以Cyber Knife®为代表的专用设备，充分考虑到脏器运动带来的靶区偏移，通过金标植入、呼吸监控等技术，可实时追踪靶区，从而做到动态精准治疗。综上所述，专用型放射外科设备已可满足大多数放射外科治疗要求，在硬件条件满足的临床中心应优先选用，特别是对刚性配准病灶（颅内、骨转移等）及大活动度病灶（双肺下叶、肝脏等），Cyber Knife®更具独特优势。

（二）通用型放射外科设备

通用型放射外科设备是为满足"一机通用"的

要求，应运而生且备受关注，如Edge® Radiosurgery System、Versa HD™、TomoTherapy® System。在兼顾适形和调强放疗的同时，通用型放射外科设备具备优异的图像引导装置、极高的治疗精度，可满足大多数放射外科治疗的要求。特别在多脏器、多病灶同期治疗方面，以TomoTherapy®为代表的通用型设备，采用一体化放疗计划，螺旋步进式治疗模式，单次完成全部病灶治疗，较专用型设备独具优势。与专用型设备相比通用型设备更具性价比，因此受到许多临床中心青睐。

如上所述，专用及通用型放射外科设备各有所长，各有不足，临床选择应取长补短，断不可一言蔽之，过分强调设备某方面的优势，而忽视患者的具体情况。

二、放射外科治疗适应证选择

（一）颅内放射外科治疗适应证

颅内放射外科治疗有非功能性病灶和功能性病灶两大类

1. 非功能性病灶 颅内原发或转移、直径<5cm的肿瘤或病灶，不能手术或拒绝手术者。良性肿瘤（脑膜瘤、垂体瘤、听神经瘤等）、恶性肿瘤（脑转移瘤、胶质瘤、生殖细胞瘤等），以及动静脉畸形等血管疾病。此外，要强调在顽固性颅内高压和脑室扩张情况下禁用放射外科治疗手段。

2. 功能性病灶 主要以三叉神经痛为代表。

（二）颅外放射外科治疗适应证

发生在并联器官或实质器官的原发或转移肿瘤，直径<7cm，不能手术或拒绝手术者。临床治疗频率较高的依次为肺癌、肝癌、前列腺癌、胰腺癌、脊柱肿瘤及骨转移、肾癌及各部位的转移瘤。放射外科禁用于治疗腔道器官发生的肿瘤，如食管癌、胃癌、大肠癌等。

1. 靶脏器选择 颅外放射外科治疗的靶器

官多以功能并联脏器为主，而串联脏器不应作为放射外科治疗的选项。功能并联脏器是指：正常生理功能不因局部异常或缺失，致使整体失能的脏器。因此，具备并联脏器特点的多为实质脏器，如脑、肺、肝、胰腺、肾、骨骼以及相应部位或区域。这主要因为放射外科治疗采用小野集束、高量损毁方式，必然造成靶脏器的局部功能缺失，若因此影响整个脏器的生理功能，结果不能被临床接受。

2. 靶病灶要求 放射外科治疗靶病灶应具备以下三大要求：①肿瘤体积相对小：放射外科独特的治疗模式—集束高剂量照射，肿瘤体积过大将增高周边正常组织受量，增加严重放射损伤风险。一般直径超过 7cm 的肿瘤病灶，不作为放射外科治疗的优先选项。②靶区范围清晰，动度可控：随着影像诊断技术发展，多模态影像融合已广泛应用于放射外科治疗的靶区勾画。以往单纯依靠 CT 影像勾画肿瘤靶区的方式，早已无法满足放射外科治疗对精确治疗的需要。对于无生理性运动的靶脏器，如头颈、肾脏、骨骼等，采用 CT、MRI 及 PET/CT 等多模态影像融合技术，往往可以清晰界定肿瘤边界。对于存在生理性运动的脏器，如肺脏、肝脏，精确界定靶区的活动范围仍是放射外科实施过程中的关键点。以肝脏的呼吸动度为例，Lax 等观察 28 例患者的肿瘤最大横向运动为 7mm，而纵向运动为 10mm。同时研究发现采用腹部加压装置，可显著减少肝脏的呼吸动度。此外，Herfarth 等评估了放射外科（SBRT）治疗的肝转移患者的准确性，也取得了上述类似的结论。综上所述，放射外科治疗需要清晰的靶区边界，包括精准的静态边界及动态范围明确可控。③与高危器官有安全距离：不同组织结构因其生理功能及损伤后危险性，往往具备不同的辐射耐受剂量及危险评级。例如，脑干、脊髓、视神经等重要功能器官，损伤后会造成严重后果，且大多无法逆转。在治疗这类邻近高危器官的病灶时，应谨慎判断靶区与其安全距离，若适度降低剂量仍无法满足要求，则必须放弃放射外科治疗方案。与之相反，脑、肺、肝脏、肌肉、骨骼等器官结构由于自身容积大，辐射耐受剂量较高，损伤后影响有限且可代偿恢复，应优先满足靶区剂量充足，以提高肿瘤局部控制为主要目标。必须知道，大部分组织结构具备一定辐射耐受剂量，且放射后损伤可评可控。心脏、胃肠道、膀胱等脏器，放射耐受与容积剂量

有关，因此在放疗中需综合分析判断，以到达肿瘤最佳控制与组织最小损伤的平衡。

三、靶区勾画原则

靶区勾画是放射外科治疗肿瘤的关键环节，最好是肿瘤放射诊断和放射治疗的专科医师共同参与，并由从业经验丰富的高级医师审核，从而达到肿瘤靶区勾画精确，危及器官勾画精细的勾画原则。因此，肿瘤靶区勾画需从以下两个方面着手。

（一）采用多模态影像融合判读肿瘤靶区边界

精准肿瘤靶区（gross tumor volume, GTV）的勾画无法离开现代影像技术支持，尤其是图像融合技术已成为肿瘤靶区勾画的必备条件。目前，勾画靶区所涉及的影像资料已从多模式如 CT、MRI、超声，向多模态融合发展如多时相 CT 扫描、功能磁共振影像、多探针 PET/CT。同时，部分治疗计划还涉及前期治疗改变、再程治疗评估、转移复发判读等复杂因素，靶区勾画还需融合不同时间点的影像资料。上述情况，造成靶区勾画参照影像种类繁多、内容庞杂，如何正确有效的判断肿瘤边界，需要大量医学影像专业知识，以及相关领域专家的协助。以胰腺癌 GTV 勾画为例：常规增强 CT 扫描下，肿瘤边界往往与周边正常组织分界不清，精确勾画靶区难度较大。Arvold 等报道，根据 CT 影像判断的肿瘤大小往往与病理不符，CT 影像会低估肿瘤大小。Hall 等报道，MRI 检查评价肿瘤实际大小存在 4mm 的中位误差。韩若冰等采用 DWMRI 成像对比增强 CT 勾画胰腺癌 GTV 靶区，结果显示 DWMRI 与 CT 图像勾画靶区存在显著差异，且对肝脏转移病灶检出更敏感。因此，采用多模态影像融合技术有利于肿瘤 GTV 靶区的精确勾画，但不同肿瘤不同时期的影像表现各异，仍需更多临床研究对比病理与影像表现，为临床实践提供支持。

（二）权衡临床设计靶区外扩与危及器官保护利弊

临床设计靶区（clinical target volume, CTV）是指恶性肿瘤对周边浸润、侵袭，且现有影像技术尚无法明确的病变区域，称为亚临床病灶。因此，不同组织类型肿瘤其生物学行为不同，肿瘤浸润、侵袭范围各异，需个体化、差异化设计。此外，多数非浸润性良性肿瘤包膜完整，边界清晰，放射外科治疗无须勾画临床设计靶区，如脑膜瘤、听神经瘤等。以非

小细胞肺癌为例，Giraud 等的研究观察了 354 个病例的病理切片，其中腺癌 176 张，鳞癌 178 张，最后得出腺癌及鳞癌镜下浸润值（microscopic extension, ME）中位值分别为 2.69mm、1.48mm，而为达到 CTV 包括 95% 的边界，腺癌和鳞癌分别是 8mm 和 6mm。因此，目前推荐肺腺癌及鳞癌的 CTV 在 GTV 外分别扩 8mm 和 6mm，但报道中早期病例并不多，其中位数仅为 2～3mm，因此对于早期非小细胞肺癌的 CTV 外扩 3～5mm 就足以满足。肿瘤靶区适度外扩形成临床设计靶区，势必造成周边危及器官受量增高。这就需要权衡肿瘤复发风险与严重不良反应发生概率的利弊关系，以保证最低损伤下的最高局控率。现有多项研究表明，放射外科治疗采用不同分割模式下的同一组织耐受剂量存在显著差异。Hanna 等编写的《放疗正常组织限量英国专家共识》，在总结既往数据和专家经验，明确了不同分割模式下同一组织的毒性限制标准（部分见表 5-1），在本书中还有很多不同部位正常组织剂量限制介绍。因此，放射外科治疗的 CTV 靶区勾画需在严格保证重要危及器官安全的前提下，尽量包括 95% 的肿瘤浸润范围，形成个体化的精准放疗方案。

表 5-1　神经系统放射外科治疗正常组织限量
（英国专家共识）

部位	限量	1f（最低要求）	3f（最低要求）	5f（最低要求）
视神经	Dmax	<8Gy	<15Gy	<22.5Gy
脑干	Dmax	<15Gy	<23.1Gy	<31Gy
脊髓	Dmax	<14Gy	<21.9Gy	<30Gy
马尾、骶丛	Dmax	<16Gy	<24Gy	<32Gy

四、处方剂量要求

放射外科治疗方兴未艾，不同部位肿瘤的处方剂量要求不一。放射外科治疗是完全有别于常规放射治疗，主要是以根治肿瘤为目的，通过让靶区高剂量、正常组织低剂量，犹如手术刀切除肿瘤一样的新型放射手术，常规分割模式下的"4R"理论已不再适用。因此，肿瘤放射外科治疗的处方剂量应以"正常组织无严重放疗损伤，靶区高剂量杀灭肿瘤细胞"为要求。所以，在临床实践中应从以下三个方面着手。

（一）大分割剂量模式

放射外科治疗要求采用大分割剂量模式，而英文"hypofractionated radiotherapy"的中文翻译相当混乱，如"大分割放疗""低分割放疗""少分次放疗"等译法。上述翻译各有道理，大分割指单次剂量高（high dose fraction 或 large dose fraction），低分割及少分次指治疗总次数少（hypofraction 或 low fraction）。在总治疗剂量相同的前提下，单次剂量高，自然分次数就少，所以上述各种翻译殊途同归，内涵一致。目前，业内一致认为大分割是指单次剂量>7Gy（偶有 5～6Gy），且治疗次数 1～10 次（偶有≤15 次）的剂量分割模式。

不同于常规放疗，大分割模式常需采用 L-Q 模型（线型二次方程）计算放射生物等效剂量（biological effective dose, BED），进而比较不同分割模式下的疗效差异。以早期非小细胞肺癌为例，Onishi 等报道日本 13 个临床中心治疗早期非小细胞肺癌的结果，治疗采用 BED≥100Gy 的患者局部复发率及 3 年生存率分别为 8.1% 和 88.4%，明显优于 BED<100Gy 的 26.4% 和 69.4%。因此，早期非小细胞肺癌是否采用 BED>100Gy 的大分割模式，是其疗效优劣的分水岭，而其他肿瘤的最佳控制剂量，仍需更多临床研究阐明。所以，在正常组织损伤可控的前提下，采用高 BED 的大分割剂量模式是放射外科治疗处方下达的总原则。

（二）靶区剂量不均匀

不均匀剂量分布是放射外科与常规放疗的又一重要区别，这主要是由物理技术特性、肿瘤生物学特征以及临床治疗要求，这三方面因素所共同形成的。首先，放射外科采用的特殊放疗设备如γ刀、X 刀，通过多线束共面或非共面聚焦照射，极易形成不均匀的靶区剂量分布。其次，恶性肿瘤内细胞乏氧、细胞周期阻滞、肿瘤干细胞富集等因素混杂，致使肿瘤中心区域细胞放射抗拒，恰好靶区内的高剂量热点为根除这些细胞提供了可能。最后，临床实践中靶区高剂量是放射外科的本质要求。所以，靶区剂量不均匀即高剂量热点的存在是可被接受的，但要强调其不可波及周边正常组织。

在临床实践中，放射外科治疗靶区剂量不均匀主要体现在采用较低的处方剂量线，如：50% 或 70% 处方剂量线，以靶区周围正常组织损伤风险为界，处方剂量线越低，肿瘤靶区（GTV）内的剂量就逐级升高，在同样分次剂量下生物效应明显提高。以早期非小细胞肺癌为例，夏廷毅教授报道采用国产γ刀治疗Ⅰ期（$T_{1\sim2}N_0M_0$）无法手术的非小细胞肺癌，利用γ刀多源聚焦形成的天然"洋葱皮"样剂量逐层递增分布特点,采用 50% 等剂量线(50Gy/10f)包含 PTV 区域,70% 等剂线(70Gy/10f)包含 GTV 区域,形成靶中靶剂量递增的不均匀剂量模式。该研究结果,I 期非小细胞肺癌的 3 年局控率和生存率分别为 95% 和 91%,3 级不良反应仅有 2.3%(1 例),被国际誉为早期非小细胞肺癌放疗的"中国模式"。因此,靶区剂量不均匀是放射外科治疗的又一重要特征。

(三)危及器官限量

放射外科治疗采用大分割剂量模式,其急慢性不良反应不同于常规剂量分割,但可适当参考常规放疗经验。当正常组织单次剂量跌落至 2~8Gy,可采用 L-Q 模型转换估算危及器官限量。以脑干组织为例,RTOG 0615 规定常规分割脑干最高剂量 $<54Gy$,取其 $\alpha/\beta=3$,$BED_{脑干}=n \times d \times [1+d/(\alpha/\beta)]=90Gy$,若转为单次 8Gy 的剂量模式,最高限制剂量 $=90/[(1+8/3)] \approx 24Gy$,与近期发表的《放疗正常组织限量英国专家共识》所规定的 23.1Gy 接近。当正常组织剂量单次剂量超过 8Gy,则不适直接采用 LQ 模型转换,其无法准确预估治疗损伤。此时,建议结合现有临床指南数据,参考 LQ 模型转换结果,个体化制定处方剂量。若综合分析治疗风险极大,可适度下调单次剂量,转而增加总剂量,以便维持等效 BED,达到杀灭肿瘤的同时保障安全。肿瘤放射外科治疗急待更多基础与临床研究探索,明确大分割剂量模式下($>8Gy/f$)正常组织限量,指导临床实践工作。

五、肿瘤放射外科随访与疗效评价

肿瘤治疗后随访是疗效评价,吸取经验,持续改进的必要环节,绝不可忽视懈怠。放射外科治疗的随访与传统手术、放射治疗、化疗的要求一致,以"定期、详实、客观"为总体要求,应着力避免失访及资料缺失的情况。

(一)随访要求

1. 放射外科治疗患者后必须进行定期复查随访 一般情况下,建议放射外科治疗后 1、3、6 个月复查,后续 3 年内每 3~6 个月复查 1 次。若病情稳定,后续每 6 个月复查 1 次至 5 年,治疗 5 年后仍需每年复查 1 次。此外,亦可视肿瘤病理分型、临床分期、治疗方案等情况,个体化安排随访复查节点。

2. 条件允许的情况下,优先于原放疗单位随访复查 原放疗单位详细掌握患者治疗计划,对

正确评估复查影像,准确判断疗效至关重要。但我国幅员辽阔,地区发展不充分、不均衡,存在无法返回原放疗单位复查的情况。这就要求原放疗单位定期电话随访,详细记录相关检查结果,当病情变化时及时召回患者返院确诊。目前,借助新媒体(微信、微博、公众号)或随访公司等模式,利于提高随访效率,建立单病种数据库后推进学科发展。

3. 谨慎判断病情变化,必要时再次病理活检 放射外科治疗不同于常规放疗,大分割放疗后病灶影像变化复杂,极易出现病情误判,建议多模态影像联合诊断。如果 CT 或 MRI 检查后怀疑局部复发,可以进行 PET/CT 或功能磁共振检查鉴别。以放疗科为主导联合影像、病理、肿瘤内科等多学科联合会诊,有利于病情变化的准确判断,以及后续治疗方案的确立。最后,如果患者有进一步挽救治疗的机会,建议再次病理活检及基因检测,为精准治疗提供依据。

(二)疗效评价

放射外科疗后评价应以患者症状、体征及生活质量为基础,采用多模态影像技术,全面、客观地评估是否达到预期结果。

1. 不能忽视患者治疗后的主观感受 相比传统手术和化疗,放射外科治疗具有更好的安全性及舒适性,往往可以显著改善原有症状及体征,并有效提升患者生活质量。所以,患者的主观感受应作为疗效评价的重要环节,需详细记录症状、体征变化,便于治疗经验的积累。

2. 采用多模态影像技术准确判读结果 彩色多普勒超声、对比增强 CT、磁共振及多探针 PET 等手段,可以详细、准确地判断肿瘤变化、治疗效果和正常组织反应,但不同影像检查手段各有侧重,需综合分析检查结果。

(1)彩色多普勒超声,对于浅表肿物(甲状腺、颈部淋巴结)、腹部脏器(肝脏、胆囊、肾脏等)及部分空腔脏器(膀胱)具有独特优势。此外,超声检查、便捷,利于动态比较肿物大小形态及血供情况的变化,但对操作者的技术要求高,检查结果重复性不佳,不应单独作为确诊依据。

(2)对比增强 CT 及磁共振检查,常规用于肿瘤的定期复查,但其以形态变化为主要标准,而放射外科治疗不同于手术或化疗。肿瘤治疗后影像形态(体积大小、强化方式)变化多样,存在假阳性或假阴性风险,往往需结合功能影像检查手段。

(3)多探针 PET 及功能磁共振是通过细胞代

谢活性及代谢产物的变化评判治疗效果，具有较高的特异性及敏感性，但其设备昂贵、技术复杂，大多数基层医院无法开展，多作为疑难病例的补充手段。

3. 基因检测未来将提供个体化的诊疗信息　综合判断病情进展后，大多数临床专家均推荐再次病理活检，而形态学及免疫组化所提供的信息有限，对后续治疗方案的指导不强。随着人类后基因组时代的来临，新一代基因测序技术已日益成熟，且价格逐渐合理，相信未来将广泛应用于肿瘤复发、转移后分析，为患者提供更多个体化诊疗信息。

综上所述，放射外科治疗后的随访及疗效评价涉及多维度、多时相，需多学科、多领域专家协同配合，方可做出正确、及时的判断决策，以提高放射外科治疗结果认知，为患者谋取最大收益。

（夏廷毅　刘　晨　王颖杰）

第二节　技术操作流程

一、治疗体位固定

放射外科技术操作的关键是精准。精准贯穿放射外科从体位固定到最后实施治疗操作的全过程。放射外科无论治疗颅内病灶还是体部肿瘤，无论采用单次还是分次大剂量治疗，靶区肿瘤的摧毁性治疗是目的，肿瘤周围危及器官的限量是防控风险的关键。因此，实现靶区定位和施照精准至关重要。

放射外科体位固定技术主要分为体外和体内固定两种方式。体外固定方式主要有有创头架固定和无创重复固定；体内固定方式主要有直肠气囊/水囊、水凝胶间隔、保持膀胱充盈度等。

1. 有创头架固定　主要用于头部γ或X刀治疗颅内良性肿瘤、转移瘤和三叉神经痛等，采用头钉固定于颅骨，精度极高。

2. 头颈肩热塑膜配合发泡胶成型固定　是目前针对头颈部固定作用比较好的一种无创伤式固定方法，可根据不同患者体型、体位方式进行个体化塑型，提高放疗固定和重复摆位治疗精度。头颈肩发泡胶制作是将发泡胶专用固定架置于定位板上，取出一套新的发泡胶套装，将套装中的透气防水袋平铺固定在专用定位架上，再分别把带有双面胶的2～3块泡沫放置在防水袋里面，为倒入的液体留出空间；嘱患者除去多余衣物和首饰等，

摘掉假牙，平躺于防水袋上，找到平躺的合适位置后坐起，不要移动身体。制作过程中将A液和B液混合后摇匀，混合后尽快将混合液平铺均匀倒在透气防水袋内，双手迅速在防水袋外把混合液混合平铺均匀，并在着重定位的适当部位增减混合液的量；辅助患者再次平躺在透气防水袋上，迅速移动防水袋，使混合液充分接触包裹患者头颈部，尽可能把混合液与防水袋中的空气排出，封住防水袋口，直至混合液完全发泡膨胀并冷却固定成型，冷却成型需10～15分钟；发泡固定成型后，患者坐起，取下发泡专用固定框，重新把发泡胶固定在定位板上，患者平躺，调整体位与之前保持一致，调整好定位板位置，将软化好的头颈肩网罩在患者头颈位置，完成最后的固定，此过程需至少1名物理师、2名放疗师共同参与完成，全程需约30分钟。

3. 高分子低温水解热塑型体网固定技术　是目前临床应用最为广泛的胸腹部肿瘤放疗体位固定技术之一。制作时将专用体架置于CT床，患者平躺于体架上，调整患者体位，使其自然放松，取最舒适且易重复的放疗体位；将热塑体网放入恒温（约70℃）水箱软化，迅速将回缩的热塑体网置于患者胸腹部需要固定区域，牵拉与固定，在固定热塑体网时，应适度轻压热塑体网使其与患者体表充分接触，与患者体部轮廓相适形，用干净毛巾将体网外表面水分擦拭干净，冷却10～15分钟，完成体网的制作，全程需20～25分钟。

4. 真空垫定位技术　主要应用于胸腹部位肿瘤的体位固定，由一个真空阀门和特制塑料袋中的微粒球组成。通过抽出袋内气体产生负压成型技术来固定患者体位。真空垫定位时，将其均匀平铺在放疗专用定位CT床上，用真空泵抽掉一部分气体，使得真空垫硬度适中，受患者挤压的地方有适当的凹陷变形为宜；嘱患者去衣平躺于真空垫上，并放入一定气体，使得真空垫变软，用手挤压真空垫使其与患者能良好的贴合，保持此时的真空垫形状，并抽气使得真空垫塑形；两侧的放疗定位激光十字线标记在患者两侧体表和真空垫上，天顶上的激光十字线用皮肤墨水直接标记在患者体表。

5. 放射外科定位体架　主要由翼肩、扶手棒、腹压器、腿压、膝部支撑、脚蹬、平板床等组成，腹压盘类似三角形，一般放置在三角肋下2～3cm。主要用于肺部和肝内小病灶的固定，通过立体定位体架固定，用一腹压板压在患者腹部，对腹部施

加外力，从而控制呼吸动度减少膈肌的运动。

6. 直肠气囊/水囊 有效控制前列腺腺体在治疗中移动，接受高剂量直肠的体积明显减少。缺点是需要有专人在每天的治疗中放入新的气囊，花费高。直肠内气囊的应用主要是在前列腺癌放疗时减少直肠受照体积和剂量，从而降低直肠的晚期损伤。直肠内气囊注入 $40\sim100ml$ 空气，其直径可达 $3.7\sim6.0cm$，理论上，直肠后壁可以远离前列腺，从而前列腺癌放疗时可有效减少直肠内高剂量区体积，达到保护直肠、减少不良反应的效果。目前国内外多项研究证明，即与未放置直肠内气囊相比，放置直肠内气囊后直肠受照体积明显减小，而高剂量区基本无差异；膀胱和股骨头在 $V10\sim V70$ 剂量区放置与不放置气囊无差别。

7. 水凝胶间隔 在超声引导下注入直肠与前列腺中的空间，可在体内维持 3 个月不变形，随后才被身体慢慢吸收，从尿道排出体外。水凝胶间隔可以有效降低直肠剂量，减轻放疗不良反应，提高患者的生活质量。

8. 保持膀胱充盈度 利用超声波仪器监测，保持每天的膀胱充盈与 CT 定位时一致，适用于盆腔部位（直肠、前列腺、宫颈等）肿瘤的治疗。针对患者固定前 1 小时饮水 500ml，等待患者有尿感时利用膀胱容积测量仪测量 0.5 小时、1 小时和尿急时膀胱尿量。通过反复训练患者憋尿能力，每次测量数值均告知患者，并告知尿量达标标准，让患者熟悉尿量达标时的感觉。治疗过程中，每天在放疗前应用膀胱容积测量仪测量膀胱容积。

二、脏器运动管理

（一）呼吸运动规律和测量

1. 呼吸运动规律 呼吸肌收缩舒张引起的胸廓扩大和缩小称为呼吸运动，包括吸气运动和呼气运动。呼吸运动可分为腹式呼吸和胸式呼吸，一般情况下，呈腹式和胸式混合式呼吸，只有在胸部或腹部活动受限时才可能出现某种单一的呼吸形式。根据用力程度，可分为平静呼吸和用力呼吸：安静状态下的呼吸运动称为平静呼吸，其特点是呼吸运动比较平稳均匀，每分钟呼吸频率为 $12\sim18$ 次，吸气是主动的，呼气是被动的；机体活动时，或吸入气体中 CO_2 含量增加或 O_2 含量减少时，呼吸将加深、加快，这种形式的呼吸运动称为用力呼吸。

呼吸规律测定可以通过姿势（站立、仰卧、俯卧、侧卧）、呼吸形式（腹式、胸式）和呼吸用力程度

（平静、用力）区分。当腹围的变化大于 10mm，超过胸围的变化，Davies 等将其称为腹式呼吸。正常平静呼吸时，肺容量变化范围是 $10\%\sim25\%$，用力呼吸时，肺容量的增量约为平静呼吸时的 $3\sim4$ 倍。

2. 呼吸运动测量 在放射治疗中，呼吸运动会造成靶区移动使治疗精度和 CT 定位图像质量下降，并对随后的治疗计划设计和照射剂量产生影响，这一不利影响促使放疗医师和物理师使用各种成像和监测方式去研究这一运动规律。多数情况下，测量的对象是肿瘤或器官本身，但仍有部分情况，测量的对象是肿瘤内或者附近的标记物。AAPM TG 76 号报告整理了已经发表的关于肺部和腹部运动数据，精简为平均位移和观察到的最大位移。如下，表 5-2 为肺部肿瘤的运动数据，表 5-3 为腹部肿瘤的运动数据。

表 5-2　肺部肿瘤运动数据

观察者	运动方向		
	SI	AP	LR
Barnes			
下叶	18.5(9~32)	—	—
中、上叶	7.5(2~11)	—	—
Chen	0~50	—	—
Ekberg	3.9(0~12)	2.4(0~5)	2.4(0~5)
Engelsman			
中/上叶	2~6	—	—
下叶	2~9	—	—
Erridge	12.5(6~34)	9.4(5~22)	7.3(3~12)
Ross			
上叶	—	1(0~5)	1(0~3)
中叶	—	0	9(0~16)
下叶	—	1(0~4)	10.5(0-13)
Grills	2~30	0~10	0~6
Hanley	12(1~20)	5(0~13)	1(0~1)
Murphy	7(2~15)	—	—
Plathow			
下叶	9.5(4.5~16.4)	6.1(2.5~9.8)	6.0(2.9~9.8)
中叶	7.2(4.3~10.2)	4.3(1.9~7.5)	4.3(1.5~7.1)
上叶	4.3(2.6~7.1)	2.8(1.2~5.1)	3.4(1.3~5.3)
Seppenwoolde	5.8(0~25)	2.5(0~8)	1.5(0~3)
Shimizu	—	6.4(2~24)	—
Sixel	0~13	0~5	0~4
Stevens	4.5(0~22)	—	—

注：每组受试者器官运动的平均范围以及最大、最小范围（单位：mm）。运动的三个方向（SI、AP、LR）。SI. 上下；AP. 前后；LR. 左右。

表 5-3 腹部肿瘤运动数据

部位	观察者	呼吸模式	
		浅呼吸	深呼吸
胰腺	Suramo	20（10～30）	43（20～80）
	Bryan	20（0～35）	—
肝脏	Weiss	13±5	—
	Harauz	14	—
	Suramo	25（10～40）	55（30～80）
	Davies	10（5～17）	37（21～57）
肾脏	Suramo	19（10～40）	40（20～70）
	Davies	11（5～16）	—
横膈膜	Wade	17	101
	Korin	13	39
	Davies	12（7～28）	43（25～57）
	Weiss	13±5	—
	Giraud	—	35（3～95）
	Ford	20（13～31）	—

注：受试者每个部位运动的平均范围以及最大、最小范围（单位：mm）。运动主要为上下（SI）方向。

通常，腹部器官是上下运动的，前后和侧面位移不超过 2mm。而肺部肿瘤呼吸运动变化要大得多，Stevens 等研究了 22 例肺癌患者，其中 10 例患者的肿瘤在上下（SI）方向平均位移为 3～22mm，平均值为（8±4）mm，同时发现肿瘤是否移动、移动幅度与肿瘤的大小、位置或肺功能之间没有相关性，肿瘤的移动应该单独评估。Barnes 等研究发现，肺部下叶肿瘤移动的平均位移（SI 方向上平均位移为 18.5mm）比上叶、中叶或纵隔肿瘤的平均位移（SI 方向上平均位移为 7.5mm）更大。Seppenwoolde 等详细测量了肺部肿瘤的移动数据，将金标植入到肿瘤或肿瘤附近位置，通过双重实时荧光成像测量了 20 例患者肺部肿瘤三维移动轨迹，其中有 50% 的患者移动轨迹出现了滞后的情况，吸气和呼气过程中出现了 1～5mm 的间隔，有 4 例患者的间隔距离超过 2mm。

（二）呼吸运动管理

观测和治疗前，患者的呼吸运动规律并不一致。患者呼吸运动的个体特征（腹式呼吸或胸式呼吸、平静呼吸或用力呼吸等），以及肿瘤位置及病理相关的众多运动变化都会导致个体肿瘤运动模式的差异，主要体现在肿瘤移动的位移、方向和相位方面。因此，最好在治疗前对每例患者的呼吸运动模式进行评估。此外，呼吸补偿程序和算法应根据患者的实际呼吸特征而定。

放疗期间通过影像引导，多数情况下，几乎无法直接观测到肿瘤，有些肺部肿瘤除外，所以会观察体内植入的标记物代替肿瘤。在行呼吸门控或实时追踪时，如果用来指示肿瘤位置，而不是在放疗过程中直接追踪肿瘤位置，那么植入的标记物与肿瘤之间的位移或者相位关系会有许多的不确定性。目前放疗用的体表标记和肺活量计提供的信号就是肿瘤移动的替代物，在使用时应利用影像引导等技术进行验证。在使用呼吸门控技术进行运动补偿时，不必明确知道位移相关性，因为不需要根据替代物的运动信号预测肿瘤的绝对位置，呼吸信号只是反映出呼吸运动的相位。

Senan 等研究呼吸运动对肺癌放疗计划制定原则，CTV-PTV 外扩边界具有可预估的几何误差，几何误差会造成治疗过程中靶区相对于治疗计划确定的剂量分布发生偏移，治疗前的影像引导和治疗过程中的在线/离线验证尤为重要。研究证明，造成系统几何误差的因素主要考虑以下几点：①勾画 GTV 与 CTV 时，不同勾画医师之间存在一定的差异；②CT 影像中呼吸和心脏运动伪影产生的误差是随机的，但在治疗过程中会产生系统误差；③治疗过程中的呼吸运动和心跳，呈周期函数；④呼吸运动的每日变化；⑤器官体积改变引起的变化；⑥肿瘤的增大和缩小；⑦治疗相关的结构变化，如支气管阻塞减少、肺不张区域的变化；⑧患者摆位误差，通常为 3～5mm。

呼吸运动管理的技术主要有：主动呼吸控制（active breathing control，ABC）、腹部加压、呼吸门控（respiratory gating）、肿瘤实时追踪（real-time tumor tracking，RTTT）。

1. 主动呼吸控制 使用一个可调的肺活量计（由流量监控和阀门组成）来监测和控制呼吸。患者吸气并使肺体积达到预先设定的水平时关闭阀门，使呼吸处于静止状态 15～20 秒，在呼吸静止阶段对肿瘤实施照射。一般而言，放射外科治疗若使用 ABC 技术对呼吸进行干预，治疗实施起来速度会很快，而且与其他呼吸干预措施相比，运用 ABC 技术后肿瘤照射所需的 PTV 外放边界也是最小。但 ABC 技术也有其局限性，需要在治疗前对患者进行反复的呼吸训练，这一技术并不适合所有的患者，特别是那些肺功能差的患者。

2. 腹部加压技术 主要使用腹压板或腹压带在治疗前和每次治疗中对患者进行腹部加压来减少肝脏的呼吸运动幅度。该技术实施起来简单易行。腹部加压时，腹部接受的压力越高，加压效果越好，同时加压部位建议选择在剑突下区域，通过上述措施可以最大程度减小肝脏的呼吸动度，一般可以控制在 5mm 以内。但是，值得引起注意的是，腹部加压技术本身也存在一些不确定的因素，对治疗可能造成一定的影响。

3. 呼吸门控技术　在呼吸周期的某个特定时相进行照射，这样可以尽量减少正常肝脏的不必要照射。虽然使用呼吸门控技术会延长治疗时间，但它可以用于无法耐受 ABC 技术的患者。

4. 呼吸追踪技术　在肿瘤内或附近植入金标，运用同步呼吸追踪软件 Synchrony 跟踪金标运动来代替肿瘤的运动，进行同步照射。患者用真空垫做好体位固定，穿特制背心进行扫描，CT 扫描前保持正常呼吸，在呼气结束时屏住呼吸进行扫描。

（1）体表小球运动：治疗时，在背心的合适位置放置红光标志。固定在床尾墙上的红光探测器连续追踪体表红光运动讯号。计算机模拟出呼吸导致的体表小球运动的曲线。

（2）体内靶区移动：治疗室床两侧的墙顶 X 射线对金标多次摄影，掌握呼吸运动时肿瘤实时立体位置，重建出肿瘤运动曲线。分别建立患者呼吸运动模型和病灶的四维位置模型。获取讯号建立肿瘤位置在呼吸运动周期中的相关模式，根据呼吸运动引导机械手臂控制加速器持续跟踪肿瘤。对于拒绝穿刺植入金标或有穿刺禁忌证的患者，可采用 X-sight Spine 脊柱追踪方式。

三、定位扫描技术

模拟定位扫描的目标是提供患者解剖结构和治疗靶区的可视化，因为影像结构及靶区轮廓会应用于患者的摆位和整个放疗期间。通常情况下，CT 图像是主要的定位图像，是多种治疗计划计算的基础。CT 图像有助于识别肺结节、肺实质性疾病、肺上沟瘤和肺部疾病的胸壁牵连。动态增强 CT 是肺部和肝脏定位扫描成像的首选，MR 用于脑部肿瘤的"金标准"，并且更多的应用于放射外科中，主要包括前列腺瘤、脊髓瘤、胸、腹部实体肿瘤。PET 增强了诊断和分期的确定性和敏感性，PET/CT 系统可以减少图像融合的不确定性小于 2mm，系统的 CT 图像也可用于校正 PET 图像的光子衰减效应。PET 图像空间分辨率的特有局限性使得系统的一部分更有利于鉴定活性病变区的部位，而非用于精确地肿瘤勾画图像来源。目前，

PET/CT 广泛用于肺癌、头颈部肿瘤、结肠癌、肝癌、黑色素瘤、淋巴瘤和卵巢癌。

患者的定位扫描应使患者处于治疗位置时进行，扫描研究应包含靶区和所有的危及器官，已获得治疗摆位的几何和剂量测定信息。CT 定位图像扫描长度应延伸至少超过治疗区边界 5～10cm，对于非共面处理技术，扫描长度可以进一步延伸超过治疗区边界 15cm。扫描长度应包含并覆盖所有的危及器官，以便用于治疗计划系统计算并用于剂量 - 体积直方图评估。扫描参数，比如层厚、层间距、扫描时间以及扫描周期等直接影响诊断和模拟定位研究中肿瘤体积的大小和外观，大多数临床病例中推荐肿瘤扫描层厚为 1～3mm。

（一）头颈部放射外科定位扫描技术

1. CT 模拟定位　仰卧位，双手自然置于胸前或身体两侧，专用头颈肩架配合发泡胶和头颈肩网固定，采用专用大孔径定位 CT，平静呼吸下行快速增强螺旋 CT 扫描，扫描范围自颅顶至锁骨下缘 2cm，扫描层厚 3mm，层间距 3mm。

2. MR 模拟定位　仰卧位，采用有创头架固定，仰卧位，双手置于身体两侧，行 3D T_1 权重横断位增强扫描，扫描范围自颅顶至第二颈椎下缘，颅底肿瘤的患者下缘可能会更低，原则上要求包全肿瘤位置，上下缘分别超出至少 2cm。

（二）胸腹部放射外科定位扫描技术

仰卧，双手上举握杆，体网配合胸腹部加压立体定位体架，避开射野穿透手臂，减少不必要的受照剂量。患者自然呼吸，螺旋 CT 增强扫描，扫描层厚 4mm，层间距 4mm，扫描范围自锁骨上区域到膈下组织，可配合慢 CT 扫描，确定肿瘤呼吸动度，便于临床医师和物理师确定 ITV 范围。

（三）图像融合技术

以 PET/CT、SPECT、MR、DWI、DTI 等为代表的功能成像可提供组织和细胞的代谢、增殖、乏氧、血供、浸润及转移特性，为更全面地了解肿瘤和正常组织的功能状态提供了有力手段，提高了靶区和危及器官勾画的精确度。目前放射外科常用的 CT/MR 图像融合或 CT/PET 图像融合技术，可以在同一层面结合两种不同的技术的成像特点和优势，更精准地勾画靶区和危及器官。

1. CT/MR 图像融合技术　将定位 CT 图像和 MR 图像分别导入计划系统，在放疗计划系统工作站内优先使用自动匹配法，软件根据两组图像的像素、密度、解剖结构等信息，自动寻找共有信息最大

的各个相应图像层面进行匹配。对自动配准结果不满意，可结合标记法手动融合，匹配者可根据固定的解剖结构对两组图像不同层面进行多点标记，系统自动配准两组图像相应的标记点，并对像素、密度、解剖结构等信息进行校正，完成整组图像的匹配。

2. PET/CT 图像融合技术 PET/CT 检查前患者需空腹 6 小时以上，休息 15 分钟后静脉注射 ^{18}F-FDG，平卧休息 60 分钟，排空膀胱后平卧于检查床。先行螺旋 CT 扫描，扫描范围自颅顶至股骨中段，扫描电压 120kV，电流 100～250mA，0.8s/ 周，再以 2.5min/ 床位进行 PET 三维扫描。扫描后用 CT 进行衰减校正，然后迭代重建，将重建图像与 CT 图像融合，分别得到横断面、冠状面和矢状面 CT、PET、PET/CT 融合图像。将 PET/CT 检查的 CT 图像和 PET 图像分别导入计划系统，在放疗计划系统工作站内将定位 CT 图像和 PET/CT 检查的 CT 图像融合，优先使用自动融合配准，软件根据两组 CT 图像的像素、密度、解剖结构等信息，自动寻找共有信息最大的各个相应图像层面进行匹配。对自动配准结果不满意，可结合标记法手动融合，匹配者可根据固定的解剖结构对两组图像不同层面进行多点标记，系统自动配准两组图像相应的标记点，并对像素、密度、解剖结构等信息进行校正，完成整组图像的匹配。由于 PET/CT 检查的 CT 图像和 PET 图像已经根据坐标融合，所以定位 CT 图像和 PET/CT 检查的 CT 图像融合坐标一致后，默认定位 CT 图像和 PET/CT 检查的 PET 图像融合坐标一致。

四、治疗计划设计

肿瘤放射外科治疗计划设计应围绕临床实践三方面原则为中心展开，即大分割剂量模式、靶区剂量不均匀和危及器官限量。恶性肿瘤及其周围一定体积的组织暴露于高剂量下治疗，靶区内高剂量点通常被认为是可接受的；靶区外接受高剂量的正常组织体积最小化，降低放疗毒性的风险，使得靶区外剂量下降梯度尽可能的陡峭。处方剂量通常定义在低剂量曲线上（例如 80% 等剂量曲线），并且在靶区边缘有很小或没有因半影而增加的外扩。理论依据是改善靶区体积外剂量下降梯度，有助于降低靶区周边的危及器官受照剂量，但是增加了靶区内剂量不均匀性。与常规放疗相反，放射外科的靶区内剂量不均匀性对于内部不包含功能正常的组织的靶区是可接受的。靶区内的热点通常认为是临床上期许的，只要没有溢出到正

常组织，肿瘤中心内的热点在根除可能位于靶区内的抗辐射的缺氧细胞具有特殊优势。

放射外科中 X 刀通过在直线加速器上采用三级准直系统或特殊限束装置或专用小型高能 X 线机，通过非共面或共面弧形照射或多野集束技术形成高度聚焦的剂量分布区，已达到靶区内部高剂量，剂量分布集中，靶区外剂量递减陡峭，靶区周边正常组织最小的效果。靶区外剂量递减陡峭的主要方法是通过使用多个非重叠射束实现，要求辐射束尽可能从多个方向同心的聚焦在靶区上。如果危及器官与靶区间隔足够大，则靶区外部的剂量分布梯度应该是理想的等方向性的，剂量均匀地从靶区表面跌落。影响剂量衰减的其他参数有射束能量、射束成形的分辨率（例如多叶准直器的叶片宽度），对于放射外科常用的小射束，射束能量越高，射束半影越大，这是因为介质中的横向电子传输导致的。在低密度介质（肺），这种效益更为显著。现在放射外科治疗机多数应用 6MV 光子束，为放射外科应用的光束穿透和半影特征之间提供了合理的折中方案。更精细的多叶准直器改善了靶区剂量分布的一致性，但是这种改进受限于有限源尺寸和次级电子横向范围引起的特征模糊的限制。通常 5mm 的多叶准直器叶片宽度对于大多数放射外科临床应用是足够的，除了直径小于 3cm 之外的所有肿瘤，使用 3mm 多叶准直器叶片宽度比 5mm 叶片宽度的改善是可以忽略不计的。

放射外科中 γ 刀通过多源多束射线聚焦（锥形旋转聚焦或扇形旋转聚焦）后，形成一个围绕焦点的高峰剂量区，其剂量强度从焦点中心处向边缘逐步衰减，靶区内部高剂量，靶区外剂量递减陡峭，有利于靶区外正常组织的保护。γ 刀采用的多源动态旋转聚焦技术，使聚焦后的高强度辐射区剂量分布类似于质子的布拉格峰，而多靶点填充叠加后的剂量分布类似于放射性粒子植入。与 X 刀相比，由于多源旋转聚焦，使正常组织的受照剂量更分散、更少，靶区内部剂量更集中，靶区周边剂量递减更陡峭，治疗增益比更高。γ 刀一般采用小射野进行放射治疗，小射野直径（准直器大小）一般有 0.4～5cm 多种类型，头部 γ 刀射野直径较小，最大射野直径为 2.2cm，小野集束照射特点更为突出。它们在空间集束聚焦后合成的剂量分布特点为：剂量分布高度集中，靶区周边剂量跌落陡峭，靶区内及周边剂量分布不均匀，靶区周边危及器官受照剂量小。

（一）放射外科射波刀要求

1. 头部肿瘤　脑功能区、脑神经、脑部的重要神经结构对 X 线的准确耐受量并不清楚，数据大都来自实验室和临床实践，还有一部分根据数学模型外推得到。表 5-4 为 QUANTEC 推荐颅脑部分器官的剂量 - 体积限值。

表 5-4　QUANTEC 推荐颅脑部分器官的剂量 - 体积限值

危及器官	照射技术	剂量参数	终点	发生率 /%
全脑	单次 SRS	V12<5～10cm³	症状性脑坏死	<20
脑干	单次 SRS	Dmax<12.5	永久性脑神经病或坏死	<5
视神经 / 视交叉	单次 SRS	Dmax<12	视神经病	<10
耳蜗	单次 SRS	mean dose≤14	感觉神经性听力丧失	<25

2. 胸部肿瘤　胸部肿瘤计划评估应包括靶区处方剂量的覆盖度、适形度指数和剂量体积直方图上的参数等，危及器官主要有患侧肺和双肺评估平均剂量、V5、V10、V20、V30 等指标，气管、支气管、食管、脊髓等串行器官评估最大点剂量和 1cm³ 体积受到照射剂量，胸壁或皮肤评估最大点剂量、V30、V40、V50 受照的绝对体积。

3. 腹部肿瘤

（1）肝脏：正常肝脏对射线有显著的剂量体积效应，正常肝脏的全肝安全剂量为 30～35Gy，2/3 正常肝脏耐受剂量为 45～47Gy，1/3 正常肝脏耐受剂量为 70～80Gy。要特别注意肝硬化患者，其放射耐受性明显降低，全肝耐受量为 23Gy。

（2）胃：属于放射相对敏感组织，当胃照射剂量 45Gy 体积超过 100cm³ 时，出现严重损伤，主要表现为胃溃疡、穿孔、出血。30Gy/2～3 周即有黏膜水肿，40～50Gy/4～5 周可能出现溃疡。照射 1/3 时，TD5/5=60Gy，照射 2/3 时，TD5/5=55Gy，主要表现为溃疡穿孔。

（3）肠道：肠道照射 100cm³ 时，TD5/5=50Gy，损伤表现为溃疡、穿孔、出血。照射 1/3 时，TD5/5=50Gy；照射 3/3 时，TD5/5=40Gy。

（4）肾脏：属于放射相对敏感组织，当照射 1/3 时，TD5/5=50Gy；照射 2/3 时，TD5/5=30Gy；照射 3/3 时，TD5/5=23Gy。主要表现为临床性肾炎，当双肾受照，可能出现慢性肾衰竭。

（二）放射外科 γ 刀要求

1. 头部肿瘤

（1）垂体腺瘤：属于对射线敏感组织，周边剂量达到 10Gy 即可使肿瘤停止生长或萎缩。周围危及器官耐受剂量：视神经、视交叉为 8～10Gy，海绵窦内神经为 18Gy。

（2）听神经瘤：10～20mm 直径肿瘤给予周边剂量 14～17Gy（平均 15Gy），中心剂量 29～34Gy（平均剂量 31.8Gy）；21～30mm 直径肿瘤给予周边剂量 12～18Gy（平均 14Gy），中心剂量 26～35Gy（平均剂量 31.2Gy）；大于 30mm 直径肿瘤给予周边剂量 8～14Gy（平均 12Gy），中心剂量 20～34.1Gy（平均剂量 28.2Gy）；30mm 以内肿瘤控制率 94.3%，30mm 以上肿瘤控制率 81.8%。

（3）脑转移瘤：单发性转移瘤给予周边剂量 9～35Gy（平均剂量 16.5Gy），中心剂量 30～60Gy（平均剂量 37.5Gy），等中心曲线 45%～50%，平均 45.8%。2～4 个转移瘤给予周边剂量 9～27Gy（平均剂量 14.5Gy），中心剂量 25～52Gy（平均剂量 30.2Gy），等中心曲线 30%～60%，平均 45.8%。5～12 个转移瘤一般在 1～2 周内分 2 次完成，单次治疗总剂量的 50% 左右，具体照射剂量视其所在部位灵活掌握，重点注意多靶点之间的剂量重叠部分。

2. 体部肿瘤

（1）肺癌：根据靶区大小和复杂程度采用单靶点或多靶点照射，当靶区≤3cm 时，70%～80% 等剂量线覆盖 100%PTV，8～10Gy/ 次，5 次 / 周，总剂量 48～50Gy/5～6 次；当 3cm≤靶区≤5cm 时，计划处方要求 50% 剂量线覆盖 100%PTV，60% 剂量线覆盖 90%CTV，70% 剂量线覆盖 80% 以上 GTV，50% 等剂量线处 5Gy/ 次，5 次 / 周，总剂量 50Gy/10 次 /2 周；当靶区≥5cm 时，靶区适形度降低，剂量线覆盖体积百分比下降，可根据实际情况做出相应调整，降低分次剂量，减少对危及器官的损伤。

（2）肝癌：当靶区≤5cm 时，50% 等剂量线覆盖 100% 靶区，4～5Gy/ 次，5 次 / 周，总剂量 40～50Gy/10～15 次；当靶区≥5cm 时，50% 等剂量线覆盖 100% 靶区，3～5Gy/ 次，5 次 / 周，总剂量 30～50Gy/10～15 次。肝硬化越明显，肝功能损伤程度越大，当肝癌肿瘤体积越大，则应适当降低单次剂量，减少总受照剂量，否则会引起严重的肝功能损伤。

（3）胰腺癌：计划处方要求 50% 剂量线覆盖 100%PTV，60% 剂量线覆盖 90%CTV，70% 剂量线覆盖 80% 以上 GTV，以 50% 等剂量线作为处方剂量，胰头癌 3～4Gy/ 次，胰体尾癌 4～5Gy/ 次，5 次 / 周，总剂量 40～51Gy/10～15 次。

（4）胆囊癌和胆管癌：计划处方要求 50%～70% 剂量线覆盖 95% 以上 PTV，3～4.5Gy/ 次，5 次 / 周，总剂量 30～50Gy/8～12 次。

（5）肾癌：当靶区≤4cm 时，60%～70% 等剂量线覆盖 100% 靶区，4～5Gy/ 次，5 次 / 周，总剂量 40～50Gy/8～10 次；当靶区≥4cm 时，55%～60% 等剂量线覆盖 100% 靶区，3～4Gy/ 次，5 次 / 周，总剂量 40～46Gy/10～14 次。

五、治疗验证和精准施照

放射外科的主要特征：照射分次数少，单次剂量高，靶区和正常组织的生物有效剂量高。为有效减少正常组织受照剂量，高剂量等效曲线与靶区适形度和靶区边缘高剂量的快速跌落是很重要的。因此，治疗验证和精准施照是非常重要的。

目前对于剂量验证的建议以体内测量为准，除一些皮肤表面和空腔部位外，多数部位进行体内剂量测量仍有一定的困难。所以，将 IMRT 计划移植到模体上来测量模体内的剂量分布是目前多数放疗单位采取的治疗前剂量验证方法，因此选择一种合适的模体对于测量剂量的准确性尤为重要。我们用 EBT 胶片和 ArcCHECK 模体验证分析

螺旋断层放疗计划，按照 van Dyke 推荐的通过标准（3%，3mm，10%），所有患者的 γ 分析通过率均大于 95%，且 87.78%（79/90）的患者 γ 分析通过率均大于 98%；所有患者的 DTA 通过率均大于 90%，且 93.33%（84/90）的患者 DTA 通过率大于 95%。

放射外科的大剂量分次照射，任何一次步骤中的一次错误都很难在后续的分次治疗中弥补。建议在首次治疗时，至少一名高年资物理师应该从头到尾参与其中，在后续分次治疗，保证一位高年资物理师可以随叫随到，特别是在患者摆位时，以便对固定方式、成像、登记、门控和摆位校正进行核查。放射外科治疗中，放射治疗师应该接受过良好的训练，同时建议，在每次放疗前，放疗医师应该审核图像引导的结果和核对定位片。

制定严格连续的周期 QA（日检、周检、月检、年检）和患者治疗方案的 QA 是非常重要的，QA 可以实现将影响最佳治疗的系统误差最小化。制定专用测试通过单独测试以及整体测试来查看系统的所有方面，测试内容应该包括但不仅限于模拟定位图像数据的完整性、剂量计算算法、多叶准直器叶片序列、机器跳数计算算法、患者的位置与定位、运动的跟踪与门控等。国际肿瘤放射物理生物学杂志针对 QA 一系列关于年检、月检、日检的做法以及系统误差，用来验证放疗过程中各方面的综合精度（表 5-5）。

表 5-5　关于 SBRT 和 SBRT 相关技术的已出版 QA 建议摘要

Ryuet 等, 2001	端到端定位精度	立体 X 射线 /DRR	均方根 1.0～1.2mm	初次调试 / 此后每年
Ryuet 等, 2001	内分支靶向变异性	立体 X 射线 /DRR	平均 0.2mm，最大 1.5mm	每日（治疗期间）
Verellen 等, 2003	端到端定位精度	隐藏靶区（立体 X 射线 /DRR）	(0.41±0.92)mm	初次调试 / 此后每年
Verellen 等, 2003	端到端定位精度	隐藏靶区（使用植入的基准物）	(0.28±0.36)mm	初次调试 / 此后每年
Yu 等, 2004	端到端定位精度	隐藏靶区的剂量评估（使用植入的基准物）	(0.68±0.29)mm	初次调试 / 此后每年
Sharpe 等, 2006	CBCT 机械稳定性	MV 影像等中心稳定性比较（使用隐藏目标）	(0.5±0.5)mm	基准调试 / 此后每月
Galivn 等, 2008	总体定位精度，包括基于图像注册帧系统	Winston-Lutz 测试进行修改，利用室内成像系统	多个床角≤2mm	初次调试 / 此后每月
Palta 等, 2008	MLC 精度	光场，射线照相膜或电子射野影像	±0.5mm（特别 IMRT 照射）	每年
Solberg 等, 2008	端到端定位精度	人体仿真模型中的隐藏靶区	(1.10±0.42)mm	初次调试 / 此后每年
Jiang 等, 2008	4D-CT 中呼吸运动跟踪和门控	模体的周期性运动	N/A	N/A
Bissonnette 等, 2008	CBCT 几何精度	射野影像和 CBCT 影像等中心重合度	±2mm	每日

（朱夫海　尹　勇　邓小武　王　杰）

第三节 金标植入操作规程

放射外科治疗先行植入可成像的金标，进而实时追踪靶区是保证治疗精度和降低正常组织损伤的最有效手段。因此，熟练的穿刺技术和高质量的金标植入是治疗成败的重要环节。随着科技发展和经验积累，植入金标的影像引导方式多样，譬如CT、超声及内镜均可完成，特别以3D打印技术辅助下的CT引导金标植入，因其极佳的可重复性及安全性，越来越多地应用于临床治疗，所以本节将以CT引导技术为主详细介绍。

一、金标植入病例选择与适应证

金标植入是提高放射外科治疗精度的重要环节，但是穿刺植入金标是一个有创的过程，放射外科以无创治疗为最大优势，所以通过有创金标植入提高放射外科治疗精度只是部分病例的需要，不是放射外科治疗的全部。因此，金标植入最重要的是病例选择和风险交代，前者起决定性作用。同时，穿刺是有风险的，重要的是要知道金标植入的必要性、穿刺风险的预防和穿刺出现风险后的处理原则。因此，必须严格掌握金标植入的适应证：①肺部病灶，不贴近肺门血管气管的周围型肺癌通过CT引导下金标植入。对于中心型肺癌，可通过支气管镜下金标植入。②肝脏非肝门病灶，经CT和超声引导均可植入金标。③腹膜后转移淋巴结、胰腺、肾上腺等腹膜后病灶，凡是存在条件接受穿刺活检，均有植入金标的机会。④其他部位认为有金标植入必要的病灶。

二、金标植入步骤

（一）患者准备

1. 病史 肺穿前要明确患者是否存在慢性阻塞性肺病、支气管哮喘、肺气肿等病史。肝穿患者，特别是肝癌患者要注意肝炎病史、出血点、刷牙出血、肝硬化等情况。此外，所有患者都要明确心血管疾病史（高血压、冠心病、心律失常等），部分患者另需注意精神病史（焦虑、抑郁等）。CT读片要严谨、细致，以便分析相关风险和明确穿刺路径，重点关注病灶与周围器官的毗邻关系，以及周边重要脏器的活动性。

2. 血液检验 肝穿刺，特别是肝炎后肝癌患者，一定要验血常规和凝血功能后再行穿刺。对于血小板低于$70×10^9$/L，或者凝血功能异常的患者，属于肝穿绝对禁忌证。另外，对于白细胞低于$2.0×10^9$/L或者白细胞高于$10.0×10^9$/L，伴或不伴发热的患者（>38.5℃）要慎穿刺。对于门诊穿刺的患者，一定要完善相关检验后行穿刺操作。

3. 知情同意 知情同意书的签字必须让患者及家属完全知情后签字。签字时间应是穿刺前一天而不是穿刺当时。风险交代后患者应该有考虑时间，医师也难免有时发生风险交代遗漏，如果穿刺当时签字，难免出现问题。对于其余科室来穿刺患者，要先拿摄片，读片后即交代病情和风险，后再约时间穿刺。风险交代要交代各种可能的情况。风险交代根据病灶部位，患者实际情况进行，各种可能并发症交代要全面。

（二）穿刺操作

1. 准备用品 准备换腰包，手套，麻药，碘伏，5ml注射器，金标，穿刺针/活检针，敷贴。肝穿患者要准备好注射用血凝酶（立芷雪）。穿刺针要拧一下，以免过紧穿入后无法撑下套管。

2. 体位选择 体位选择的原则：一是要注意规避危险器官；二是要注意动度；三是要注意进针深度；四是要注意进针方向。在完成穿刺的前提下，将风险降低到最小是体位选择的总原则。体位选择的第一次考虑是在读片时。一般来说，前后路进针对肺穿时心血管危险器官意义较大；俯卧位相对动度较小；进针深度越浅，耗时越短，发生气胸和出血的风险越低；垂直进针相对准确性较高，进针方向容易控制。体位选择是在第一次阅片时，选点的基础上决定的。对于后背进针肺中上叶穿刺患者，尽量使患者胳膊内收，以便肩胛骨外展，留出入路，以便选点。对于第一次阅片时发现肺穿或者肝穿病灶处有肋骨遮挡时，可以考虑让患者抬起手臂抱头，以便肋间隙变化（因放射科做CT检查时，手臂均不上抬），利于选点。对于第一次阅片时发现肺穿或者肝穿病灶处无肋骨遮挡时，不要让患者手臂上抬，自然下垂即可。

3. 扫描 扫描需要在病灶的基础上上下适度增加扫描范围，以便观察进针道毗邻组织走行，特别是呼吸动度较大的部位和病灶邻近具有危险器官的部位。在肺穿，要注意上下层面血管走行和气管、心包变化。在左肺下叶，要注意胃和脾脏走行变化。一定不能只看进针道层面而不管相邻层面。肺穿要肺窗看相邻组织走行，纵隔窗看肋间针道入径。同时，肝穿或者前路肺穿扫描要测量胸壁厚度。另外，呼吸动度大的部位，要重复扫描，对于肺下叶和肝脏病灶，要求患者平静呼吸憋气后再扫描。对于针尖深处有危险器官的患者，取病理要测量针尖到危险器官的距离。注意，针尖长度为近2cm。

4. 选点　选点是决定穿刺成功与否的关键步骤。选点原则：一是规避危险器官；二是尽量垂直进针；三是降低并发症可能。例如，穿刺选点尽量让针尖背向危险器官，即便穿深，也不会有危险，尽量不要将穿刺方向深部对准危险器官。再如肺穿，选点尽量不要穿越两叶肺。选点不要怕麻烦，不怕丢面子，选好点，就成功了一半。

5. 消毒　消毒参照外科常规消毒规范执行。此外，需要另做的工作是要"摸"，用一个指头稍用力摁一下所选点的情况。选点下方是否有骨头遮挡，肋间隙的走行变化。因为断层扫描时肋骨走行并不如摸起来直观，同时以备某些患者体位移动选点下方入路发生变化。

6. 麻醉　麻醉参照外科局部麻醉规范执行。此外需要注意以下4点：①如果肺穿，肋间隙的血管神经是"挂"在肋骨上，即在肋骨的下缘，肋间隙的上缘，注意不要将麻药打到血管里去。回抽一下最保险。其实快速进针同时快速推药时麻药一般不会全部进入血管而丧失麻醉作用，禁忌麻醉药针头待在一个位置不动一直把麻药打完。②麻醉步骤的作用除了"麻"，对于入路狭窄的患者，其更主要的作用是"探"，既为穿刺进针探路，如果下方骨头阻挡，可以手摸后挪动一下针头再探，并且，四周都打一下麻药麻醉效果更好。③对于前路肺穿或者肝穿，特别是瘦患者，要在扫描时量一下胸壁的厚度，打麻药时不要将针头刺的太深，以免麻醉时损伤肺，尚未穿刺，已然气胸；同时，将麻药全部打入肺、胸腔或者肝内，影响麻醉效果。④肺穿后路进针，腋窝进针，女性前胸壁进针要多打麻药。

7. 穿刺　穿刺是前述综合注意事项的综合体。同时又有自己的注意事项。①进针：考虑患者软组织按压后距离变化，一定要注意CT测量进针深度和实际需要进针深度，特别是肥胖患者、女性乳腺较大患者和针道深部有危险器官的患者。步步为营似乎是解决此问题的最佳方法，但是对于发生肺损伤或者肝出血的患者，时间的延

长增加了气胸和出血的风险。②肺穿时，在前期测量胸壁厚度的基础上，如果穿近肺时，要嘱托患者小口喘气或者憋住气，快速进针，减轻肺损伤风险。③红色橡胶环固定器主要是提醒医师穿刺的深度，但显然它的存在弊大于利。且考虑①中叙述问题，深度本身就凭经验，与此固定器无关。且套上固定器不方便持针。④穿刺后本人观点一定要看针尖位置后再行穿刺或置金标，虽然延长了穿刺时间，但是穿刺的风险主要产生在进针等步骤和患者体质，与看针尖这一点时间没有重大关联，看针尖，利大于弊。⑤穿刺方向一定要考虑血管和病灶方向、走行、危及器官位置等，牢记安全。穿刺尽量垂直进针，角度进针只能凭经验。有时较难把握。如果患者病灶较大，肺穿尽量沿肋间隙下缘走，以免损伤肋间神经和血管，造成患者不必要的疼痛和出血。穿刺取病理或种金标的间隙要用对侧拇指堵住针孔，此时对侧拇指最好先按一下碘伏球，拇指水分以便保证堵住针孔时的密封性。

8. 取病理/置金标　对于两者顺序，我个人倾向于先种金标，特别是对于肺穿肺功能差、肺下叶患者。原因有三：①对于病理穿刺针结构的了解，可以明确先种金标不会影响病理取材，且金标不可能因为后续病理穿刺针的前进而发生大的移位，因为金标不是在空气里也不是在水里，而是在人体组织中，即便碰到，最多也就是略微移动。②如果先取病理，患者可能在取病理后到置金标期间这一小段时间发生气胸，此不少见，取完病理后，肺组织已经从针尖处脱落，金标可能种到胸膜腔。③如果遇到出血较多患者，一般来说取病理发生出血的可能较多，病理穿刺完后患者出血或者咯血、咳嗽，很难再配合种金标。关于金标位置，个人倾向于紧贴肿瘤而不进入肿瘤。进入肿瘤有随针道转移危险；进入肿瘤有密度剂量计算问题；远离肿瘤有追踪不准之嫌，而紧贴肿瘤最好。对于肿瘤病灶非常小的患者，金标不要打入病灶，以免伪影影响靶区勾画。

9. 拔针　拔针要慢，特别是肝穿或肺穿随针道出血的患者，说明针尖处有血管。要特别注意。拔针后要磕一下，看一下金标是否位于针道空隙。

10. 验证扫描　确认金标位置，出血，气胸等。对于发生气胸的患者，要嘱其先等半小时，没有问题再走，另嘱若病情变化及时就医（图5-1）。

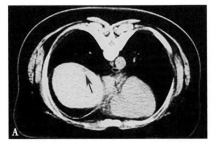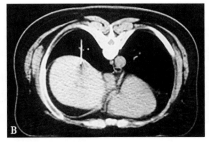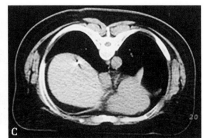

图 5-1　肝部病灶穿刺金标植入
A. 穿刺病灶；B. 穿刺；C. 金标植入。

三、并发症处理及经验分享

（一）各种并发症的处理

1. 气胸　如果肺压缩超过 2/5，或者患者症状严重，要抽气或者闭式引流。发生张力性气胸的情况少见，其同时伴随患者严重症状，CT 立即扫描，如果肺压缩严重，穿刺针刺入，形成开放性气胸就可。

2. 肝脏出血　只要凝血功能没问题，一般穿刺针穿破一支肝中、左、右静脉大小血管，结束后不会有太大问题，应用止血药即可。而对于肝左叶靠近心脏和靠近下腔静脉处病灶，因为在 CT 上看不清，属穿刺禁忌证。这些血管一旦发生出血，无法处理。此类患者嘱试用超声引导穿刺。

3. 膈肌损伤　穿及膈肌后可能引起患者打嗝，略加休息后即可，如果同时伴随针道出血，要注意膈肌穿及那一侧，如果是右侧，休息即可，或者应用一点止血药。如果是左肺下叶穿刺，一定要高度警惕，注意是否穿及脾脏。

4. 脾脏损伤　脾脏出血较难止血，所以病灶位于左肺下叶外侧时，属于高难度穿刺区，此时阅片决定是否适合穿刺时一定要注意脾脏。如果患者同时伴有脾大，要谨慎穿刺。如果一旦发生脾出血，可以考虑射频，或者进手术室术中止血，直至脾切除。脾脏包膜下出血也要高度警惕。

5. 胃肠穿孔　对于离胃肠较近的病灶穿刺，嘱托患者一定要空腹。如果穿刺伤及胃肠，嘱其禁食、水，抑酸、保护黏膜治疗 3～5 天，辅以静脉营养支持。

6. 肾脏损伤　给予止血药，密切观察，如果出血不停，介入科行介入肾血管栓塞，直至外科术中止血，至肾切除。

7. 心脏大血管损伤　穿及心脏、肺动静脉、主动脉弓、肺尖穿及锁骨下动静脉，无法处理。对于肺尖穿刺，因平扫 CT 有时不好分辨血管，要谨慎。

（二）经验总结分享

1. 肺上叶病灶，特别是肺尖癌，一定要注意锁骨下动静脉，不要扎到血管。

2. 对于肺下叶病灶，特别是左下肺病灶，属于相对穿刺禁忌证。

左下肺病灶，首先是气胸风险极高，接近 100% 患者发生气胸；其次，如果挨近心脏，肺的呼吸动度和心脏搏动的不确定性可能导致穿致心脏；如果后路进针，要让患者空腹，如果饭后穿刺，即有可能穿破胃壁。如果空腹穿刺，极有可能穿破脾脏。左下肺外侧病灶穿刺，是肺穿的最难点。

3. 对于肺穿后路进针，要注意脊神经损伤可能。脊神经穿及时，患者会感觉到放射至前腹或胸壁的疼痛。另外，亦有患者穿刺针进入时出现下肢的大幅度抽动。肋间神经损伤亦可能引起剧烈疼痛，要注意交代。

4. 对于按压后距离缩短问题，伴随所有穿刺过程，一定要谨慎。最好的方法是步步进入，每步都扫描。但是这样随着呼吸肺运动，针在肺内时间过长，引起肺针道处撕裂的可能性明显增加，气胸风险升高。此时，要嘱咐患者要浅均匀呼吸。

5. 对于肝穿，肝脏右叶下部病灶为穿刺绝对禁忌证。原因是此处呼吸动度极大，同时，肝脏深面为肠道，极有可能穿及肠道造成穿孔。

6. 如果穿刺过程中遇到 CT 机器故障，首先要拔针，而不是盲穿。拔针可以再穿，盲穿出问题就将辞其咎。

7. 对于金标植入位置，可以考虑放入瘤体。原因是如果发生气胸，即便肺复张，也可能在开始治疗时复张不充分，如果治疗时金标不在瘤体内，那么金标和肿瘤的位置可能再变动，这样就影响治疗精度。当然，如果穿刺针直接进入瘤体，个人认为可能会发生针道转移。所以，金标最好是种在瘤体边上，但又紧贴瘤体。

8. 一定要注意穿刺针前段取病理时能再延长的长度，如果前方有危险组织，为穿刺禁忌证。

9. 一定要注意肺裂的走行。

10. 如果腋窝进针，要让患者两胳膊尽量上抬，双胳膊搂住头顶，而不是双手交叉置于额头。

11. 对于实习生、研究生，特别初学穿刺，可由其穿刺，风险高患者谈话一定要自己谈。

（庄洪卿　袁智勇　王俊杰）

第四节　人员培训资质认证

放射外科治疗是放射治疗的特殊精准技术，不仅要有放射治疗的专业知识和临床放疗操作的技能培训资质，还需要接受放射外科治疗的专门培训和临床实践训练，而且最好是从医师、物理师到治疗师以及护士整个团队的培训。世界各国以及我国各医院接受放射外科治疗的培训方式或路径不完全相同，但必须接受一定程度的培训或制定相关的操作规程、监管制度：①制定完善规章制度，必须制定涵盖放射外科治疗各个环节的科室书面操作规程，基于多学科团队以及医院现有条件开展放射外科治疗，定期随访评估临床疗效和不良反应、总结经验，提高技能和治疗水平。②接受专门培训指导，医技人员参加专门的放射外科培训课程，或设备供应商组织专门的放射外科技术培训，或在放射外科治疗经验丰富的中心进行临床操作技能训练学习，或在科内接受放射外科治疗经验丰富的上级或同事监督指导下进行治疗。为了确保放射外科治疗质量和熟练操作流程，每年至少进行 20～50 例放射外科治疗，每个中心每年中位数至少 20 例才能保证技术质量和临床应用水平提高。

一、放射外科医师培训制度

放射外科医师按照我国医师晋升制度培养，主要指具有中级职称（主治医师）的放疗专科医师。放射外科医师培养制度旨在为常规放疗医师提供综合的临床训练和临床研究，目的在于提供广泛的肿瘤放射外科学基础训练，特别是放射外科临床经验。

培训过程包括严格而正规的训练和考核，包括临床放射治疗学、放射物理、放射生物等基础知识及专业技能。主要目的如下：①提供肿瘤放射治疗学的临床培训和教育，综合性掌握肿瘤学原理、放射肿瘤学、放射治疗技术、放射剂量学、放射物理学和放射生物学。②提供肿瘤学实践和实习环境、掌握根据各种不同部位恶性肿瘤的病理类型、临床诊断以及临床分期的治疗手段选择。③培养癌症治疗的多学科综合治疗策略：参加肿瘤内科、肿瘤外科、肿瘤病理和医学影像医师组成的病例讨论和治疗方案决策。④以循证医学为基础，制定科学、安全有效的、创新个体化临床治疗方案。⑤主持或参加临床前瞻性研究或回顾性经验总结。⑥参与放射生物或放射物理的实验研究。

二、放射外科物理师培训制度

放射外科物理师应具备医学物理、生物医学工程或相近专业本科以上学历或取得中级以上专业技术职称资格，取得国家 LA 物理师大型医疗器械上岗证并且参与临床物理师工作 3 年以上工作经验。

美国医学物理师资质条件：①取得具有区域授权的物理师培养资质机构颁发的物理学或医学物理学学士学位，物理师培训课程包括医学物理学、放射物理学和职业规范。②美国医学物理师上岗证，需要取得硕士以上学位、有一定的临床经验后，通过由美国放射学委员会（American Board of Radiology，ABR）组织的物理师资格考试后获得。医学物理师资格证书通常建议在完成放射实习培训项目 3 年以上考取，上岗证考试科目主要包括放射物理、原子物理、超声、解剖学和统计学等，从培训项目结束到获取证书平均经历 6 年时间，证书有效期为 10 年。有效期满后，持证者需要继续参加考核以获取证书的有效延长，主要考核分为六个方面，包括医学常识、患者护理技能、交流沟通能力、专业技能、以实践为基础的学习长进和以系统为基础的实践活动。在获取资格证书 10 年有效期的后半段，持证者需每年参加不同形式的学术活动，包括修读课程、出席会议、参与国家项目或发表期刊论文，获取成绩点。ABR 对初级医学物理师要求除了达到的点数必须超过 250 点以外，还要求通过证书延长资格考试，并完成 20 个自我评估模块和一个专业水平实践考核项目。

我国的医学物理师培养制度相对薄弱一些，目前临床中的医学物理师构成比较复杂，早期主要由从事放疗工作的高年资技术人员从事医学物理工作，后来逐渐吸收少量医学院校医学物理学专业、生物医学工程专业本科毕业生；近年来清华大学、武汉大学等高校在进行医学物理硕士、博士研究生的培养。由于我国医学物理教育体系不完整加之医学物理师职称制度没有有效建立，造成我国医学物理事业发展滞后，国内医学物理师严重短缺，导致医学物理师数量、质量与临床诊疗技术、设备的快速增长及需求极不相称。所以，建立规范我国医学物理师培养制度，设立医学物理师职称系列，以适应现代放射肿瘤学的快速发展，为当务之急。

三、放射外科治疗师培训制度

放射外科治疗师应具备医学或影像技术学等相关专业专科以上学历，并取得国家 LA 技术培训资格证书并且参与临床治疗师工作 2 年以上工作经验。

我国放射外科治疗师的培养受国家教育体系的影响较大，医学院校无相关专业、人员结构较为复杂，技术水平参差不齐。早期从事放疗工作的技术人员来自于医院的各个科室，近年来有不少医学院校医学影像学、医学物理学和生物医学工程专业本（专）科毕业生加入治疗师队伍，使得治疗师队伍水平有所改观，但是整体治疗师队伍素质亟待提高。

放射外科治疗师是放疗计划的最终实施者，其基础理论知识、临床工作能力和敬业责任程度直接关系到放射治疗效果，是影响放射治疗质控的重要环节之一。目前我国各大医学院校仍然没有放射治疗技术专业，目前放疗科新招聘的治疗师工作后，多数通过师傅带徒弟、一老一新搭班、边工作边学习的模式进行培养。

针对放射外科治疗师进行理论与实践相结合的培养模式，目前大学并未设置完全的放疗学专业，其所学课程与放疗相关的比较少，所以，在治疗师的理论学习培养尤为重要。一般应至少学习放射物理、放射生物、放疗技术和放疗设备相关方面课程，另外，在理论知识学习过程中添加放疗发展史、医德医风教育、临床心理学、放疗工作人员行为规范、临床突发事件应急等方面培训。

放射外科所用的高度精细化、自动化的精准放疗设备，在放疗计划执行过程中仅需要简单的几个按钮就可以完成，大大减轻了治疗师的工作量，提高了工作效率，同时避免了重复性操作带来的人为误差。便利的同时也存在着一定的安全隐患，一旦计划设计和传输等后台工作出现错误，很难及时纠正。因此，治疗师在治疗实施前，需要对整个放疗方案进行最后的审核，作为质控的最后把关者，这就要求治疗师培训工作范围不仅局限于机房，还应拓展到诊室和计划室。

治疗师应该至少安排 2 个月的诊室和计划室轮转学习。在诊室轮转期间旁听医师对疾病的诊断过程，参加病例讨论，了解各种肿瘤的发病机制、症状、放疗适应证、综合治疗手段、不良反应等、在计划室轮转期间，应参与放疗计划的设计、了解放疗计划的靶区范围、正常组织勾画原则、处方剂量、计划设计和评价原则、治疗计划验证和传输过程等。通过诊室和计划室的学习，才能真正地了解放疗方案，判断所执行放疗方案的正确性。

随着放射治疗技术的高速发展，我国目前需要大量的经过规范化培训的专业放射外科治疗师，然而目前我国的医学院校还没有专门设立放射治疗专业，也缺少必要的教学设备和专业的师资力量。各医学院校应调整课程安排，加强与医院的合作，通过使用医院的设备和师资力量，合理安排基础理论教育与临床实习，促进我国放射外科治疗师的规范化培养。

（曲宝林　朱夫海　张福泉）

参 考 文 献

[1] ARVOLD N D, NIEMIERKO A, MAMON H J, et al. Pancreatic cancer tumor size on CT scan versus pathologic specimen: implications for radiation treatment planning[J]. Int J Radiat Oncol Biol Phys, 2011, 80（5）: 1383-1390.

[2] HALL W A, MIKELL J L, MITTAL P, et al. Tumor size on abdominal MRI versus pathologic specimen in resected pancreatic adenocarcinoma: implications for radiation treatment planning[J]. Int J Radiat Oncol Biol Phys, 2013, 86（1）: 102-107.

[3] 韩若冰, 任刚, 王轩, 等. 基于 DWMRI 和增强 CT 勾画胰腺癌 GTV 对比研究[J]. 中华放射肿瘤学杂志, 2016, 25（9）: 939-943.

[4] GIRAUD P, ANTOINE M, LARROUY A, et al. Evaluation of microscopic tumor extension in non-small-cell lung cancer for three-dimensional conformal radiotherapy planning[J]. Int J Radiat Oncol Biol Phys, 2000, 48（4）: 1015-1024.

[5] HANNA G G, MURRAY L, PATEL R, et al. UK

Consensus on Normal Tissue Dose Constraints for Stereotactic Radiotherapy[J]. Clin Oncol(R Coll Radiol), 2018, 30(1): 5-14.

[6] ONISHI H, ARAKI T, SHIRATO H, et al. Stereotactic hypofractionated high-dose irradiation for stage I nonsmall cell lung carcinoma: clinical outcomes in 245 subjects in a Japanese multiinstitutional study[J]. Cancer, 2004, 101(7): 1623-1631.

[7] ZHANG J, YANG F, LI B, et al. Which is the optimal biologically effective dose of stereotactic body radiotherapy for Stage I non-small-cell lung cancer? A meta-analysis[J]. Int J Radiat Oncol Biol Phys, 2011, 81(4): e305-e316.

[8] XIA T, LI H, SUN Q, et al. Promising clinical outcome of stereotactic body radiation therapy for patients with inoperable Stage I/II non-small-cell lung cancer[J]. Int J Radiat Oncol Biol Phys, 2006, 66(1): 117-125.

[9] 朱夫海, 吴伟章, 王勇, 等. 胰腺癌患者螺旋断层放疗摆位误差分析[J]. 中国医学物理学杂志, 2013, 30(6): 4480-4483.

[10] 朱夫海, 王颖杰, 任刚, 等. 利用兆伏级CT分析头颈部肿瘤在螺旋断层放疗中的摆位误差[J]. 实用肿瘤学杂志, 2014, 28(1): 24-29.

[11] 吴伟章, 朱夫海, 王勇. Tomotherapy摆位误差修正的精度及其对计划靶区外放边界的影响[J]. 实用肿瘤杂志, 2016, 31(2): 53-56.

[12] 朱夫海, 吴伟章, 王勇, 等. 肺癌螺旋断层放疗计划设计的初步研究[J]. 中国医学物理学杂志, 2014, 31(4): 4979-4983.

[13] 吴伟章, 朱夫海, 常冬姝, 等. 胰腺癌伽马刀和螺旋断层放疗治疗计划剂量学比较[J]. 中国医疗器械杂志, 2013, 37(3): 232-234.

[14] 吴伟章, 常冬姝, 朱夫海, 等. 肺多发转移瘤伽玛刀治疗的剂量分布研究[J]. 肿瘤防治研究, 2014, 41(4): 391-394.

[15] 朱夫海, 吴伟章, 王勇, 等. 铅门宽度和螺距在肺癌脑转移患者螺旋断层放疗计划设计中的研究[J]. 中国医疗器械杂志, 2014, 38(4): 301-304.

[16] 朱夫海, 吴伟章, 任刚, 等. 肝癌体部γ刀和HT的剂量特点分析[J]. 中华放射肿瘤学杂志, 2015, 24(2): 189-192.

[17] 朱夫海, 吴伟章, 王颖杰, 等. 减少肺癌螺旋断层放疗计划低剂量区体积的研究[J]. 中华放射医学与防护杂志, 2015, 35(6): 433-436.

[18] 朱夫海, 王颖杰, 吴伟章, 等. 90例胰腺癌患者螺旋断层治疗剂量验证结果分析[J]. 中华放射肿瘤学杂志, 2015, 24(4): 442-443.

[19] 吴伟章, 朱大海, 王勇, 等. 旋转照射剂量测量仪(ArcCHECK)在螺旋断层放疗计划剂量验证中的应用[J]. 肿瘤预防与治疗, 2014, 27(1): 20-23.

[20] 丁艳秋, 吴伟章, 朱夫海, 等. ArcCHECK和EBT3胶片应用于螺旋断层放射治疗剂量验证的比较研究[J]. 中国医学装备, 2015(9): 31-35.

[21] PALTA J R, LIU C, LI J G. Quality assurance of intensity-modulated radiation therapy[J]. Int J Radiat Oncol Biol Phys, 2008, 71: S108-S112.

[22] SHARPE M B, MOSELEY D J, PURDIE T G, et al. The stability of mechanicalcalibration for a kV conebeam computed tomography system integrated with linear accelerator[J]. Med Phys, 2006, 33: 136-144.

[23] GALVIN J M, BEDNARZ G. Quality assurance procedures for stereotacticbody radiation therapy[J]. Int J Radiat Oncol Biol Phys, 2008, 71: S122-S125.

[24] SOLBERG T D, MEDIN P M, MULLINS J, et al. Quality assurance of immobilization and target localization systems for frameless stereotactic cranial and extracranial hypofractionated radiotherapy[J]. Int J Radiat Oncol Biol Phys, 2008, 71: S131-S135.

[25] JIANG S B, WOLFGANG J, MAGERAS G S. Quality assurance challenges for motion-adaptive radiation therapy: Gating, breath holding, and four-dimensional computed tomography[J]. Int J Radiat Oncol Biol Phys, 2008, 71: S103-S107.

[26] BISSONNETTE J P, MOSELEY D, WHITE E, et al. Quality assurance for the geometric accuracy of cone-beam CT guidance in radiation therapy[J]. Int J Radiat Oncol Biol Phys, 2008, 71: S57-S61.

[27] SWANGSILPA T, YONGVITHISATID P, PAIRAT K, et al. Preliminary experience of CyberKnife treatment of primary non-small cell lung cancer[J]. J Med Assoc Thai, 2012, 95(10): 1335-1343.

[28] NUYTTENS J J, VAN DE POL M. The CyberKnife radiosurgery system for lung cancer[J]. Expert Rev Med Devices, 2012, 9(5): 465-475.

[29] GOLDSMITH C, GAYA A. Stereotactic ablative body radiotherapy(SABR) for primary and secondary lung tumours[J]. Cancer Imaging, 2012, 12: 351-360.

[30] SNIDER J W, OERMANN E K, CHEN V, et al.

CyberKnife with Tumor Tracking: An Effective Treatment for High-Risk Surgical Patients with Single Peripheral Lung Metastases[J]. Front Oncol, 2012, 2: 63.

[31] BIBAULT J E, PREVOST B, DANSIN E, et al. Image-guided robotic stereotactic radiation therapy with fiducial-free tumor tracking for lung cancer[J]. Radiat Oncol, 2012, 7: 102.

[32] MALINOWSKI K, MCAVOY T J, GEORGE R, et al. Online monitoring and error detection of real-time tumor displacement prediction accuracy using control limits on respiratory surrogate statistics[J]. Med Phys, 2012, 39 (4): 2042-2048.

[33] DIETERICH S, GIBBS I C. The CyberKnife in clinical use: current roles, future expectations[J]. Front Radiat Ther Oncol, 2011, 43: 181-194.

[34] PEPIN E W, WU H, ZHANG Y, et al. Correlation and prediction uncertainties in the cyberknife synchrony respiratory tracking system[J]. Med Phys, 2011, 38 (7): 4036-4044.

[35] RANGASWAMY M, ZACHARIA T T, KRISHNAMURTHY J, et al. Study of computed tomography-guided fine needle aspiration cytology of thoracic lesions[J]. J Cytol, 2012, 29 (1): 30-34.

[36] UNGER K, JU A, OERMANN E, et al. CyberKnife for hilar lung tumors: report of clinical response and toxicity [J]. J Hematol Oncol, 2010, 3: 39.

[37] NAKAMURA M, YOSHIZAKO T, KOYAMA S, et al. Risk factors influencing chest tube placement among patients with pneumothorax because of CT-guided needle biopsy of the lung[J]. J Med Imaging Radiat Oncol, 2011, 55 (5): 474-478.

[38] 吴渭贤, 邱菊生, 朱希松. 选择性肾动脉插管介入治疗肾出血16例[J]. 中国中西医结合外科杂志, 2009, 15 (6): 620-622.

第六章 疗效评价标准

第一节 主要影像技术

随着科技的进步和医学的发展，医学影像学在疾病的诊断、治疗、疗效评价各个环节发挥越来越重要的作用。尤其是肿瘤疗效评价方面，现行的各种评价标准如实体瘤疗效评价标准（response evaluation criteria in solid tumor，RECIST）等都是以影像结果为评价依据。目前临床常用的影像学检查技术包括 X 线、超声、CT、MRI、PET、PET/CT、PET/MRI 等，在肿瘤疗效评价上，20 世纪 80 年代的 WHO 标准中 X 线、超声发挥了重要作用，但是随着 RECIST 及其他标准的广泛应用，除在观察表浅部位肿大淋巴结方面超声尚有一定作用外，X 线、超声已逐渐失去诊断价值，因此，本节重点讲述目前在肿瘤临床疗效评价上广泛应用的 CT、MRI、PET/CT 等影像技术。

一、CT 成像技术

（一）CT 原理及发展简史

CT 是计算机辅助断层成像（computed tomography，CT）的简称。CT 基本机构是 X 线球管、探测器、计算机。成像原理是利用 X 射线穿透人体，由探测器获得穿出人体后的 X 线量，经计算机计算被吸收的 X 线量，通过模 - 数转换，将 X 线量转换为数字矩阵，在屏幕或胶片上成像。

1969 年 Hounsfield（1979 获诺贝尔生理学或医学奖）设计成功用于临床的断层摄影装置，1971 年第一台 CT 在伦敦 Atkinson-Morley 医院成功安装，1974 年美国科学家 Ledley（莱氏）研究成功全身 CT，1983 年 Douglans boyd 研究的电子束 CT（EBCT）应用临床。1988 年因滑环技术的出现，德国西门子公司研制成功螺旋 CT（spiral CT，SCT）。1992 年，Elscint 公司研制成功 2 排探测器螺旋 CT，使 CT 扫描进入亚秒时代。2005 年西门子研发成功双源螺旋 CT。2007 年，日本东芝公司 320 排螺旋 CT 问世，扫描速度达到 0.3 毫秒，覆盖范围达 16cm，CT 扫描进入容积成像时代。

根据 CT 机架内探测器与 X 线球管的运动关系，CT 经历过五代，第一代 CT 球管与探测器均为平移 - 平移模式，探测器一般是 2～3 个。第二代 CT 球管可旋转，探测器只能平移，称为旋转 - 平移模式，探测器增加到 30 个。第三代 CT 球管和探测器均旋转，称为旋转 - 旋转模式，探测器最多可达 800 个。第四代 CT 球管旋转，探测器固定不动，称为旋转 - 固定模式，探测器最多可达 1 600 个。第五代 CT 称为电子束 CT，结构与其他四代均不同，现已基本淘汰。目前应用的 CT 均为第三、四代 CT。

（二）多排螺旋 CT（multi-slice spiral CT）的优势

滑环技术的出现，使 X 线球管可以连续旋转，X 线球管连续旋转的同时，扫描床连续前进或后退，两者结合，完成螺旋扫描，大大提高了扫描速度和扫描范围。

多排 CT 是指探测器的排数，由最初的 2 排、4 排、16 排、64 排发展至 128 排、320 排，东芝公司的 320 排 CT 探测器宽度达到 16cm，X 线球管单次曝光即可完成 16cm 范围扫描，实现了单器官容积扫描及灌注扫描。

多排螺旋 CT 的优势：①在相同的时间内可完成更大范围的扫描，或扫描范围不变的情况下，缩短扫描时间。②多期相动态扫描。一次注射造影剂，可采集动脉期、静脉期、延迟期图像。③大范围动脉血管成像，心脏成像。④对器官或组织进行功能成像 - 灌注成像。⑤可实现高分辨率亚毫米级薄层扫描并进行任意平面的各向同性重建。

（三）与肿瘤疗效评价有关的CT参数和技术

1. CT值 X射线穿过人体组织后被部分吸收，会减弱，即衰减，不同组织因密度不同，衰减系数亦不同。临床工作中，更关心的是各组织间的密度差异，而不是绝对值，因此产生了CT值这个概念，其定义为：某物质的CT值等于该物质的衰减系数与水的吸收系数之差再与水的衰减系数相比之后乘以1 000，单位名称为HU（hounsfield unit）。水的吸收系数为1，CT值定义为0HU；人体内密度最高的骨皮质吸收系数为2，CT值定义为+1 000HU；密度最低的气体吸收系数为0，CT值定义为-1 000HU。因此，人体内密度不同的各组织的CT值就位于-1 000HU～+1 000HU。临床工作中，为了使CT图像上欲观察的结构和病变达到最佳显示，需根据它们的CT值范围选用不同的窗技术，包括窗位（window level）和窗宽（window width）。以某个CT值为中心，正负16个灰阶CT值范围为窗宽，中心值即窗位。如正常肝脏CT值为40HU，以40HU为窗位，窗宽为300HU，则CT值范围-110HU～190HU，此时观察肝脏组织及病变最佳。

Choi标准是基于增强扫描CT值变化的肿瘤疗效评价标准，因此需要准确测量治疗前后肿瘤组织的CT值。

2. 平扫 即不注射造影剂的CT扫描。腹部、盆腔扫描时需口服阳性对比剂（碘造影剂）或阴性对比剂（水），一般扫描前无需特殊准备。

3. 多期增强扫描、动态增强扫描 注射造影剂后间隔一定时间分别采集扫描部位的动脉期、静脉期、平衡期、延迟期图像的扫描方式称为多期增强扫描。不同器官的各期间隔时间不同，肝脏动脉期一般为注射造影剂后20秒，静脉期为45秒，平衡期为1分钟，延迟期为5分钟。动态增强扫描为注射造影剂的同时即开始扫描，包含平扫及动脉期、静脉期、延迟期所有各期的图像，多用于灌注成像，反映组织或病变的血流动力学。

4. 多平面重建（multi-planar reformation，MPR）和曲面重建（curved planar reformation，CPR） 多平面重建是指在一组横断面图像的基础上，通过计算机后处理软件将原始数据重建为1mm左右的超薄层数据，再重新排列，重建出冠状面、矢状面及任意平面的图像。曲面重建是MPR的一种特殊方式，沿组织或病变的中轴画一条曲线，将该曲线经过层面的体素进行重组，显示为拉直展开的二维图像。RECIST标准中最重要的影像学指标是肿瘤的最长径线，但常规CT扫描为横断面图像，有时在横断面图像上不能测得肿瘤的最长径，此时就需要对图像进行多平面重建或曲面重建，重建出冠状面、矢状面、曲面及任意平面的图像，得到肿瘤的最大径。

二、MRI成像技术

（一）MRI基本原理和发展简史

MRI是磁共振成像（magnetic resonance imaging，MRI）的简称。磁共振现象于1946年由美国学者Bloch和Purcell发现，并因此获得1952年的诺贝尔物理奖。起初主要用于化学分析。1971年Damadian教授认为磁共振信号可用来探测人类疾病。1973年美国科学家Lauterbur重建出了磁共振图像。其后，英国科学家Mansfield进行了改进。1978年和1980年头部和全身磁共振机相继问世。2003年Lauterbur和Mansfield成为诺贝尔生理学或医学奖的获得者。

MRI基本原理可简单归纳为以下几个步骤：①将人体置于磁场内；②施加一定频率的射频（radio frequency，RF）脉冲，激励体内的氢质子^1H，使其产生共振；③关闭脉冲后，氢质子恢复到平衡状态即弛豫；④弛豫过程产生信号，用线圈采集此信号，用计算机将信号转换为图像。

具有奇数质子或中子的原子核带正电荷，有自旋运动，产生微小磁矩，像一个个小磁体。人体内最广泛存在的奇数质子是氢质子，这些氢质子处于自由状态，排列杂乱无章，磁场相互抵消，净磁化量为零，人体无磁性。当把人体放入磁共振机的磁体内后，原本杂乱无章排列的氢质子变为与主磁场同向或反向状态，前者多于后者，即氢质子产生了合磁矩，方向与主磁场相同。此时，对人体施加外来电磁波——射频脉冲（radio frequency，RF），这个射频脉冲的频率必须与氢质子的进动频率相同，即Lamor频率，Lamor频率与主磁场强度成正比。1.0T场强时，Lamor频率为42.6MHz；1.5T场强时，Lamor频率为63.9MHz。当射频终止后，体内氢质子恢复到原来状态，同时释放与激励脉冲相同的射频信号，用线圈采集这些信号，经计算机处理，完成图像重建。在此过程中，质子纵向磁化逐渐增大，恢复到原始状态，其经历的时间称为纵向弛豫时间，简称T_1。而横向磁化逐渐减小直至消失，其经历的时间称为横向弛豫时间，简

称 T_2。不同组织同时具有不同的 T_1、T_2 特性，反映组织 T_1 特性的图像称为 T_1 加权成像（T_1 weighted image，T_1WI），反映组织 T_2 特性的图像称为 T_2 加权成像（T_2 weighted image，T_2WI）。

（二）磁共振成像的优势

1. MRI 具有多个成像参数，具有更高的组织分辨力　CT 检查是依靠密度这个单一的参数成像，MRI 有 T_1、T_2 和质子密度多个参数，可以产生 T_1WI、T_2WI 和质子密度加权图像（proton density weighted image，PDWI）多参数图像，通过多参数图像信号特点辨别组织和病变的成分。如 T_1WI 和 T_2WI 均为高信号，则该成分为脂肪、亚急性期出血等；T_1WI 为低信号，T_2WI 为高信号，则该成分为水。对于放射治疗后肿瘤组织内部出血、坏死成分的观察，MRI 比 CT 有明显优势。

2. MRI 具有多种成像序列其中最常用的是自旋回波（spin echo，SE）序列和快速自旋回波序列、梯度回波（gradient echo，GRE）序列、反转恢复（inversion recovery，IR）序列、平面回波成像（echo planar imaging，EPI）。这些序列具有不同的成像速度、不同的组织对比，根据不同的临床应用采用相应的序列。

3. MRI 可多方位成像除横断面图像外，MRI 可直接进行冠状位、矢状位乃至任意方位的斜面成像，有利于多角度观察病变的解剖结构和毗邻关系。这对测量肿瘤最大径线尤为有利。

（三）与肿瘤疗效评价有关的 MRI 技术

除上述多方位成像利于测量肿瘤最大径外，功能成像是 MRI 在肿瘤疗效评价的另一个重要优势的检查技术。MRI 功能成像包括扩散加权成像（diffusion weighted imaging，DWI）、灌注加权成像（perfusion weighted imaging，PWI）、波谱分析（MR spectroscopy，MRS）等。

1. DWI　是目前唯一能够监测活体组织内水分子扩散运动的无创性方法。扩散运动是指分子的热随机运动——布朗运动，任何分子都存在扩散运动，由于人体 MRI 成像主要是利用水分子内的质子，因此 DWI 技术实际上检测的是人体组织内水分子的扩散运动，定量反应水分子扩散程度的参数为表观扩散系数（apparent diffusion coefficient，ADC）。自由水在各方向的扩散不受限，ADC 值最高。肿瘤或炎症时，细胞排列紧密、密度大，细胞内外间隙缩小，同时受细胞膜的限制，大分子物质如蛋白质对水分子吸附作用增强，

这些综合因素使得肿瘤组织内水分子的扩散运动受限，ADC 值降低。当放射治疗等其他治疗后，肿瘤细胞膜被破坏，细胞死亡数量减少，细胞外间隙扩大，水分子扩散增加，ADC 值升高，而此时肿瘤形态尚无明显变化，资料显示，在治疗开始 2～3 天后病灶的 ADC 值即出现变化，因此，ADC 值能早期评价肿瘤治疗效果。ADC 值是通过在 SE-EPI 序列中施加一对特殊的梯度场来获得的，此对梯度场强度和持续时间相同但方向相反，梯度场的强度、持续时间、间隔时间三者统称为 b 值，单位是 s/mm^2，b 值是 DWI 序列中最重要的参数，b 值越高，对水分子的扩散运动越敏感，ADC 值越准确，但是 b 值太高时就会降低图像信噪比、增加对周围神经的刺激。因此，选择合适的 b 值较为困难，不同的组织需要选择不同的 b 值。目前临床应用的 DWI 序列，常采用多 b 值，脑部 b 值常为 0、1 000，腹部 b 值一般为 0、600、1 500。

2. MRS　MRS 主要反映组织的代谢信息，利于化学位移成像原理。MRI 是利于体内氢质子成像，不同分子结构的氢质子其进动频率不同，这种由于所处分子结构不同造成氢质子进动频率不同的现象称为化学位移现象。施加特定频率的射频脉冲，使不同分子结构内的氢质子分别形成共振，产生信号，由于该信号来源于不同分子结构中的氢质子，于是得到不同物质的谱线。目前，MRS 在脑、乳腺、前列腺中已广泛应用。

以脑组织为例，脑 ^{1}H MRS 分析的代谢产物主要有：①NAA（N-乙酰门冬氨酸），主要存在于神经元及其轴突，NAA 含量降低表示神经元受损；②胆碱（choline，Cho），主要存在于细胞膜，其含量变化反映细胞膜代谢变化，在细胞膜降解或合成旺盛时其含量增加。脑肿瘤时，Cho 升高、NAA 降低，Cho/NAA 升高。

MRS 不仅对肿瘤的诊断如分级和鉴别良恶性具有重要作用。在肿瘤治疗后的作用更为重要，如脑肿瘤手术或放疗后，肿瘤周围增强扫描的强化病变是残留、复发还是炎性反应，常规 MRI 难以判断，而通过 MRS 分析局部 NAA、Cho 的变化，能进行很好的鉴别诊断。

三、PET/CT 成像技术

（一）PET/CT 原理和发展简史

PET/CT 是正电子发射断层显像／计算机辅助体层成像仪的简称，是将 PET（positron emission

tomography，PET）与 CT 两种影像技术结合在一起的一种多模式影像设备。它有 PET 和 CT 两个探测器、共同的机架、检查床和图像采集 / 处理工作站，可以几乎同时获得 PET 图像、CT 图像以及两者的实时融合图像，也可当作 PET 和 CT 单独使用，功能强大。

放射性核素显像（radionuclide imaging），是放射性示踪原理和放射性探测成像技术结合的一种医学影像方法，始于 20 世纪 50 年代，经历了 50 年的发展和完善，根据所用显像剂中放射性核素的核衰变方式的不同，形成了单光子断层显像（SPECT）和正电子断层显像（PET）两大类，二者所提供的都是细胞内的分子信息，故又称分子影像（molecular imaging）。其中 PET 由于正电子显像剂的分子示踪性能更佳，种类更多，被公认是最成熟的分子影像技术。

PET 使用特定的正电子示踪剂，核素衰变过程中正电子从原子核内放出后很快与自由电子碰撞而湮灭，转化为一对方向相反、能量为 511keV 的 γ 光子。在这对光子飞行的方向上对置一对探测器，便可以几乎同时接收到这两个光子，并可推定正电子发射点在两个探测器连线上，通过环绕 360° 排列的多组配对探头，得到探头对连线上的一维信息，将信号向中心点反投射并加以适当的数学处理，便可形成断层示踪剂分布图像。示踪剂在体内某处聚集的多少，即影像的浓淡，就反应该处特定分子数量的多少和生理代谢功能的高低，但由于缺乏解剖学影像背景而难以确定该处浓聚的具体位置。因此，无法解剖定位是 PET 的致命缺点，使其临床应用严重受限。为解决这一问题，将 PET 与 CT 融合，从而 PET/CT 应运而生。

1998 年，GE 公司首次地实现了单层螺旋 CT 与 PET 的硬件融合，但因设备性能低，空间分辨率、清晰度和显像速度都难以满足临床要求。1999 年美国第 46 届核医学年会上发布螺旋 CT 与 PET 融合的新型 PET/CT 机，性能大大提升，被誉为"年度风云影像"。随后的 10 几年，PET/CT 性能不断提升，PET 的探测器晶体从 BGO 到 LYSO，CT 的探测器排数从单排进入 64 排、128 排。飞行时间（time of flight，TOF）图像重建方法的应用，大大提高了 PET 图像的灵敏度和分辨率。高配置带来了更高的融合精度、衰减校正精度和更短的扫描时间。过去 1 小时的检查，现在可在 10 分钟甚至 5 分钟内完成。

PET/CT 中 CT 的主要功能有：①采用 X 线对 PET 图像进行衰减校正，大大缩短数据采集时间，提高图像分辨率；②利用 CT 图像对 PET 图像病变部位进行精确解剖定位和鉴别诊断。PET/CT 从根本上解决了核医学图像解剖结构不清楚的缺陷，实现了功能图像与解剖图像的互补。真正开启了融合影像和分子影像的应用时代。

（二）肿瘤 ^{18}F-FDG PET/CT 显像的参数

1. 常用示踪剂 肿瘤细胞，特别是恶性肿瘤细胞代谢旺盛，比正常细胞消耗更多的葡萄糖作为能量来源，因此 PET/CT 最常用的正电子示踪剂是氟 -18 标记的脱氧葡萄糖（fluorodeoxyglucose，FDG）——^{18}F-FDG。

2. 标准摄取值（standardized uptake value，SUV） SUV 是 ^{18}F-FDG PET 显像诊断肿瘤病变时，评价肿瘤组织葡萄糖代谢程度的最常用的半定量指标。它的基本定义是静脉注射 ^{18}F-FDG 后局部组织摄取 ^{18}F-FDG 的放射性活度与全身平均 ^{18}F-FDG 放射性活度的比值。计算式为：

$$SUV = \frac{局部组织的\ ^{18}F\text{-}FDG\ 放射性活度（Bq/g）}{注射的\ ^{18}F\text{-}FDG\ 放射性活度\ /\ 体重（Bq/g）}$$

3. 最大 SUV 与平均 SUV 最大 SUV（SUVmax）是指在 PET/CT 某一断面上，肿瘤病灶摄取 ^{18}F-FDG 最高的单一像素的 SUV，平均 SUV（SUVmean）是指在 PET/CT 的某一断面上，整个肿瘤病灶摄取 ^{18}F-FDG 的 SUV 平均值。由于 SUVmax 仅反映病变内单一像素的 ^{18}F-FDG 代谢水平，不能反映整个病变 ^{18}F-FDG 代谢，因此仍采用 SUV=2.5 作为判定肿瘤良、恶性的阈值，其实就是 SUVmean。

（三）肿瘤 ^{18}F-FDG PET/CT 显像的临床应用

1. 肿瘤的良恶性鉴别 SUV 的高低与肿瘤的性质密切相关，SUV 越大，肿瘤的恶性程度越高。一般将 SUV=2.5 作为判定良、恶性肿瘤的阈值。

2. 恶性肿瘤的 TNM 分期 SUV 越大，肿瘤的恶性程度越高或肿瘤体积大，T 分期越大。Weber 等对 22 例肺癌的研究表明，SUV 与 T 分期呈正相关，T_1 期 SUV 平均值为 4.10，T_2 期 SUV 平均值为 6.31，T_3 期 SUV 平均值为 8.28，T_4 期 SUV 平均值为 10.34。除局部分期外，PET/CT 能发现局部及远处淋巴结转移和其他器官转移瘤，对 TNM 分期具有显著优势。

3. 肿瘤疗效评价 PET/CT 是分子显像，能在有形态学改变之前早期发现治疗后肿瘤细胞的代谢情况，判断治疗效果，指导或调整临床治疗方案。

第二节　临床结果评价标准

放射外科治疗是恶性肿瘤的重要治疗手段，随着精准放疗技术的发展及肿瘤综合治疗意识的增强，早期监测肿瘤的放疗应答、判断肿瘤组织的放疗敏感性、及时调整靶区剂量或更改治疗方案，实现提高肿瘤放疗治疗比为基础的个体化综合治疗，成为放射肿瘤学的一个新领域。

在过去的30多年里，WHO标准和RECIST标准尤其是RECIST标准是肿瘤疗效评价的主要依据，但这两种标准都是从形态学即肿瘤的大小变化方面评价疗效，而且是以化疗药物治疗4周后肿瘤退缩反应效率为依据评价治疗肿瘤有效性。这两种标准主要是针对实体肿瘤化学药物治疗敏感性反应评价，对空腔脏器如食管、直肠等肿瘤不适用，对放射外科治疗后4周肿瘤体积变化较小的评价更不适用。随着影像学的发展，如PET/CT、PET/MRI、磁共振灌注成像（perfusion weighted imaging，PWI）、磁共振扩散加权成像（diffusion weighted imaging，DWI）等技术的出现和不断成熟，使影像学不仅能提供肿瘤形态学变化的信息，还能提供肿瘤细胞代谢变化、生存活性、肿瘤内部血管特性、血流动力学等功能学信息，能够实现对实体肿瘤和空腔脏器肿瘤早期疗效评价和体积代谢变化双重评价。因此，肿瘤疗效的评价标准逐渐由形态学过渡到代谢学，甚至影像组学，并且随着医学的发展，肿瘤疗效的评价标准仍在不断地修订、更新中。

一、基于形态学的肿瘤疗效评价标准

（一）WHO标准

1979年世界卫生组织（WHO）首次发布了评价肿瘤疗效的标准（表6-1），其主要内容是通过测量肿瘤的双径乘积（即面积）之和（最长径和其垂直径乘积的总和，sum of the products of diameters，SPD）计算肿瘤的大小（图6-1），与治疗前的基线值进行比较，判定肿瘤的治疗效果，根据SPD值变化，将疗效分为完全缓解（complete response，CR）、部分缓解（partial response，PR）、稳定（stable disease，SD）或无变化（no change，NC）、进展（progressive disease，PD）四组。CR为肿瘤完全消

失，维持4周；PR为肿瘤总面积缩小≥50%，维持4周；PD为在任一观察点检测到肿瘤总面积增加≥25%和／或出现新发病灶；SD定义为变化介于PR和PD之间。

表6-1　WHO实体肿瘤疗效评价标准（1979年）

疗效	可测量病灶	不可测量病灶	骨转移
CR	肿瘤完全消失	肿瘤完全消失	X线片或骨扫描显示肿瘤完全消失
PR	肿瘤缩小50%以上： （1）单个肿瘤面积：肿瘤最长径和其最大垂直径之乘积 （2）多个肿瘤面积：多个肿瘤面积之和	估计肿瘤总量缩小50%以上	（1）溶骨病灶缩小及部分钙化 （2）成骨病灶之密度降低
SD或NC	肿瘤面积减少不到50%或增大未超过25%	肿瘤总量约减少不到50%或增大未超过25%	X线片或骨扫描无明显变化
PD	肿瘤增大超过25%或出现新病灶	估计肿瘤增大约超过25%或出现新病灶	X线片或骨扫描有肿瘤增加或出现新转移灶

注：WHO标准规定疗效需在4周后确认。CR.完全缓解；PR.部分缓解；SD.疾病稳定；NC.无变化；PD.疾病进展。

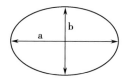

图6-1　WHO标准——双径线测量法

a.肿瘤最长径；b.长径的垂直径。肿瘤面积计算公示为a×b，多个肿瘤的总面积为各肿瘤的面积之和。

WHO标准是第一个评价肿瘤治疗反应的标准，一经颁布，即在世界范围内广泛应用。但是经过20多年的应用，WHO标准逐渐暴露出各种问题，如：未明确规定应测量病灶的数量；未明确规定应测量最小病灶的大小；对已广泛应用的CT和MRI影像检查技术未提及；对判定为进展（PD）的标准不确定，是评价单个病灶还是全部病灶？特别是对放射治疗不敏感肿瘤近期内体积变化小的肿瘤不能正确评价疗效，从而造成各研究组之间疗效评价存在差异而难以比较，导致下结论时出现偏差或导致不正确的结论。

（二）实体瘤疗效评价标准（response evaluation criteria in solid tumor，RECIST）——RECIST 标准

针对 WHO 标准的种种缺陷，为简化测量步骤，提高测量准确性，James 等提出以肿瘤最长径的长度代替面积来代表肿瘤大小的单径测量法（图 6-2），评价了 8 个临床试验中 569 例肿瘤患者的疗效，结果显示，单径测量法方法简单且疗效判断更确切。

根据新的研究结果，欧洲癌症研究与治疗组织（EORTC）、美国国立癌症研究所（NCI）及加拿大国立癌症研究所（NCI）对 WHO 标准进行了修改和补充，于 2000 年提出了新的肿瘤疗效评价标准——RECIST 标准。

与 WHO 标准比较，RECIST 标准对肿瘤的测量技术、肿瘤的测量方法、可测量病灶的大小与数量和疗效评价结果进行了改进及明确（表 6-2）。

表 6-2　WHO 标准与 RECIST 1.0 标准的不同

	WHO 标准	**RECIST 标准**
测量方法	双径测量法	单径测量法
肿瘤大小	肿瘤两个最大垂直径乘积（面积）	肿瘤最长径之和（长度）
影像学方法	不适用	CT、MRI
可测量病灶的大小	未规定最小病灶	最短径≥10mm（螺旋 CT）；或≥20mm（常规 CT、X 线片）
需测量病灶数	不适用	10 个病灶（任一脏器病灶数≤5）
疗效		
CR	肿瘤完全消失，维持 4 周	肿瘤完全消失，维持 4 周
PR	肿瘤总面积缩小≥50%，维持 4 周	目标病灶最长径之和减少≥30%，维持 4 周
SD 或 NC	变化介于 PR 和 PD 之间	变化介于 PR 和 PD 之间
PD	肿瘤总面积增加≥25% 和 / 或出现新病灶	目标病灶最长径之和增加≥20%

1. 测量技术的改进　主要是影像学方法和扫描参数的改进。WHO 标准制定时，CT 和 MRI 尚未普及，肿瘤大小的测定主要依靠 X 线和超声检查，误差较多，影响疗效评价。随着医学的发展，CT 和 MRI 广泛应用于临床，被认为是最可靠的影像学。因此，RECIST 标准中广泛采用 CT 和 MRI

扫描。具体扫描参数为常规 CT 扫描或 X 线片可测量病灶必须是最长径≥20mm 的肿瘤，螺旋 CT 扫描则肿瘤最长径必须≥10mm。对于胸、腹、盆腔，CT 和 MRI 扫描应以 10mm 或更薄层厚扫描，螺旋 CT 建议用 5mm 层厚扫描。头颈部及特殊部位扫描则按特殊方案进行。

2. 测量方法的改进　采用单径测量法（肿瘤最大径线的长度）代替双径测量法（肿瘤最长径与最大垂直径的乘积即面积）代表肿瘤的大小（图 6-2）；这是 RECIST 标准与 WHO 标准最大的区别，最大的优势是简便，只需测量最大径线一个数值。使用单径测量法的理论基础在于：肿瘤的直径与肿瘤细胞数量的变化关系比肿瘤双径乘积与肿瘤细胞数量的变化关系更确切。

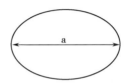

图 6-2　RECIST 标准——单径线测量法
a. 肿瘤最长径。

3. 明确可测量病灶、目标病灶及其数量

（1）可测量病灶：是指常规 CT 病灶直径长度≥20mm 或螺旋 CT≥10mm 的至少在一个径向上能精确测量的病灶。目标病灶（target lesions）则应根据最长径大小、能否长期随诊和是否易于准确重复测量的原则来确定。

（2）不可测量病灶：是指除可测量病灶外的所有其他病灶，包括常规技术测量长径<20mm 或螺旋 CT<10mm 的病灶、骨病灶、脑膜病灶、胸腔积液、腹腔积液、心包积液、炎性乳腺癌、皮肤或肺的癌性淋巴管炎、影像学不能证实和评价的腹部肿块和囊性病灶。

（3）目标病灶及其数量：应包括所有累及的器官，每个脏器最多 5 个目标病灶，全部目标病灶总数不超过 10 个，最后以所有目标病灶最长径的总和作为肿瘤疗效评价的基线。目标病灶以外的所有其他病灶称为非目标病灶（nontarget lesions），包括所有不可测量病灶和未被选为目标病灶的其他可测量病灶。对于非目标病灶只需记录，不需测量。

4. 肿瘤疗效评价结果的改进　RECIST 标准仍将疗效分为完全缓解（complete response，CR）、部分缓解（partial response，PR）、稳定（stable disease，SD）或无变化（no change，NC）、进展

（progressive disease，PD）四组，但是由于测量方法的改变，对肿瘤疗效的评价上，RECIST 标准与 WHO 标准在某些方面也产生了差异，对 CR 的定义两者相同，都是肿瘤完全消失，维持 4 周（图 6-3）。对 PR 的定义，WHO 标准规定为肿瘤双径乘积之和减少 50% 以上，相当于肿瘤体积减小 65% 以上；RECIST 标准为最长径之和减少 30% 以上，对应肿瘤体积减小 66% 以上，故两者近似相同。但对 PR 的判断，RECIST 标准比 WHO 更严格，WHO 标准规定肿瘤双径乘积之和增加 25% 以上即为 PD，相当于肿瘤体积增加 44%，而 RECIST

标准长径之和增加 20% 以上即为 PD，相当于肿瘤体积增加 75%，因此，WHO 标准有过分评价为 PD 的倾向，WHO 对 PD 的过高评定，使得一部分患者过早失去治疗机会。RECIST 标准对 PD 的修正，使更多的肿瘤患者受益。

肿瘤直径、面积与体积的关系见表 6-3。

需要指出的是，肿瘤最大径与肿瘤细胞数的对数关系是建立在假设肿瘤呈球形的理想数学模型基础上的，当肿瘤形态不规则或在治疗后发生不均匀性退缩时，两者对疗效的评价会造成不同的结果。Spears 等研究认为，当肿瘤的长径是宽径

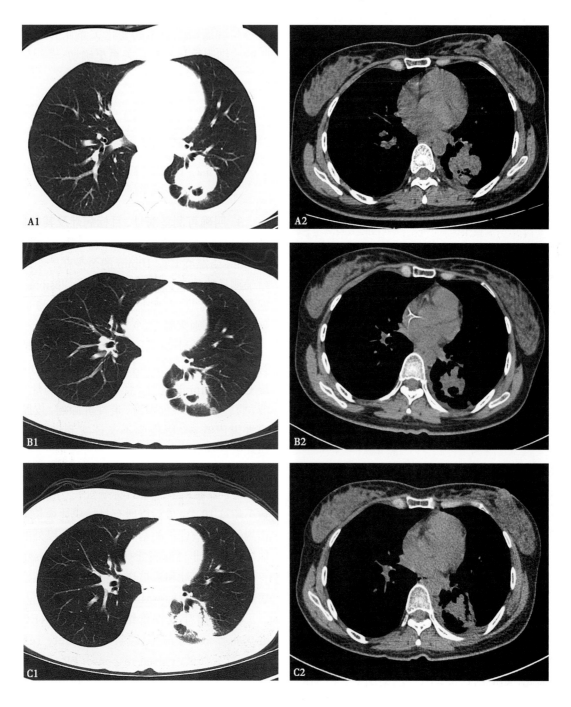

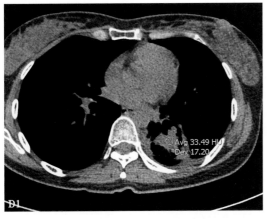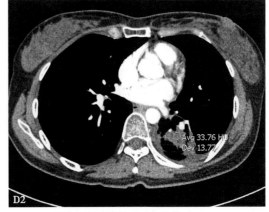

图 6-3　CT 左肺下叶肺癌放射治疗前后大小及增强扫描强化程度变化

A1、A2. 放射治疗前肺窗和纵隔窗，肿瘤直径约 4.1cm；B1、B2. 放射治疗后 3 个月肺窗和纵隔窗，肿瘤直径约 3.2cm，缩小约 25%；C1、C2. 放射治疗后 6 个月肺窗和纵隔窗，肿瘤直径约 2.4cm，缩小约 41%，疗效为 PR；D1. 放射治疗后 6 个月平扫，肿瘤 CT 值约 33.493HU；D2. 放射治疗后 6 个月增强扫描动脉期，肿瘤 CT 值约 33.76HU，无明显强化，提示肿瘤无活性，提示疗效评价为 SD。

的 2 倍时，单径测量法的准确率开始降低。在这种情况下，RECIST 标准是否适用值得进一步讨论。但是，RECIST 标准仍然未能解决放射治疗后肿瘤细胞死亡，而短期内肿瘤体积变化很小的临床疗效评价问题。

表 6-3　肿瘤直径（RECIST）、面积（WHO）和体积的关系

	直径	面积	体积
PR	减少 30%	减少 50%	减少 65%
	减少 50%	减少 75%	减少 87%
PD	增加 12%	增加 25%	增加 44%
	增加 20%	增加 44%	增加 75%
	增加 25%	增加 56%	增加 95%
	增加 30%	增加 69%	增加 120%

（三）RECIST 标准 1.1 版本

临床研究发现，淋巴结转移的患者最终几乎都会发生远处转移，因此，淋巴结在肿瘤治疗中具有重要意义。但是，WHO 标准和 RECIST 标准均未对淋巴结有明确规定。鉴于此，2009 年，RECIST 工作组将 RECIST 标准进行了优化、简化，主要变化包括：①将短径≥15mm 的淋巴结纳入目标病灶；②全部目标病灶总数减少为 5 个，且任一脏器病灶数不超过 2 个；③引入 PET 参考确定病灶。新的 RECIST 标准称为 RECIST 标准 1.1 版本，原 RECSIT 标准称为 1.0 版本。相应的，疗效评价也有变化，主要是 CR 和 PD 的不同。两者的区别见表 6-4。

由于 RECIST 标准 1.1 版本将淋巴结纳入目标

病灶，并引入先进的影像技术 PET 来参考确定目标病灶，因此，疗效评价，较 1.0 版本更加准确。

表 6-4　RECIST 1.0 与 RECIST 1.1 标准的主要不同

	RECIST 1.0	RECIST 1.1
测量方法	单径测量法	单径测量法
淋巴结	不测量	测量，短径≥15mm
影像学方法	CT、MRI	CT、MRI、PET
需测量病灶数	10 个病灶（任一脏器病灶数≤5 个）	5 个病灶（任一脏器病灶数≤2）
疗效		
CR	肿瘤完全消失，维持 4 周	肿瘤完全消失，淋巴结短径<10mm，维持 4 周
PR	目标病灶最长径之和减少≥30%，维持 4 周	目标病灶最长径之和减少≥30%，维持 4 周
SD 或 NC	变化介于 PR 和 PD 之间	变化介于 PR 和 PD 之间
PD	目标病灶最长径之和增加≥20%，或出现新的病灶	目标病灶最长径之和增加≥20%，或病灶增加 5mm

二、基于形态学与功能学的肿瘤疗效评价标准

（一）基于增强扫描 CT 值变化的肿瘤疗效评价标准——Choi 标准

2004 年 Choi 等报道，通过螺旋增强 CT、PET 检查对适用伊马替尼治疗胃肠道间质瘤前和治疗

后 2 个月的 173 个病灶进行评估,发现治疗 2 周后 CT 值的下降与 PET 的 SUVmax 下降有很好的一致性,提示 CT 值可以作为早期疗效的判断指标。2009 年美国 M.D.Anderson 肿瘤中心提出了 Choi 标准,Choi 标准是在 RECIST 基础上,将 CT 值作为除肿瘤最大径之外的另一项指标引入到肿瘤疗效评价中。CT 值反映组织的密度,而肿瘤密度改变间接反映了代谢功能的改变,以增强 CT 上的 CT 值来描述,单位是 Hounsfield Units(HU)。PR 被定义为最大径减少≥10%,或增强扫描 CT 值下降≥15%HU,PD 被定义为最大径增大≥10% 且 CT 值变化不符合 PR 标准(表 6-5)。

表 6-5　Choi 肿瘤疗效评价标准

疗效	靶病灶
CR	已知肿瘤病灶完全消失
PR	病灶缩小≥10%;或肿瘤 CT 值减少≥15%;未出现新病灶
PD	病灶最长径之和增加≥10%,且肿瘤 CT 值减少未到 PR,或出现新的瘤内结节或原有结节增大
SD	变化介于 PR 和 PD 之间

此后,基于 Choi 标准出现了一些后续的疗效评价标准,如 mChoi(modified Choi criteria)、大小和 CT 衰减标准(size and attenuation CT criteria,SACT)、形态-CT 衰减-大小-结构标准(morphology,attenuation,size and structure criteria,MASS)等。

mChoi 标准与 Choi 的不同是 PR 的评价需要满足最大径缩小 10% 且 CT 值下降 15% 两个标准,即大小和功能的变化都要满足标准(Choi 只满足一项标准即可),从而提高了分界点。

SACT 标准中,满足以下任何一项即可定义为 PR:①最大径缩小≥20%;②最大径缩小≥10% 且一半的肺以外的病灶平均 CT 值下降 20HU。

MASS 标准将肿瘤坏死纳入 PR 的诊断标准中,满足以下任何一项即可定义为:①最大径缩小≥20%;②一个以上病灶 CT 值下降≥40%;③出现显著的中央坏死。

MASS 标准包括了各种形态、大小、CT 值、增强模式的定义,比 SCAT、mChoi、Choi 标准更准确。

(二)修订版 RECIST(modified RECIST,mRECIST)

RECIST 标准是通过肿瘤大小变化评价肿瘤的疗效,但在肿瘤放、化疗过程中因肿瘤血管减少

和坏死的发生可能导致肿瘤体积增大或变化缓慢,而肿瘤内部已无或很少存活肿瘤,此时,RECIST 标准不能准确评价疗效。

2009 年美国肝脏病研究协会(AASLD)针对肝癌疗效评估发表了改良的实体瘤疗效评价标准即 mRECIST 标准,mRECIST 标准以"存活肿瘤"作为评估对象,能更客观真实地评估疗效。存活肿瘤的定义是指在动态增强 CT 或 MRI 检查中,动脉期造影剂的摄取。以此为基础,CR 定义为动脉期强化消失。PR、PD、SD 定义与 RECIST 标准相同(表 6-6)。

表 6-6　mRECIST 标准

疗效	靶病灶
CR	已知肿瘤病灶动脉期强化消失
PR	目标病灶最长径之和减少>30%
PD	目标病灶最长径之和增加>20%
SD	变化介于 PR 和 PD 之间

mRECISTZ 标准着重指出,对原发性肝癌的评估要采用 CT 或 MRI 动态增强,避开液化坏死区测量残存肿瘤,结合测量解剖径线的同时考虑肿瘤内部成分的改变。这一重大改进尤其是对肝癌 TACE 术后患者的疗效评价,更为简便、客观。

三、基于功能学的肿瘤疗效评价标准

WHO 标准、RECIST 标准、RECIST1.1 标准都是通过超声、CT、MRI 等影像学技术测量肿瘤大小或体积来实现评价治疗疗效。这些标准需要在治疗数周甚至数月才能检测到肿瘤大小的改变,而近年来新的肿瘤治疗方法,如精准放射治疗、靶向药物、抗血管生成药物等,早期并不引起肿瘤体积的明显改变,反而有时因疗效佳,肿瘤内部发生液化、坏死和出血而表现为体积增大,RECIST 标准则误判为病情进展。所以,单纯形态学评价不能早期、实时、准确评价疗效,已不再适用或不能很好地评估肿瘤治疗效果。

因此,临床上迫切需要新的评价指标,要求这些指标能够尽早反映治疗后肿瘤细胞的结构变化、存活性、肿瘤内部的血管特性、血流动力学特点、肿瘤的代谢状况及生长微环境的改变,从而早期评价肿瘤对治疗的反应,实现个体化治疗,后期评价肿瘤治疗后残存、复发或纤维化瘢痕,以准确制定预后或确定对策。

随着影像技术的不断进步,产生了许多新的

检查方法和技术,如正电子发射断层成像(positron emission tomography,PET)及PET/CT、磁共振弥散加权成像(diffusion weighted imaging,DWI)、磁共振灌注加权成像(perfusion weighted imaging,PWI)、CT灌注成像、磁共振波谱分析(magnetic resonance spectroscopy,MRS)等,这些新技术能反映肿瘤代谢、氧和状态、新生血管形成、增殖及凋亡等方面发生的改变,从功能、分子水平早期评价肿瘤治疗效果。

(一)正电子发射断层扫描评价标准(positron emission tomography response criteria in solid tumor,PERCIST)——PERCIST标准

PET和PET/CT检测的氟代脱氧葡萄糖(fluorodeoxyglucose,FDG)是临床最常用的肿瘤代谢影像学生物标志物之一。细胞FDG的摄取量与葡萄糖代谢率相关。肿瘤细胞,特别是恶性肿瘤细胞代谢旺盛,比正常细胞消耗更多的葡萄糖作为能量来源,故在检查中可摄取更多的FDG,因此可被FDG PET检出。研究显示,肿瘤在治疗开始后数小时或数日后即可出现葡萄糖代谢率的变化,这种变化明显早于肿瘤体积的变化。

1999年,Young等发表了评价肿瘤治疗效果的EORTC(European Organization for Research and Treatment of Cancer,EORTC)标准,该标准首次采用^{18}F-FDG PET评价肿瘤疗效。但是,该方法采用肿瘤病灶对^{18}F-FDG摄取率(standardized uptake value,SUV)作为评价指标,然而体重校正的SUV存在重复性差、变异大,并且没有设置客观的参考本底的不足。另外,尽管该标准提出^{18}F-FDG PET采集和图像处理的质量控制要求,但是缺乏严格的定量化要求。随着PET/CT在临床的广泛应用,以及EORTC标准在临床使用经验的积累,2009年Wahl在回顾WHO、RECIST标准的基础上,结合^{18}F-FDG PET和PET/CT在肿瘤治疗效果预测和评价研究的大量数据后,提出实体肿瘤疗效PET评估标准——PERCIST 1.0版本框架草案。该草案首先明确了以下几点:①明确评价参数:可测量的病灶是指单个摄取^{18}F-FDG的病灶。病灶对^{18}F-FDG摄取测量采用病灶感兴趣区(ROI)域峰值替代传统的最大值或平均值。峰值是在1.2cm直径球体内获得1cm^{3}最高值。采用SUL(lean body mass)取代传统的SUV。②确定肿瘤病灶基线:按照肿瘤病灶的SUL峰值应当是1.5×肝脏平均SUL+2倍标准差。③选择肝脏和血池本底:在肝

脏右下叶勾画3cm ROI作为本底区(不能包含大血管)。当存在多个可以测量的病灶时,按照病灶大小及可以重复测量的原则,每个脏器最多选取2个病灶,总共不超过5个病灶。靶病灶以外的所有病灶被看作非靶病灶。不可测量病灶是指未摄取^{18}F-FDG的病灶。

该标准采用完全代谢缓解(complete metabolic response,CMR)、部分代谢缓解(partial metabolic response,PMR)、代谢无变化(stable metabolic disease,SMD)和代谢进展(progressive metabolic disease,PMD)作为治疗效果评价的描述(表6-7)。

表6-7 PERCIST 1.0标准草案评价标准

疗效	靶病灶
CMR	在可测量的靶病灶^{18}F-FDG摄取完全消失,并且不能与血池本底相区别。所有其他病灶消失至血池本底水平
PMR	在可测量靶病灶^{18}F-FDG SUL峰值降低至少30%。SUL绝对值下降到至少0.8SUL。测量通常以同一病变为基准。不要求肿瘤^{18}F-FDG摄取范围减少
PMD	^{18}F-FDG SUL峰值增加30%,并且肿瘤峰值SUL增加大于0.8SUL。或者^{18}F-FDG肿瘤摄取范围扩大
SMD	不是CMR、PMR或PMD

RECIST 1.1标准与PERCIST1.0标准从测量依据、可测量病灶、不可测量病灶和疗效评价均明显不同(表6-8)。两者存在极好的互补性。对于不摄取^{18}F-FDG的肿瘤病灶的疗效评价,RECIST标准是最佳选择。如果希望早期评价肿瘤的治疗效果和放射外科治疗后的复发与纤维化鉴别,则PERCIST标准是最佳选择。另外,也可以将两者联合使用。

对RECIST标准中评价困难的不可测量病灶,特别是骨病灶、放疗后改变及非实性肿瘤,PERCIST提供了新标准。

表6-8 RECIST 1.1标准与PERCIST 1.0标准的主要不同

比较要点	RECIST 1.1标准	PERCIST 1.0标准
基线测量依据	依据解剖结构	肿瘤病灶对^{18}F-FDG的摄取
影像学方法	CT、MRI	PET/CT
可测量病灶	病灶最长径之和	SUL峰值
不可测量病灶	小的、不可见病灶	不摄取^{18}F-FDG病灶
疗效评价指标	CR、PR、SD、PD	CMR、PMR、SMD、PMD

（二）磁共振扩散加权成像（diffusion weighted imaging，DWI）评价标准——DW-RECIST 标准

DWI 是目前唯一能够观察活体组织内水分子弥散运动的无创性方法。DWI 通过定性观察信号强度和定量测量表观扩散系数（apparent diffusion coefficient，ADC）值的方法来检测人体组织中水分子扩散运动受限制的方向和程度，间接反映组织微观结构的变化，它能够先于形态学改变之前检测出与组织水分子运动变化有关的病变，Thoney 等的研究显示，治疗 48 小时后肿瘤组织即出现 ADC 值升高，与细胞的破裂和组织坏死相一致。

肿瘤组织特别是恶性肿瘤组织过度增殖，导致细胞排列紧密、密度大，细胞内外间隙缩小，同时受细胞膜的限制，大分子物质如蛋白质对水分子吸附作用增强，这些综合因素使得肿瘤组织内水分子的扩散运动受限，ADC 值降低，DWI 影像呈现高信号。肿瘤治疗后，由于细胞膜被破坏，细胞死亡，细胞外容积扩大，水分子扩散增加，ADC 值升高，DWI 影像呈低信号。

按照 RECIST 规范，以治疗前病灶 ADC 值作为基线，计算不同疗程结束后肿瘤 ADC 值的变化率来评价疗效，ADC 值变化率≥16% 认为治疗有效。

ADC 值变化率 =[（ADC 治疗前 −ADC 治疗后）/ADC 治疗前]×100%

因为是基于 DWI 技术计算水分子 ADC 值作为定量指标，所以评价肿瘤治疗疗效的 CR、PR、SD、PD 也相应地用 DCR、DPR、DSD、DPD 表示（D=diffusion），以区别 RECIST 和 PERCIST 标准，相应的 DWI 评价疗效的标准称为 DW-RECIST 标准（表 6-9）。

表 6-9 DW-RECIST 标准疗效评价参考标准

疗效	第 1 周	第 2 周	第 4 周
DCR	≥16%	≥25%	≥40%
DPR	—	≥5%	≥18%
DSD	—	—	—
DPD	—	—	−2.5%

RECIST 标准是在肿瘤治疗疗程结束 4 周后，通过测量肿瘤形态学即病灶最长径之和的变化来进行疗效评价，而 DWI 技术能在形态学变化之前评价肿瘤治疗效果，有资料显示，在治疗开始 2～3 天病灶的 ADC 值即出现变化，因此，DW-RECSIT 标准主要在疗程结束后 4 周内进行，一般选择治疗结束后第 1 周、第 2 周、第 4 周三个时间点。4 周后，DW-RECIST 和 RECIST 会呈现一致性变化，所以在监测实体瘤疗效时最好同时计算 DWI-RECIST 和 RECIST 两个指标。

DW-RECIST 方法简单，只需测量 ADC 值一个指标，结果相对精确，在早期评价肿瘤治疗效果方面有巨大潜力（图 6-4）。

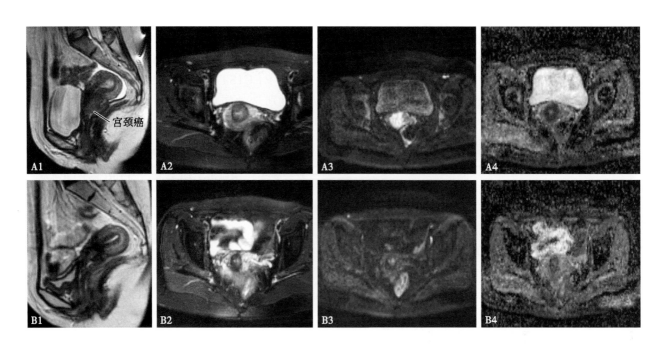

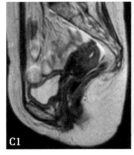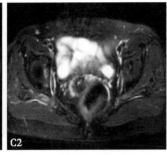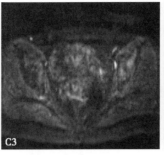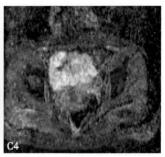

图 6-4　宫颈癌放射治疗前后 MRI 形态学及 DWI 变化

A. 宫颈癌放射治疗前：A1 为矢状位 T_2WI 图像；A2 为轴位 T_2WI 脂肪抑制图像，肿瘤呈略高信号，未侵及阴道及宫旁；A3 为 DWI b=600 图像，示肿瘤弥散明显受限，呈高信号；A4 为 DWI ADC 图，ADC=$(0.83\pm0.1)\times10^{-3}mm^2/s$。B. 放射治疗后 1 个月：B1 为矢状位 T_2WI 图像；B2 为轴位 T_2WI 脂肪抑制图像，肿瘤明显缩小，几乎完全消失；B3 为 DWI b=600 图像，示肿瘤弥散受限，呈略高信号；B4 为 DWI ADC 图，ADC=$(1.51\pm0.2)\times10^{-3}mm^2/s$，ADC 值变化率约为 82%。C. 放射治疗后 3 个月：C1 为矢状位 T_2WI 图像；C2 为轴位 T_2WI 脂肪抑制图像，肿瘤消失；C3 为 DWI b=600 图像，原肿瘤处宫颈弥散不受限，呈等信号；C4 为 DWI ADC 图，ADC=$(1.73\pm0.2)\times10^{-3}mm^2/s$，ADC 值变化率约为 100%。

四、影像组学在肿瘤疗效评价中的应用

（一）影像组学产生的背景

随着精准医疗时代的到来，如何对患者或肿瘤进行精确区分，实现个体化治疗模式，并随时根据临床疗效、不良反应等具体情况实时调整治疗方案，是肿瘤诊疗的关键。为实现这一目标，目前临床实践中主要应用基因组学和蛋白组学的各项技术在基因、分子、蛋白层面来分析肿瘤的生物学特征，从而指导临床个体化治疗。然而，由于肿瘤本身具有时间和空间的异质性，且这些技术如要达到"金标准"检测，就需要穿刺活检等有创性操作，而活检每次提取和分析的都是肿瘤的小部分组织，难以达到实时、重复、完整地反映肿瘤全貌的目的，因此在实际应用中具有一些局限性。

相比之下，医学影像学作为一种无创性检测手段，可以反映肿瘤的整体特点，并可在不同时间点实时进行重复检测，有独特优势。

长期以来，影像学家仅从医学影像中提取了主观、半定量的信息，实际上，目前高分辨率的影像数据，除了可以显示常规的描述性特征以外，还隐含了大量的数字化信息，对这些隐含的信息进行解码，揭示所包含的细胞学、生理学、遗传学信息，对临床医学具有重大意义。

在上述背景下，影像组学应运而生。影像组学是近几年发展起来的一项全新领域，它使用自动化的数据特征提取算法，将影像数据转化为可定量分析的影像特征数据，通过对这些数据进行量化分析，就可以获得以往由基因组学或蛋白组学来完成的肿瘤的各种表型，包括组织形态、细胞分子、基因遗传等各个层次。

（二）影像组学的流程简介

影像组学的主要流程包括：①影像的获取和重建；②影像的轮廓分割；③影像特征的提取；④统计学分析及建模。

影像的获取主要是通过 CT、MRI、PET/CT 扫描得到的 DICOM 格式图像。影像轮廓分割主要是对感兴趣区进行勾画。影像特征提取主要包括预处理和特征计算两个步骤，常见的影像特征为强度、形状、纹理特征以及小波分析等，其中，纹理特征最为常用。特征的常用分析方法有线性回归、主成分分析、交叉验证、聚类分析及自举法等。

（三）影像组学中常用的特征

1. 直方图特征　将肿瘤体积的三维数据转换成单一的直方图，描述某选定区域的像素值所对应的体积分数。

2. 形状特征　通过提取肿瘤的三维表面信息得来，用来定量描述肿瘤的几何形状，如总体积、总表面积、表面与体积比等。

3. 纹理特征　指通过一定的图像处理技术提取出纹理特征参数，获得纹理的定量或定性描述的处理过程。纹理主要包括光谱特征的纹理、形状特征的纹理、基于灰度共生矩阵的纹理，其中，基于灰度共生矩阵的纹理特征最常用，在共生矩阵基础上还可以进一步导出能量、对比度、相关性、熵和局部平稳性等一些更直观反映纹理状况的参数。

（四）影像组学的进展及应用

影像组学能够快速、全面地提取患者肿瘤的影像学信息，使得其拥有巨大的潜能来指导肿瘤的治疗、预后以及疗效评估，因其能够为整个肿瘤提供全面的观察视角，能够对进展期肿瘤的发展和进程以及对治疗反应进行检测，并对肿瘤的全部及任何转移灶都能进行无损伤和可重复的"定量取样"检测，所以，影像组学能够给疗程较长的精确放疗提供很多的指导。

自 2012 年 Lambin 等提出影像组学的概念之后，越来越多的学者运用 CT、MRI、PET/CT 等影像技术对肺癌、脑胶质瘤、直肠癌等多种肿瘤展开了相关研究。Aerts 等从 1 019 例肺癌和头颈部肿瘤患者的 CT 影像中提取了 440 个影像特征，结果显示，大量影像特征与患者预后有显著联系。Cunliffe 等对 106 名接受放疗的肺癌患者进行 CT 影像组学分析，对放疗疗效进行评估及并发症分析，指出影像组学可以量化并预测放射性肺炎的发生。

影像组学是根据肿瘤的影像学特征，对肿瘤进行分类和分析，并在精准放疗中进行预测和建模的科学，目前影像组学是肿瘤学的热点，国外学者已进行了大量研究，国内的研究也日益增多，正处于探讨阶段，虽然尚无统一标准，但随着计算机科学、大数据分析和医学的发展，影像组学必将在个体化精准治疗方面发挥日益重要的作用。

第三节　临床结果评价难点

一、选择何种标准进行评价

上文介绍了肿瘤治疗疗效的多种评价标准，除 WHO 标准已停止应用外，其他如 RECIST 标准、mRECIST 标准、Choi 标准、DW-RECIST 标准、PERCIST 标准都在使用，标准众多，没有哪一个标准能完全覆盖所有肿瘤的疗效评价，目前应用最普遍的 RECIST 标准，只适用于实体瘤以及药物治疗疗效评价，对一些空腔脏器的肿瘤，如食管癌、直肠癌等和放射治疗的疗效评价并不适用。DWI-RECIST、PERCIST 标准是从功能学角度早期评价肿瘤疗效，但是早期的具体时间标准并未完全统一，并且 PET 检查费用昂贵，难以连续应用。因此，对不同部位、不同器官的肿瘤如何选择一种甚至多种疗效评价标准、何时开始评价，是目前放射

外科面临的一个难点。需要根据肿瘤具体部位、分期、患者经济承受能力等全方面考虑。

二、选择哪种影像学技术进行评价

不同的评价标准对应一种或多种影像学检查技术，如 RECIST 标准判断肿瘤最大径线变化，既可用 CT，亦可用 MRI，如何选择？ CT 检查比 MRI 简便、费用低，但有一定 X 射线辐射危害。MRI 对软组织分辨率高，是评价脑肿瘤的首选影像学技术，但对于腹部器官肿瘤如肝脏、胰腺肿瘤，因患者体质虚弱，屏气能力差，会有较严重的呼吸伪影，影响病灶的显示，从而影响评价。PET/CT 被称为"最高端"的影像检查，但有些肿瘤或病灶不摄取 ^{18}F-FDG，此时 PET/CT 反而不如 CT、MRI。因此，肿瘤的疗效评价时如何选择 CT、MRI、甚至 PET/CT 检查方法，也是放疗科医师面临的难题。除肺癌首选 CT、脑肿瘤首选 MRI 外，对于其他肿瘤，选择 CT 还是 MRI 检查，要根据病灶部位、患者身体状况、经济承受能力进行综合考虑。

三、如何鉴别肿瘤残存或复发、肿瘤周围放射性炎症

放射治疗后，对于不能完全消失的肿瘤，残留肿瘤是否仍有活性？稳定的肿瘤是否会复发？肿瘤周围出现的迟发性炎性反应怎样与复发或进展相鉴别？这些都困惑着放疗科医师，单纯从形态学上难以判断，此时需要结合功能影像学，如 DWI、MRS、PET/CT，甚至必要时需要穿刺活检最终确定。

（毕永民　李　斌　田嘉禾）

参 考 文 献

[1] WEBER W A, NEVERVE J, SKLAREK J, et al. Imaging of lung cancer with fluorine-18 fluorodeoxyglucose: comparison of a dual-head gamma camera in coincidence mode with a full-ring positron emission tomography system[J]. Eur J Nucl Med, 1999, 26: 388-395.

[2] JAMES K, EISENHAUER E, CHRISTIAN M, et al. Measuring response in solid tumors: Unidimensional versus bidimensional measurement[J]. JNCI, 1999, 91: 523-528.

[3] THERASSE P, ARBUCK S G, EISENHAUER E A, et al. New guidelines to evaluate the response to treatment in solid tumors[J]. J Natl Cancer Inst, 2000, 92（3）:

205-216.

[4] SPEARS C P. Volume doubling measurement of spherical and ellipsoidal tumors[J]. Med Pediatr Oncol, 1984, 12: 212-217.

[5] CHOI H, CHARNSANGAVEJ C, DE CASTRO FARIA S, et al. CT evaluation of the response of gastrointestinal stromal tumors after imatinib mesylate treatment: a quantitative analysis correlated with FDG PET findings [J]. AJR Am J Roentgenol, 2004, 183(6): 1619-1628.

[6] YOUNG H, BAUM R, CREMERIUS U, et al. Measurement of clinical and subclinical tumor response using[^{18}F]-fluorodeoxyglucose and positron emission tomography: review and 1999 EORTC recommendations. European Organization for Research and Treatment of Cancer(EORTC)PET Study Group[J]. Eur J Cancer, 1999, 35(13): 1773-1782.

[7] WAHL R L, JACENE H, KASAMON Y, et al. From RECIST to PERCIST: Evolving Considerations for PET Response Criteria in Solid Tumors[J]. J Nucl Med, 2009, 50 Suppl 1: 122S-150S.

[8] THONEY H C, DE KEYZER F, CHEN F, et al. Diffusion-weighted MR imaging in monitoring the effect of a vascular targeting agent on rhabdomyosarcoma in rats[J]. Radiology, 2005, 234(3): 756-764.

[9] LAMBIN P, RIOS-VELAZQUEZ E, LEIJENAAR R, et al. Radiomics: extracting more information from medical images using advanced feature analysis[J]. Eur J Cancer, 2012, 48(4): 441-446.

[10] AERTS H J, VELAZQUEZ E, LEIJENAAR R, et al. Corrigendum: decoding tumor phenotype by noninvasive imaging using a quantitative radiomics approach[J]. Nat Commun, 2014, 5: 4006-4014.

[11] CUNLIFFE A, ARMATO S G 3rd, CASTILLO R, et al. Lung texture in serial thoracic computed tomography scans: correlation of radiomics-based features with radiation therapy dose and radiation pneumonitis development[J]. Int J Radiat Oncol Biol Phys, 2015, 91 (5): 1048-1056.

第七章　颅内良恶性肿瘤

第一节　颅内良性肿瘤

良性肿瘤通常分化良好，生长缓慢，极少浸润周围组织。由于放射外科治疗具有精度高，且靶区内高剂量而靶区外剂量跌落陡峭等特点，使得颅内良性肿瘤的放射外科治疗具有独特的优势，目前已成为其主要治疗的手段。特别是对于肿瘤部位较深、手术难度较大的患者，放射外科治疗较手术相比，具有治疗安全性好、肿瘤控制率高、周围正常组织损伤轻等优点。

一、颅内良性肿诊断要点

（一）脑膜瘤

脑膜瘤的发病率约 6/10 万，约占所有脑部肿瘤的 35%，占颅内原发性肿瘤发病的第二位。其好发年龄为 30～70 岁，女性患者明显多于男性，发病率约为 2∶1。绝大部分脑膜瘤为良性，是最常见的颅内良性肿瘤。

脑膜瘤是起源于脑膜及脑膜间隙衍生物的肿瘤，可发生在任何含有蛛网膜成分的部位，多位于大脑凸面、大脑镰/矢状窦旁、蝶骨嵴、小脑幕、鞍结节、筛板、海绵窦、桥小脑角颅底等区域。良性脑膜瘤生长缓慢，病程较长，出现早期症状平均为 2.5 年，少数患者可达 6 年之久。由于肿瘤系脑外肿物，生长缓慢，故颅内压增高症状通常并不严重。但如果肿瘤体积巨大，病情也可出现迅速恶化，甚至在短期内昏迷或发生脑疝。脑膜瘤的局灶刺激性症状多见，如大脑半球病灶常引起癫痫；其次可出现压迫症状，根据肿瘤部位不同，可以出现不同的症状、体征，如鞍结节脑膜瘤可引起视力、视野的改变；嗅沟的出现嗅觉障碍；桥小脑角肿瘤可产生头晕、平衡及听觉障碍等症状。邻近颅骨的脑膜瘤常可造成骨质的变化。可表现为骨板受压变薄，或骨板被破坏，甚至穿破骨板侵蚀至帽状腱膜下，头皮局部可见隆起，也可使骨内板增厚，这些增厚的颅骨内可含肿瘤组织。

脑膜瘤在 CT 平扫表现为孤立的等密度或高密度占位病变，其密度均匀一致，边缘清晰，瘤内可见钙化，增强扫描可见病灶被明显强化。有 15% 的脑膜瘤伴有不典型的坏死、囊变或瘤内出血，瘤周可有或无水肿，肿瘤常以广基与硬脑膜相连，相应部位骨质可见增生改变，CT 影像在判断肿瘤对骨质侵蚀的程度和范围有优势。脑膜瘤在 MR 常表现为，T_1WI 等或低灰质信号，但 T_2WI 信号较为多变，当有囊变、坏死、出血、钙化时，瘤内信号不均匀，对于富血管的瘤内可见不规则血管流空影。增强扫描时 95% 的脑膜瘤可呈明显强化，肿瘤附着的硬脑膜基底部增厚，呈现脑膜尾征。当脑膜瘤生长较快或一些其他原因，也可导致瘤周出现水肿。

（二）听神经鞘瘤

听神经鞘瘤起源于听神经鞘，多发生于内听道内位听神经的前庭段，少数发生于该神经的耳蜗部，一般又称为"前庭神经鞘瘤"。听神经鞘瘤是常见的后颅窝肿瘤，占桥小脑角（cerebellopontine angle，CPA）肿瘤的 80%～90%，年发病率约为 1/10 万。发病年龄多集中于 30～60 岁，男、女发病率基本相同。

听神经鞘瘤临床症状的经典表现为：①耳蜗及前庭症状；②额枕部头痛伴病侧枕骨大孔区不适；③小脑性共济运动失调；④邻近脑神经受损；⑤三叉神经受累；⑥头痛；⑦小脑性共济运动失调；⑧后组脑神经麻痹。临床最常见的症状为单侧听力的持续下降伴单侧的耳鸣，产生的原因与肿瘤对蜗神经逐渐加重的直接损伤有关（逐渐进展的神经感觉性听力缺失），也与肿瘤影响耳蜗的供血有关（突发的及波动性的听力缺失）。患者可出现眩晕及平衡不稳的症状，小体积肿瘤的患者常表现为旋转性眩晕（运动或下落的幻觉），而大体积肿瘤的患者常出现平衡失调症状（不稳或失平衡的感觉）。50%～60%的患者可出现头痛，但仅有不到10%的患者将其作为主诉症状。面部麻木的发生率约为25%，角膜反射迟钝比面部感觉减退出现的时间更早，发生率更高。面肌无力的症状不常见，仅存在于5%～10%的患者中。中间神经的感觉和副交感神经纤维症状可早期出现，当特别追问病史时，患者会经常提及舌前味觉丧失、泪液减少合并干眼。

影像表现：在 X 线影像主要表现为骨质吸收致内听道扩大，有下列指标应视为异常，包括一侧内听道宽度较对侧大 2mm 以上；内听道后壁缩距 3mm 以上，内听道内侧端凹缘骨质轮廓消失或模糊不清；在筛极水平镰状嵴移位至内听道高度的中点以下。

CT 影像表现，较大肿瘤典型表现为桥小脑角区等或略低密度灶，少数呈高密度灶，增强后病灶均匀或不均匀强化。均一强化多为等密度病变，环状强化则病灶以低密度为主，肿瘤边界增强前常显示不清，但增强后清楚、锐利。肿瘤以内听道为中心生长，与岩骨关系密切，同时伴有内听道扩大和骨质吸收。对于直径<1.0cm 的微小听神经瘤，骨窗显示无或轻微增大，CT 扫描容易漏诊，增强后扫描可见肿瘤明显均一强化。

MRI 影像表现，T_1WI 多呈略低信号或等信号，少数呈低等混合信号，T_2WI 多呈高信号，少数呈高等混合信号，边缘清楚，信号常不均匀。轴位 T_2WI 及冠位 T_1WI 均可显示内听道扩大，肿块有小瓜蒂呈"鼠尾征"钻入内听道内。增强扫描后多呈均匀或不均匀强化。当肿瘤很小（<1cm）或在内听道内，CT 扫描阴性又高度怀疑肿瘤存在时，应该进行增强 MRI 扫描。但应注意增强扫描可能存在假阳性，需与内听道神经的炎症或蛛网膜炎鉴别，建议对于任何小的、接近底部的增强病变，应该在 6 个月后作 MRI 复查以评估其生长情况。

（三）三叉神经鞘瘤

三叉神经鞘瘤是仅次于听神经鞘瘤的第二常见的颅内神经鞘瘤，占颅内所有肿瘤的 0.07%～0.36%，占颅内所有神经鞘瘤的 0.8%～8%，与听神经鞘瘤发病率比为（3～4）∶100。三叉神经鞘瘤起源于三叉神经根、三叉神经节和周围分支。大多数三叉神经鞘瘤由中颅窝的半月神经节长出，有些由神经节后根长出成为后颅窝肿瘤，或中后颅

窝相连成哑铃状。自神经节生长的肿瘤成椭圆形，由海绵窦突向中颅窝，有薄的硬脑膜覆盖着肿瘤，肿瘤增大延伸到眶上裂，进入眼眶，可压迫海绵窦，可侵犯岩骨尖、蝶骨大翼内侧、中颅窝底、蝶鞍侧面或前床突，自神经根长出的肿瘤占据小脑桥脑角，位于颅中窝的肿瘤可见卵圆孔及圆孔扩大。

最早出现的症状为一侧面部阵发性疼痛或麻木，以后逐渐出现咀嚼肌无力及萎缩。80%～90%的神经节三叉神经鞘瘤可有面部麻木或疼痛、角膜反射迟钝，60% 患者以此为初始症状，但 10%～20% 患者从未发生三叉神经功能障碍。患者多因三叉神经感觉异常起病，三叉神经分布区感觉减退及角膜反射减弱发生率远高于三叉神经痛。其他症状包括头痛、复视、视力下降、听力下降、面肌抽搐、动眼神经麻痹等，晚期可出现小脑症状、高颅压症状和后组脑神经症状等。

根据三叉神经鞘瘤的发生部位、生长方式和病理学改变，影像学有以下一些特点：①肿瘤位于岩尖，Mechel 腔扩大，岩尖骨质吸收，肿瘤向前生长累及海绵窦，海绵窦受压变形；②肿瘤位于桥小脑角区，与三叉神经根相连，邻近三叉神经根增粗；③肿瘤位于岩尖，沿三叉神经跨中后颅窝呈"哑铃状"生长；④颞下窝、翼腭窝肿瘤向中颅窝生长，或中颅窝肿瘤向颞下窝、翼腭窝生长，圆孔、卵圆孔扩大；⑤肿瘤位于上直肌与眼眶之间，肿瘤向中颅窝生长，或颅中窝肿瘤向眼眶生长，眶上裂增宽；⑥肿瘤边界清楚，CT 呈不均匀等低密度，MR 影像 T_1WI 呈不均匀等低信号，T_2WI 呈不均匀等高信号，增强不均匀强化。

（四）垂体腺瘤

垂体腺瘤占所有颅内肿瘤的 10%～20%。垂体瘤发病年龄以成人居多，泌乳素细胞腺瘤和库欣病以女性多见。临床上最常用的分类标准是根据临床表现、血清激素水平及内分泌类型分为无功能型和功能型垂体腺瘤。2017 年 WHO 垂体肿瘤分类发生了较大改动，新版分类强调免疫组化的重要性。

该疾病危害程度主要是肿瘤增长本身所造成的影响和激素异常分泌带来的影响。前者主要导致视神经受压、视力下降甚至失明，压迫脑干、下丘脑致生命危险。后者引起内分泌紊乱，造成生殖、发育、代谢、心血管及机能紊乱，其中以库欣病危害最大，若不采取积极治疗，长期随诊死亡率很高。

肿瘤侵犯或压迫引起的症状：肿瘤向上发展

可压迫视神经、视交叉引起视力下降、双颞侧偏盲；肿瘤向后上生长压迫垂体柄或下丘脑，可致多饮多尿（尿崩症），肿瘤向侧方生长侵犯海绵窦可出现动眼神经或外展神经麻痹；肿瘤压迫额叶底面可出现精神症状；向后上生长的巨大肿瘤，尚可阻塞室间孔和三脑室前部出现脑积水；肿瘤直接压迫脑干可致昏迷或瘫痪。

内分泌紊乱引起的症状：①PRL 细胞腺瘤：典型的临床表现为闭经 - 溢乳，男、女患者尚可因此致不孕症等。持续的 PRL 高分泌还可引起严重骨质疏松。血泌乳素测定水平较高，常高于200ng/ml 以上。Chiari-Frommel 综合征、Ahumada Caslillc 综合征、间脑肿瘤、原发甲状腺功能低下及服用某些药物如降压药、抗溃疡病药、止吐药、雌激素、避孕药及抗精神病药等也可引起血 PRL 水平增高、应注意鉴别。②GH 细胞腺瘤：未成年人表现为巨人症，成年以后表现为肢端肥大。重者有头痛、关节痛、性功能减退，甚至并发糖尿病、高血压。血清 GH 和 IGF-1 水平增高，糖耐量试验（OGTT）未能使 GH 降至 1ng/ml 以下，不受葡萄糖负荷所抑制。③ACTH 细胞腺瘤：表现为向心性肥胖、满月脸、水牛背、腹部及大腿内侧紫纹。严重者闭经、性功能减退、全身无力。较多患者合并有糖尿病、高血压。血皮质醇测定升高且昼夜节律消失，尿游离皮质醇也增高。④其他：TSH 细胞腺瘤，表现为甲亢症状，GT 细胞腺瘤表现为性功能减退、不育、精子数目减少等。⑤无功能性腺瘤：肿瘤一般较大，多数引发视力、视野的改变才被发现；主要表现为垂体功能低下症状，如精神萎靡、性欲低下、月经紊乱、胡须及阴毛稀少。血液检查有一项或多项激素水平低。

影像表现：CT 平扫可见蝶鞍扩大，鞍背呈弧形后突变薄，鞍内充满稍高密度圆形影；增强后，肿瘤明显强化，呈致密卵圆形影，边界清楚，瘤中央可有稍低密度改变，也可有出血、囊变情况。瘤周鞍上池、环池可压闭。对垂体微腺瘤，在冠扫时可见垂体左、右径增大，垂体柄偏移。动态 CT 增强扫描，微腺瘤呈现延迟性增强效应。MRI 影像表现：①可见鞍内软组织肿块在 T_1WI 和 T_2WI 呈等信号，肿瘤可向鞍上、鞍旁或鞍下延伸；②病变向上使视交叉受压或弧形移位、向两侧可包绕推压视神经和双侧颈内动脉；③瘤内可有出血、坏死、囊变；④增强后，瘤体明显强化；⑤对于垂体微腺瘤，T_1WI 瘤体信号较正常垂体略低，T_2WI 分界

不明，垂体上缘局限性膨隆，垂体柄移位，鞍底向下浅弧样凹陷，动态增强早期，瘤体因瘤周血管受压而不强化或强化轻微，所谓延迟显影效应。

（五）脑动静脉畸形

脑动静脉畸形（arteriovenous malformation，AVM）是一种先天性脑血管发生异常。AVM 常见的临床表现有：①出血：一般发生在年龄较轻的病例，可表现为蛛网膜下腔出血、脑内出血或硬脑膜下出血；②癫痫发作：以部分性发作为主，40%～50% 的病例有癫痫发作；③头痛：60% 以上的患者有头痛病史，头痛的部位与病变的位置无明显关系；④进行性神经功能障碍：主要表现为运动障碍或感觉障碍，大约见于 40% 的病例；⑤智力减退：巨大型 AVM 导致"脑盗血"的程度严重，引起脑组织缺血及脑发育障碍；⑥颅内杂音：少数 AVM 较大且部位浅表时，患者自己感觉到颅内有颤动和杂音。

影像表现：数字减影血管造影（digital subtraction angiography，DSA）是诊断 AVM 的主要手段，DSA 能直观显示 AVM 的位置、大小、范围、供血动脉及引流静脉，还可发现合并的动脉瘤。CT 检查具有无创、快速、准确定位的优势。AVM 在 CT 常呈一局灶的混杂密度区。增强 CT 扫描可显示病变及其周围能够发现扭曲扩张的血管影，能进一步辨认供血动脉或引流静脉。MRI 诊断脑 AVM 要点是血管结构在 MRI 时呈流空信号，脑出血、脑水肿、含铁血黄素沉积等间接征象也有助于诊断。MRI 诊断脑动静脉畸形方面优于 CT。可无创、精确显示脑 AVM 的部位、大小及其与邻近脑组织的关系，还可很好显示 AVM 合并的血肿，可作为临床高度怀疑脑 AVM 患者的首选影像检查。但 MRI 显示脑 AVM 钙化不如 CT。MRI 和 MRA 相结合不仅可确诊 AVM，还可观察 AVM 的全貌，为脑 AVM 治疗方案的选择提供依据。另外，MRI 和 MRA 具有无创伤性，是随诊及随访 AVM 的良好检查方法。

二、手段选择原则

（一）脑膜瘤

对良性脑膜瘤的治疗要权衡各种方法的利弊得失，必须根据患者的临床和影像表现细致分析。对影像无意发现、没有任何症状的小脑膜瘤，可先行3～6 个月的短期观察，随诊发现肿瘤有生长趋势，或出现相应的症状体征时，再考虑治疗并选择方法。

1. 手术治疗　外科手术能够迅速解除肿瘤的占位性效应、缓解颅内高压症状，是有症状的脑

膜瘤的首选治疗方法。对于大脑凸面脑膜瘤及大部分矢状窦旁脑膜瘤，肿瘤位置表浅，手术可以做到全切（Simpson Ⅰ 级切除）；但对于颅底等位置较深，毗邻重要功能区的脑膜瘤，手术往往不能实现完全切除。颅内各部位脑膜瘤的手术全切率为 44%～83%，即使脑膜瘤达到完全切除，也会有 15% 的复发率。这些残存或复发的肿瘤再次开颅手术的风险就会大大提高。

2. 常规放射治疗 传统的常规放疗作为脑膜瘤外科术后的补充治疗，已经有了许多年的历史，常规放疗在控制肿瘤的同时也会带来认知障碍、垂体功能低下，是较大脑膜瘤手术后的辅助治疗手段。

3. 放射外科治疗 对于小体积的、颅底的、术后残留或复发的脑膜瘤，放射外科治疗是主要的治疗手段，5～10 年肿瘤控制率可达为 90% 左右。通过单次／分次的精确照射，能够长期控制肿瘤生长、保留神经功能、提高患者的生活质量。

（二）听神经鞘瘤

听神经鞘瘤的治疗目的是彻底切除肿瘤或长期控制肿瘤生长的同时，尽量完整保留面听神经及三叉神经的功能。治疗应注重提高患者的生活质量，而不是单纯的降低死亡率、致残率。目前听神经鞘瘤的治疗方法主要有 3 种：①临床动态观察；②显微外科手术；③放射外科治疗。随着显微外科和放射外科的发展，面听神经功能保留率大为提高，治疗策略也越来越倾向于个体化治疗和多学科协作。个体化治疗方案的选择需要基于患者本人的身体条件、肿瘤特点甚至患者自身的愿望，同时还应充分利用各种基于电生理和影像的检测技术，提高听神经瘤的诊断准确性、重要解剖结构的可辨识性、神经功能的准确评估，经由神经外科、耳科、颌面外科、整形外科、电生理、放射外科、影像科等多学科协作，从而实现个体化治疗方案的制定，以获得最佳诊疗效果。

1. 手术治疗 近年来随着神经影像技术的发展，显微手术技术逐渐成熟以及术中导航设备、超声吸引器、电磁刀、内镜等高科技产品得到广泛的应用，采用枕下乙状窦后入路并术中实施神经电生理监测，是显微外科领域国内目前实现彻底切除肿瘤、完整保留神经功能的普遍方法。近年来国内外临床数据显示，听神经鞘瘤面神经解剖保留率在 73.5%～98.5%，全切除率在 85.3%～98%，死亡率为 2% 以下，蜗神经功能保留率也在不断地提高。术后常见的并发症是面神经损伤和听力

的丧失，切除肿瘤时还可伤及三叉神经，引起暂时或永久的周围性面瘫、神经性角膜炎等。脑脊液漏是听神经鞘瘤手术的常见并发症，其发生率为 6.2%～20.0%，其他手术并发症包括死亡（0～3%）、颅内血肿（1%～2%）、皮下血肿（3%）、小脑及脑干水肿、偏瘫、脑膜炎（1%～2%）、伤口感染（1%～2%）、外展神经麻痹（1%～2%）及其他后组脑神经麻痹引起的吞咽困难、呛咳等（0～15%），脑积水发生率为 3.2%。术后肿瘤复发率为 5%～10%，肿瘤在不全切除术后极易复发，需进一步的治疗。

2. 放射外科治疗 是目前治疗小型（最大径 1～2cm）、中型（最大径 2～3cm）听神经鞘瘤最主要的无创治疗手段。由于听神经鞘瘤在临床动态观察中逐渐增大时会伴有脑神经功能的逐渐损伤，所以放射外科治疗应进行早期干预治疗，这样有利于保护脑神经功能，为患者提供更好的生活质量。由于随着肿瘤体积增大，γ 刀治疗后面听神经功能受影响的风险越大，对于较大体积的听神经鞘瘤，可建议首选电生理监测下的显微外科手术，在尽量保护脑神经功能的前提下进行肿瘤的大部切除手术，术后残留肿瘤补充放射外科治疗。

（三）三叉神经鞘瘤

1. 手术治疗 在神经外科发展的早期，三叉神经鞘瘤手术全切率仅为 50% 左右，且伴有高发的致残率和致死率。随着显微外科的发展及颅底手术技术的发展，三叉神经鞘瘤手术死亡率已基本降至 0，约 70% 的病例可以做到全切或近全切除，但手术治疗引起的三叉神经功能损伤率较高，达 38%～75%，永久性脑神经功能障碍发生率为 13%～86%。对于海绵窦区的肿瘤，即使全切后，也有可能因窦内少量残留而导致远期复发。

2. 放射外科治疗 以往多作为手术治疗重要的辅助手段，但随着治疗经验的增加，目前单纯放射外科治疗在三叉神经鞘瘤的治疗上也显示了较好的效果，尤其是在保留患者除三叉神经外的脑神经功能上具有明显优势。但对于体积较大的肿瘤，应考虑采用分次放射外科治疗。

（四）垂体腺瘤

垂体腺瘤的主要治疗模式包括：观察、药物治疗、手术切除、放射外科治疗。

1. 手术治疗 是目前大多数垂体腺瘤的主要治疗方式，包括开颅手术、经蝶手术及内镜手术。经蝶入路内镜下切除垂体腺瘤逐渐成为目前的主流手段。外科手术优势在于能够迅速解除肿瘤的

占位效应，远期的肿瘤控制率在 50% 以上，对于能够全切的垂体腺瘤肿瘤控制率会更好。但对于一些侵袭性垂体腺瘤，手术并不能实现全切或者近全切，肿瘤的复发率要明显高于非侵袭性垂体腺瘤。研究显示，侵袭海绵窦的垂体腺瘤外科术后的肿瘤控制率为 20%～52%，而非侵袭海绵窦的垂体腺瘤外科手术后肿瘤控制率为 78%～92%。

2. 常规放射治疗　常用于垂体瘤术后的辅助性治疗。剂量模式多为总剂量 45～50Gy，单次剂量为 1.6～1.8Gy，4～5 次每周，5～6 周完成治疗。常规放疗引起垂体功能低下的发生率较高（5 年发生率为 25%，10 年最高达 100%），视神经通路损伤也可达 50%～100%。

3. 放射外科治疗　放射外科治疗目前也一般应用于垂体瘤术后的辅助治疗。但与常规放疗相比，放射外科治疗能够大大降低周围组织的损伤，例如放射外科治疗的视力受损率仅为 2%，明显低于常规放疗。放射外科治疗的适应证选择应根据患者既往治疗病史、年龄、现有的合并症、肿瘤大小及解剖位置等情况决定，尤其是对于老年、合并有严重内科疾病的手术高危患者，以及肿瘤累及海绵窦的患者，应考虑放射外科治疗。

（五）动静脉畸形

AVM 治疗方式有血管内栓塞治疗、手术治疗、放射外科治疗或观察随访。AVM 的治疗可以是一种方式的治疗或几种方式的联合治疗。

1. 手术治疗　按照国际放射外科指南，将体积小于 10cm³ 的 AVM 称为小型 AVM，体积大于等于 10cm³ 的 AVM 称为大型 AVM。对于小型、表浅、非功能区的 AVM 可选择单纯手术治疗，而对于位于表浅、非功能区的大型 AVM 则需要选用血管内治疗＋手术治疗。

2. 放射外科治疗　对于位于深部或功能区的 AVM，放射外科是最主要的治疗手段。其主要适应证为：①病灶直径 <2.5cm 或体积 <6cm³；②病灶位于深部或功能区；③不能耐受手术；④术后、介入治疗残留患者或放射外科治疗后未能闭塞者。当 AVM 表现为粗大的血管团，畸形血管巢较少时，或 AVM 病灶较大时，往往需要联合血管内栓塞治疗，才能达到理想的治疗效果。

三、放射外科临床实践

（一）临床操作路径

1. 设备选择　目前实施头部放射外科治疗按

固定及配准方式可分为两类：以框架为基础的放射外科治疗装置和以图像配准为基础的放射外科治疗装置。直线加速器产生的 MV 级轫致辐射 X 射线、⁶⁰Co 产生的 γ 射线，以及粒子加速器产生的光子或粒子都可用于放射外科治疗，但要注意这些多样化的立体定向放射治疗设备和技术在放射物理学方面的特殊性。在使用 X 射线治疗时，为使射线半影最小化，应通过使用靠近患者的准直器以及小尺寸的焦点或小直径的放射源。为提高射线束的精确度，可使用一组固定孔径的圆形准直器或叶片宽度小于 3mm 的微多叶准直器聚焦照射，使照射剂量集中在靶区，而靶区周围正常脑组织所受的照射剂量锐减，使周围正常脑组织的剂量最小化。可以使用等中心照射技术，也可以使用非等中心照射技术，射线的精确度要达到 1～1.5mm 以上。如果使用等中心照射，等中心球体直径不得超过 1～2mm。如果使用直线加速器，机架的旋转轴距离床面应小于 1mm。对于靶区体积较大的脑转移瘤，可使用适形照射、多个等中心照射和 IMRT 技术。

在剂量学方面，小体积 X 射线照射野存在体积效应，即剂量仪敏感体积内的平均信号可能会引起输出因子、剂量曲线和深度剂量与真实值相比出现严重的偏差，因此必须使用小体积二极管探测器进行剂量测量。在小照射野 MV 级 X 射线的剂量测量方面，医学物理与工程研究所（Institute of Physics and Engineering in Medicine，IPEM）以及 DIN 标准（DIN6809-8）给出了详细的指导。

临床常用以实施头部立体定向放射治疗的设备包括 γ 刀（gamma knife）、X 刀、诺力刀（Novalis system）、赛博刀（Cyberknife）及螺旋断层放疗仪（Tomotherapy，TOMO）等。放疗设备是立体定向放疗的重要基础，由于不同设备所具有的特点，决定了其在肿瘤治疗上应用范围。目前认为，对于小病灶（<3cm）γ 刀在靶区的适形度和周围正常组织保护上，要略优于射波刀和直线加速器，但差异几可忽略不计。在精度方面，γ 刀 Perfexion 的平均机械精度为 0.1mm。Novalis 系统的机架旋转平均精度为 0.3mm，治疗床精度为 0.6mm。射波刀则根据不同追踪技术系统精度有所不同，一般认为在 0.3～0.5mm。但是临床实施治疗时，除了设备的机械精度外，立体定向图像的厚度和分辨率对于整个放射外科治疗的准确性也同样重要。以上几种设备的主要特点见表 7-1。

表 7-1　常用设备参数性能

	γ 刀 Perfexion	Novalis Tx	Cyberknife	TOMO
放射源	钴-60	直线加速器	直线加速器	直线加速器
射线能量	1.173~1.332MeV	0~20MeV	6MeV	6Mev
最大剂量率	≥3.5Gy/min	1 000MU/min	800~1 000MU/min	800~900MU/min
固定装置	头架	头架或面网	面网	面网
目标追踪	无	X 射线和光学成像	X 射线和光学成像	无
聚焦方式	多源聚焦	机架旋转	多线束聚焦	螺旋照射
平均机械精度	~0.3mm	~0.3mm	~0.4mm	~0.3mm
体部放疗	不能	可以	可以	可以

2. 患者选择　放射外科治疗的适应证要考虑到病变的大小、部位、与周围重要组织的关系，是否存在肿瘤周边水肿，以及既往治疗过程等情况。具体适应证为：①患者无明显的神经系统体征及颅内压增高，单次立体定向外科治疗建议治疗肿瘤直径小于 3cm，对于较大肿瘤可考虑分次放疗；②患者拒绝手术或年龄偏大，体质较弱，全身情况较差，不能耐受麻醉、手术及有手术禁忌证者；③病变位于颅底、矢状窦旁或松果体区，累及动脉、脑神经或长入静脉窦，手术风险较大；④多发性脑膜瘤或手术后残留、复发性肿瘤。

3. 定位与图像获取　放射外科治疗时以下几个方面必须特别注意：①准确定位；②保证机械精确度；③准确和最佳剂量分布；④患者安全。需要注意的是，患者体位固定的误差对放射外科治疗总误差影响最大。

以往仅放射外科治疗颅内疾病使用有创性头框架，通常使用四个金属螺丝将框架侵入性地固定在患者头骨上，并在成像期间将基准参考框固定在框架上以提供立体坐标。这种有创性的固定方法虽然有效且准确，但是缺点是可引起疼痛不适，并有出血和感染的风险，因此需要局部麻醉和使用抗焦虑药。这种侵入性固定技术目前仅用于单次照射。

近年来出现了许多新的放射外科治疗患者体位固定技术，如无创精确固定面罩系统（包括咬合块）、正交平面 X 射线图像引导技术以及锥形束 CT 图像引导技术。Bite-block 设备（Elekta 的 Head-Fix® 或者 EXtend™ 系统）是另一种创新性的无创固定方法。另外，也可以将一种个体化的牙科模具放入口中，用于在咬合块和硬腭之间的固定，并与可撤销的热塑性塑料固定面罩结合使用来提高患者的定位精度。

患者的运动包括治疗分次内和分次间两种运动。对于分次间运动，如采用统一框架 / 单层热塑性面罩系统（Raycast-HP 面罩系统，Orfit Industries）进行固定，分次间运动可控制在（1.6±0.8）mm；而使用专用面罩系统（如 BrainLab 面罩系统），可能有助于提高整体的精确度，总体精确度可达到 1.9mm。如果仅仅基于立体坐标系统，降低分次间运动的效果并不理想。有研究通过患者重新定位观察了分次间体位固定的准确性和可重复性，发现单独使用面罩固定时总的等中心偏差为 3.7mm，而联合使用立体定向面罩与牙齿固定器具时等中心偏差可减少到 2.2mm。提高患者摆位的准确性，主要是通过减少分次间运动实现的，而图像引导系统似乎是提高患者摆位的准确性的最好选择，从理论上讲可以将摆位误差降低至图像引导装置的机械误差水平。据文献报道，使用图像引导系统可将总摆位误差从（3.9±1.7）mm 减少到（0.9±0.6）mm，并且剩余的 0.9mm 有可能与患者分次间器官位移有关。

在一项比较采用框架固定或无框架图像引导的患者摆位和分次间运动差异的研究中显示，无框架图像引导的整体系统准确度与基于框架的侵入式固定系统准确度是相似的。总之，利用无创固定技术也可以高精度执行放射外科治疗，放射外科治疗整体治疗准确度取决于患者固定和定位的过程。一般认为，整体摆位精确度应该在 2.0~2.4mm 之内，以下的固定方式及准确性可供参考（表 7-2）。

4. 靶区勾画与计划要求　通常建议在磁共振增强图像上勾画肿瘤靶区，再结合 CT 增强图像，按照增强 MRI 图像上显示的肿瘤边界勾画肿瘤。对于脑膜瘤患者治疗时，应注意影像上表现的脑膜尾征，即瘤周增厚的脑膜，肿瘤细胞会有浸

表 7-2　不同的无创立体定向固定系统的准确性

固定系统	摆位技术	总摆位误差（均值 ±SD）	作者
专用面罩系统（BrainLab）+咬块	立体定位坐标，定位框	（0.5±0.7）mm	Minniti
热塑性面罩系统（单层或双层）	锥形束 CT	（0.9±0.6）mm	Guckenberger
专用面罩系统（BrainLab）+咬块	立体定位坐标，定位框	（1.16±0.68）mm	Theelen
专用面罩系统（BrainLab）	立体定位坐标，定位框	（1.7±0.83）mm	Theelen
热塑性面罩系统+咬块	立体定位坐标，定位框	（2.2±1.1）mm	Baumert

润，因此无论术前还是术后的脑膜瘤，勾勒设计靶区时应把增厚的脑膜包裹其中，否则肿瘤复发的可能性会大为增加。而在垂体腺瘤的靶区勾画中，对于一些分泌型垂体腺瘤的患者，PET 对它们的治疗也很有价值。而且对于垂体腺瘤反复经蝶术后，残留组织、术后改变或瘢痕组织形成、正常垂体组织、手术填塞物混杂在一起，靶区有时难以确认，行 ^{18}F-FDG 或 ^{11}C-methonion PET 扫描再融合至定位 MRI，通过这种多模态影像定位技术更有助于提高靶区勾画精度。而对于 AVM，靶区勾画应以畸形血管团为主，可不包括供血动脉和引流静脉。这样，既减少了治疗靶点的容积，缩小了范围，有利于提高边缘剂量，促进血管巢的闭塞，同时也可使供血动脉较少损伤，从而降低并发症发生风险。

治疗计划中要充分发挥 γ 刀放射外科治疗的高适形性和高选择性特点，严密包裹病灶，尽量避免使用过大准直器的叠加，以减少靶区外的散射线，尤其靠近重要功能组织的区域，可以利用调换治疗角度，关闭一些射孔（扇区），来改变局部的等剂量曲线形态，更好地保护神经功能。对于手术后的病灶形态多不规整，有些部位需要认真甄别病灶，避免遗漏；另外，术后的腔隙能有效防止射线的不良反应。

5. 剂量模式

（1）脑膜瘤：放射外科治疗的周边处方剂量为 12～15Gy。周边处方剂量低于 12Gy，肿瘤控制率会有较明显的下降；而周边处方剂量高于 15Gy，肿瘤控制率并无明显提高，治疗后脑水肿等并发症发生率却会有明显升高。实际许多情况下，处方剂量受限于病灶周边正常组织对射线耐受量。

分次照射可以提高治疗肿瘤的放射剂量，同时降低放射不良反应。根据复旦大学附属华山医院的射波刀经验显示，使用 60%～70% 的等剂量曲线覆盖肿瘤周边，肿瘤内的剂量差异较小，治疗后肿瘤肿胀不明显，脑水肿的发生率低且程度轻，

特别是对海绵窦、岩尖斜坡、颅颈交界脑膜瘤、矢状窦、窦汇等部位残留和复发脑膜瘤有良好的治疗效果。对中 - 小体积脑膜瘤（体积 10cm^3）的处方剂量为 19～20Gy/2 次；肿瘤直径≥3cm（体积>10cm^3）的处方剂量为 22.5Gy/3 次；大体积肿瘤（>25cm^3）的处方剂量为 24Gy/4 次；少数大体积肿瘤的处方剂量为 25Gy/5 次。对于大体积脑膜瘤也可考虑采用体积分割治疗，先照射一部分，半年后再照射另外一部分。

（2）听神经鞘瘤：γ 刀治疗听神经瘤的经典剂量是以 50% 的周边剂量曲线包裹肿瘤，对于保留有用听力的患者给予周边剂量 12～13Gy，已无有用听力的小体积肿瘤患者给予周边剂量不超过 14Gy，耳蜗受照射剂量不超过 4.2Gy。

（3）三叉神经鞘瘤：γ 刀治疗三叉神经鞘瘤的平均周边剂量范围为 13.1～15.3Gy，肿瘤控制率为 82%～100%，可以长期控制三叉神经鞘瘤的生长甚至使其明显萎缩。

（4）垂体腺瘤：对于无功能型垂体腺瘤，单次照射的经典最小周边剂量是 12～16Gy；而在分泌型腺瘤，可给予 25～35Gy 的高剂量。在个体化的垂体放射外科规划中，体积适形的处方剂量是以不伤及周围重要结构，特别是视路为准的最大剂量。研究建议，视神经接受<10Gy 的剂量是安全的。大多数医疗中心将视路的放射外科剂量控制在 8Gy 以下，可以很好地保护视神经。同时肿瘤与视交叉的距离需要认真评估，一般认为，肿瘤与视交叉的理想距离是 5mm 及以上，但有时通过选择性阻塞部分放射源来降低视路的照射剂量，2mm 也是可以接受的。垂体柄对射线也很敏感，一般认为垂体柄的照射剂量应该小于 15Gy，这样可以降低术后的垂体功能低下发生率。对于侵及海绵窦的垂体腺瘤，要注意对颈内动脉的保护。

射波刀治疗高功能腺瘤所需的放射剂量高，肿瘤处方剂量为 24～33Gy/3 次，ACTH 型垂体瘤

的处方剂量甚至大于 30Gy/3 次，而无功能腺瘤所需剂量低，肿瘤处方剂量为 22.5～30Gy/3 次。射波刀治疗无功能的术后残留垂体瘤通常实施的处方剂量为 22.5～27Gy/3 次。如果肿瘤大，与视神经边界不清时，可以采取 25Gy/5 次的治疗方案。

（5）动静脉畸形：应根据 AVM 体积大小选择合适的照射剂量，对于 γ 刀治疗，等剂量曲线建议在 40%～50%，边缘剂量控制在 14～22.5Gy，最大剂量在 30～45Gy。复旦大学附属华山医院射波刀治疗建议，对于体积<2cm³ 的小型 AVM，处方剂量为 18～21Gy/1 次；对于体积 2～10cm³ 的 AVM，处方剂量为 22～28Gy/2 次；对于体积≥10cm³ 的大型 AVM，处方剂量为 24～27Gy/3 次。目前认为，提高处方剂量有助于提高血管巢的闭塞率，减少出血发生，但相应其他并发症如脑水肿的发生率则会升高。

6. 随访 放射外科治疗后评估放射外科的疗效，建议第 1 年每 6 个月一次；随后每年一次，持续 4～5 年。评估影像以增强 MR 为主。对于不同部位良性肿瘤，应注意评估其周围正常组织功能，如听力、视力、视野检查、垂体功能等，与临床和影像复查同期进行。需要注意的是，放射外科治疗后的 3～18 个月内，50%～70% 的鞘瘤在 MRI 上表现为肿瘤中心失增强反应（loss of contrast enhancement，LOE），即在均匀强化的鞘瘤中心区出现明显低信号，并多伴有瘤体的膨胀和体积暂时的增大；此后数月失强化区再被强化，伴肿瘤体积的逐渐萎缩。这种正常的病理变化过程，只要患者症状没有明显加重、不伴有颅内压增高，不必视为"肿瘤增大、治疗无效，而行外科手术治疗"，可继续随访，一般判断治疗是否有效的界线为治疗后 2～3 年。3 年后如果肿瘤继续增大，可认定为治疗失败，建议外科手术治疗。

（二）临床治疗结果

1. 良性脑膜瘤 对于 WHO Ⅰ 级的脑膜瘤，放

射外科治疗的长期肿瘤控制率一般在 90% 以上；而 WHO Ⅱ 级和 Ⅲ 级脑膜瘤一般呈浸润生长，生长较迅速，易复发，长期的肿瘤控制率大为降低。γ 刀治疗脑膜瘤（不分部位）的长期临床疗效总结，5 年或 10 年的肿瘤控制率一般在 90% 以上，并发症发生率相差较大，与较高的周边处方剂量和肿瘤部位有关，幕上脑膜瘤较幕下脑膜瘤更容易发生水肿（表 7-3）。对于良性的脑膜瘤，12～15Gy 的周边剂量足以控制肿瘤生长，不建议盲目地增加照射剂量。幕上脑膜瘤的适应证选择应更加慎重，肿瘤体积越小越好，以减少脑水肿等并发症的发生。2008 年 Kondziolka 等报道 18 年的大样本病例，972 例患者共 1 045 个肿瘤，女性占 70%，49% 的患者治疗前曾行开颅手术，良性脑膜瘤的肿瘤控制率为 93%；WHO Ⅱ 级和 Ⅲ 级脑膜瘤的肿瘤控制率仅为 50% 和 17%；未曾开颅手术（即单纯 γ 刀治疗）的患者的控制率为 97%，长期并发症发生率为 7%，未出现因 γ 刀照射而新诱发出肿瘤。2012 年 Santacroce 等报道 γ 刀治疗 4 565 例共 5 300 个良性脑膜瘤的多中心研究，中位肿瘤体积为 4.8cm³，中位周边剂量为 14Gy，中位随访时间为 63 个月，3 768 个肿瘤得到详细随访，其中 58% 的肿瘤发生萎缩，34.5% 的肿瘤体积不变，7.5% 的肿瘤增大，永久的并发症发生率为 6.6%。复旦大学附属华山医院射波刀治疗中心脑膜瘤射波刀治疗后 5 年控制率为 88% 左右。

对于不同部位的脑膜瘤，其临床治疗策略及疗效也有一定差异。对于矢状窦旁及镰旁脑膜瘤，其发生率占颅内脑膜瘤的 23%～28%，手术一般是第一选择，如肿瘤未侵入矢状窦可完全切除，而侵入矢状窦的肿瘤手术后残留或复发概率仍较高。对于术后残留或复发的幕上脑膜瘤，给予放射外科治疗，肿瘤控制率高，而脑水肿等不良反应的发生率低于无手术史的患者。2011 年 Hasegawa 等报道 γ 刀治疗 125 例窦汇、矢状窦旁及镰旁脑膜瘤，其中 63.2% 的患者有手术史，中位肿瘤体积为

表 7-3 γ 刀治疗脑膜瘤（不分部位）的长期临床疗效

作者	年份	病例数	平均周边剂量 /Gy	平均随访时间 / 月	5 年 PFS	10 年 PFS	并发症发生率
Kondziolka	2008	972	14	48	97%	87%	8%
Bledsoe	2010	116	15.1	70	99%	92%	23%
Santacroce	2012	4 565	14	63	95.2%	88.6%	6.6%
Pollock	2012	416	16	60	97%	94%	11%
Jang	2015	628	13.9	37	94.7%	NA	15%

8.0cm³，中位周边处方剂量为16Gy，平均随访时间为72个月，肿瘤控制率为85%，肿瘤累积控制率5年和10年分别为78%和55%，29例发生瘤周水肿，引起症状的瘤周水肿发生率为8%，无手术史患者更易出现放射性水肿。2013年Ding等报道γ刀治疗65例矢状窦旁及镰旁脑膜瘤，均手术证实为脑膜瘤Ⅰ级，中位肿瘤体积为3.0cm³，中位周边处方剂量为15Gy，平均随访时间为48.6个月，肿瘤累积控制率3年和5年分别为85%和70%，引起症状的瘤周水肿发生率为8%。

颅底脑膜瘤手术难度较大，肿瘤全切率为20%～87.5%，中颅窝底脑膜瘤全切的并发症发生率为0～60%，而显微外科联合放射外科治疗可以在尽量保留脑神经功能的前提下，明显提高肿瘤控制率达到80%甚至90%以上。首都医科大学附属北京天坛医院1995—2000年治疗并随访的颅底脑膜瘤患者189例，肿瘤体积平均（6.0±5.2）cm³，给予中心剂量平均（27.5±5.2）Gy，周边剂量平均（12.3±1.9）Gy，肿瘤的控制率为96.8%；另一组60例岩斜区脑膜瘤，平均随访（57.8±22.3）个月，肿瘤控制率为96.7%，神经系统症状好转37例（61.7%），稳定20例（33.3%），加重3例（5.0%），无严重并发症发生。2012年弗吉尼亚大学的Starke等发表了一篇255例γ刀治疗颅底脑膜瘤的临床报道，其中109例首选γ刀治疗，中位随访时间为6.5年，中位肿瘤体积为5.0cm³，肿瘤控制率为86%，3年、5年、10年累积肿瘤控制率分别为99%、96%、79%，约90%患者症状好转或症状无进展。

鞍结节脑膜瘤占颅内脑膜瘤的7%～10%，主要症状为单侧或双侧视力减退及双颞侧偏盲。2014年Sheenhan等对763例来自10个治疗中心的鞍旁及鞍部脑膜瘤患者进行的回顾性分析中，其中女性占74.3%，中位年龄为56岁，50.7%患者单次手术病理证实为Ⅰ级脑膜瘤，10.6%患者经历了反复手术，中位周边处方剂量为13Gy，中位随访时间为66.7个月，44.1%肿瘤萎缩，46.2%肿瘤体积不变，9.8%肿瘤发生进展复发，3年、5年、8年、10年累积肿瘤控制率分别为98%、95%、88%、82%，脑神经功能损伤率为9.6%，总体上79.6%的患者在无脑神经功能损伤的同时控制住肿瘤的发展。相比较而言，无任何治疗中位随访观察4.6年后61%颅底脑膜瘤患者发生症状进展，放射外科治疗的作用毋庸置疑。中国人民解放军空军总医

院伽马刀中心治疗随访97例蝶鞍及海绵窦脑膜瘤患者，随访18～68个月，治疗体积为0.6～30cm³，周边平均剂量为12.5Gy，结果示31例缩小，62例无变化，4例增大。

蝶骨嵴脑膜瘤是颅底最常见的脑膜瘤之一，占脑膜瘤的13%～19%，可分为蝶骨嵴外侧部、中部及内侧部3个亚型，可引起视力减退、视野狭窄、头痛及眼眶痛，可侵及海绵窦。手术完全切除困难极大。放射外科的肿瘤控制率一般为84%～98%，脑神经损伤率为1%～20%，因此对于中小体积的海绵窦脑膜瘤，放射外科可以考虑作为首选治疗。

后颅窝脑膜瘤占脑膜瘤的10%左右，其中岩斜区脑膜瘤占3%～10%。肿瘤的基底部位于乙状窦、颈静脉、岩上窦、岩下窦旁，附于硬脑膜上，可累及Ⅴ、Ⅵ、Ⅶ、Ⅷ、Ⅸ、Ⅹ和Ⅺ等多对脑神经，且常压迫脑干，并与基底动脉相粘连，因此手术难度大。手术切除不宜强求全切除，注意保护重要的功能区，避免因术后严重并发症而导致的生活质量下降，而术后残留的部分可行放射外科治疗，对于重要功能区的较小体积脑膜瘤可直接行放射外科治疗。2015年Sheehan等发表一篇7家中心675例γ刀治疗后颅窝脑膜瘤的多中心回顾报道，其中43.3%的患者有手术史，中位肿瘤体积为6.5cm³，中位周边处方剂量为13.6Gy，平均随访60.1个月，肿瘤控制率为91.2%，3年、5年、10年累积肿瘤控制率分别为95%、92%、81%，7.7%患者出现神经功能损伤，总体上既保护神经功能完整又控制住肿瘤进展的满意率为85.8%。

视神经鞘脑膜瘤为较罕见的颅底脑膜瘤，刘东等报道30例γ刀治疗后的长期疗效，视路受照射剂量小于10Gy，5年肿瘤控制率为93.3%，视力受损率仅为20%。

放射外科治疗脑膜瘤的机制与肿瘤细胞的直接杀伤及对肿瘤血管的损伤有关。首都医科大学附属北京天坛医院总结32例脑膜瘤γ刀治疗后因肿瘤增大或临床症状加重再行开颅手术的病例，其中WHOⅠ级脑膜瘤21例，WHOⅡ级脑膜瘤9例，WHOⅢ级脑膜瘤2例，影像上肿瘤增大的16例，反应性膨大或伴瘤周水肿10例，肿瘤无明显变化2例，肿瘤皱缩2例，肿瘤出血2例。病理学改变提示，无论何种亚型的脑膜瘤，放射外科引发肿瘤实质和基质的变化主要为凝固性坏死，并可

见凋亡细胞增多,继之瘢痕组织逐渐增多并取代之,整个过程持续数年至十余年。此外,观察到射线导致血管的增生性病变,管腔逐渐狭窄、闭塞,使瘤细胞丧失给养,即射线控制肿瘤的间接作用。

2. 听神经鞘瘤　最初放射外科治疗一般被认为只能用于开颅手术具有高风险的、高龄或因其他原因拒绝手术的患者,随着技术不断完善,现在越来越多的长期临床随访经验支持放射外科治疗成为中小体积的听神经鞘瘤的一线治疗,Koo 氏 1 级、2 级甚至某些 3 级的肿瘤接受放射外科治疗已得到广泛认同。

放射外科治疗能长期控制肿瘤生长,进而影响听神经鞘瘤的自然病程,使患者实现有质量的、长期的"带瘤生存"。目前认为,放射外科治疗听神经鞘瘤的长期肿瘤控制率一般为 90%～98%。Lunsford 等报道了匹兹堡大学 1987—2002 年 15 年间 γ 刀治疗听神经鞘瘤 829 例的随访分析,其中随访时间超过 10 年的 252 例肿瘤控制率达 98%,73% 的肿瘤缩小。Regis 分析了 1 500 例听神经鞘瘤放射外科治疗结果,其中 1 000 例随访超过 3 年,肿瘤的长期控制率为 97%。

首都医科大学附属北京天坛医院随访近 1 300 例接受 γ 刀治疗听神经鞘瘤患者,其中随访超过 10 年的单侧听神经鞘瘤患者 157 例(随访率为 80.0%)。平均周边剂量为 12.7Gy(8～14.4Gy),平均中心剂量为 28.8Gy(20～40Gy),平均体积为 5.1cm³,平均随访 6.3 年(1～15 年),其中 60 例患者随访时间≥10 年。肿瘤控制率为 89.8%,3 年、5 年和 10 年的肿瘤控制率分别为 94%、92% 和 87%,其中 93 例肿瘤体积明显皱缩(59.2%),48 例肿瘤体积无明显变化(30.6%),16 例出现肿瘤发展伴临床症状加重(10.2%);总的听力保留率为 70.7%,其中随访期超过 10 年的 60 例患者的听力保留率为 60.0%,3 年、5 年和 10 年听力保留率分别为 94%、85% 和 64%;一过性面神经功能障碍(一过性面肌抽搐或干眼、一过性轻度面瘫)的发生率为 16.6%,17.8% 的患者出现一过性三叉神经功能障碍(一过性面部麻木、蚁走感或咀嚼肌轻度障碍),1.3% 的患者遗留轻度面瘫(接受了二次以上 γ 刀治疗),2.5% 的患者遗留面部麻木(接受了二次以上 γ 刀治疗),2.5% 的患者 γ 刀后出现继发性三叉神经痛,永久的明显的面神经及三叉神经功能障碍发生率为 0。中国人民解放军空军总医院对 92 例(含双侧听神经瘤)100 个肿瘤经 γ 刀治疗后均以 12 个月以上的随访结果统计发现,肿瘤缩小者占 40%(37 个),肿瘤无变化者占 52%(48 个),生长控制率为 92%,肿瘤进一步增大者占 8%(7 个)。除听力受损症状外,其他症状改善率达 31%,无死亡病例。

复旦大学附属华山医院应用射波刀治疗了 200 多例听神经瘤,多数为高龄大型听神经瘤或有内科疾病无法手术的患者,少数患者为双侧听神经瘤。射波刀治疗小型听神经瘤(肿瘤直径<2.5cm)的 10 年控制率为 92%～96%,大约 70% 的肿瘤可见缩小。

52%～83.4% 的听神经鞘瘤患者 γ 刀治疗前后听力水平不变,小体积肿瘤的患者听力保留率更高。与显微外科不同,γ 刀治疗后早期的听力下降不常见(3 个月以内),听力损伤一般发生在治疗后 6～24 个月,其发生与神经性水肿或脱髓鞘有关。文献报道 γ 刀治疗听神经鞘瘤后听力变化的两个趋势,肿瘤越大,听力保留率越低;随诊时间越长,听力保留率越低。匹兹堡大学的一项长期研究(随访期 5～10 年)表明,51% 的患者治疗后听力无改变,1992 年以前肿瘤周边剂量>14Gy 时,5 年统计的听力保留率及语言能力的保留率分别为 68.8% 和 86.3%;1992 年以后肿瘤的周边剂量为 13Gy 时,5 年统计的听力保留率及语言能力的保留率分别为 75.2% 和 89.2%;位于内听道内的肿瘤接受周边剂量不超过 14Gy 的 γ 刀治疗后,均能保留有效的听力(100%)。2010 年 Yang、Sughrue 等对 4 234 例 γ 刀治疗听神经鞘瘤的荟萃分析中(平均随访时间 44.4 个月,中位 35 个月),报道有用听力的保护率为 51%,其中周边剂量≤13Gy 的听力保护率为 60.5%,周边剂量>13Gy 的听力保护率为 50.4%。

γ 刀治疗后的面神经功能保留率一般为 95%～100%。接受周边处方剂量不超过 13Gy 的 γ 刀治疗的大部分患者的面神经及三叉神经的功能现在都能保留(>95%),但早期 γ 刀治疗后脑神经功能障碍发生率较高(30%～40%)。在临床实践中,面神经功能障碍一般都是一过性的。面瘫率超过 1% 的一般因为肿瘤体积偏大,或临床资料中包括了早期的病例。而且在发生面瘫的病例中,几乎总是表现为一过性功能障碍。该结果远比显微外科的结果好。2009 年 Yang、Sughrue 等对 2 204 例 γ 刀治疗听神经鞘瘤的荟萃分析中,报道明显的面神经功能损伤率（HB分级≥Ⅲ级）为3.8%；2009年Sughrue、Yang等对5 631例γ刀治疗听神经鞘瘤的荟萃分析中,报道新的三叉神经功能损伤率为2.3%,其中周边剂量>13Gy的损伤率为3.15%,周边剂量<13Gy的损伤率为1.63%。

γ刀后眩晕发生率为1.5%（周边剂量≤13Gy为1.1%,周边剂量>13Gy为1.8%）；γ刀后耳鸣的新发生率为1.7%（周边剂量≤13Gy）,耳鸣是听神经鞘瘤患者最常见的首发或伴随症状,73%的患者会伴有该症状,其中仅有31.8%的患者γ刀后耳鸣症状明显减轻或消失,γ刀治疗和显微外科手术对此症状的改善均有限。

3. 三叉神经鞘瘤 从目前随访研究可见,γ刀治疗三叉神经鞘瘤的平均周边剂量范围为13.1～15.3Gy,肿瘤控制率为82%～100%,可以长期控制三叉神经鞘瘤的生长甚至使其明显萎缩；Ⅴ神经功能障碍改善率为31.3%～72%,Ⅴ神经功能障碍加重率为0～27%,新发或者神经缺损加重均以三叉神经神经为主,未出现其他脑神经功能缺损,在保留三叉神经鞘瘤患者其他神经功能方面有明显优势。与听神经鞘瘤一样,γ刀后3个月至半年会出现肿瘤中心坏死和肿瘤暂时性增大,处置方法亦相同。

首都医科大学附属北京天坛医院2006年报道58例的长期随访结果,平均周边剂量为13.1Gy（10～14.4Gy）,平均中心剂量为28.3Gy（21.4～40Gy）,平均随访42.5个月（6～120个月）,症状改善28例（48%）,影像随访证实肿瘤基本消失4例（7%）,体积明显萎缩34例（58%）,体积不变16例（28%）,体积增大4例（7%）,长期的肿瘤控制率同为93%。Hasegawa等于2013年报道一组53例的长期随访结果,中位周边剂量为14Gy,中位中心剂量为28Gy,中位随访98个月,肿瘤控制率为87%,5年和10年的肿瘤控制率分别为90%和82%。Hasegawa研究了7例增大的病例,发现其中有6例因为肿瘤囊变形成或囊变增大,考虑形成原因与听神经鞘瘤囊变的原因一致,瘤内囊变形成与射线所致的瘤内反复微出血或血管壁通透性增加有关；瘤外囊变形成一般因受照射肿瘤与周边组织发生粘连,脑脊液进入进而形成囊,因渗透压作用,囊不断扩大所致。

对于肿瘤体积较大者,可考虑行分次放射外科治疗,可以减轻脑神经的损伤。目前认为分次

放射外科治疗的治疗适应证：中小型三叉神经鞘瘤（直径<3.0cm）、部分大型三叉神经鞘瘤（直径<4.0cm）及术后残留的三叉神经鞘瘤。复旦大学附属华山医院总结射波刀治疗50例三叉神经鞘瘤的随访结果显示,肿瘤的5年控制率高达90%,随着肿瘤的缩小,临床症状得到部分改善。射波刀通常分3次照射,总照射的剂量为21Gy,1次/d。大体积肿瘤可分4次照射,总剂量为22Gy。射波刀治疗后,个别患者出现肿瘤囊变增大,肿瘤肿胀,早期使用甘露醇联合激素治疗,肿瘤肿胀逐渐消退。另根据经验显示,使用贝伐珠单抗有助于减轻肿瘤的囊变肿胀。

4. 垂体腺瘤

（1）无功能型垂体腺瘤：肿瘤控制率为83%～100%,垂体功能减退率为0～40%。在多因素分析中,肿瘤体积为唯一影响肿瘤控制率的因素。放射外科治疗对于越小的肿瘤治疗效果越好,对于外科术后残留或者复发的肿瘤应该尽早进行放射外科治疗而不是等到肿瘤增长出现症状时才决定治疗。

中国人民解放军空军总医院伽马刀中心治疗随访2001—2007年无功能腺瘤261例,平均周边剂量为14.5Gy,平均随访34个月,控制率为92%。2013年Sheehan等发表了一篇多中心回顾,来自9个伽马刀中心的512例无功能型垂体腺瘤行γ刀治疗并随访。其中93.6%的患者至少接受过一次手术治疗,6.6%的患者之前接受过放疗。中位年龄为53岁,中位周边剂量为16Gy,中位随访36个月（1～223个月）。总的肿瘤控制率为93.4%,3年、5年、8年、10年的肿瘤无进展率分别为98%、95%、91%、85%。单因素分析显示,肿瘤体积超过5cm³、肿瘤向鞍上生长、周边剂量<16Gy都是影响肿瘤控制率的因素,而有无手术史对肿瘤控制率无显著影响。多因素分析显示,肿瘤体积是影响肿瘤控制率的独立因素。新发生或原有的脑神经功能障碍加重的发生率为9.3%,其中视力受损率为6.6%,多因素分析表明年龄偏小、肿瘤体积偏大、有放疗史、有垂体功能减退病史是脑神经功能受损的明显影响因素,肿瘤进展更易发生脑神经功能损伤。新发生或原有的垂体功能减退加重的发生率为21%,甲状腺激素和皮质醇激素下降最常见,有放疗史、相对较高的周边剂量是显著的影响因素。无第二肿瘤形成或卒中发生。

Corhen-Inbar 等 2017 年发表了一篇多中心的回顾文章，8 家伽马刀中心 1997—2015 年 357 例无功能型垂体腺瘤行 γ 刀治疗，治疗前均至少接受一次经蝶手术，其中 50 例皮质醇静默型（silent corticotroph adenoma，SCA），其余 307 例为对照组。中位体积分别为 4.3cm³ 和 3.8cm³。治疗前 34% 的 SCA 及 55.4% 的对照组有垂体功能减退。SCA 组和对照组的中位周边剂量分别为 14.5Gy（11～18Gy）和 14Gy（5～25Gy）。中位随访 40 个月（6～163 个月），总的肿瘤控制率为 91.2%，SCA 组肿瘤控制率为 82%，对照组肿瘤控制率为 94.1%。SCA 组治疗后发生新的视力障碍和垂体功能减退的可能性明显高于对照组。单因素和多因素分析表明，SCA 组肿瘤更易发生治疗后的肿瘤进展，周边剂量不低于 17Gy 可提高肿瘤控制率。皮质醇染色阳性是影响肿瘤进展和垂体功能减退的独立因素。SCA 组 5 例患者（10%）新出现或加重视力障碍。

Pomeraniec 等 2017 年发表了一篇多中心临床研究报道，9 家国际伽马刀研究协会的中心 1987—2015 年 496 例无功能型垂体大腺瘤经蝶术后再行 γ 刀治疗的患者中，符合入组标准的 222 例，分为经蝶术后早期（术后 6 个月内）和晚期（术后 6 个月以上）两组，γ 刀前早期组表现的症状明显多于晚期组，其中有统计学意义的是易疲劳和乏力（早期组为 24.3%，晚期组为 12.6%）。甲状腺功能低下发生率早期组为 18.9%，晚期组为 7.2%。

（2）生长素型垂体腺瘤：生长激素型垂体瘤的一线治疗通常为经蝶手术，然而多篇报道表明激素水平正常率只有 40%～70%。目前药物治疗主要包括多巴胺受体激动剂（如溴隐亭）、生长激素抑制剂（如奥曲肽）、生长激素受体拮抗剂（培维索孟）；溴隐亭等多巴胺受体激动剂只对 10% 的患者有效果；生长激素抑制剂对于生长激素的正常化率为 60%～70%，IGF-1 的正常化率为 50%～80%；生长激素受体拮抗剂对于 IGF-1 的正常化率能到 90% 以上。γ 刀治疗后 GH 及 IGF-1 的 5 年激素水平缓解率为 45%～60%。

Yang 等回顾性分析了包含 970 例患者的 26 项研究，表明以 γ 刀为代表的放射外科治疗，对于生长激素型垂体瘤的治疗有着良好的效果。研究的中位随访期为 48.5 个月，肿瘤中位体积为 2.11cm³，在不服用药物的情况下，激素的正常化率为 48%～53%。在结合药物治疗的情况下，激素的正常化率可以到 73%。激素水平正常化的中位时间是 28.2 个月。Lee 等对 136 位肢端肥大的患者进行了中位随访期为 61.5 个月的随访，在 γ 刀治疗后 2 年、4 年、6 年、8 年激素缓解率分别为 31.7%、64.5%、73.4% 以及 83%。其中 64 人（47%）肿瘤体积缩小，70 人（51.5%）肿瘤体积不变，2 人（1.5%）体积增大，肿瘤体积控制率为 98.5%。2 年、4 年、6 年、8 年肿瘤体积控制率分别为 100%、98.1%、98.1% 以及 97.5%。

相比于无功能型垂体腺瘤，分泌型垂体腺瘤需要更高剂量来达到激素水平的正常化，Liu、Faith、Lee 的报道中分别采用了 21Gy、23.8Gy、25Gy 的周边剂量，内分泌缓解率分别为 47.5%、54.5%、65.4%，远期垂体功能低下率也更高，分别为 40%、28.60%、31.6%。由于 γ 刀治疗腺瘤需要较长的时间来达到激素正常化（20 个月以上），在此期间，应该进行药物治疗以控制激素水平。Iwata 等报道射波刀治疗生长激素型垂体瘤的治疗效果，肿瘤的 5 年控制率 100%，但是生长激素恢复到正常者仅占 18%。

（3）泌乳素型垂体腺瘤：是最常见的分泌型垂体瘤。多巴胺受体激动剂（如溴隐亭）作为第一线治疗方式，能使大部分垂体腺瘤患者肿瘤体积缩小，激素水平正常化。经蝶手术可以作为不能耐受多巴胺受体激动剂或者对多巴胺受体激动剂抵抗的患者的治疗方式。但是对一些侵袭海绵窦的垂体瘤患者，往往预示肿瘤对药物有抵抗作用而且手术风险极高。放射外科治疗能很好地控制这类垂体腺瘤。Liu 等对 22 例患者进行了中位随访期为 37.5 个月的随访，由于海绵窦内的脑神经对射线较敏感，肿瘤的中位周边剂量为 15Gy。肿瘤控制率为 86.4%，内分泌缓解率为 81.8%。

（4）库欣病：经蝶手术作为主要的治疗方式，内分泌缓解率可以在 50%～90%。但由于库欣病的垂体腺瘤体积相对较小，放射外科治疗能以较高的剂量精准地包裹肿瘤组织而不对周围的组织的功能造成破坏。近几年，多家医学中心的研究结果表明，γ 刀治疗库欣病的内分泌缓解率在 42.5%～70%，一般经过 13～22 个月可以到达内分泌缓解。肿瘤的周边剂量在 22～29.5Gy。

5. 动静脉畸形 血管闭塞是评估放射外科治疗 AVM 疗效的主要指标。Steiner 等报道 γ 刀治疗 AVM 结果，剂量为单次 20～25Gy，1 年血管闭塞率为 33.7%～39.5%，2 年血管闭塞率为 79%～

86.5%。Lunsford 等分析了 227 例 γ 刀治疗的患者，平均照射剂量为 21.2Gy，1 年血管闭塞率为 76.5%，2 年血管闭塞率为 80%。Colombo 等采用 X 刀治疗 97 例 AVM 患者，处方剂量为 18.7～40Gy，1 年血管闭塞率为 52%，2 年血管闭塞率为 75%。Loeffler 等对 16 例 AVM 患者进行 X 刀治疗，处方剂量为 15～25Gy，1 年血管闭塞率为 45%，2 年血管闭塞率为 73%。Friedman 等报道了 80 例 AVM 患者 X 刀治疗，平均剂量为 16.5Gy，1 年血管闭塞率为 39%，2 年血管闭塞率为 81%。

血管闭塞率与 AVM 大小明显相关。Colombo 等研究显示，AVM 直径 <15mm，1 年血管闭塞率为 76%，2 年为 90%；直径为 15～25mm，1 年血管闭塞率为 37.5%，2 年为 80%；直径 <25mm，1 年血管闭塞率为 11%，2 年为 40%。但也有研究显示，随着治疗时间的延长，血管闭塞率与 AVM 大小的相关性逐渐减弱。

（三）不良反应与正常组织限量

1. 不良反应　放射治疗的毒性反应及程度，主要受照射靶区体积、照射剂量及其分割模式等多方面因素影响，多数轻、中度毒性反应无需治疗即可自愈，但严重不良反应也会引起患者死亡。

（1）脑水肿：放射外科治疗后最常见的并发症为脑水肿。脑水肿发生的具体机制尚未清楚，可能与肿瘤坏死降解物吸收及血脑屏障破坏有关，也可能是静脉闭塞、血液回流受阻所致。脑水肿大多发生于照射后 3～8 个月。水肿若发生在非功能区且较为局限时，仅在影像学上可以看到低密度的表现，而无明显临床症状及体征；发生在功能区或水肿范围较大时，则可有神经功能的障碍，如肢体运动障碍、癫痫、失语、感觉异常等。

放射性脑水肿发生与多种因素有关：①体积和剂量：当治疗的周边剂量大于 18Gy、肿瘤体积超过 10cm³，发生严重脑水肿病例明显增多。肿瘤体积是影响放射外科疗效的重要因素。2016 年韩国 Lee 等报道 113 例体积小于 1cm³ 的小脑膜瘤，γ 刀后平均随访 46 个月，肿瘤总控制率达 92.1%，瘤周水肿仅 6.1%，而 4 例治疗后复发再行手术的患者病例均证实为 WHO Ⅱ 级脑膜瘤。目前治疗的周边剂量均已在 12～15Gy 的范围之内，瘤周水肿发生的比例明显降低。②部位：一般认为，位于大脑凸面、镰窦旁、侧脑室的脑膜瘤治疗后易发生脑水肿，有矢状窦闭塞的患者易出现水肿，窦旁及镰旁脑膜瘤的瘤周水肿发生率高于颅底脑膜瘤。③腔隙作用：当脑膜瘤周围存在着比较明显的腔隙时，可减少因肿瘤坏死、水肿膨胀而引起的高颅压，而正常脑组织由于隔着腔隙，所受到的散射照射呈梯度明显递减，从而大大减少了正常脑组织破坏和水肿。

一旦治疗后出现放射性脑水肿，若水肿面积不大、患者无明显神经功能障碍，可暂行观察或随访；若水肿较大并出现神经功能障碍，则需应用类固醇激素、脱水剂及神经营养药物治疗，其中，皮质类固醇药物能够短暂地缓解肿瘤及水肿引起的颅内高压症状。若出现少数严重脑水肿，导致中线移位等脑疝表现、用药无效情况，可考虑开颅手术减压。

（2）组织器官损伤：①脑神经损伤：位于颅底肿瘤行放射外科治疗后常见的并发症为脑神经功能的损害，脑神经受照射长度比肿瘤体积更相关，中位周边处方剂量 12～15Gy 的剂量范围内，脑神经功能障碍发生率为 0～16%。Tishle 建议视神经的剂量应该控制在 8Gy 以下，而 Staffor 报道 218 例患者，视神经剂量在 12Gy 以下，视神经损伤的发生率为 1.1%。Sheenhan 报道了中位周边剂量为 16Gy 的 442 例患者中，29 例出现视神经损伤，6 例动眼神经损伤，1 例滑车神经损伤，4 例三叉神经损伤，2 例外展神经损伤，1 例面听神经损伤。Lee 等报道了 1 例 γ 刀治疗后 96 个月出现动眼神经和外展神经麻痹的病例。目前公认，视神经耐受的剂量在 8～12Gy 以下，海绵窦内的脑神经的耐受剂量在 10～40Gy。由于长期的肿瘤压迫，侵袭性无功能型垂体腺瘤患者的视神经及海绵窦内的脑神经要比一般的患者更加脆弱。②垂体功能损伤：是放射外科治疗垂体腺瘤最常见的并发症，发生率为 0～40%。侵袭性无功能垂体腺瘤由于体积较大及其侵袭性，对正常垂体产生的压迫作用使许多患者在进行手术前就已经发生了垂体功能低下。垂体功能低下的发生与放射剂量，靶区的定位及术前是否进行过放疗有关。Marek 等对 85 例患者进行回顾性对照研究表明，γ 刀对垂体腺瘤进行治疗时，对腺瘤周围正常垂体的平均剂量 <15Gy，垂体功能低下的发生率为 2.2%；而这个剂量大于 15Gy 时，垂体功能低下的发生率为 72.5%，远远大于前者。Xu 等对 262 例患者进行回顾性分析，认为肿瘤周边剂量、肿瘤是否向鞍上生长是垂体功能低下发生的两个独立因素，而肿瘤体积、患者术前是否接受过经蝶或者放射治疗无关。Feigl 等研

究发现，垂体功能低下发生的中位时间为接受γ刀治疗后的78.5个月。在对垂体腺瘤患者进行γ刀治疗时，要在辨认好靶区的情况下，尽可能用较低的周边剂量，可以大大降低患者术后发生垂体功能低下。

（3）放射性脑坏死：是放射外科治疗最严重的不良反应。目前发生机制尚不完全清楚，目前认为放疗引起的血管损伤、神经胶质细胞损伤、自身免疫反应和自由基再损伤等多种机制参与了脑坏死形成。坏死区域的病理表现为胶质增生，小动脉和微动脉纤维素样坏死，邻近脑组织水肿及片状坏死。临床表现为神经功能障碍。目前认为，放射性脑坏死的发生与放射剂量、照射体积相关。Minniti等研究显示，206例SRS治疗脑转移患者，24%的治疗病灶出现放射性脑坏死，其中10%患者出现相关症状，进一步多因素分析显示，V10和V16Gy是放射性脑坏死发生的独立预后因素，当V10Gy>12.6cm³和V12Gy>10.9cm³时，发生放射性坏死的概率可达47%。虽然有人提出12.5Gy是正常脑组织放射耐受的剂量限制标准，但其他研究者应用17.6～20Gy的边缘剂量进行放射外科治疗，并没有产生过多的神经不良反应。因此，放射外科治疗时，正常脑组织的耐受剂量还需要进一步研究探讨。

放射性脑坏死主要面临的问题：诊断困难，由于放射性脑坏死在常规MRI或CT影像上均可呈强化表现，难以与肿瘤复发相鉴别。近些年研究显示，功能MRI影像和PET等代谢影像在其鉴别上可能发挥重要作用。

功能磁影像主要包括弥散成像（diffusion weighted imaging，DWI）、灌注成像（perfusion weighted imaging，PWI）、磁共振波谱（magnetic resonance spectroscopy，MRS）。DWI主要捕捉水分子的布朗运动，常用表观弥散系数（apparent diffusion coefficient，ADC）反映组织中水分子扩散状态。一般认为，肿瘤复发病灶相比坏死含有较多的细胞结构，所以其ADC值低，在DWI上呈高信号。目前大多数研究的结果支持这个推论，显示肿瘤复发病灶与坏死病灶相比，其ADC值较低。但也有研究显示，肿瘤复发区域ADC值明显高于坏死区域，推测与坏死区域胶质增生和纤维化有关。PWI主要反映组织的血流灌注。研究显示，放射性坏死区在低灌注，而脑内肿瘤转移灶在显示高灌注。这是由于肿瘤复发时常伴随着新

生血管生成，而坏死病灶因血管闭塞及纤维化，缺少血流灌注。因此，通过检测血流灌注的差异，有助于鉴别坏死和肿瘤复发。但肿瘤血管生成情况复杂，PWI也并不能完全反映肿瘤血管生成状态。MRS是一种检测一定区域内化学成分的显像技术，通常检测的代谢产物包括N-乙酰天门冬氨酸、肌酸、胆碱和乳酸。多项研究显示，在肿瘤复发区域胆碱/肌酸和乳酸/NAA的比值明显高于坏死区域和正常脑组织。

PET是一种代谢影像，通过监测放射性探针在组织内分布，反映组织代谢状态的影响。常用的显像剂为FGD（fludeoxy glucose）、18F-FET（O-2-18F-fluoroethyl-L-tyrosine）和11C-MET（L-methyl-11C-methionine）。基于对上述显影剂的摄取能力的差异，鉴别肿瘤复发和坏死。目前多项研究显示，各种类型探针对于肿瘤复发和坏死鉴别的敏感性在80%～100%，特异性在70%～100%。目前对于哪种影像技术鉴别肿瘤复发或坏死仍未达成共识，因此联合多种影像学手段、采用多模态影像学技术综合判定，以提高诊断的准确性。而对于影像学研究中难以区分的病变，使用立体定向活检进行组织学评估，仍然是区分放射外科治疗后局部肿瘤复发和放射性脑坏死的最可靠方法。

传统的放射性坏死治疗方法包括糖皮质激素治疗、高压氧治疗，但仅有一部分患者经上述治疗后可得到明显缓解。对于保守治疗不能缓解，或神经症状较重的患者，可以考虑行手术切除坏死病灶，多数患者经手术后症状有所缓解。近期有报道显示，贝伐珠单抗对于放射性脑坏死的治疗作用，患者给予贝伐珠单抗治疗后，症状明显得到缓解。MRI影像上可观察到病灶强化明显减轻，水肿减少。这可能与使用贝伐珠单抗后，使新生血管正常化有关。但贝伐单抗有诱发脑转移瘤瘤内出血等系列并发症需要临床应用时加以注意。

2. 正常组织限量　QUANTEC研究证实，靶区体积大小与正常脑组织神经毒性不良事件风险之间存在明确的相关关系，尤其要注意对射线最敏感的脑组织（如视路、脑神经和脑干等）的剂量不应超过建议的剂量限制。2017年在 *Clinical Oncology* 上发表的《放射外科治疗正常组织限量英国专家共识》，对中枢神经组织限量给出指导意见（表7-4）。

表 7-4 主要正常组织限制剂量

部位	限量	1f 理想/Gy	1f 最低要求/Gy	3f 理想/Gy	3f 最低要求/Gy	5f 理想/Gy	5f 最低要求/Gy	8f 理想/Gy	8f 最低要求/Gy
视神经	Dmax		<8		<15		<22.5		
耳蜗	Mean	<4	<9		<17.1		<25		
脑干（非延髓）	Dmax（0.1cm³）	<10	<14	<18	<23.1	<23	<31		
脊髓（含延髓）	Dmax（0.1cm³）	<10	<14	<18	<21.9	<23	<30	<25	<32
	D1cm³	<7		<12.3		<14.5			
正常脑组织	D10cm³	<12							
	D50%	<5							
晶体	Dmax（0.1cm³）	<1.5							

（刘阿力　孙时斌　王恩敏　刘启勇）

第二节　脑胶质瘤

放射外科治疗在原发颅内恶性肿瘤的治疗上应用较为有限。一方面由于原发中枢神经系统淋巴瘤、髓母细胞瘤等均为放疗敏感性肿瘤，常规放疗具有较好的疗效；另一方面如恶性胶质瘤，其肿瘤呈浸润式生长，与周围正常组织无明确界限，导致放射外科治疗难以确定靶区范围或靶区范围过大无法实施。目前在原发颅内恶性肿瘤中，放射外科治疗最常用于恶性胶质瘤术后残留及复发病灶的治疗中。

脑胶质瘤是主要的神经上皮肿瘤，也是最常见的成人颅内原发恶性肿瘤，约占颅内原发恶性肿瘤的 70%。WHO 中枢神经系统肿瘤分类中将胶质瘤分为 Ⅰ～Ⅳ 级。Ⅰ～Ⅱ 级为低级别胶质瘤，Ⅲ～Ⅳ 级为高级别胶质瘤，也称为恶性胶质瘤。新诊断胶质瘤患者中约 70% 为高级别胶质瘤，其中 WHO Ⅳ 级胶质瘤即多形性胶质母细胞瘤（glioblastoma multiforme，GBM）约占 50%。恶性胶质瘤的预后较差，成人恶性胶质瘤的 1 年及 5 年生存率分别约为 30% 和 13%，间变性胶质细胞瘤及 GBM 的中位生存时间分别为 2～3 年和 1 年，主要原因在于其高复发率及化疗抗性。

一、脑胶质瘤诊断要点

间变性胶质瘤及 GBM 的发病中位年龄分别为 45 岁和 64 岁。其临床表现主要包括颅内压增高及神经功能缺失的症状及体征。胶质瘤通常呈膨胀浸润性生长，但局部易受脑沟、脑回的限制，多沿白质纤维束走向扩展。目前，恶性胶质瘤主要依靠 CT 或 MRI 检查取得影像学诊断，通过肿瘤切除术或活检术明确病理学诊断，分子、基因水平的病理学诊断。

胶质瘤最主要的影像诊断是增强 MRI，其影像表现多为平扫时，通常为混杂信号病灶，T_1WI 等、低信号，T_2WI 不均匀高信号，伴有出血、坏死、囊变，瘤周水肿及占位效应明显。肿瘤常沿白质纤维束扩散。增强时，呈结节状或不规则环状强化。一些新的检查手段对于诊断恶性胶质瘤或评估疗效亦发挥重要作用。如磁共振波谱，通过评估肿瘤与正常脑组织内代谢差异，用以协助判断恶性胶质瘤范围或用以诊断放射性脑坏死和肿瘤复发。PET 扫描，应用放射标记的示踪剂评价肿瘤和正常脑组织代谢活性，用以鉴别肿瘤复发与放射性坏死。

二、手段选择原则

（一）外科手术治疗

对于初诊恶性胶质瘤的首选治疗仍为手术切除，手术的原则以在最大限度保存正常神经功能的前提下，最大范围手术切除肿瘤病灶为主。对于以下几种情况：优势半球弥漫浸润性生长；病灶侵及双侧半球；老年患者（>65 岁）；术前神经功能状况较差（KPS<70）；脑内深部或脑干部位的恶性脑胶质瘤；脑胶质瘤病等情况，可酌情采用肿瘤部分切除术、开颅活检术或立体定向（或导航下）穿刺活检，以明确肿瘤的组织病理学诊断。对于手术切除患者，推荐于手术后早期（<72 小时）复查 MRI，通过 T_1WI 增强扫描评估胶质瘤切除程度。

（二）常规放疗

基于 Kristiansen 和 Walker 等的两个多中心Ⅲ期临床试验结果，对于手术切除患者，推荐于术后4周行常规分割放疗。这两项Ⅲ期试验显示，辅助放疗对比支持治疗生存时间有明显延长（9个月 *vs.* 3.5个月；10.5个月 *vs.* 5.2个月）。目前辅助放疗模式仍以常规分割的外照射为主，推荐采用三维适行放疗或调强放疗技术以更好地保护周围正常脑组织。推荐剂量方案为 CTV1 45～50Gy/25～28次，CTV2 60Gy/30～33次，推荐靶区勾画原则：CTV1 为 T_2 或 FLAIR 像上的异常显示外放2～3cm，CTV2 通常为术后残腔或残存肿瘤外放2cm。但对于靶区外扩范围一直存在争议，近期的研究结果提示，根据肿瘤分子分型不同采用不同的外扩范围，可避免盲目扩大照射范围，造成不必要的正常组织损伤。

（三）放射外科治疗

目前对于初治恶性脑胶质瘤，并不推荐采用放射外科治疗。其最主要的证据来源于 RTOG 93-05 的随机临床试验，研究中将203例病例证实的胶质母细胞瘤患者，随机分为放射外科治疗推量组和常规放疗组，放射外科治疗推量方案为常规 60Gy 外照射后，给予病灶 15～24Gy 放射外科治疗，结果显示，与常规放疗组相比，推量组患者并未显示出明显生存获益（13.5个月 *vs.* 13.6个月），且推量治疗患者组放射性脑坏死发生率为25%，较常规放疗组明显上升。但也有一些研究显示，对于手术后肿瘤仍有残留的患者，给予常规放疗同时针对残留病灶给予放射外科治疗治疗，仍有助于增加肿瘤控制及延长生存，但多为小样本的研究，证据等级仍不充分。目前放射外科治疗多作为残留病灶或复发病灶治疗的选择方式之一。目前临床数据显示，约90%的患者首次复发部位在原发病灶周围2cm以内，受既往放疗的影响，再程放疗容易引起严重脑水肿或脑坏死，尤其是复发病灶毗邻脑干等重要脑组织结构时，治疗风险会进一步增加，而选用放射外科治疗针对复发病灶局部放疗成为合理的选择。

三、放射外科临床实践

（一）临床操作路径

1. 靶区勾画与计划要求 对于复发或残留性脑胶质瘤的放疗，其放射外科治疗靶区范围一般仅包括肿瘤病灶，以避免周围脑组织或器官出现严重的放射损伤。但一些研究也显示，适度外扩可能有助于提高复发肿瘤的控制。例如，Koga 等研究采用 SRS 治疗18例复发胶质瘤患者，9例患者采用扩大靶区（传统的临床肿瘤区外扩0.5～1cm），传统靶区照射的局控率为47%，扩大靶区照射的局控率为93%（$P=0.0035$），放射性坏死两组分别为2例和4例，但两组患者中位生存时间无显著区别。虽然有上述研究的结果提示扩大靶区可能带来潜在的好处，但目前仍对于外扩范围没有统一共识。随着近年来 PET 及 MR 功能影像的进展，采用新的影像诊断技术辅助靶区勾画成为重要方向，尤其是对于复发性胶质瘤。由于既往治疗的影响，肿瘤复发可能同时伴随着脑坏死的发生，常规增强磁共振影像难以鉴别，而应用这些新的功能影像，对于更好的界定肿瘤复发边界，协助勾画靶区范围，达到更准确治疗肿瘤的目的。

2. 剂量模式 复发胶质瘤的放射外科治疗没有统一的规范。目前临床上报道的剂量分割模式多样，包括15～16Gy/1次或20Gy/1次及30Gy/5次等。由于受复发病灶体积、范围及毗邻重要组织等多种因素影响，临床上也难以达成统一的剂量分割模式。但原则上应该综合考虑既往放疗剂量、正常组织受量、复发病灶体积及位置等多项因素，尽可能在避免严重神经不良反应发生的情况下，尽可能提高照射剂量。

（二）临床治疗结果

1. 局控率和生存率 目前对于脑胶质瘤放射外科治疗疗效的报道结果差异较大，通常复发性胶质瘤患者自复发后再治疗时中位生存时间为9～18个月，而残留病灶局部补量治疗患者生存时间更长一些。Yoshikawa 发表的胶质母细胞瘤手术后射波刀治疗的随访结果，患者的中位生存期为20.7个月，而射波刀治疗术后、放化疗后复发的胶质母细胞瘤的中位生存期为8个月。复旦大学附属华山医院随访了射波刀治疗或射波刀与放疗联合治疗20例胶质母细胞瘤，这些患者包括术后患者、肿瘤复发后再次射波刀治疗患者，总的生存时间为18～84个月，平均生存期为32个月。复旦大学附属华山医院的经验认为，胶质瘤手术后，先行常规放疗40Gy，然后用射波刀给肿瘤局部增量治疗，25Gy/5次，这种治疗模式严重不良反应发生率低，亦能提供较好的肿瘤控制（图7-1）。

虽然复发胶质瘤患者的预后较差，但积极采取局部放疗仍能使患者获益。Larson 分析 γ 刀治疗复

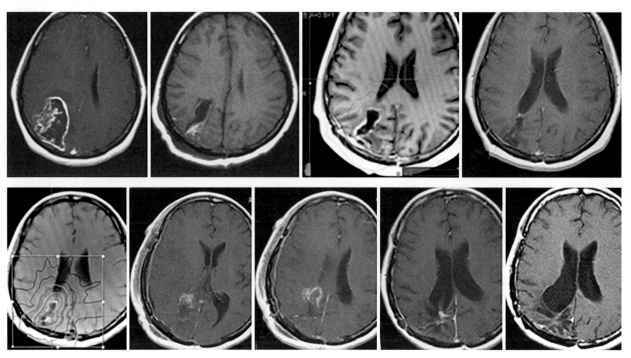

图 7-1　胶质瘤术后放疗联合射波刀治疗，肿瘤定期复查提示复发后再次射波刀治疗

发胶质瘤的结果显示，通常患者自复发后再治疗后生存期为 9～17.9 个月。Minniti 等报道采用再放疗剂量模式（30Gy/5 次）联合化疗治疗复发恶性胶质瘤，大分割放疗同时及随后给予替莫唑胺治疗。患者既往均接受过 60Gy/30 次的常规放疗和辅助替莫唑胺治疗，两次放疗间隔中位时间为 15.5 个月。研究结果显示，大分割治疗后患者中位 PFS 为 6 个月，1 年 PFS 率为 24%，中位生存 12.4 个月，1 年及 2 年的生存率分别为 53% 及 16%。临床上具体采用 γ 刀或大分割治疗，目前尚没有统一标准，一般需参考肿瘤复发或残留病灶的大小，目前也缺少对照性研究两种治疗模式的疗效上是否存在差异。

以放射外科治疗为基础的综合治疗，是复发性胶质瘤的方向，除联合传统化疗药物外，新的靶向药物的出现为联合治疗提供了更多的可能。近些年研究发现，贝伐珠单抗对于改善放疗后脑坏死引起的水肿具有明显的作用，因此放射外科治疗联合贝伐珠单抗治疗，患者有可能得到更好的生存获益。Gutin 的研究显示，放疗前给予贝伐单抗 10mg/kg，每 2 周 1 次，28 天为一个周期，用至肿瘤进展，并在第 1 周期的贝伐单抗后接受 30Gy/5 次的放疗，贝伐珠单抗中位应用 7 个周期，患者中位总生存为 12.5 个月，1 年生存率为 54%，3 例患者因瘤内出血、伤口裂开及肠穿孔停止治疗，所有患者未出现放射性坏死。Cuneo 等采用

放射外科 + 贝伐珠单抗治疗 63 例复发的恶性胶质瘤，既往均进行了术后放疗 +TMZ，其中 49 例是 Ⅳ级。自放射外科治疗后中位随访 7 个月，放射外科治疗后中位生存 10 个月，1 年总生存率联合贝伐珠单抗者与未用者分别为 50% 及 22%（P=0.005），两组 PFS 分别为 5.2 个月及 2.1 个月（P=0.014），两组不良反应相似（P=0.58）。Park 等报道 11 例复发胶质母细胞瘤，既往均进行了术后外照射 +TMZ，7 例首次复发，4 例多次复发。再次放疗中位时间 17 个月（5～34.5 个月），肿瘤体积 13.6cm³（1.2～45.1cm³）。γ 刀中位剂量 16Gy（13～18Gy）。其中，9 例 γ 刀治疗后用贝伐单抗 + 伊立替康，1 例 γ 刀后用贝伐单抗 +TMZ，1 例 γ 刀后单用贝伐单抗，γ 刀治疗后 7 例出现病情进展，中位进展时间为 13.7 个月（4.6～28.3 个月），中位 PFS 为 15 个月，半年、1 年 PFS 为 73%、55%，γ 刀后中位总生存期为 18 个月，1 年生存率为 73%，1 例出现 3 级毒性，仅 1 例出现较重的放射反应，与既往未用贝伐单抗的 44 例患者对比，本组 PFS 和总生存期显著延长，放疗反应明显减轻。复旦大学附属华山医院采用射波刀联合化疗和贝伐珠单抗治疗，贝伐珠单抗的应用减轻了射波刀治疗后的脑水肿，提高了患者的生活质量。总体来看，对于复发性胶质瘤患者，采用放射外科治疗联合贝伐珠单抗治疗，具有较好的安全性。

2. 不良反应与正常组织限量　参考第一节相关内容。

（王恩敏　石　梅　刘启勇）

第三节　颅内继发恶性肿瘤

颅内继发恶性肿瘤主要为脑转移瘤，其发病率较高，约占成人颅内恶性肿瘤的40%。由于脑转移瘤对正常脑组织的压迫，常常导致神经功能障碍甚至患者死亡，所以脑转移是肿瘤患者最主要的不良预后因素。有效控制颅内转移病灶，对于改善患者生活质量及延长生存时间具有重要的意义。脑转移病灶不受呼吸等自主运动影响，且通常具有清晰的边界，为放射外科治疗提供良好的条件。与传统的全脑放疗（whole brain radiotherapy，WBRT）相比，放射外科治疗通过对转移病灶实施高剂量照射，造成更强的放射杀伤效应，因此可更好的控制肿瘤从而改善患者预后。近些年越来越多的临床结果显示，放射外科治疗在脑转移瘤治疗上具有重要的作用。

一、脑转移瘤诊断要点

脑转移常见的临床症状包括头痛、恶心、呕吐、神经功能障碍等。症状表现主要取决于转移病灶的位置、数量及瘤周水肿的程度。头痛为最常见的首发症状，多表现为患侧局限性头痛，随着病情进展可发展为弥漫性、持续性头痛，并常伴有恶心、呕吐，这与颅内压升高有关。其次肿瘤占位及瘤周水肿对脑功能区的压迫，可导致患者出现偏瘫、偏身感觉障碍、失语、脑神经麻痹、小脑体征、脑膜刺激征等神经相关症状。

典型的脑转移瘤影像诊断较为容易，在头颅增强MR或CT上常表现为明显强化的圆形或类圆形病灶。对已诊断颅外恶性肿瘤的患者，影像发现上述典型表现，无论患者是否伴有颅内压增高及神经功能障碍等症状，均应高度怀疑脑转移瘤。对于无明确颅外恶性肿瘤，年龄在40岁以上的患者，若出现颅内压增高症状和神经系统定位体征，应及时给予头颅增强MR或CT检查。如发现上述典型影像表现，应高度警惕脑转移瘤，需进一步全身检查寻找原发病灶，以便明确诊断。而对于影像表现不典型或颅外未查找到明确原发病灶的患者，应行立体定向穿刺或手术切除病灶，通过病理检测协助诊断。PET通常不作为诊断脑转移瘤的主要手段，但对于原发病灶不明的颅内占位，PET对于协助判断颅内病灶的原发部位具有明显的优势。

在鉴别诊断方面，对于晚期全身癌肿患者出现颅内占位时不难鉴别，而对于病史不明确或影像不典型的患者，应注意与颅内恶性胶质瘤、原发中枢神经系统淋巴瘤等疾病相鉴别，而通过活检明确病理诊断是最主要的手段。对于肿瘤患者，转移瘤内出血与脑卒中有时鉴别困难，对临床诊断不明者，应考虑及时开颅清除血肿压迫，不仅有助于患者神经功能恢复，而且更能明确病理诊断，从而使得患者获得更针对性的治疗方案，得到更好的生活质量及生存时间。

二、手段选择原则

脑转移瘤的治疗目的是通过有效控制转移病灶，从而改善患者神经功能症状及延长生存。因此，在治疗模式的选择上，应充分考虑患者的年龄、全身情况、神经功能障碍、有无临床症状、脑转移瘤的数目、脑转移瘤的部位及原发肿瘤和转移瘤诊断间隔时间等因素。目前临床上对于脑转移瘤的治疗方法主要包括放射治疗、手术治疗、靶向治疗/化疗及对症支持治疗。其中，放射治疗是目前最主要的脑转移瘤治疗手段。

（一）外科手术治疗

手术治疗在肿瘤治疗上具有重要的作用，但在脑转移的治疗方面，手术治疗存在以下缺点：①对于大脑皮层下或位置较深而又较小的脑转移瘤，采用显微外科手术有时也不易找到；②70%～86%的脑转移瘤为多发，外科手术无法一次全部切除脑内多发脑转移瘤；③多数大脑半球的脑转移瘤位于功能区，10%～15%的脑转移瘤位于小脑，更有2%～3%位于脑干，外科手术切除对于位于这些部位的病灶切除难度较大。所以，手术治疗在脑转移瘤治疗上作用十分有限。

目前认为，手术治疗适用于以下几种情况：①一般情况较好（PS评分<2分），颅外病灶控制较好，单个或几个颅内转移病灶均位于可切除区域的患者；②肿瘤体积较大（3～4cm以上），且占位效应明显或已引起梗阻性脑积水的患者；③对于缺少病理诊断，需切除头部病灶获得肿瘤组织的患者；④对于复发/进展病灶数目较少，且位于可切除部位的患者；⑤难以鉴别肿瘤坏死/肿瘤复发的患者。

（二）全脑放射治疗

受各种条件及观念的限制，过去WBRT一直作为脑转移瘤主要的治疗模式。但随着技术进展，放射外科治疗的优势日益凸显，使得脑转移瘤放射治疗的理念也发生了明显的转变。目前单纯 WBRT 多用于脑转移瘤数目多，无法对病灶实施选择性放疗的患者，可作为一种减症治疗手段。WBRT 通常采用 30Gy/10 次或 40Gy/20 次的分割模式，可改善患者神经症状，但对于延长生存作用非常有限。

（三）放射外科治疗

放射外科治疗是脑转移最主要的治疗手段，其肿瘤局部控制率可达 80% 以上，与手术治疗的疗效相似。相较手术治疗，放射外科治疗不仅具有更好的安全性，而且适用范围更加广泛。放射外科治疗在脑转移瘤的治疗上具有独特优势。首先，与躯体病灶不同，颅内病灶基本不受呼吸及器官等自主运动的影响，保证了治疗精度；其次，颅骨作为可靠的骨性结构，为放疗的摆位固定及影像验证提供了良好的条件；再次，多数脑转移病灶与周围脑组织界限清晰，使得对病灶实施放射外科治疗时更好保护周围正常组织。目前头部 γ 刀和 X 刀，均可通过立体定位头架达到精准定位，而射波刀、TOMO 等治疗系统，也可通过影像引导技术对颅骨的影像进行配准，纠正摆位误差提高治疗精度。

三、放射外科临床实践

（一）临床操作路径

1. 患者选择 对于脑转移瘤的治疗方案，取决于年龄、全身体能情况、有无神经功能障碍、原发肿瘤部位控制情况、有无颅外其他转移病灶、脑转移瘤的数目、脑转移瘤的部位、原发肿瘤和转移瘤诊断间隔时间等影响脑转移瘤治疗决策的因素。目前认为放射外科治疗应主要用于 KPS 评分≥70 分，预期生存时间>3 个月，颅内高压症状在可控状态，单发脑转移瘤且肿瘤直径≤5cm、多发脑转移瘤且最大转移瘤直径≤3cm，RPA 评分较高的脑转移瘤患者。对于直径>3cm 的脑转移瘤，可采用分次治疗。对于体能状态不佳、全身疾病进展或预期生存时间<3 个月的脑转移瘤患者，放射外科治疗也可作为有效的减征治疗方案。放射外科治疗的禁忌证主要包括颅内高压未得到控制、脑转移瘤数目过多或有瘤内活动性出血、难以耐受放射外科治疗的体位和治疗时间。对于放射敏感性较高的脑转移瘤（如生殖细胞瘤、淋巴瘤、小细胞肺癌等），可考虑选择 WBRT。

使用放射外科治疗多发脑转移瘤（>4 个）目前还没有确切答案，但如果能够实现正常脑组织的剂量限制，采用放射外科治疗多发脑转移瘤也取得了令人满意的疗效。特别是那些原发肿瘤控制佳、在 WBRT 后又出现颅内远处复发或新发转移、转移灶体积较小的多发脑转移瘤患者，可能更适合接受放射外科治疗。

对于脑转移数目 1～3 个患者，采用放射外科治疗优于 WBRT。Kocher 等对 225 例 1～3 个脑转移患者治疗结果进行了回顾分析，结果显示，放射外科治疗的患者生存时间与 WBRT 的患者相比，RPA Ⅰ级亚组分别为 25.4 个月与 4.7 个月，RPA Ⅱ级亚组分别为 5.9 个月与 4.1 个月，差异均具有统计学意义。Rades 等回顾了 186 例 1～3 个脑转移病灶的患者，其中 WBRT 治疗 91 人、γ 刀治疗 95 人。γ 刀组的中位生存时间（13 个月 *vs.* 7 个月）、1 年局部控制率（64% *vs.* 26%）均优于 WBRT 组，毒性反应两组相似。

对于≥4 个脑转移病灶的患者，目前的临床结果也提示放射外科治疗具有较好的安全性和疗效。Yamamoto 等进行了放射外科治疗多发脑转移瘤的前瞻性研究，研究共入组 1 200 例患者，转移病灶数为 1～10 个，采用单纯 γ 刀治疗。455 例患者为单发转移病灶，531 例患者转移病灶数为 2～4 个，208 例患者转移病灶数为 5～10 个。结果显示，5～10 个病灶和 2～4 个病灶的患者经 γ 刀治疗后，其中位生存时间、局部控制率等方面均无显著差异。因此，γ 刀可应用于>4 个脑转移病灶患者的治疗。Grandhi 等采用 γ 刀治疗>10 个脑转移病灶的患者，其结果也显示治疗是安全的，且可得到满意的肿瘤局控。目前认为，病灶数目并不能作为评价是否可以采用放射外科治疗的主要因素，应更多考虑患者的身体状态、病灶总体积大小等因素，做出个体化判断。

对于那些原发肿瘤控制良好，既往已行 WBRT 后又出现颅内远处复发或新发转移、转移灶体积较小的多发脑转移瘤患者，可选择行放射外科治疗。由于放射外科治疗可尽可能地保护周围正常脑组织，所以对复发或新发脑转移瘤实施放射外科治疗，可以提高患者生活质量及延长生存时间，并尽可能减少再程放疗造成的脑组织损伤。

2. 定位及图像获取

（1）定位方法：参考第一节相关内容。

（2）图像获取：由于脑转移瘤 MRI 图像比 CT

图像更清晰，MRI 对脑转移瘤检测更敏感、特异性更强，故在诊断和治疗时必须进行脑增强 MRI 扫描。扫描时，要分别采集轴面、矢状面和冠状面的 MRI 图像。MRI 扫描序列应该包括钆对比剂注射前的 T_1 和 T_2 加权像，以及钆对比剂注射后 T_1 和 FLAIR 序列加权像，钆类造影剂的标准剂量为 0.1mmol/kg，加倍剂量可能有助于发现更多、更小的脑转移灶。脑转移瘤 MRI 扫描最小场强应为 1.5T，扫描厚度以≤2mm 为宜。

靶区勾画及计划要求：对于脑转移瘤靶区勾画，应基于 MRI 与 CT 融合图像，因此放射外科治疗定位 CT 扫描层厚也应≤2mm。在放射外科治疗计划制定中靶区勾画时，功能成像和白质纤维束成像的融合技术可能有助于避免照射野累及脑功能区域，如运动皮层或视觉通路的部分。GTV 应包括 CT 和 MRI 增强融合图像中的对比增强组织范围。除小细胞肺癌脑转移瘤以外，CTV 一般定义为在 GTV 外扩 0～1mm 的边界范围。Noel 等探讨了不同靶区对 γ 刀疗效的影响，研究共入组患者 61 人，转移病灶数目≤2，病灶最大直径<3cm，中位 KPS 评分为 80 分（60～100 分）。33 个病灶的靶区为 CTV=GTV，45 个病灶为 CTV=GTV+1mm。等中心点剂量为 20Gy，CTV 边缘剂量为 14Gy。结果显示，CTV=GTV+1mm 组病灶 2 年局控（89.7%±7.4%）明显优于 CTV=GTV 组（50.7%±12.7%，P=0.008），而两组患者的生存时间及毒性反应发生率无明显差异。但采用 GTV

外扩 2mm 边界来定义 CTV，局部控制率与前者相比无明显差异，但局部并发症增加。当然，靶区外扩边界还应取决于各治疗中心所采用的放射外科治疗技术，在使用侵入性固定的放射外科技术或其他方法能达到亚毫米级精度（机器人 γ 刀）时，通常 PTV 范围等同于 GTV 和 CTV 的范围。

放射外科治疗计划：应同时考虑等剂量曲线和适形指数。放射外科治疗计划的目标是剂量分布与目标体积（PTV）的高度一致性，以及 PTV 边缘上的陡峭剂量梯度。由于剂量梯度在放射外科治疗最大剂量的 60%～80% 时最陡，所以剂量处方应主要参考这些等剂量曲线。处方等剂量曲线应至少覆盖靶区体积的 95%，Paddick 整合指数不应低于 0.5～0.6，Paddick 整合指数 = 规定剂量内的目标体积 2/（处方等剂量×靶区体积）。

3．剂量模式　脑转移病灶的放射外科治疗主要分为单次照射 γ 刀和分次 X 刀治疗。虽然采用的设备不同，但原理均是通过将 γ 刀射线（γ 刀）或高能 X 射线（X 刀）由多个方向聚焦，实现靶区高剂量照射。采用单次 γ 刀治疗，处方剂量范围为 14～22Gy，40%～80% 等剂量曲线。Shaw 等根据 RTOG90-05 的研究结果，提出了单次照射的体积剂量要求，对于肿瘤最大直径 31～40mm、21～30mm 和≤20mm 的最大耐受剂量分别为 15Gy、18Gy 和 24Gy。若同时考虑到肿瘤放射敏感性和既往是否存在 WBRT 治疗，单次照射的剂量选择可参考表 7-5。

表 7-5　基于病灶体积、个数、组织学和 WBRT 史的处方剂量选择

PTV/cm³	RTOG90-05/Gy	病灶个数	抗射线、有 WBRT 史 /Gy	抗射线、无 WBRT 史 /Gy	射线敏感、有 WBRT 史 /Gy	射线敏感、无 WBRT 史 /Gy
0～4.5	24	1～4	22	22	22	22
		5～10	20	20	20	20
4.6～7.0	18	1～4	22	22	20	22
		5～10	20	20	18	20
7.1～8.5	18	1～4	20	20	20	20
		5～10	18	20	18	18
8.6～11.0	18	1～4	20	20	18	20
		5～10	18	18	18	18
11.1～14.0	18	1～4	20	20	18	20
		5～10	16	18	16	18
14.1～22.0	15	1～4	18	18	18	18
		5～10	16	16	16	16
22.1～34.0	15	1～4	16	16	15	16
		5～10	16	16	15	16

对脑转移体积较大的肿瘤采用 X 刀分次放疗时，临床上采用的剂量模式尚无统一标准。多数临床应用的剂量为 20～50Gy，分次数 3～10 次。复旦大学附属华山医院射波刀治疗脑转移瘤的剂量模式推荐：①单发脑转移瘤剂量模式：小体积肿瘤（体积<2cm³），单次照射，剂量为 20～24Gy；中等体积肿瘤（2～10cm³），2 次照射，处方剂量为 26～30Gy；大体积肿瘤，3 次照射，处方剂量为 27Gy～36Gy；巨大肿瘤，4 次照射，处方剂量为 27～34Gy；等剂量曲线 60%～70%，将肿瘤的最大剂量控制在 40～50Gy。②多发脑转移瘤剂量模式：多发转移瘤（2～5 个）体积<5cm³，单次照射，处方剂量≥20Gy，等剂量曲线 60%～63%，肿瘤的最大剂量在 33～35Gy，多数情况单次 22Gy，63% 等剂量曲线，最大剂量 35Gy；肿瘤总体积为 5～15cm³，肿瘤直径≤3cm，照射 2 次，肿瘤处方剂量为 25～28Gy，65% 等剂量曲线左右，最大剂量控制在 40Gy。15cm³<肿瘤总体积<30cm³，照射 3 次，肿瘤处方剂量为 27～33Gy，最大剂量为 41～48Gy；体积>30cm³，照射 4～5 次，每次照射 7～8.5Gy，处方剂量为 28～35Gy，最大剂量为 41～48Gy。

另一个对于设定处方剂量起到重要限制作用的是正常组织耐受剂量。大剂量照射虽然带来疗效的增加，但同时也增加了严重放射不良反应发生的风险。根据已有报道显示，脑转移瘤放射外科治疗后放射性脑坏死发生率为 2%～10%，而通过 MRI 增强扫描的影像学随访发现，神经放射学改变的发生率高达 45%，发生率最高的时间段是在放射外科治疗后 10～15 个月。

除了单纯放射外科治疗外，目前临床上亦有一些联合治疗模式，但目前研究结果提示，相较于单纯 γ 刀治疗，联合治疗的获益性有限。随着 VAMT、TOMO 等先进放疗设备的使用，照射剂量的靶区适形度和均匀度明显提高，WBRT 同时给予靶区同步推量（simultaneous in-field boost，SIB）成为一种可行的治疗模式，但仍需更多的临床研究结果。

4. 随访 放射外科治疗后应根据不同原发肿瘤的指南来进行随访。脑转移瘤病灶的随访观察主要是通过脑增强 MRI 进行的，随访影像包括每 3 个月一次的增强 MRI 扫描。对于预期可能早期复发或播散的脑转移瘤（3～4 个转移灶、黑色素瘤、颅外疾病进展），首次增强 MRI 扫描时间应该缩短到放射外科治疗后 6～8 周。大多数脑转移瘤

在放射外科治疗后的几个月内保持稳定或变小，然而一些病灶可能会在放射外科治疗后 3～6 个月增大，并且可能出现新的转移病灶。有趣的是一些研究发现，放射外科治疗后病灶大小暂时增大的脑转移瘤患者的中位生存时间，优于脑转移病变稳定或缩小的患者。密切随访对于评估放射外科治疗疗效和早期发现新的脑转移灶尤其重要，特别是对于没有做 WBRT 的患者而言。

放射外科治疗后可能出现"假性进展"，即放射外科治疗后的数周内会因放射性病灶坏死出现病灶体积增大、病灶周边出现反应性脑水肿，使病情持续恶化。如果出现"假性进展"，应积极对症处理，避免不必要的放化疗，但需要注意鉴别肿瘤复发和放射性脑坏死。鉴别肿瘤复发和放射性脑坏死通常十分困难，因为迄今为止尚没有可靠的区分两者的影像学手段和特征。

（二）临床治疗结果

1. 局控率和生存率 脑转移瘤的立体定向放射治疗主要优点是病灶局部控制率高，根据目前的临床研究结果显示，其局部控制率通常可达到 80%～90%，相较于传统的 WBRT 得到了明显的提高。

处方剂量是影响脑转移瘤局部控制率的关键因素之一。Rades 等比较了 134 例不同剂量 γ 刀治疗新诊断脑转移患者的疗效。患者根据靶区边缘处方剂量分为 13～16Gy、18Gy 和 20Gy 组。结果显示，20Gy 组患者的颅内病灶 1 年局控率（79%）明显优于 18Gy 组（65%）和 13～16Gy 组（31%，$P<0.001$）。Shiau 等的研究显示，边缘处方剂量>18Gy 时，颅内病灶的局部控制率明显优于<18Gy 组（93% *vs.* 61%）。中国人民解放军空军总医院的研究也显示，采用 γ 刀治疗，处方剂量范围为 14～22Gy，40%～80% 等剂量曲线，6 个月肿瘤局控率为 90.9%，1 年局控率为 76.3%。当然，剂量的提升带来的局控提高并不是线性关系，过高的剂量并不能增加肿瘤局控，还易导致毒性反应增加。

另一个影响脑转移瘤局控率的因素为病灶体积。研究显示，随肿瘤体积增大，γ 刀治疗的安全剂量也越来越小，同时肿瘤控制率也明显下降。对于直径>3cm 的转移瘤病灶，γ 刀治疗的 1 年局控率常低于 70%。对于大体积病灶，大分割治疗具有更好的安全性和疗效。Eaton 等采用大分割方式治疗 42 例脑转移患者，中位脑转移病灶直径为 3.9cm（0.8～6.4cm），且其中 22 例患者既往已行头部放疗。放疗剂量分别为 21Gy/3 次（67%）、

24Gy/4 次（14%）和 30Gy/5 次（12%）。仅有 3 例患者出现症状性放射性脑坏死，1 年的颅内病灶局控率为 61%，颅内无疾病进展率为 55%，生存率为 73%，各组之间未见显著差异。Fokas 等分析了 260 例接受放射外科治疗的 1~3 个脑转移病灶患者，γ 刀组中位剂量为 20Gy，大分割组采用 35Gy/7 次或 40Gy/10 次的治疗模式。结果显示，患者的总中位生存时间为 9 个月，各组生存时间未见显著差异，分别为 8 个月、7 个月和 10 个月（$P=0.575$）。1~3 级毒性反应发生率，γ 刀治疗组明显高于大分割组 35Gy 或 40Gy 组（14% vs. 6% vs. 2%，$P=0.01$）。Kim 等研究也得到类似的结果，分别接受处方剂量为 20Gy 的 γ 刀治疗和 36Gy/6 次的大分割治疗。γ 刀组和大分割组在生存时间（6 个月 vs. 7 个月，$P=0.8$）和 1 年局部无进展生存率（69% vs. 71%，$P=0.31$）方面均未有显著差异。虽然大分割组中，大病灶或邻近重要区域病灶的患者比例较大，但 γ 刀组的毒性反应发生率明显高于大分割组（17% vs. 5%，$P=0.05$）。复旦大学附属华山医院射波刀治疗脑转移瘤的统计结果显示，单发脑转移瘤患者 1 年局控率为 87%，1 年 OS 为 96%，中位生存期为 22 个月（9~60 个月），而多发脑转移瘤患者 1 年局控率为 73%。

Fahrig 等对比了不同剂量大分割治疗的脑转移患者的疗效，研究共纳入患者 228 人，采用的大分割剂量方案主要分为 30~35Gy/5 次、40Gy/10 次和 35Gy/7 次。研究结果显示，42% 的患者颅内病灶达到 CR，30% 的患者颅内病灶达到 PR，7% 的患者出现病情进展，总的中位生存时间为 16 个月，1 年生存率为 66%。其中，40Gy/10 次组客观

缓解率高于其他两组，而中位 PTV 体积 >17cm³ 的患者发生脑水肿和脑坏死比例较高。Kwon 等研究发现，WBRT+ 大分割与大分割（20~36Gy/4~6 次）相比，总 OS 为 10.8 个月。共治疗病灶 52 个，其中 13 处病灶达到 CR，12 个病灶达到 PR，5 个病灶出现 PD，6 个月和 1 年病灶局控率分别为 93.9% 和 68.2%，两组之间局控率无显著差异。

放射外科治疗患者的生存时间相较于 WBRT 明显延长（表 7-6），即使对于可手术的患者，采用放射外科治疗的疗效亦不劣于手术治疗（表 7-7）。

但恶性肿瘤的脑转移，常为肿瘤全身进展的一个方面，影响脑转移患者生存的预后因素并不仅仅为脑转移瘤的局部控制情况。美国肿瘤放射治疗协作组对 1979—1993 年接受放疗的 3 个临床试验的 1 200 例脑转移患者，采用回归分层分析法（RPA）进行分析，发现患者 KPS、年龄、原发肿瘤控制情况及有无颅外转移灶，均为脑转移的独立预后因素，其中，KPS 评分被一致地认为是影响生存的决定性因素。由此得出 3 个不同预后水平分级（RPA 分级）（表 7-8）。

2008 年 RTOG 根据接受放疗的 5 项临床试验 1 960 例脑转移患者的资料，提出更为客观的预后评估（graded prognostic assessment，GPA）评分标准。GPA 评分主要纳入 4 个预后因素，包括 KPS 评分、年龄、颅外病灶存在与否，以及脑转移灶数目。2012 年 RTOG 推出了不同肿瘤脑转移瘤预后评估分级体系诊断特异性 GPA 评分（DS-GPA 评分），并认为 DS-GPA 评分较 RPA 分级能更客观和定量地判定新诊断的常见脑转移瘤患者的存活期（表 7-9~表 7-13）。

表 7-6　放射外科治疗与 WBRT 的疗效对比

作者	方案	中位生存 / 月	局控率（1 年）
Li（2000）	放射外科 vs. WBRT	9.3 vs. 5.7（$P<0.01$）	
Lee（2008）	放射外科 vs. WBRT	29 vs. 6（$P=0.006\ 1$）	
Rades（2007）	放射外科 vs. WBRT	13 vs. 7（$P=0.045$）	64% vs. 26%（$P<0.01$）
Kocher	放射外科 vs. WBRT	RPA Ⅰ：25.4 vs. 4.7（$P<0.000\ 1$） RPA Ⅱ：5.9 vs. 4.1（$P<0.05$） RPA Ⅲ：4.2 vs. 2.5（$P=NS$）	

表 7-7　放射外科治疗与手术的疗效对比

作者	方案	中位生存 / 月	局控率（1 年）	生存率（1 年）
O'Neill（2003）	放射外科 vs. 手术		100% vs. 85.1%（$P=0.11$）	56% vs. 85.1%（$P=0.02$）
Siomin（2004）	放射外科 vs. 手术	11.7 vs. 11.0（$P=0.61$）	93.5% vs. 61.2%（$P<0.01$）	
Rades（2007）	放射外科 vs. 手术 +WBRT		64% vs. 56%（$P>0.05$）	54% vs. 38%（$P=NS$）

表 7-8 脑转移瘤 RPA 分级

预后因素	RPA Ⅰ级	RPA Ⅱ级	RPA Ⅲ级
KPS 评分	≥70 分	≥70 分	<70 分
原发肿瘤控制情况	控制	未控制	
年龄	<65 岁	≥65 岁	
有无颅外转移	只有脑转移	伴有其他转移	
MST	7.1 个月	4.2 个月	2.3 个月

表 7-9 非小细胞肺癌 GPA 评分

预后因素	GPA 0分	GPA 0.5分	GPA 1.0分	GPA 总分	MST/月
年龄	>60 岁	50～60 岁	<50 岁	3.5～4.0	14.8
KPS 评分	<70 分	70～80 分	90～100 分	2.5～3.0	9.4
有无颅外转移	有	N/A	无	1.5～2.0	5.5
脑转移灶数量	>3 个	2～3 个	1 个	0～1.0	3.0

表 7-10 黑色素瘤 GPA 评分

预后因素	GPA 0分	GPA 1.0分	GPA 2.0分	GPA 总分	MST/月
KPS 评分	<70 分	70～80 分	90～100 分	3.5～4.0	13.2
脑转移灶数量	>3 个	2～3 个	1 个	2.5～3.0	8.8
				1.5～2.0	4.7
				0～1.0	3.4

表 7-11 乳腺癌 GPA 评分

预后因素	GPA 0分	GPA 0.5分	GPA 1.0分	GPA 1.5分	GPA 2.0分	GPA 总分	MST/月
KPS 评分	≤50 分	50～60 分	70～80 分	90～100 分	n/a	3.5～4.0	25.3
亚型	Basal	N/A	LumA	HER2	LumB	2.5～3.0	15.1
年龄	≥60 岁	<60 岁	N/A	N/A	N/A	1.5～2.0	7.7
						0～1.0	3.4

表 7-12 肾癌 GPA 评分

预后因素	GPA 0分	GPA 1.0分	GPA 2.0分	GPA 总分	MST/月
KPS 评分	<70 分	70～80 分	90～100 分	3.5～4.0	14.8
脑转移灶数量	>3 个	2～3 个	1 个	2.5～3.0	11.3
				1.5～2.0	7.3
				0～1.0	3.3

表 7-13 胃肠道肿瘤 GPA 评分

预后因素	GPA 0分	GPA 1分	GPA 2分	GPA 3分	GPA 4分	GPA 总分	MST/月
KPS 评分	<70 分	70 分	80 分	90 分	100 分	4.0	13.5
						3.0	6.9
						2.0	4.4
						1.0	3.1

2. 不良反应与正常组织限量　参看第一节相关内容。

3. 治疗失败与挽救治疗　对于复发 / 进展患者的再程治疗，一般需综合考虑既往的治疗方式及肿瘤复发情况，应将患者的总体临床状态为基础，肿瘤大小、复发时间、位置、组织学类型、体能状态、年龄、原发灶控制情况都应考虑在内。对于单发的复发性脑转移瘤，挽救性放射外科治疗是可行的，并且脑转移瘤控制率较高，可明显延长患者生存时间。对于初始接受过放射外科治疗的脑转移患者，第二次放射外科治疗放射性脑坏死风险高达 50%。对于初始接受过 WBRT 的脑转移患者，应不建议行再程 WBRT 治疗，通过挽救性放射外科治疗，转移病灶的 1 年局部控制率可高达 70%～90%，2 年局部控制率可达到 60%～84%。复旦大学附属华山医院对 30 例放疗或放射外科治疗后原位复发的脑转移瘤采取射波刀联合贝伐珠单抗治疗，再程射波刀治疗后患者的中位生存期为 13 个月，再程射波刀的处方剂量根据肿瘤的部位和肿瘤体积略有降低。但这些研究都没有评价挽救性治疗方案对神经认知功能的保护情况。

（李　光　王　轩　王恩敏）

参 考 文 献

[1] 王忠诚 . 神经外科学［M］. 湖北：科学技术出版社，1998.

[2] 何永生，黄光富，章翔 . 新编神经外科学［M］. 北京：人民卫生出版社，2014.

[3] BLEDSOE J M，LINK M J，STAFFORD S L，et al. Radiosurgery for large-volume（>10cm³）benign meningiomas［J］. J Neurosurg，2010，112（5）：951-956.

[4] DING D，XU Z，MCNEILL I T，et al. Radiosurgery for parasagittal and parafalcine meningiomas［J］. J Neurosurg，2013，119（4）：871-877.

[5] KIM J W，KIM D G，SE Y B，et al. Gamma Knife Radiosurgery for Petroclival Meningioma：Long-Term Outcome and Failure Pattern［J］. Stereotact Funct Neurosurg，2017，95：209-215.

[6] POLLOCK B E，STAFFORD S L，LINK M J，et al. Single-fraction radiosurgery of benign intracranial meningiomas［J］. Neurosurgery，2012，71（3）：604-612.

[7] ROGERS L，BARANI I，CHAMBERLAIN M，et al. meningiomas：Knowledge Base，Treatment Outcomes，and Uncertainties：A RANO Review［J］. J Neurosurg，2015，122（1）：4-23.

[8] 孙时斌，刘阿力，罗斌，等 . 听神经鞘瘤伽玛刀治疗 10 年以上的长期随访［J］. 中华神经外科杂志，2011，10：975-978.

[9] 孙时斌，刘阿力 . 听神经瘤的治疗现状［J］. 中华神经外科杂志，2011，10：975-978.

[10] LIU A，WANG J M，LI G L，et al. Clinical and pathological analysis of benign brain tumors resected after Gamma Knife surgery［J］. J Neurosurg，2014，121 Suppl：179-187.

[11] BOARI N，BAILO M，GAGLIARDI F，et al. Gamma Knife radiosurgery for vestibular schwannoma：clinical results at long-term follow-up in a series of 379 patients［J］. J Neurosurg，2014，121 Suppl：123-142.

[12] HASEGAWA T，KIDA Y，KATO T，et al. Long-term safety and efficacy of stereotactic radiosurgery for vestibular schwannomas：evaluation of 440 patients more than 10 years after treatment with Gamma Knife surgery［J］. J Neurosurg，2013，118（3）：557-565.

[13] SUN S，LIU A. Long-term follow-up studies of Gamma Knife surgery with a low margin dose for vestibular schwannoma［J］. J Neurosurg，2012，117 Suppl：57-62.

[14] YANG H，KANO H，AWAN N R，et al. Gamma Knife radiosurgery for larger-volume vestibular schwannomas［J］. J Neurosurg，2011，114：801-807.

[15] 王恩敏，潘力，王滨江，等 . 伽玛刀治疗大型三叉神经鞘瘤的临床分析［J］. 中华医学杂志，2005，85（18）：1266-1269.

[16] HASEGAWA T，KATO T，IIZUKA T，et al. Long-Term Results for Trigeminal Schwannomas Treated With Gamma Knife Surgery［J］. Int J Radiation Oncol Biol Phys，2013，87（5）：1115-1121.

[17] SHEEHAN J，YEN C P，ARKHA Y，et al. Gamma Knife surgery for trigeminal schwannoma［J］. J Neurosurg，2007，106（5）：839-845.

[18] SUN J，ZHANG J，YU X，et al. Stereotactic radiosurgery for Trigeminal Schwannoma：A clinical retrospective study in 52 cases［J］. Stereotact Funct Neurosurg，2013，91（4）：236-242.

[19] PHI J H，PAEK S H，CHUNG H T，et al. Gamma Knife surgery and trigeminal schwannoma：is it possible to preserve cranial nerve function?［J］. J Neurosurg，2007，107：727-732.

[20] CASTINETTI F，NAGAI M，MORANGE I，et al. Long-

term results of stereotactic radiosurgery in secretory pituitary adenomas[J]. J Clin Endocrinol Metab, 2009, 94(9): 3400-3407.

[21] CHEN Y, LI Z F, ZHANG F X, et al. Gamma knife surgery for patients with volumetric classification of nonfunctioning pituitary adenomas: a systematic review and meta-analysis[J]. Eur J Endocrinol, 2013, 169: 487-495.

[22] EL-SHEHABY A M, REDA W A, TAWADROS S R, et al. Low-dose Gamma Knife surgery for nonfunctioning pituitary adenomas[J]. J Neurosurg, 2012, 117 Suppl: 84-88.

[23] GOPALAN R, SCHLESINGER D, VANCE M L, et al. Long-term outcomes after Gamma Knife radiosurgery for patients with a nonfunctioning pituitary adenoma[J]. Neurosurgery, 2011, 69(2): 284-293.

[24] HASEGAWA T, SHINTAI K, KATO T, et al. Stereotactic Radiosurgery as the Initial Treatment for Patients with Nonfunctioning Pituitary Adenomas[J]. World Neurosurg, 2015, 83(6): 1173-1179.

[25] COHEN-INBAR O, XU Z, LEE C C, et al. Prognostic significance of corticotroph staining in radiosurgery for non-functioning pituitary adenomas: a multicenter study [J]. J Neurooncol, 2017, 135(1): 67-74.

[26] KOPP C, THEODOROU M, POULLOS N, et al. Tumor shrinkage assessed by volumetric MRI in long-term follow-up after fractionated stereotactic radiotherapy of nonfunctioning pituitary adenoma[J]. Int J Radiat Oncol Biol Phys, 2012, 82(3): 1262-1267.

[27] LEE C C, KANO H, YANG H C, et al. Initial Gamma Knife radiosurgery for nonfunctioning pituitary adenomas [J]. J Neurosurg, 2014, 120(3): 647-654.

[28] LIŠČÁK R, JEŽKOVÁ J, MAREK J. Stereotactic radiosurgery of pituitary adenomas[J]. Neurosurg Clin N Am, 2013, 24(4): 509-519.

[29] POMERANIEC I J, KANO H, XU Z, et al. Early versus late Gamma Knife radiosurgery following transsphenoidal surgery for nonfunctioning pituitary macroadenomas: a multicenter matched-cohort study[J]. J Neurosurg, 2018, 129(3): 648-657.

[30] SHEEHAN J P, STARKE R M, MATHIEU D, et al. Gamma Knife radiosurgery for the management of nonfunctioning pituitary adenomas: a multicenter study [J]. J Neurosurg, 2013, 119(2): 446-456.

[31] LI X, LI Y, CAO Y, et al. Safety and efficacy of fractionated stereotactic radiotherapy and stereotactic radiosurgery for treatment of pituitary adenomas: A systematic review and meta-analysis[J]. J Neurol Sci, 2017, 372: 110-116.

[32] SADIK Z H A, VOORMOLEN E H J, DEPAUW P R A M, et al. Treatment of Nonfunctional Pituitary Adenoma Postoperative Remnants: Adjuvant or Delayed Gamma Knife Radiosurgery?[J]. World Neurosurg, 2017, 100: 361-368.

[33] FRIEDMAN W A. Stereotactic radiosurgery of intracranial arteriovenous malformations[J]. Neurosurg Clin N Am, 2013, 24(4): 561-574.

[34] LUNSFORD L D, NIRANJAN A, KANO H, et al. The technical evolution of gamma knife radiosurgery for arteriovenous malformations[J]. Prog Neurol Surg, 2013, 27: 22-34.

[35] FRIEDMAN W A, BOVA F J, BOLLAMPALLY S, et al. Analysis of factors predictive of success or complications in arteriovenous malformation radiosurgery[J]. Neurosurgery, 2003, 52(2): 296-307; discussion 307-308.

[36] YAZICI G, CENGIZ M, OZYIGIT G, et al. Hypofractionated stereotactic reirradiation for recurrent glioblastoma[J]. J Neurooncol, 2014, 120(1): 117-123.

[37] SHAPIRO L Q, BEAL K, GOENKA A, et al. Patterns of failure after concurrent bevacizumab and hypofractionated stereotactic radiation therapy for recurrent high-grade glioma[J]. Int J Radiat Oncol Biol Phys, 2013, 85(3): 636-642.

[38] CUNEO K C, VREDENBURGH J J, SAMPSON J H, et al. Safety and efficacy of stereotactic radiosurgery and adjuvant bevacizumab in patients with recurrent malignant gliomas[J]. Int J Radiat Oncol Biol Phys, 2012, 82(5): 2018-2024.

[39] MINNITI G, ARMOSINI V, SALVATI M, et al. Fractionated stereotactic reirradiation and concurrent temozolomide in patients with recurrent glioblastoma[J]. J Neurooncol, 2011, 103(3): 683-691.

[40] KOGA T, MARUYAMA K, TANAKA M, et al. Extended field stereotactic. radiosurgery for recurrent glioblastoma[J]. Cancer, 2012, 118(17): 4193-4200.

[41] OERMANN E, COLLINS B T, ERICKSON K T, et al. CyberKnife enhanced conventionally fractionated

chemoradiation for high grade glioma in close proximity to critical structures[J]. J Hematol Oncol, 2010, 3: 22.

[42] LARSON E W, PETERSON H E, LAMOREAUX W T, et al. Clinical outcomes following salvage Gamma Knife radiosurgery for recurrent glioblastoma[J]. World J Clin Oncol, 2014, 5(2): 142-148.

[43] TALLET A V, AZRIA D, BARLESI F, et al. Neurocognitive function impairment after whole brain radiotherapy for brain metastases: actual assessment[J]. Radiat Oncol, 2012, 7: 77.

[44] CHAMBERLAIN M C. Does Hippocampal-Avoidance Whole-Brain Radiotherapy for Brain Metastases Meaningfully Change Current Practice?[J]. J Clin Oncol, 2015, 33(17): 1985.

[45] GONDI V, PUGH S L, TOME W A, et al. Preservation of memory with conformal avoidance of the hippocampal neural stem-cell compartment during whole-brain radiotherapy for brain metastases (RTOG 0933): a phase Ⅱ multi-institutional trial[J]. J Clin Oncol, 2014, 32(34): 3810-3816.

[46] MINNITI G, CLARKE E, LANZETTA G, et al. Stereotactic radiosurgery for brain metastases: analysis of outcome and risk of brain radionecrosis[J]. Radiat Oncol, 2011, 6: 48.

[47] WARREN L E, GUO H, REGAN M M, et al. Inflammatory breast cancer and development of brain metastases: risk factors and outcomes[J]. Breast Cancer Res Treat, 2015, 151(1): 225-232.

[48] GASPAR L, SCOTT C, ROTMAN M, et al. Recursive partitioning analysis (RPA) of prognostic factors in three Radiation Therapy Oncology Group (RTOG) brain metastases trials[J]. Int J Radiat Oncol Biol Phys, 1997, 37(4): 745-751.

[49] PATEL A J, SUKI D, HATIBOGLU M A, et al. Factors influencing the risk of local recurrence after resection of a single brain metastasis[J]. J Neurosurg, 2010, 113: 181-189.

[50] SPERDUTO P W, WANG M, ROBINS H I, et al. A phase 3 trial of whole brain radiation therapy and stereotactic radiosurgery alone versus WBRT and with temozolomide or erlotinib for non-small cell lung cancer and 1 to 3 brain metastases: Radiation Therapy Oncology Group 0320[J]. Int J Radiat Oncol Biol Phys, 2013, 85: 1312-1318.

[51] BORGELT B, GELBER R, LARSON M, et al. Ultra-rapid high dose irradiation schedules for the palliation of brain metastases: final results of the first two studies by the Radiation Therapy Oncology Group[J]. Int J Radiat Oncol Biol Phys, 1981, 7: 1633-1638.

[52] MURRAY K J, SCOTT C, GREENBERG H M, et al. A randomized phase Ⅲ study of accelerated hyperfractionation versus standard in patients with unresected brain metastases: a report of the Radiation Therapy Oncology Group (RTOG) 9104[J]. Int J Radiat Oncol Biol Phys, 1997, 39: 571-574.

[53] GASPAR L E, MEHTA M P, PATCHELL R A, et al. The role of whole brain radiation therapy in the management of newly diagnosed brain metastases: a systematic review and evidence-based clinical practice guideline[J]. J Neurooncol, 2010, 96: 17-32.

[54] RODRIGUES G, YARTSEV S, YAREMKO B, et al. Phase Ⅰ trial of simultaneous in-field boost with helical tomotherapy for patients with one to three brain metastases[J]. Int J Radiat Oncol Biol Phys, 2011, 80: 1128-1133.

[55] RADES D, PLUEMER A, VENINGA T, et al. Whole-brain radiotherapy versus stereotactic radiosurgery for patients in recursive partitioning analysis classes 1 and 2 with 1 to 3 brain metastases[J]. Cancer, 2007, 110: 2285-2292.

[56] SHAW E, SCOTT C, SOUHAMI L, et al. Radiosurgery for the treatment of previously irradiated recurrent primary brain tumors and brain metastases: initial report of radiation therapy oncology group protocol (90-05)[J]. Int J Radiat Oncol Biol Phys, 1996, 34: 647-654.

[57] EATON B R, GEBHARDT B, PRABHU R, et al. Hypofractionated radiosurgery for intact or resected brain metastases: defining the optimal dose and fractionation[J]. Radiat Oncol, 2013, 8: 135.

[58] FOKAS E, HENZEL M, SURBER G, et al. Stereotactic radiosurgery and fractionated stereotactic radiotherapy: comparison of efficacy and toxicity in 260 patients with brain metastases[J]. J Neurooncol, 2012, 109: 91-98.

[59] KIM Y J, CHO K H, KIM J Y, et al. Single-dose versus fractionated stereotactic radiotherapy for brain metastases[J]. Int J Radiat Oncol Biol Phys, 2011, 81: 483-489.

[60] KWON A K, DIBIASE S J, WANG B, et al. Hypofractionated stereotactic radiotherapy for the

treatment of brain metastases[J]. Cancer, 2009, 115: 890-898.

[61] JOHANNESEN T B, LIEN H H, HOLE K H, et al. Radiological and clinical assessment of long-term brain tumour survivors after radiotherapy[J]. Radiother Oncol, 2003, 69(2): 169-176.

[62] TALLET A V, AZRIA D, BARLESI F, et al. Neurocognitive function impairment after whole brain radiotherapy for brain metastases: actual assessment[J]. Radiat Oncol, 2012, 7: 77.

[63] MINNITI G, CLARKE E, LANZETTA G, et al. Stereotactic radiosurgery for brain metastases: analysis of outcome and risk of brain radionecrosis[J]. Radiat Oncol, 2011, 6: 48.

[64] ANDREWS D W, SCOTT C B, SPERDUTO P W, et al. Whole brain radiation therapy with or without stereotactic radiosurgery boost for patients with one to three brain metastases: phase Ⅲ results of the RTOG 9508 randomised trial[J]. Lancet, 2004, 363: 1665-1672.

[65] PATCHELL R A, TIBBS P A, WALSH J W, et al. A randomized trial of surgery in the treatment of single metastases to the brain[J]. N Engl J Med, 1990, 322: 494-500.

[66] AOYAMA H, SHIRATO H, TAGO M, et al. Stereotactic radiosurgery plus whole-brain radiation therapy vs stereotactic radiosurgery alone for treatment of brain metastases: a randomized controlled trial[J]. JAMA, 2006, 295: 2483-2491.

[67] YAMAMOTO M, SERIZAWA T, SHUTO T, et al. Stereotactic radiosurgery for patients with multiple brain metastases (JLGK0901): a multi-institutional prospective observational study[J]. Lancet Oncol, 2014, 15: 387-395.

[68] GRANDHI R, KONDZIOLKA D, PANCZYKOWSKI D, et al. Stereotactic radiosurgery using the Leksell Gamma Knife Perfexion unit in the management of patients with 10 or more brain metastases[J]. J Neurosurg, 2012, 117: 237-245.

[69] SERIZAWA T, HIGUCHI Y, NAGANO O. Stereotactic radiosurgery for brain metastases[J]. Neurosurg Clin N Am, 2013, 24(4): 597-603.

[70] NIEDER C, NESTLE U, MOTAREF B, et al. Prognostic factors in brain metastases: should patients be selected for aggressive treatment according to recursive partitioning analysis (RPA) classes?[J]. Int J Radiat Oncol Biol Phys, 2000, 46: 297-302.

[71] SPERDUTO P W, BERKEY B, GASPAR L E, et al. A new prognostic index and comparison to three other indices for patients with brain metastases: an analysis of 1,960 patients in the RTOG database[J]. Int J Radiat Oncol Biol Phys, 2008, 70: 510-514.

第八章 肺癌及肺转移癌

第一节 周围型肺癌

放射外科已经成为无法或拒绝手术的早期非小细胞肺癌（non-small-cell carcinoma, NSCLC）安全的根治性手段。治疗周围型早期非小细胞肺癌已有20多年临床应用经验，肿瘤局控率高、不良反应小，患者生存时间明显优于常规放疗，有临床前瞻性对照研究和回顾性荟萃分析结果表明，可手术患者的3年生存率放射外科优于外科手术，且治疗死亡风险为0。

周围型肺癌的定义是，在各方向上距离支气管树、气管隆嵴、左右主支气管、叶支气管和段支气管开口2cm以外的肺癌，广义的周围型肺癌还要包括肿瘤周围的食管、脊髓、神经及心脏等关键组织结构在2cm以外。

简而言之，放射外科已成为早期非小细胞肺癌的重要根治性手段，在有外科手术条件的患者中可作为备选项，在不能外科手术或拒绝外科手术的患者中是首选项。而且，随着中国老龄化社会发展，肺癌早期发现以及不能承受外科手术患者的增多，放射外科治疗的作用和地位变得更为重要。

一、非小细胞肺癌诊断要点

肺癌是我国发病率和死亡率均居首位的癌症，与我国吸烟人群较多有关。肺癌主要分为非小细胞肺癌和小细胞肺癌，非小细胞肺癌占肺癌的80%～85%。非小细胞肺癌在不同发病阶段、不同分期和不同部位临床表现截然不同。当临床症状明显、患者自觉异常时，多数已到中晚期。因此，对肺癌高危人群和40岁以上人群定期行胸部低剂量电子计算机断层扫描（computed tomography, CT）筛查是发现早期肺癌的最有效简便的方法。

临床早期肺癌指肿瘤直径5cm以下，没有肺门纵隔淋巴结转移（N_0）和远处转移（M_0），同时没有胸壁、椎体及血管、心脏受侵的病例。2017年新版肺癌T分期进一步将T_1细分为$T_{1a}\leqslant1cm$；$1cm<T_{1b}\leqslant2cm$；$2cm<T_{1c}\leqslant3cm$。将T_2细分为$3cm<T_{2a}\leqslant4cm$；$4cm<T_{2b}\leqslant5cm$；T_{2c}为支气管受累距气管隆嵴小于2cm，但不侵犯气管隆嵴和伴有肺不张和肺炎。新版T分期对放射外科治疗有重要指导意义，特别是不同T分期对剂量分次模式的采用或为放射外科手段的选择有极大帮助，原则上T分期越早，病灶越小，采用放射外科治疗的优势作用越明显，T_3患者无特殊理由放射外科治疗并不是选项。

早期周围型肺癌患者主观并无症状，客观检查可以发现肺内有结节或阴影，中心型肺癌根据所处的位置和生长速度可有不同程度咳嗽，特别是刺激性干咳、阻塞性肺炎、发热、咯血等症状。无论是体检发现肺内新近出现实性结节或主观有不断加重的症状表现，都要高度重视早期肺癌的出现而做详细检查，行胸部CT检查，当发现疑似病变时病灶穿刺活检或支气管镜检取材组织细胞学诊断是最可靠的直接证据，各部位超声、CT、磁共振成像（magnetic resonance imagery, MRI）、骨扫描或正电子发射计算机断层显像（PET/CT）检查是明确诊断分期的重要环节。

非小细胞肺癌病理诊断主要有鳞状细胞癌、腺癌以及细支气管肺泡癌等类型。从目前的临床资料看，早期非小细胞肺癌不同病理类型的放射外科治疗结果并没有明显差异。因此，在采用放射外科治疗方式和剂量上没有不同，只有在肿瘤体积大小和不同部位上考虑剂量模式的差异。

对于接受放射外科治疗的组织学或细胞学诊断问题，美国为主的共识规定接受放射外科治疗的早期NSCLC必须要获得组织学或细胞学确认才能治疗。而欧洲、日本以及中国等在临床实践中，针对一些因肿瘤部位、身体条件甚至是患者强烈拒绝行穿刺活检取材，无法取得组织学确认的患者，通过临床病史、影像诊断及多学科会诊确认的早期肺癌，可以推荐接受放射外科治疗。

癌症没有病理诊断不能治疗的医学规定，随着医学发展和技术进展，以及对癌症生物学行为深入认知，临床诊断技术的显著进展，治疗方式的巨大改变，不用外科手术切除同样可以根治癌症的时代来临而发生改变。癌症的病理组织学诊断是"金标准"，但在很多早期肿瘤临床影像诊断与病理诊断的符合率已高达 90% 以上，而且有些病例要取得病理诊断又非常难或风险高，甚至是不可能时，非手术治疗的局控率和生存率又可以优于手术。修订 50 年前医学技术落后时代的规定，根据医学技术发展结合患者的实际要求，推荐安全有效方案，是符合医学伦理及切实解决患者疾苦的合理之举。因此，癌症科学诊治的规定应该修订为：癌症的组织病理学诊断是"金标准"，采用任何治疗手段前能取病理必须取，科研项目病例必须有病理诊断支持，但临床及影像诊断明确的早期病灶，确实无法获得病理诊断，又没有手术条件或拒绝手术切除时，在家属和患者知情同意下可选用放射外科治疗。

二、手段选择原则

（一）外科手术治疗

目前非小细胞肺癌发现时 20%～30% 为早期（Ⅰ、Ⅱ期），外科手术仍是可以首先选择的方法。早期非小细胞肺癌外科手术切除后Ⅰ期 5 年生存率为 55%～80%，Ⅱ期为 35%～55%。

随着时代发展和技术进步，外科手术方式在发生着不断变化，从开胸直视下肺叶手术切除，逐渐发展到小切口手术、胸腔镜以及机器人导航手术等变化，使外科手术表面创伤减小，手术风险明显降低，对手术期管理及患者术后恢复等更加有利。但是，手术方式无论如何进展，手术过程需要麻醉，手术切除肿瘤发生出血、伤口感染以及手术创伤对患者有较高身体条件要求无法改变。因此，有相当一部分患者因内科疾病或高龄因素无法承受手术而不能外科手术治疗，当然也有部分患者了解新技术进展的治疗结果或恐惧外科手术而拒绝手术。更值得高度关注的是，放射外科治疗可手术切除的早期 NSCLC 的效果远优于手术切除，

而且治疗风险更低。因此，早期肺癌已经不是唯一依赖外科手术切除才能根治的时代。

（二）放射外科治疗

放射外科治疗不能手术的早期非小细胞肺癌经历了半个多世纪技术发展过程。最初采用放射治疗由于技术落后、定位不准、正常组织受照范围大、剂量聚焦性不强，在所谓常规放疗时代，只能对肿瘤病灶实施每次 2Gy，每周 5 次，总剂量 60～66Gy/6～6.5 周的治疗。这个剂量范围和这种剂量分割模式是基于当时的放疗技术和条件，对早期患者治疗的局部失败率高达 30%～66%，治疗早期肺癌的 5 年生存率仅有 20% 左右，因此，有外科手术条件的病例在常规放疗时代选择手术治疗是无可厚非的。

进入 20 世纪 90 年代，随着 CT 定位技术、立体定位技术、医学计算机技术及放射治疗装备的射线聚焦技术的临床应用和成熟，放射外科逐渐从颅内发展到颅外，最先在肺癌及肺转移癌开展了系列临床试验，从体部框架、体表标记定位到图像引导实时靶区验证提高治疗精度。从慢 CT 扫描，膈肌加压到 4D-CT 扫描，从呼吸控制到金标植入实时呼吸追踪技术应用等多种方式来降低呼吸影响和缩小治疗范围，从而将放疗常规剂量模式 60～66Gy/30～33f 提升到 45～70Gy/3～10f 的大分割剂量模式，充分表明技术进展快速推进放射外科临床应用的进程。

采用放射外科治疗早期 NSCLC 照射范围是明确的，不必要对区域淋巴结进行预防性照射，只需照射影像学所见原发灶。早期非小细胞肺癌只照射原发灶的区域淋巴结失败只有 4%。

采用放射外科治疗早期周围型 NSCLC 的最高耐受剂量模式为 60Gy/3f，这一结果来源于 Timmerman 等最早开展放射外科治疗早期 NSCLC 的剂量递增研究，明确了 3 次照射，每次 20Gy 为最大耐受量。但这一剂量模式并不适用于中央型早期非小细胞肺癌。放射外科治疗早期 NSCLC 的量效关系可以通过线性二次方程转换的生物等效剂量（biologically effective dose，BED），BED=$[n \times d \times (1 + ^d/_{\alpha/\beta})$，$^{\alpha}/_{\beta}=10]$ 进行评估，大量临床结果证明 BED≥100Gy 的肿瘤局控率和患者生存率明显高于 BED≤100Gy。

值得一提的是，放射外科技术中的体部 γ 刀是具有中国元素和智慧的放射外科技术，体部伽马刀放射外科技术治疗早期 NSCLC 的临床结果与

国外 X 刀技术相似。体部 γ 刀通过采用多个 ^{60}Co 放射源旋转聚焦方式使病灶受到持续性高剂量照射，周围正常组织受到扫描式低剂量照射，在获得肿瘤高局控率的同时，肿瘤周围正常组织放射损伤更轻。

（三）治疗手段选择

早期非小细胞肺癌是指 $T_{1\sim2}N_0M_0$ 病例，目前从治疗手段选择上主要分为外科手术治疗和放射外科治疗；从部位分为周围型、中心型和胸壁宽基型；从大小分为 T_{1a}、T_{1b}、T_{1c}、T_{2a}、T_{2b} 和 T_{2c}；从手术风险年龄可分为高龄（>80 岁）、中龄（70～79 岁）、低龄（<70 岁）；从手术可承受度可分为健康人可承受、伴内科疾病有风险、伴重度慢阻肺等不能承受；从外科手术顺从度可分为顺从、犹豫、拒绝等情况。

面对以上如此多元素交错的错综复杂状况，医师如何更好为患者选择或推荐治疗手段，不仅是医学技术问题，还涉及医师传统思维、习惯做法、自身对专业的执着、对创新技术的接受以及对患者的人文关怀等；对患者而言，由于信息不对称、对各种方法了解不深入、理解不全面，特别对新技术认知短缺，存在随大流、按传统习惯、盲目顺从等问题。

早期非小细胞肺癌既然有外科手术和放射外科双项选择的机会，就需要遵循一系列选择原则，为患者争取治疗安全、功能保障、结果满意的最大获益感。

1. 从肿瘤 T 分期而言　发现越早病灶越小，选用放射外科优于外科手术，放射外科的优势是不担心部位担心体积，因为体积大需要剂量高，周围正常组织范围大，放射损伤相对就会增加；而外科手术治疗的优势是不担心体积担心部位，体积大外科手术不困难，肿瘤太小则外科手术摸不着、找不到反而变得困难。而且，外科手术的有创过程并不因肿瘤大小而改变。因此，单从治疗手段选择和治疗结果相关性和治疗过程的安全性而论，推荐顺序 T_1 优选放射外科；T_2 根据情况能外科手术可选外科手术，不能外科手术优选放射外科；T_3 原则上外科手术优先，不能外科手术推荐放疗为主的综合治疗。

2. 从肿瘤部位而言　周围型或胸壁宽基型放射外科治疗难度不大，高剂量放疗安全、可根治。同样遵循 T 分期手段选择推荐顺序。中心型肺癌以往外科手术切除一直是主要手段，但切净

率低，气管再造、血管重建手术创伤大且并发症多，肿瘤切不净复发率和死亡率均较高。因此，中心型肺癌手术切除并非是最好的选项，只是常规放疗时代技术落后的无奈之举。采用放射外科治疗中心型早期非小细胞肺癌的临床结果与周围型肺癌结果类似，不良反应可以接受，治疗风险明显降低。因此，中心型早期肺癌选择放射外科还是外科手术要根据治疗风险和肿瘤切净程度综合考虑。

3. 从患者年龄和有无内科疾病而言　原则上是高龄和严重内科疾病不能承受外科手术者优先选择放射外科，其他情况同样遵循以上 1、2 原则。放射外科治疗的最大优势就是治疗过程无创伤，不需要麻醉，对身体产生的负担和额外影响非常小。因此，任何年龄都不是选用放射外科治疗的禁忌，即使有不能承受外科手术的糖尿病、心脏病和慢阻肺等，也不是采用放射外科治疗的禁忌证。

4. 从患者依从度而言　我国多数患者及家属都有"得了癌症应该外科手术，只有手术才能根治"的传统认知，接受外科手术治疗的依从度极高。因此，早期非小细胞肺癌无外科手术禁忌、愿意手术切除者，不必反对手术治疗，但患者拒绝外科手术时应推荐采用放射外科治疗，在放射外科和外科手术都可选时，不能完全违背患者及家属的意愿，强制推荐医师自己专业的治疗手段。

早期非小细胞肺癌治疗手段在临床实践中还可以见到采用射频高温消融治疗、氩氦刀低温治疗以及放射性粒子植入治疗的病例报道。这些技术的临床应用开展时间短、病例少，治疗本身有穿刺创伤风险，临床不应作为常规方法应用。因此，目前为止，外科手术和放射外科应作为主要治疗手段。

综上所述，早期非小细胞肺癌治疗结果的预后较好，治疗手段的选择或推荐非常关键，无论是放射外科还是外科手术，都需要从患者、医学、技术和医疗过程多角度全方位考虑，让患者获得治疗过程安全、低风险、治疗后生活质量高、器官功能影响小、不良反应轻、治疗肿瘤的局控率高、患者生存时间长的高质量医疗服务。

三、放射外科临床实践

（一）临床操作路径

1. 患者选择　影像学发现和组织细胞学确

认的早期非小细胞肺癌，特别是周围型早期非小细胞肺癌，都可以成为放射外科治疗的适应患者。目前的临床实践结果表明，早期非小细胞肺癌放射外科治疗并不劣于外科手术治疗。因此，符合条件治疗的早期非小细胞肺癌患者经多学科综合治疗（multi-disciplinary team，MDT）讨论推荐治疗方法。放射外科治疗是拒绝外科手术和不能耐受外科手术患者的优先治疗选择。对于既可外科手术也可放射外科治疗的患者，要依据治疗手段选择原则全面考虑，为患者推荐最优治疗方案。关于病理诊断问题，能取病理必须取，如果不能取或患者拒绝取时，应该在多学科会诊确认为早期肺癌，并且获得患者、家属知情同意下可以推荐放射外科治疗或外科手术治疗。

采用放射外科治疗患者是否必须 PET/CT 进行 N 和 M 分期检查并没有严格规定。但是如果 PET/CT 分期检查，应该在治疗 2 个月内进行。之所以各国对 PET/CT 检查未做严格要求，可能与各国经济发展水平和医保覆盖范围有关。从早期非小细胞肺癌的诊断方式，放射外科治疗与外科手术治疗方式截然不同的角度看，PET/CT 检查对提高 N 分期以及对不能穿刺活检的患者提供肿瘤代谢信息，帮助提高定性诊断可信度方面都是有益的。因此，在有条件的情况下，早期非小细胞肺癌如果在采用放射外科治疗前进行 PET/CT 检查还是有必要的，无论是对 T 分期或是定性，还是 N 分期以及 M 分期，都是有临床应用价值的。

放射外科治疗早期 NSCLC 有无禁忌证？在目前临床实践中的答案是没有。包括年龄大、有慢性阻塞性肺疾病（chronic obstructive pulmonary diseases，COPO）以及心肺功能差等情况都不是绝对禁忌证。但接受放射外科治疗患者的活动状态按美国东部肿瘤协作组评分（eastern Cooperative Oncology Group，performance status，ECOG PS）应该≤3 分，预期寿命大于 1 年。在已行单侧全肺切除、双原发肿瘤和中心型肺癌采用放射外科治疗的肿瘤直径最好<5cm。

2. 定位与图像获取

（1）体位固定：可选用专用的体位固定装置（如立体定向框架）、体位固定板或体位固定网以及全身体位固定袋。

（2）图像获取：图像获取主要以 CT 扫描为主，根据科室使用放射外科技术和经验不同，分别可用慢 CT 扫描、腹部膈肌加压减少呼吸动度扫描，自动呼吸状态下 CT 扫描，CT 增强或脱氧葡萄糖（fluorodeoxyglucose，FDG）PET/CT 扫描主要用于中心型肺癌。对于图像获取的呼吸动度处理方式也有多种选项，采用 4D-CT 进行呼吸运动不同时期图像采集，将所有时期图像融合获得呼吸动度下的（internal target volume，ITV）边界。如果采用这种 4D-CT 呼吸运动补偿策略，必须利用 4D-CT 进行治疗计划设计，4D-CT 图像重建应该采用 3mm（2~3mm）的层厚，至少 6 个（2~10 个）呼吸时相扫描评估呼吸运动，重建常基于呼吸时相排序算法。采用呼气中期扫描可以得到呼吸动度平均状态的图像，但患者配合有相当大难度，呼吸门控技术获实时肿瘤追踪照射可缩小呼吸动度的影响，但需要患者呼吸训练配合，而且还需要较好的肺功能。

3. 靶区勾画与计划要求　早期肺癌放射外科治疗的靶区勾画与肺癌常规放射治疗的靶区勾画有明显的不同。早期肺癌放射外科治疗只对影像学所见病灶进行治疗，不做区域淋巴结预防性照射，这一点是和外科手术治疗早期肺癌截然不同的治疗要求。外科手术切除肿瘤的同时，还要对肺门及纵隔淋巴结进行清扫。从外科手术治疗习惯和临床结果得到的结论是，淋巴结清扫越多，患者的生存结果越好。从早期诊断的角度分析，清扫淋巴结越多，早期诊断越准确，因此生存时间越长。但从机体免疫的角度看，当清扫的淋巴结均为阴性，过度清扫的免疫破坏造成的后果和大面积创伤对机体的影响值得考虑。从这一点看，早期非小细胞肺癌外科手术清扫淋巴结只是精确诊断的需要，而不是治疗的必要，希望放射外科治疗更多早期 NSCLC 患者的结果来证明淋巴结过度清扫不是必要这个科学问题。

周围型肺癌靶区勾画要求在 CT 肺窗上进行，肿瘤区（gross tumor volume，GTV）是影像所见肿瘤的实际大小，受影像技术分辨率的限制，影像上并不能看见细胞水平的肿瘤生长边界，因此，多数研究认为应放适当的临床靶区（clinical target volume，CTV）边界中位数为 5mm（3~7mm）。临床实践中应评估本单位系统控制误差决定 CTV 到 PTV（planning target volume，PTV）的边界，以保证 GTV 的处方剂量不受影响。有学者认为放射外科治疗剂量极高，GTV 外周不用放 CTV 边界，也可以获得很高剂量治疗，因此，有 GTV 外 CTV 为 0 的报道，无论外放或不外放 CTV 边界，关键要保证肿瘤受到足够根治剂量照射的边缘剂量范围，以达到放射外科治疗的结果。

放射外科技术有的在专用机如射波刀或伽马刀上完成，更多的是在直线加速器通用机上的放射外科功能上完成。采用三维适形放疗（3D-CRT）治疗计划就能完成放射外科治疗。采用容积旋转调强（VMAT）或螺旋断层调强（TOMO）计划设计以及非共面多野聚焦计划设计能更好完成放射外科治疗。射波刀和伽马刀采用特殊方式进行剂量聚焦计划设计。所有治疗计划剂量计算常用迭代卷积或筒串卷积算法，蒙特卡洛算法是有效方法。采用直线加速器放射外科功能治疗肺癌，治疗计划的处方剂量通常给予包绕 PTV 的等剂量线或 PTV 的 D95%～D99%，PTV 内剂量分布不要求均匀。而在伽马刀或射波刀的处方剂量通常给予更低处方剂量线，通常 50%～70% 等剂量线包绕 PTV，PTV 内剂量分布极不均匀，但采用体部 γ 刀治疗必须保证 PTV 剂量分布的适形度（D95%～D99%），覆盖 GTV 剂量范围要足够大（D90%～D95%）。

4. 剂量模式 剂量分次模式是决定放射外科治疗早期肺癌成败的关键，决定治疗剂量模式的前提条件是治疗风险。在最大限度控制治疗风险条件下提高肿瘤局控，选择安全、高效的剂量模式。目前为止，世界各国所采用的剂量模式并不相同。在肿瘤高局控率目标一致前提下，通常

根据肿瘤位置和大小、采用放射外科技术和治疗风险高低来决定治疗剂量模式。欧洲根据肿瘤位置的治疗风险，将肺癌分为周围型、宽基胸壁接触型和中央型。处方剂量和分割方式如表 8-1 所示。日本主要对 T_1 期周围性肺癌采用 48Gy/4f 的剂量模式。美国对周围型肺癌采用 60Gy/3f、50Gy/4f 或 70Gy/10f 的剂量模式，对中心型肺癌多用 50Gy/5f 或 70Gy/10f，中国对周围型肺癌采用 70Gy/10f 方案，对中心型肺癌采用 60～70Gy/10～15f 方案。

5. 图像引导施照 放射外科治疗肺癌最初使用的医科达（Electa）体架和中国体部伽马刀体架体表坐标进行摆位和引导，最终实施治疗的方法目前已经很少使用，因不能保证靶区治疗精度，也不推荐使用。目前常用的图像引导方法有锥形束 CT（CBCT）或自带 CT 图像引导，4D 容积图像引导以及利用植入金标和 X 射线平板进行图像引导等技术实施精准施照。必须强调的是，在放射外科治疗患者首次实施照射时，应该有经治医师、物理师和治疗技师团队一同参与，全面了解治疗全程的一致性和精准掌控质量标准，有任何环节出现误差或与定位、计划以及靶区位置不符时，必须做出调整和修正。在每次治疗过程中，也就是一次治疗期间内，不需要也没必要做任何技术的图像再验证。

6. 随访 放射外科治疗患者后，必须进行

表8-1 欧洲放射肿瘤学学会（European Society of Radiotherapy & Oncology, ESTRO）专家共识推荐的分割方案

肿瘤位置	分割方案	PTV 处方剂量（D99%～D95%）	PTV 处方剂量的BED（α/β=10）	PTV 内最大剂量
周围型	13.5Gy×3	15Gy×3	113Gy	≤125%～150%
	15Gy×3			
	17Gy×3			
	18Gy×3			
	12Gy×4			
宽基底紧贴胸壁	13.5Gy×3	12Gy×4	106Gy	≤125%～150%
	15Gy×3			
	17Gy×3			
	12Gy×4			
	9Gy×5			
	11Gy×5			
中央型	11Gy×5	7.5Gy×8	108Gy	≤125%
	6Gy×8			
	7Gy×8			
	7.5Gy×8			
	5Gy×11			

定期随访。在原治疗单位进行影像等检查和评估，详细掌握患者放射外科治疗计划的剂量分布对正确解读随访影像等检查的对应关系至关重要。不能到原治疗单位随访检查评估，至少应该定期将影像检查结果和电话或微信随访结果记录，了解患者治疗情况。如果 CT 检查怀疑局部复发，可以进行 FDG PET 检查鉴别。如果影像学检查（CT 和 FDG PET）怀疑局部复发的患者，如有进一步采用挽救性治疗机会时，建议活检病理确认后进行下一步治疗，周围型肺癌在放射外科治疗失败后接受再程放射外科治疗是安全、有效的选项，但必须调整剂量模式和掌握周围正常组织限量。

（二）临床治疗结果

1. 局控率和生存率　放射外科治疗早期非小细胞肺癌经过 20 多年的临床实践，世界各国都获得大量临床数据，充分证明放射外科治疗早期非小细胞肺癌的效果明显优于常规放射治疗，将 3 年肿瘤局控率从 25% 提高到 90% 以上，5 年生存率从 10% 左右提高到 50% 左右。另外，还有小样本前瞻性临床研究数据和回顾性配对比较研究表明，放射外科治疗优于外科手术治疗或并不劣于外科手术治疗。此外，Ⅲ级放射毒性反应<5%，治疗过程没有任何风险。

世界各国都在开展和推广放射外科治疗早期非小细胞肺癌的临床应用，治疗结果如表 8-2 所示，以下分别介绍。

（1）美国：美国并不是采用放射外科治疗早期肺癌最早的国家，而是放射外科技术发展速度最快和推动临床应用贡献大的国家。美国最初采用放射外科技术，对因内科疾病或肺功能不能承受外科手术的早期非小细胞肺癌开展放射外科治疗剂量爬坡Ⅰ期临床试验，临床分期为 $T_1 \sim T_2$（<7cm）$N_0 M_0$，病理为 NSCLC，中位年龄为 75 岁，中位 KPS 评分≥80 的患者被纳入研究。采用当时的放射外科技术，在 2 周时间内分 3 次治疗，进行剂量爬坡。每一个剂量组中 3～5 个患者，从 8Gy/f、总剂量 24Gy/3f 起始，每次剂量提升 2Gy，总剂量到 60Gy/3f，剂量组根据时间间隔分别观察毒性反应。37 例患者纳入研究，Ⅰ期试验根据症状、体检、吸氧需求以及动脉血气分析和胸部影像检查等评价，心肺功能都没有明显下降。T_1 和 T_2 组最终目标均达到并很好地耐受了 60Gy/3f 的放射外科方案。经过中位 15.2 个月的随访，肿瘤总有效率为 87%，完全缓解率为 27%。出现局部失败的 6 例患者接受的单次剂量均<18Gy。该研究在国际上首次明确了放射外科治疗早期周围型肺癌最高耐受剂量模式，成为临床应用研究的最高限量参照物。

随后 RTOG0236 开展了放射外科治疗早期非小细胞的Ⅱ期临床试验，所有入组患者为病理诊断 $pT_{1\sim2}$（<7c N_0M_0）的早期 NSCLC，因内科疾病不能接受肺叶切除手术，全部 70 例入组患者按临床Ⅰ期试验的最大耐受剂量模式，等中心处方剂量 20Gy/f、60Gy/3 次，完成了治疗方案，中位随访 17.5 个月，治疗后 3 个月的总反应率为 60%。Kaplan-Meier 法评价 2 年局控率为 95%。28 例死亡患者中，只有 5 例死于癌症，基础疾病死亡 17 例，治疗相关死亡 6 例。中位生存 32.6 个月，2 年总生存率为 54.7%。在这个临床试验中，纳入了部分中心型肺癌，严密观察治疗后的晚期毒性发现，60Gy/3f 放疗模式治疗靠近中央气道的中心型

表 8-2　世界各国放射外科治疗早期 NSCLC 结果

研究中心	期别	剂量及次数	局部控制率	生存率
Timmerman 等（2010）	$T_{1\sim2} N_0$	60Gy/3f	98.0%（3 年）	72.0%（2 年）
Chang 等（2011）	$T_{1\sim2} N_0$	50Gy/4f	98.5%（2 年）	78.2%（2 年）
Senan 等（2011）	$T_{1\sim2} N_0$（operable）	60Gy/3、5、8f	93.0%（3 年）	84.7%（3 年）
Ricardi 等（2009）	$T_{1\sim2} N_0$	45Gy/3f	87.8%（3 年）	57.1%（3 年）
Nagata 等（2002）	$T_{1\sim2} N_0$	48Gy/4f	94.0%（3 年）	T_1: 83.0% T_2: 72.0%（3 年）
Xia 等（2006）	$T_{1\sim2} N_0$	70Gy/10f	95.0%（3 年）	91.0%（3 年）
Nagata 等（2010）	$T_1 N_0$	48Gy/4f	68.5%（3 年）	76.0%（3 年）

注：operable. 可手术的患者。

肺癌患者，引发严重毒性反应概率高达 46%。由此得出中心型肺癌不适合放射外科治疗的结论，甚至在相当一段时间出现了支气管树周围 2cm 以内为放射外科治疗禁区的定义，以致延缓了中心型肺癌放射外科治疗临床研究进程。事实上，经过进一步临床研究发现，早期中心型肺癌采用放射外科治疗，通过调整剂量模式，将单次量降低，增加放疗次数，只要使生物等效剂量（biologically effective dose，BED）≥100Gy 仍然可以获得和周围型肺癌类似效果，不良反应可耐受。

美国对放射外科治疗早期肺癌的另一重大贡献是张玉蛟教授等发表了放射外科治疗与肺叶切除治疗可以手术的Ⅰ期 NSCLC 前瞻性临床随机对照研究结果。他们把 2 个随机试验的结果进行了汇总分析。两组患者基本背景情况一致，手术组Ⅰ期 NSCLC 的标准治疗是肺叶切除术联合纵隔淋巴结清扫或采样。放射外科组只对Ⅰ期病灶实施 BED>100Gy 的高剂量照射。在 STARS 和 ROSEL 两个三期临床试验符合条件的患者为临床 T_{1-2a}（<4cm）N_0M_0，按 1∶1 的比例随机分配到放射外科组和手术外科组，以总生存作为首要研究终点对治疗人群进行了汇总分析。两个试验都在 ClinicalTrials.gov 注册（STARS：NCT00840749；ROSEL：NCT00687968）。入组 58 例患者，随机分到放射外科组 31 例、手术外科组 27 例。关于中位随访时间，放射外科组为 40.2 个月（23.0～47.3），手术外科组为 35.4 个月（18.9～40.7）；死亡患者，手术外科组为 6 例，放射外科组为 1 例；3 年总生存率，放射外科组为 95%，手术外科组为 79%。3 年无复发生存率，放射外科组为 86%，手术外科组为 80%。毒性反应，放射外科组 3 例（10%）出现 3 级治疗相关毒性反应，没有出现 4 级不良反应或治疗相关死亡；手术外科组 1 例死于手术并发症，12 例（44%）出现 3～4 级治疗相关不良反应。研究表明，放射外科治疗可以作为可手术的Ⅰ期 NSCLC 的治疗选项。但因本研究病例少，随访时间短，还有诸多需回答的疑问，期待更大样本的多中心临床研究给予答复。

（2）日本：日本是采用放射外科技术治疗早期 NSCLC 较早的国家。最初 Uematsu 等对 50 例 $T_{1-2}N_0$ 不具备手术条件或拒绝手术的患者，采用直线加速器和 CT 机一体装置，在同轴同床上完成定位、扫描和治疗，通过平静呼吸或腹部加压来限制呼吸运动，采用非共面照射技术（6～15 个弧）6Gy～10Gy/ 次，50Gy～60Gy/5～10 次，中位随访 36 个月，3 年的肿瘤相关生存率为 88%，总生存率为 66%。随后，Onishi 和同事发表了日本多中心临床研究结果。这项多中心研究的患者中位年龄为 74 岁，所有患者都因内科疾病无法接受肺叶切除手术，共入组 245 例患者，其中 164 例 $T_{1C}N_0M_0$ 和 93 例 $T_{2C}N_0M_0$ 患者，在日本 13 家医院完成。采用非共面动态拉弧或多个静态照射野进行照射，等中心剂量 18～75Gy，分 1～22 次完成，中位等效生物剂量（BED）111Gy（57～180Gy），中位随访 38 个月。总的局部进展 36 例（占 14%），等效生物剂量 ≥100Gy，局部失败仅为 8.4%（BED≥100Gy）。其中，可手术患者接受照射剂量 BED≥100Gy 的 5 年总生存率为 71.0%。研究表明，无论采用的放疗方法和时间剂量分次如何，BED≥100Gy 的局控率和总生存率明显优于 <100Gy，这一关键剂量参数对指导早期非小细胞肺癌的放射外科治疗有重要临床意义。

日本还是较早开展可手术切除的早期非小细胞肺癌放射外科治疗的国家。平冈真宽教授等主持的 JCOG0403 开展了 $T_1N_0M_0$ 可手术的 NSCLC 放射外科治疗Ⅱ期临床试验，本试验回答了放射外科治疗是否可替代可手术治疗患者的不手术治疗问题。研究方案在世界上独具开创性，2004 年 7 月—2007 年 2 月将可手术患者 65 例入组，入组患者 20 岁以上，PS 0～2 分，由胸外科医师确认有无手术条件。入组 65 例中 64 例可评价，年龄在 50～91 岁（中位 79 岁），≤75 岁 22 例，76～80 岁 23 例，≥81 岁 20 例；腺癌 40 例，鳞癌 21 例，其他 4 例；ECOG PS 评分 0 分 43 例，1 分 20 例，2 分 2 例；中位随访 45 个月，3 年局控率ⅠA 为 92%，ⅠB 为 73%；5 年总生存率ⅠA 为 72%，ⅠB 为 62%。研究表明，放射外科是可手术患者非手术治疗的替代选项，特别是对高龄患者优势更明显。

（3）欧洲：瑞典卡罗琳斯卡医院除了 Leksell 教授是颅内放射外科治疗的开创者和先驱外，他们是采用放射外科技术开展体部肿瘤临床研究最早的国家。虽然在 20 世纪 90 年代初放射外科技术比较初级，定位精度、射线聚焦和靶区验证都在探索中，但相关研究报道吸引了整个世界眼球，推动了放射外科技术发展和临床应用研究进程。Senan 和他的同事在世界范围内开展了一项放射外科治疗早期 NSCLC 的大宗对列研究，共纳入不符合进行肺叶切除条件的 127 例 $T_{1\sim 2c}N_0$ 的早期 NSCLC 患者，分别为接受楔形切除术 69 例、接受图像引导的放射外科治疗 58 例。结果显示，楔形切除术组和放射外科组相比，平均 1 秒呼气量和一氧化碳弥散量分别为 1.39L 和 12.0ml/（min·mmHg）*vs.* 1.31L 和 10.14ml/（min·mmHg），*P* 值无显著性差异。楔形切除术组和放射外科治疗组的平均 Charlson 合并症指数（Charlson comorbidity index，CCI）和中位年龄分别是 3 和 74 岁 *vs.* 4 和 78 岁（分别 *P*<0.01，*P*=0.04）。放射外科治疗剂量是根据体积决定的，放疗剂量模式 T_1 病变 48Gy/4f，T_2 病变 60Gy/5f 完成。中位随访 30 个月时，在局部复发、局部区域复发、远处转移或任何无复发方面没有显著差异（*P*>0.16）。但放射外科治疗较楔形切除显著降低了局部复发的风险（4% *vs.* 20%，*P*=0.07）。本研究结果进一步表明，对不能接受肺叶切除术的 I 期 NSCLC 患者，放射外科治疗是优于楔形切除更合理的选择。这一结果是放射外科治疗能获得优于手术治疗的又一次证明。

欧洲国家特别是荷兰在推动放射外科治疗肺癌的临床应用方面贡献较大。将放射外科治疗不能手术 I 期 NSCLC 作为首选治疗手段，制定了通过临床病史、CT、FDG-PET 等影像检查诊断的早期肺癌，在无法取得病理诊断情况下，患者愿意可选择放射外科治疗的医疗法规修订。有近 60% 基于临床和影像诊断的 I 期 NSCLC 采用放射外科治疗的结果，有病理诊断和无病理诊断之间的局控率和生存率无统计学差异。欧洲在采用放射外科治疗早期肺癌的剂量模式更具有灵活性，如周围型 T_1 中位处方剂量和宽基底紧贴胸壁中位处方剂量为 48Gy/4 次，中心型肺癌中位处方剂量为 7.5Gy/8 次（表 8-1），其中任何一种剂量模式 BED 均>100Gy，治疗 676 例 I 期 NSCLC 的 3 年局控率为 91.4%，T_1 和 T_2 分别为 93.7% 和 88.5%。3 年局部和区域失效率为 9.3%，远转失败率为 17%，总的 5 年生存率为 52.2%。

（4）中国：中国在采用放射外科技术治疗早期肺癌的临床应用研究滞后于欧美及日本各国。早年采用直线加速器放射外科技术治疗的临床病例不少，但纳入临床研究取得随访结果的资料有限。近 10 年来引进图像引导直线加速器、Cyberknife®、TomoTherapy® 等技术，开展了大量放射外科治疗早期肺癌临床研究，取得的疗效与各国报道类似。值得一提的是，中国采用自主研发的体部伽马刀技术治疗早期非小细胞肺癌属于世界首创。夏廷毅等发表了采用体部伽马刀放射外科治疗早期非小细胞的临床结果。入组不能手术的早期 NSCLC 患者 43 例，$T_1N_0M_0$ 25 例，$T_2N_1M_0$ 18 例，采用体架加真空负压袋固定体位，采用 1 层/4s 的慢 CT 扫描自然形成 ITV，GTV 在肺窗上勾画可见肿瘤体积，CTV 在 GTV 外扩 5mm，PTV 在 GTV 外扩 10mm，根据体部 γ 刀多源旋转聚焦的剂量分布特征独创了 GTV 用 70% 剂量线处方 70Gy/10f，相应形成 60% 剂量线 60Gy 覆盖 CTV、50% 剂量线 50Gy 覆盖 PTV 的靶中靶剂量递增的洋葱皮样剂量分布格局。在随访 24 个月时，I 期 3 年局控率和生存率分别是 96% 和 91%，I～II 期 3 年局控率和生存率分别为 95% 和 78%，本研究的局控率和生存率与采用 X 线放射外科技术治疗几乎一致，但 III 级不良反应更轻（2.3% *vs.* 6%～7%）。充分反映了体部伽马刀多源旋转聚焦的剂量分布优势，层层递增的洋葱皮样剂量分布有利于给肿瘤不同区域不同处方剂量，这一创新模式使肿瘤内生物效应剂量更高，肿瘤外正常组织的照射剂量更低，放射损伤更小（图 8-1～图 8-5）。

2. 不良反应与正常组织限量 放射外科治疗早期 NSCLC 的不良反应不是一成不变的，取决于肿瘤的体积、肿瘤所处的位置、放疗剂量分次模式以及患者个体差等因素。一贯以来，放射性肺炎都被视为肺癌放疗中最常见，最可能引起致死性后果的并发症，因此，正常组织体积剂量限制和放射损伤风险评估是决定放射外科治疗的关键因素。如 Timmerman 等在 II 期临床试验中，同样采用放疗 60Gy/3f 剂量模式，周围型肺癌 II 级以上放射反应仅为 17%，而中心型肺癌有 14 例患者出现严重放疗并发症，包括肺功能指标下降、胸腔积液及放射性肺炎，发生率高达 46%，最终有 6 例患者死亡。这一试验充分表明同样的技术在不同剂量模式下不良反应有显著差异，Barriger 等总结 251 例接受放射外科治疗的 I～IIB 期 NSCLC 患者，2 级及以上肺炎的发生率为 9.4%，其中 2 级 7%，3 级 2%，4 级 0.4%。夏廷毅等采用总剂量 70Gy/10 次，Lagerwaard 等采用 60Gy/8 次，Chang 等采用 50Gy/4 次，对包括中央型在内的临床 I 期或局部复发肺癌患者进行照射，获得了理想的局部控制率，同时毒性反应轻微。

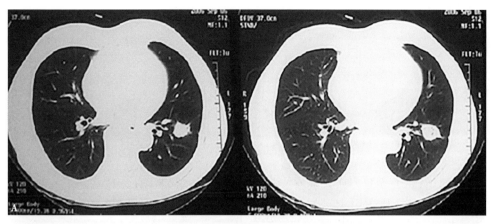

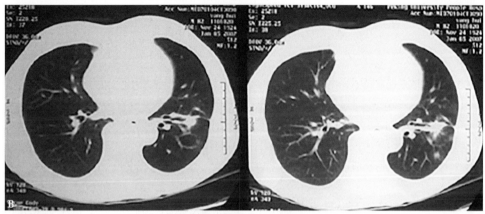

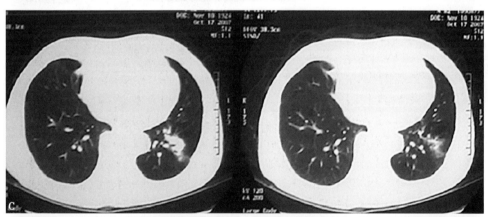

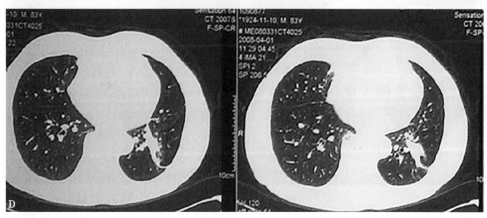

图 8-1　左肺下叶癌

A. 治疗前；B. 治疗后 3 个月瘤体明显缩小，局部炎性反应；C. 治疗后 1 年局部肺组织纤维瘢痕
化；D. 治疗后 1 年半瘢痕组织形态无变化。

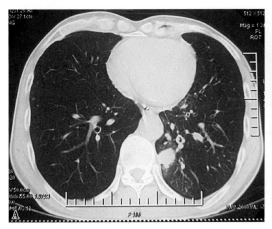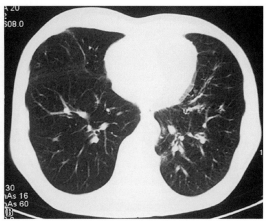

图 8-2 左肺腺癌

A. 治疗前；B. 治疗后 2 个月瘤体消失。

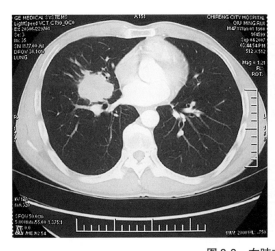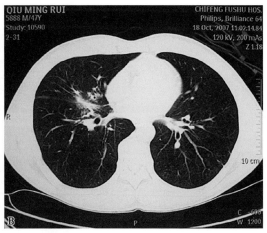

图 8-3 右肺非小细胞肺癌

A. 治疗前；B. 治疗后 1 个月瘤体消失，局部纤维化。

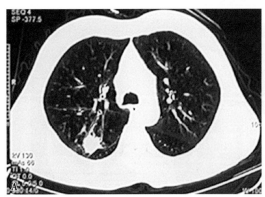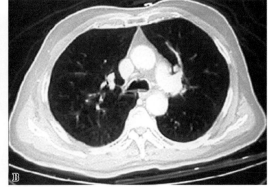

图 8-4 右肺上叶癌

A. 治疗前；B. 伽马刀治疗后半年瘤体消失。

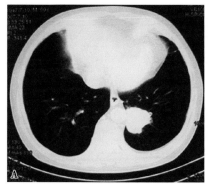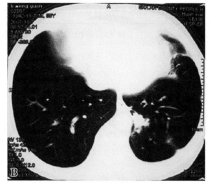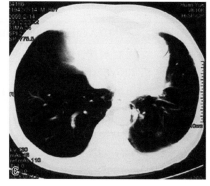

图 8-5　右肺下叶癌

A. 治疗前；B. 治疗后 3 个月；C. 治疗后 6 个月。伽马刀治疗后瘤体逐步消失，局部肺组织纤维化。

由此可见，在放射外科治疗中，保持正常器官体积剂量最小化至关重要。大多数体积剂量限制都是根据传统分次放疗的经验和相对生物效应计算得出。安德森癌症中心（MDACC）常用的两种分割模式 50Gy/4 次和 70Gy/10 次的危及器官限量可参考表 8-3，这个方案是张玉蛟等根据放射外科治疗的经验进行重新优化后制定的。临床上需要根据分割次数，参考这两种分割模式的限量，也可参考 NCCN 指南或是 RTOG 临床试验，但 MDACC 的危及器官限量要比 NCCN 或 RTOG 相对保守（表 8-4）。如果患者以前有放射治疗史，放疗医师需要评估以往的放疗计划，特别是正常组织接受的剂量，根据以前放疗和目前放疗的有效生物剂量，参考上述剂量体积限制做出一个临床判断。

表 8-3　MD 安得森癌症中心放射外科治疗中心型肺癌的危及器官剂量限制

正常组织	50Gy/4 次		70Gy/10 次	
	体积	限制剂量	体积	限制剂量
肺				
双肺	MLD≤6Gy		MLD≤9Gy	
	V_5≤30%		V_{40}≤7%	
	V_{10}≤17%			
	V_{20}≤12%			
	V_{30}≤7%			
同侧肺	iMLD≤10Gy		NA	
	iV_{10}≤35%			
	iV_{20}≤25%			
	iV_{30}≤15%			
气管	V_{35}≤1cm³		V_{40}≤1cm³	D_{max}<60Gy
支气管树	V_{35}≤1cm³	Dmax<38Gy	V_{50}≤1cm³	D_{max}<60Gy
肺门大血管	V_{40}≤1cm³	Dmax≤56Gy	V_{50}≤1cm³	D_{max}<75Gy
胸部其他大血管	V_{40}≤1cm³	Dmax≤56Gy	V_{50}≤1cm³	D_{max}<75Gy
食管	V_{30}≤1cm³	Dmax≤35Gy	V_{40}≤1cm³	D_{max}<50Gy
心脏 / 心包	V_{40}≤1cm³	Dmax≤45Gy	V_{45}≤1cm³	D_{max}<60Gy
臂丛神经	V_{30}≤0.2cm³	Dmax≤35Gy	V_{50}≤0.2cm³	D_{max}<55Gy
脊髓	V_{20}≤1cm³	Dmax≤25Gy	V_{35}≤1cm³	D_{max}<40Gy
胸壁 / 皮肤	V_{30}≤30cm³（胸壁）	V_{50}≤60cm³		D_{max}≤82Gy
	V_{30}≤50cm³（皮肤）	V_{40}≤120cm³		
		V_{30}≤250cm³		

表 8-4　不同机构放射外科治疗肺癌的危及器官剂量限制

邻近器官	MD Anderson（50Gy/4fx）	JCOG 0403（48Gy/4fx）	RTOG 0618（60Gy/3fx）
食管	限制剂量 35Gy；30Gy≤1cm³；20Gy≤5cm³	40Gy≤1cm³；35Gy≤10cm³	任何一点≤27Gy；单次≤9Gy
臂丛神经	限制剂量 40Gy；35Gy≤1cm³；30Gy≤5cm³		任何一点≤24Gy；单次≤8Gy
气管	35Gy≤1cm³；30Gy≤5cm³	40Gy≤10cm³	任何一点≤30Gy；单次≤10Gy
支气管	40Gy≤1cm³；35Gy≤5cm³		任何一点≤30Gy；单次≤10Gy
心脏	40Gy≤1cm³；35Gy≤5cm³		任何一点≤30Gy；单次≤10Gy
肺脏	V20<20%；V10<30%；V5<40%	40Gy≤100cm³；V15≤25%；V20≤20%	V20≤5%～10%
大血管	45Gy≤1cm³；35Gy≤5cm³	40Gy≤1cm³；35Gy≤10cm³	
皮肤	35Gy≤1cm³；30Gy≤5cm³；45Gy≤10cm³；35Gy≤30cm³		任何一点≤24Gy；单次≤8Gy
胸壁	35Gy<50cm³（肿瘤靠近胸壁）		
脊髓	限制剂量 25Gy；20Gy≤5cm³	Dmax：25Gy	任何一点≤18Gy；单次≤6Gy
胃肠道		36Gy≤10cm³；30Gy≤100cm³	
其他器官		48Gy≤1cm³；40Gy≤10cm³	

3. 治疗失败与挽救治疗

（1）失败类型：放射外科治疗早期 NSCLC 的主要失败类型是区域复发和远处转移，有多项前瞻性临床研究显示放射外科治疗失败模式见表 8-5。放射外科治疗 I 期 NSCLC 可获得照射野内≥90% 肿瘤局控率，在淋巴结复发（复发率为 5%～10%）及远处转移（10%～20%）方面，与手术治疗组的效果相似。MDACC 一项研究回顾分析了 1 092 例接受放射外科治疗的 I 期 NSCLC 的失败模式，中位随访 31.7 个月时，实际局部复发率为 3.7%。进一步分析显示，GTV≥8.3cm³、PTVD$_{95}$ BED$_{10}$>86Gy（相当于 42Gy/4 次或 55Gy/10 次）和 PTVmean BED$_{10}$>130Gy（相当于 55Gy/4 次或 75Gy/10 次）是局部复发的显著影响因素，提示后 2 个参数应在设计放疗计划中予以考虑并优化。一项历时 10 年的前瞻性研究显示，65 例 I 期 NSCLC 患者中位随访超过 7 年，实际的局部复发率为 7.7%，区域复发和远处转移率均为 12.3%，3 年的累积复发率分别为 5.4%、10.1% 和 10.0%。综上所述，放射外科治疗的主要失败类型仍是区域复发和远处转移。

（2）挽救治疗和结果：早期 NSCLC 患者接受放射外科治疗后局部复发患者的挽救治疗包括再次放射外科治疗和手术治疗。对于可以手术的患者，两种方法都可以选择；无法耐受手术的患者，放射外科治疗是首选的挽救治疗措施。

张玉蛟等报道 59 例中位年龄为 70 岁的放射外科治疗后孤立复发患者接受放射外科治疗，中位随访 58.3 个月。挽救性放射外科治疗后，19 例（32%）患者再次复发。从接受挽救性放射外科治疗开始，5 年局部、区域和远处失败率分别为 5.2%、10.3% 和 22.4%；3 年和 5 年的无进展生存率分别为 46.2% 和 41.1%，总生存率分别为 63.5% 和 56.5%。3 例患者（5%）出现 3 级治疗相关的不良反应，没有出现 4 级和 5 级不良反应。研究显示，早期非小细胞肺癌放射外科治疗后孤立复发患者，接受再次放射外科治疗可以获得很好的 5 年总生存率、局控率和无进展生存，并且不良反应轻微。而且，接受再次放射外科治疗后的患者的预后与原发性早期非小细胞肺癌接受根治性放射外科治疗的患者相当。因此，放射外科治疗是一个安全、有效的挽救治疗措施，可以与手术治疗一并作为局部复发患者的一线治疗选择。

Verstegen 等报道 9 例早期非小细胞肺癌接受放射外科治疗后孤立复发患者接受挽救性手术治疗，通过 CT 和 / 或 PET/CT 判断复发情况，4 例患者有术前病理诊断。中位局部复发时间为 22 个月。3 例患者出现术后并发症，2 级 2 例，3 级 1 例。中位住院时间为 8 天，30 天内死亡率为 0。研究显示，放射外科治疗后接受挽救性手术治疗是安全的。

表 8-5　放射外科治疗和手术治疗临床早期 NSCLC 患者的复发模式及预后

研究项目	病例数	中位随访/月	治疗分组/放疗剂量模式	局部复发/%		区域复发/%		远处转移/%		PFS/%		总生存率/%	
				3年	5年	3年	5年	3年	5年	3年	5年	3年	5年
Xia（前瞻性，2006）	43	27	50Gy/10次（PTV），70Gy/10次（GTV）	5				9.3c				91（T_1N_0）78（T_1N_1）	
Baumann（前瞻性，2009）	57	35	45Gy/3次	8		5c		16c		52		60	
Timmerman（前瞻性，2010）[a]	59	48	45～72.5Gy/3～10次	9.4	20	12.8	38	22.1	31	48.3	26	55.8	40
Onishi（回顾性，2011）	87	55	45～72.5Gy/3～10次		12.3		14.7		24.9				69.5
Senthi（回顾性，2012）	676	32.9	54～60Gy/3次；55～60Gy/5次；60Gy/8f	10.5		12.7		19.9		70			
Lagerwaard（前瞻性，2012）	117	31.5	60Gy/3、5、8次	7		9.7		9.7		81		84.7	
Zheng（回顾性，2014）[d]	荟萃分析	28	BED$_{10}$≥100Gy	12.2b	16.1b					65.8	65.8	56.6	41.2
Negata（前瞻性，2015）	100（不可手术）	47	48Gy/4次	12.7		8.0c		23.0c		48.9		59.9	42.8
	64（可手术）	67	48Gy/4次	14.6		25.0c		32.8c		54.5		76.5	54.0
Chang（前瞻性，2015）	31	40.2	54Gy/3次；50Gy/4次；60Gy/5次	4		10		3		86		95	
	27	35.4	肺叶切除	0		4		9		80		79	
Sun（MDACC，前瞻性，待发表）	65	86.2	50Gy/4f	5.4	10.8	10.1	12.4	10.0	12.7	75.5	66.6	70.8	55.7
Okada（前瞻性非随机，2006）	262	>60	肺叶切除			6.9bc		10.3c		83.4			89.1
	305		SLR			4.9bc		9.2c		85.9			89.6
Whitson（回顾性，2007）	88		开胸肺叶切除									77	64
	59		VATS肺叶切除									78	
Crabtree（PSM，2010）	462	31	手术	6b								68	55
	76	19	SABR	11		3.9c						32	
Verstegen（回顾性，2013）	64	16	VATS肺叶切除	17.4b				35.5		63.2		76.9	
	64	30	SABR	6.7b				14.8		79.3		79.6	
Port（PSM，2014）	76	35	楔形切除±插植			4bc		5c		88		87	
	23					13bc		17c		72		75	
Landreneau（回顾性，PSM，2014）	312	64.8	肺段切除			5.5bc		14.8c		70			54
	321		肺叶切除			5.1bc		11.6c		71			60

注：PSM. 倾向配对评分分析；SLR. 亚叶切除；VATS. 胸腔镜手术。"—"示数据未报告。a 55 例患者可评价，放疗野内 3 年、5 年复发率为 2.4% 和 7%，9 例患者复发位于同一肺叶内；b 局部区域复发率；c 实际计算的率（发生事件人数 / 全组人数）而不是估计的 3 年、5 年累积复发率；d 包括 40 项研究、4 850 例患者的荟萃分析，局部区域控制的数据来于 30 项研究。

（夏廷毅　李宏奇　张玉蛟　平冈真宽　永田靖）

第二节 中心型肺癌

一、中心型肺癌

目前，放射外科已成为不可手术的早期周围型非小细胞肺癌（NSCLC）的首选治疗方式。然而，对于早期中央型 NSCLC，放射外科（SBRT）治疗尤其是其剂量分割模式仍存在很大争议。2006 年 Timmerman 报道中心型肺癌采用类似周围型 NSCLC 的 60Gy/3f 分割剂量治疗，发现了较高的严重毒性发生率，表现了中心型肺癌不适宜采用太高的单次剂量分次模式。近来，随着对早期肺癌放射外科治疗的研究深入，给予中央型 NSCLC 风险调整的剂量分割模式，降低单次量，$BED_{10} \geqslant 100Gy$ 仍可以获得较好的疗效及可耐受的毒性反应，因此此区可从放射外科治疗"禁飞区"改称为放射外科治疗的"慎飞区"。目前，关于中心型肺癌放射外科治疗的前瞻、多中心临床研究证据有限，其最佳剂量分割模式仍在探索中。

1. 中心型肺癌的定义 目前，各研究对中心型的定义稍有差异：①RTOG 0236 对中央型肺癌的定义是，在各方向上距离支气管树 PBT、气管隆嵴、左右主支气管、叶支气管和段支气管开口）2cm 以内的肺癌为中央型。②MDACC 胸部放疗组及国际肺癌研究协会（IASLC）推荐定义：肿瘤位于纵隔关键结构包括 PBT、食管、心脏、臂丛神经、大血管、脊髓、膈神经和喉返神经 2cm 内为中央型。③研究中心型肺癌放射外科治疗的剂量分割模式的 RTOG 0813 定义：除了在各方向上距离 PBT 2cm 在内病灶外，还包含紧邻纵隔或心包胸膜的病灶。尽管各研究稍有差异，但均为选择出接受放射外科治疗可能出现严重毒性反应的患者，更好地掌握放射外科治疗早期 NSCLC 的适应证和最佳剂量分割。

2. 中心型肺癌放射外科治疗剂量分割模式、疗效、安全性与疗效 早在 2006 年，Timmerman 等研究报道中心型肺癌接受 60～66Gy/3f 的照射 3～5 级不良反应发生率是周围型肺癌的 11 倍，使中心型肺癌成为放射外科治疗早期肺癌的"禁飞区"。Fakiris 在 2009 年更新了这一临床研究结果，70 例患者 3 年 LC 为 88.1%，22 例早期中心型肺癌患者中位生存 24.4 个月，与周围型肺癌的 33.2 个月相比无显著性差异，但 3～5 级不良反应发生率

仍高达周围型肺癌 3 倍。各医疗中心对此类患者更是摒弃这种分割模式照射。而后陆续有回顾性研究报道，此类患者接受放射外科治疗单次剂量 4～8Gy 时耐受较好。

（1）国内夏廷毅教授等早期采用体部 γ 刀放射外科治疗 9 例中心型肺癌，PTV 受 50Gy，GTV 70Gy/10f（BED_{10}=119Gy）照射，3 年 LC 约 90%，未见 4～5 级不良反应。袁智勇教授等最早采用射波刀给予 17 例早期中央型 NSCLC 患者中位 56Gy/5f（BED_{10}=118.7Gy）照射，同时根据患者肿瘤位于不同 PBT 区的进行剂量分割建议，1 例患者局部复发，未见 4～5 级不良反应。

（2）北美 MDACC 则突破禁区，给予 100 例中心型肺癌患者（81 例 $T_{1\sim2}$，19 例单个复发病灶，不包含直接侵及 PBT 或纵隔结构的病灶）放射外科治疗 50Gy/4f（BED_{10}=112.5Gy）或危及器官限量不能满足时采用 70Gy/10f（BED_{10}=119Gy）照射，中位随访 30.6 个月，3 年 LC 及 OS 分别为 96.5% 与 70.5%，最常见不良反应为 2～3 级胸壁疼痛和放射性肺炎，无 4～5 级不良反应。

（3）欧洲尤其荷兰在早期中心型肺癌放射外科治疗方面做了系列研究，最先根据 T 分期和与周围危及器官的关系选择风险调整的剂量分割模式，采用 7～11 野的适形放疗技术对中心型肺癌采用 60Gy/8f（BED_{10}=105Gy）照射，共纳入 63 例早期肺癌患者，3 年 LC 为 92.6%，3 年 OS 为 64.3%，与入组的 445 例周围型相比没有显著性差异；分别有 2 例患者发生 3 级胸壁疼痛和 3 级呼吸困难，没有 4 级和明显的 5 级不良反应，有 9 例患者死于心肺疾病是否与放疗相关不明。随后采用 VMAT 同样剂量分割治疗 80 例中心型肺癌，也获得较高的局控和可耐受的毒性反应。2013 年 Senna 教授等荟萃分析了 20 项研究的 563 例中心型肺癌（其中 315 例早期中央型 NSCLC）接受放射外科治疗，结果显示，肿瘤接受 $BED_{10} \geqslant 100Gy$ 时 LC 为 85%，<9% 的患者发生 3～4 级不良反应。虽然荟萃分析纳入的各研究间在放射外科治疗实施的放疗设备、计划、处方剂量及毒性评价标准存在异质性，但仍提示对此类患者给予调整的剂量分割模式在 $BED_{10} \geqslant 100Gy$ 时可获得较满意的疗效。

（4）针对早期中央型 NSCLC（不包含紧贴或侵及纵隔结构的病灶）的放射外科治疗的剂量爬坡 RTOG 0813 临床研究，旨在探讨适合中心型肺癌的分割模式和耐受剂量。目前已报道 2

年的随访结果，其中 I 期研究结果显示 60Gy/5f（$BED_{10}=132Gy$）/2 周方案为最大耐受剂量，7.2% 的患者出现了剂量限制不良反应，II 期研究结果显示此方案（含单次 11.5Gy）2 年 LC 为 88%～89%，PFS 为 54%～55%，OS 为 72%～74%。11.5/12Gy×5f 的剂量分割模式显示出较高的局控和可耐受的毒性，还需要长期随访观察疗效和不良反应。

因此，对于接受放射外科治疗的早期中央型 NSCLC 患者，在满足正常危及器官限量条件下，应根据患者的一般情况、肿瘤特点及本中心的技术设备等权衡毒性反应和疗效。2017 年 ASTRO 及 ASCO 最新指南同样推荐，对中心型肺癌放射外科治疗建议给予大于 3 次分割（例如 4 次或 5 次）。多项研究显示，依赖肿瘤位置选择的剂量分割模式不是 OS 的独立预后因素，因此为这类患者选择风险调整的剂量分割模式同时兼顾 $BED_{10} \geq 100Gy$，同样能取得不劣于周围型肺癌的效果。

3. 中心型肺癌不良反应 由于中心型肺癌与纵隔正常器官的位置关系，接受放射外科治疗时相比于周围型肺癌不良反应发生率高，尤其是 4～5 级不良反应。由于各研究的质量和纳入患者例数等限制了治疗相关不良反应的精确描述。评估严重不良反应的发生除了分析剂量分割模式及限量外，还需要考虑患者治疗前的一般情况、基础疾病、肿瘤特点及既往治疗等。

多项研究报道此区域病灶因接受照射剂量高，严重不良反应发生率相应增加。Timmerman 等报道的 II 期临床研究结果中，22 例不可手术的 I 期中心型 NSCLC 患者接受 60～66Gy/3f（$BED_3=460～$

550Gy）的照射，4 例（18%）患者发生致死性毒性反应。2012 年新英格兰杂志报道的一例中央型肺癌患者接受 50Gy/5f 照射（$BED_3=217Gy$），8 个月后患者发生致死性中央气道坏死。荟萃分析结果显示，给予肿瘤放射外科治疗 $BED_3 \geq 210Gy$ 的照射治疗相关死亡率为 3.6%，而 $BED_3 < 210Gy$ 时治疗相关死亡率仅为 1.0%，发生治疗相关死亡率的中位时间为 7.5 个月。随后，其他研究也陆续报道了 5 级支气管狭窄及出血等反应的发生，接受剂量 60Gy/4f（$BED_3=360Gy$）、48Gy/4（$BED_3=240Gy$）不等，学者们普遍认为给予中心型肺癌处方剂量 $BED_3 \geq 210Gy$ 时治疗相关死亡的发生率增高。总的来看，致死不良反应在接受 $BED_3 \geq 210Gy$ 的治疗后发生率会升高，且多发生在 1 年内。

另外，这些患者放射外科治疗后接受后续侵入性治疗或操作也会增加治疗相关死亡率。Song 及 Bral 等研究均报道了一例放射外科治疗中央型病灶，最后死于对治疗后支气管狭窄进行干预的患者。启示我们，中心型肺癌患者接受放射外科治疗后的支气管或纵隔其他器官对应激的反应和修复能力可能都会受到影响，进行侵入性操作或治疗可能会促进严重不良反应的进展或导致死亡，因此对此类患者对治疗后的毒性反应进行干预或者进行纵隔器官疾病的治疗或检查时，一定要了解与放射外科治疗的间隔时间及治疗后的急慢性反应。

4. 中心型肺癌放射外科治疗危及器官限量 放射外科治疗早期肺癌不同分割模式下危及器官限量不同，采用 MDACC 的两种剂量分割模式时可以参考其分割模式下的限量。另外，也可参考 NCCN 指南或 RTOG 临床试验的限量，相比来说

表 8-6 NCCN 指南危及器官最大限量

危及器官/剂量模式	1次	3次	4次	5次
脊髓	14Gy	18Gy（6Gy/fx）	26Gy（6.5Gy/fx）	30Gy（6Gy/fx）
食管	15.4Gy	27Gy（9Gy/fx）	30Gy（7.5Gy/fx）	105% of PTV
臂丛	17.5Gy	24Gy（8Gy/fx）	27.2Gy（6.8Gy/fx）	32Gy（6.4Gy/fx）
心脏/心包	22Gy	30Gy（10Gy/fx）	34Gy（8.5Gy/fx）	105% of PTV
大血管	37Gy	NS	49Gy（12.25Gy/fx）	105% of PTV
气管、主支气管	20.2Gy	30Gy（10Gy/fx）	34.8Gy（8.7Gy/fx）	105% of PTV
肋骨	30Gy	30Gy（10Gy/fx）	40Gy（10Gy/fx）	NS
皮肤	26Gy	24Gy（8Gy/fx）	36Gy（9Gy/fx）	32Gy（6.4Gy/fx）
胃	12.4Gy	NS	27.2Gy（6.8Gy/fx）	NS

MDACC（表8-3）的危及器官限量要比 NCCN（表8-6）或 RTOG 保守。荷兰 VUmc（表8-7）对食管、心脏、气管、主支气管、脊髓进行最大量限制，对大血管未规定。

表8-7　荷兰危及器官最大限量（Tekatli H，Radioth Oncol，2015）

器官	Point Dmax for 8×7.5Gy (total $EQD_{2,LQ}$)
食管（$\alpha/\beta=3$）	40.0Gy（64.0Gy）
心脏（$\alpha/\beta=3$）	44.0Gy（74.8Gy）
气管/支气管树（$\alpha/\beta=3$）	44.0Gy（74.8Gy）
大血管（$\alpha/\beta=3$）	—
脊髓（$\alpha/\beta=3$）	28.0Gy（38.5Gy）

二、超中央型肺癌

以往鉴于紧贴或侵及纵隔正常器官的病灶接受放射外科治疗 5 级毒性反应的发生较高，多项研究将"真正中央肿瘤"（too central tumors）排除组外，学者们认为给予此区肿瘤风险调整的剂量分割照射仍可能发生致命不良反应。一直以来对于"真正中央肿瘤"（too central tumors）也没有明确的界定，著名的 RTOG 0813 研究也没有此类患者入组。2015 年斯坦福大学 Chaudhuri 等教授提出"超中央型"肺癌的概念，许多研究者也普遍认为超中央型强调肿瘤与 PBT 或纵隔结构尤其食管的紧密及范围关系，区别定义中心型的超高危和高危区域，从而相应选择更合适的剂量分割，对提高中心型的疗效及降低毒性反应具有很大意义。

1. 超中央型肺癌定义　超中央型肺癌定义为 GTV/ITV 毗连任何关键危及器官（气管、主支气管、中间段支气管、食管和心脏）。欧洲和北美存在区别，欧洲认为 PTV 紧贴或累及气管和主支气管（右侧不包括中间段及以下）就是超中央型。北美关注所有关键危及器官与 GTV/ITV 的关系，一般定义超中央型为 GTV 紧贴或累及纵隔关键危及器官，并有相当范围，如 PBT 及食管等。

2. 超中央型肺癌研究进展　超中央型肺癌的概念近年来才被提出，有报道采用放射外科治疗 $BED_3=144Gy$ 治疗后 5 个月发生气管食管溃疡和 $BED_3=209Gy$ 治疗后 7 个月支气管瘘而死亡的患者，按目前定义即为超中央型。超中央型的病灶较一般中心型肺癌更易发生放射外科治疗相关的

严重致死毒性。贴近肿瘤的纵隔结构相比于远离肿瘤的危及器官会接受更高的照射剂量是最直观的原因之一，另外，肿瘤紧贴或侵及 PBT 或许改变了大气道和纵隔结构的完整性和对放疗的反应，均可能导致超中央型肺癌接受放射外科治疗时发生较高的毒性反应。因此，MDACC 不推荐放射外科治疗直接侵及或紧贴 PBT 及其他关键纵隔结构的病灶，就目前基于光子的放射外科治疗设备和影像引导方式，肿瘤与纵隔关键结构距离 5~10mm 时可考虑行放射外科治疗。有研究报道中心型肺癌患者接受放射外科治疗，发生 2 级以上食管毒性反应患者中，超过 50% 存在 PTV 与食管重叠。因此，对这类患者期望通过采用更低的单次分割剂量来降低超中央型肺癌放射外科治疗的不良反应。

（1）荷兰 VU 大学医学中心回顾分析了 47 例超中央型肺癌患者（包括Ⅰ~ⅢA 及复发患者）接受 60Gy/12f（$BED_{10}=90Gy$）照射，3 例患者局部复发，21% 的患者发生可能与放疗相关的 5 级毒性，其中 15% 发生致死性出血，具体原因还需大宗样本进一步研究。目前欧洲对低危的超中央型患者采用此方案，对于身体评分差的高危的超中央型肺癌患者则会采用长疗程 60~65Gy/2.6~3Gy 的分割方案。

（2）斯坦福大学分析的 34 例中心型病灶中有 6 例为超中央型肺癌，并按气管、主支气管和叶支气管进行分区将肿瘤位于的相应区域分别称为 generation 0、generation 1 和 generation 2。给予 50Gy/5f 和 50Gy/4f（$BED_{10}=100~112.5Gy$）两种分割方式，2 年 OS 为 80.0%，2 年 LC 为 100%，且无 2 级及以上不良反应。纽约大学除了按肿瘤 GTV 是否紧贴 PBT 结构分组患者外，还通过 GTV 与 PBT 的距离是否大于 1cm，来区分放射外科治疗中心型肺癌的高危区和超高危区。18 例患者肿瘤紧贴 PBT 即超中央型，放射外科治疗中位处方剂量为 45Gy/5f（$BED_{10}=85.5Gy$），其中有 4 例患者在接受 45~50Gy/5f 照射 1 年内发生放射外科治疗相关的死亡，2 例死于肺炎所致的败血症和呼吸衰竭，2 例死于肺出血且这 2 例患者均在放射外科治疗同时接受贝伐单抗治疗。肿瘤紧贴 PBT 组的放射外科治疗相关的死亡风险显著高于肿瘤不紧贴 PBT 组，肿瘤距离 PBT≤1cm 的患者 3 级不良反应的发生率也显著高于肿瘤距离 PBT>1cm 的患者，两组 OS 和 LC 无差异。这也进一步说明，中心型肿瘤与 PBT 距离关系是影响毒性反应发生

的关键因素，放射外科治疗中心型病灶时，推荐分亚区选择合适的剂量分割模式。另外，肿瘤紧贴PBT组中，其他2例接受贝伐单抗治疗但与放射外科治疗分别间隔5个月和10个月，以及肿瘤不紧贴PBT组6例接受VEGF抑制剂治疗与放射外科治疗间隔1年以上的患者，均未发生3级以上不良反应。因此，本研究还警示放射外科治疗同时或短时间内接受抗VEGF药物治疗的超中央型肺癌患者要尤为小心。

（3）袁智勇教授团队回顾分析自2006年来射波刀放射外科治疗的80例距PBT 2cm的早期中央型NSCLC，根据肿瘤与PBT及气管的关系采用三种分组模式分成超高危组（即超中央型）和高危组：① GTV紧贴PBT和气管：是（37例）/否（43例）；②GTV距离PBT：≤5mm（50例）/<5mm（30例）；③PTV重叠PBT：是（53例）/否（27例）。同时，给予风险调整的剂量分割模式，超高危组即超中央型肺癌中位放疗剂量为56Gy/7f（BED_{10}=100.8Gy），而高危中心型则为60Gy/6f（BED_{10}=120Gy），3年LC为95.6%，3年OS及CSS分别为51.7%和63.6%。局部复发2例在超高危组，1例在高危组，仅1例肺功能较差的患者发生5级放射性肺炎，两组OS、LC、毒性反应均无显著性差异。这提示我们可以对不同中心型肺癌区别给量，均能获得较满意的疗效和可耐受的毒性。另外，研究发现，相比于高危组肺癌，超高危组的远处转移率明显升高，可能这组患者肿瘤紧贴或累及纵隔结构，从而改变纵隔结构及微环境，利于其向远处播散。因此，放射外科治疗与系统治疗（化疗或免疫治疗）的联合应用是否会让这组患者获益，以及如何联合等问题，需要大样本、前瞻性的临床研究

去寻找答案。

（4）2017年最新ASTRO及ASCO推荐指南对高危中心型肺癌（例如肿瘤紧贴或侵及食管或PBT）建议给予6～15次分割放疗或者常规分割放疗，ESTRO也不推荐给予超中央型肺癌单次高剂量的放射外科治疗（表8-8）。

（袁智勇　夏廷毅　王绿化）

第三节　肺转移癌

肺是恶性肿瘤最常见的转移部位，随着影像技术和治疗水平的提高及肿瘤患者生存时间的延长，肺转移性癌的发生率呈增长趋势。肺转移癌的治疗手段主要包括手术、药物和放疗。对于少数孤立性肺转移病灶，手术切除疗效肯定，但适应证要求严格，切除后再次复发将难行二次手术。传统放疗由于受照射技术限制，单次剂量和总剂量难以提高，仅适于较敏感转移癌。放射外科技术将放疗剂量聚焦到病灶，通过几次照射（≤10次）即可达到根治病灶效果，同时保护肿瘤周边的关键器官，如大血管、气管主气管、胸壁、食管等。对疾病进入晚期的肺转移癌有其独特优势，为这类患者提供了新的治疗途径。

一、肺转移癌诊断要点

肺转移癌的诊断主要依据既往病史和影像学检查，患者除原发肿瘤的相关症状，多无特异性症状。约1/3患者因出现胸痛、刺激性咳嗽等症状而就诊，大多数患者为原发肿瘤治疗或随访过程中发现。孤立性肺转移癌在胸部X线和CT上主要表现为单发的圆形、类圆形肿块，也可呈粟粒状小

表8-8　各种中心型肺癌的放射外科治疗剂量分割模式建议

剂量推荐	中央型		超中央型	
	剂量分割	BED_{10}	剂量分割	BED_{10}
ASTRO/ASCO	>3f（如4～5f）	—	6～15f	—
北美/MDACC	50Gy/4f	112.5Gy	60Gy/15f	84Gy
	70Gy/7f	119Gy	45～50Gy/4～5f	80.5～112.5Gy
欧洲	60Gy/8f	105Gy	60Gy/12～20f	90Gy/78Gy
中国	50～70Gy/5～10f	100～120Gy	56Gy/7f	100.8Gy
RTOG 0813	57.5Gy/5f	123.6	—	—
	60Gy/5f	132Gy		

结节，少数有边缘分叶、毛刺等原发性肺癌的影像学特征。具体的临床工作中有部分病例需与其他肺部疾病进行鉴别。如单凭影像学形态鉴别确有困难时，更多的是结合临床病史、症状、体征和化验结果进行综合判断。但某些肿瘤肺部转移灶有一定的倾向性，如甲状腺癌肺部转移以粟粒型多见，滋养细胞癌肺部转移多数以边缘光整的肿块，少数以边缘模糊的云雾状，切除原发灶并加以合适的药物系统治疗，病灶可短期内缩小甚至消失；肾透明细胞癌转移至肺呈炎症样浸润影；肺转移癌中见空洞，多系头颈部肿瘤或其他部位肉瘤，亦可见直肠和卵巢癌；肺转移灶内出现钙化，尤以团块状或斑片状钙化，多见于成骨肉瘤和软骨肉瘤。正电子发射断层与计算机断层成像（PET/CT）对诊断肺转移癌有较高的灵敏度，Fortes 等报道 PET/CT 对诊断肺转移癌的灵敏度达到 65.7%，对于结节直径>1cm 的肺转移癌灵敏度高达 87.8%，但对于直径<1cm 的转移癌灵敏度则为 29.6%，并且对于不同的原发肿瘤引起的肺转移癌灵敏度也不尽相同，对于肉瘤灵敏度仅 44%，而对鳞状细胞癌则达到93%。

对有恶性肿瘤病史的患者，肺部新发病变均应考虑肺转移癌可能，从目前的临床资料看，不同原发癌的肺转移癌的放射外科治疗局部控制率并没有明显差异，因此可不进行活检获得病理诊断直接治疗。对无恶性肿瘤病史患者，若肺部病变有肺转移癌的典型影像学特征，积极活检有助于明确诊断，并据此寻找原发病灶与进行针对性治疗。

二、手段选择原则

（一）手术外科治疗

手术切除适应证要求严格，切除后复发将难行再次手术，目前国内外基本达成共识的肺转移癌手术指征为：

1. 原发性恶性肿瘤已经治愈或能够治愈、无局部复发。

2. 影像学检查提示肺转移癌只局限于肺，没有其他部位转移，而且肺转移癌灶都能切除。

3. 患者的肺功能储备和全身情况可以耐受手术。

4. 没有其他有效的局部治疗方法。据报道，肺转移癌手术后死亡率为 0～4%，主要是感染和呼吸系统并发症。

（二）放射外科治疗

放射外科采用非共面等中心旋转照射技术，使肿瘤边缘剂量梯度大，可明显减少转移灶周围正常肺组织的受照剂量和容积，为高剂量、大分割、短疗程提供根本保证。除原发早期肺癌外，目前广泛用于肺转移癌、肝转移、肾上腺转移等。另外，常规放疗或放射外科治疗复发肺癌后出现肺转移，再程放射外科仍能获得较高的控制率及总生存率，但 3～5 级不良反应发生率高，因此再程放疗需特别谨慎。关于采用放射外科治疗肺转移癌的照射范围，目前较一致的共识是同早期肺癌一样，即只照射目标病灶。

（三）治疗手段选择

1. 肿瘤部位　肺部转移癌以周围型或紧邻胸壁型多见，初发现时病灶最大直径通常<5cm，此类病灶放射外科治疗难度不大，对于中央型肺转移癌，放射外科治疗应按早期中心型肺癌的治疗原则和剂量模式给予相应处理。对于已接受过相关放疗的患者，尤其注意放射外科再程放疗引起的不良反应。

2. 患者年龄和有无内科疾病　原则上，高龄或严重内科疾病不能承受手术者优先选择放射外科治疗。

3. 患者顺从度　对于肺转移癌患者，无论单发还是多发，放射外科治疗较手术切除有更大优势，若单发病灶有手术指征，患者又有强烈意愿不反对手术治疗，若为肺多发转移癌的治疗，或患者拒绝手术时，推荐放射外科治疗，不能完全违背患者及家属的意愿，强制推行医师自己专业的治疗手段。两者的选择与推荐，需从多角度全方位考虑，并以治疗过程安全、风险低、治疗后生活质量高、器官功能影响小、不良反应轻、治疗肿瘤的局控率高、患者生存时间长为最终目标。

4. 治疗病灶多少　肺转移癌有单发病灶，也有多发病灶，多发有 2～5 个、6～10 个，甚至是满天星，数不清的小结节，单发病灶根据部位、大小以及患者全身状态和原发灶控制程度可选放射外科或手术外科，对多发病灶，放射外科治疗的优势更明显，但治疗数量是有限制的。放射外科治疗的目的即要有效控制病灶，患者获得长期生存或显著改善症状及提高生活质量，关键是治疗后不影响肺功能和患者生活质量。有文献报道，放射外科分期分批治疗肺转移最多可达 24 个病灶。

三、放射外科临床实践

（一）临床操作路径

1. 患者选择 肺转移癌寡病灶都是放射外科治疗的适应患者。符合条件治疗的患者需经多学科综合治疗（multi-disciplinary team，MDT）讨论，对于影像学高度怀疑为肺转移癌患者，可无需病理活检直接治疗。放射外科治疗肺转移癌的禁忌证主要为病灶数太多，原发灶未控，治疗转移灶并不能给患者带来任何获益。

2. 定位、计划设计与质控 精准定位、精确计划以及精准施照是对运动目标进行高剂量照射，同时限制周围正常组织毒性的保障。多种定位技术不断优化，提高了定位的精度，控制病灶偏移技术方法使病灶运动最小化。国内浙江省肿瘤医院当前放射外科治疗模拟定位采用真空负压袋或体罩，配合独立于治疗床的红外线坐标系统以明确立体定向基准点，这种设置建立并固定了患者的体位，将病灶可重复地准确定位到等中心点从而优化计划靶体积（planning target volume，PTV），患者平静呼吸状态下行 4D-CT 平扫或增强扫描用来记录病灶呼吸活动度，至于 CT 透视下观察不到的小病灶活动度，依据透视下胸廓及横膈膜运动确定，扫描范围通常包括第 4 颈椎上缘到第 2 腰椎下缘，层厚 1～5mm。扫描图像通过网络传输至治疗计划系统。4D-CT 扫描以 10% 为呼吸时相间隔，每层面分为 10 个呼吸时相图像，再由 10 个呼吸时相 CT 图像融合而成的最大密度投影（maximum intensity projection，MIP）图像上合并同时参考放疗前胸部 CT 或 PET/CT 结果，对比肺窗及纵隔窗进行 IGTV 勾画。因高密度或与肿瘤相似密度的组织遮挡，MIP 图像不能明确界定 IGTV 边界者，逐个时相勾画 GTV，然后合成 IGTV。计划靶体积在 IGTV 范围前后左右外扩 3～5mm，与原发肺癌相似，同时勾画包括脊髓、两侧肺、气管、胸壁、臂丛神经、心脏和食管等周围危及器官（organ at risk，OAR）。采用直线加速器放射外科功能治疗肺癌，治疗计划的处方剂量通常给予包绕 PTV 的等剂量线或 PTV 的 D95%～D99%，每次照射前行 kV 级 CBCT（cone beam computed tomography）扫描并在线配准，记录每次各中心轴的位置误差。

3. 剂量模式 目前为止，放射外科治疗肺转移癌的最佳剂量 - 效应关系尚无统一定论，世界各国所采用的剂量模式并不相同。单一病灶完全可参照原发肺癌剂量模式治疗，多发病灶需要根据转移癌位置和大小、有无接受过胸部放疗来决定相应的剂量分次模式。

4. 随访 除原发肿瘤随访外，患者肺转移癌放射外科治疗结束后须定期随访，随着放射外科应用经验的积累，对其治疗后影像学变化的理解也在逐渐深入。早期 CT 影像变化主要有弥漫性实变、斑片样实变、毛玻璃样阴影（ground glass opacity，GGO）和点状片状纤维化等，晚期改变主要包括肿瘤缩小或消失、肿块样、瘢痕样以及无改变等。根据单次 CT 结果不易区分治疗后纤维化与肿瘤复发，需长期系统检查以监测其改变。一般典型的纤维化在初期会出现进展，而后趋于稳定。RTOG 建议，根据 CT 来监测肿瘤变化，如有增大，则进一步行 PET/CT 以明确是否存在与原发肿瘤类似的 SUV 升高；若 PET/CT 考虑复发（复查需距放疗后 6 个月以上且 SUV>5），则建议穿刺活检。

（二）临床治疗结果

虽然最初的放射外科技术主要用于肺转移癌等的临床试验，但相关研究结果明显少于治疗早期 NSCLC，随着定位、计划和实施的优化，目前在治疗肺转移癌摸索前行的放射外科治疗可达到令人满意疗效及可接受的不良反应，现有的回顾性分析及以往的相关研究显示放射外科能有效控制肺部寡转移癌。近年肺部寡转移癌行放射外科治疗的文献报道，总中位 OS 在 13～34 个月，中位 PFS 在 6～14 个月，1、2、5 年 OS 分别为 80%、50%～70%、20%～30%，与手术切除的 2、5 年 OS 率分别为 70%、36% 接近。Baschnagel 等对 32 个肺转移癌患者行 4～10Gy×6f 放疗，中位随访 27.6 个月，1、2、3 年 LC 和 OS 率分别为 97%、83%、76% 以及 92%、85%、63%，未观察到 4 度以上不良反应。一项纳入 186 例寡转移癌患者的回顾性分析结果提示，$N_{0～1}$ 分期、病理类型为鳞癌、只有 1 个器官受累以及对原发肿瘤的治疗是提高 OS 的积极因素。肖建平等对 52 例肺转移癌（133 个病灶）进行放射外科治疗，总有效率为 84%，2 年生存率为 50%。浙江省肿瘤医院对 2012 年 1 月—2015 年 9 月间在该院接受放射外科治疗的肺部转移癌患者（n=82）进行回顾分析，2 年 LC 及 OS 分别为 72.8% 和 61.9%，治疗不良反应可接受。尽管目前对肺部转移癌行放射外科治疗的结果均为单中心数据，但临床大量结果已充分显示放射外科有效控制肺转移癌技术特点和临床治疗优势。同时，局部联合全身治疗肺寡转移灶远可获得长期生存结果，放射外科治疗后复发或病灶有残留的患者，如果可以完全切除且心肺功能评估无禁忌证，则可以进行补救性手术。

（陈　明　傅小龙　卢　冰）

参 考 文 献

[1] LAGERWAARD F J, VERSTEGEN N E, HAASBEEK C J, et al. Outcomes of stereotactic ablative radiotherapy in patients with potentially operable stage I non-small cell lung cancer[J]. Int J Radiat Oncol Biol Phys, 2012, 83(1): 348-353.

[2] CHANG J Y, SENAN S, PAUL M A, et al. Stereotactic ablative radiotherapy versus lobectomy for operable stage I non-small-cell lung cancer: a pooled analysis of two randomised trials[J]. Lancet Oncol, 2015, 16(6): 630-637.

[3] SIBLEY G S, JAMIESON T A, MARKS L B, et al. Radiotherapy alone for medically inoperable stage I non-small cell lung cancer: The Duke experience[J]. Int J Radiat Oncol Biol Phys, 1998, 40: 149-154.

[4] KROL A D, AUSSEMS P, NOORDIJK E M, et al. Local irradiation alone for peripheral stage I lung cancer: could we omit the elective regional nodal irradiation?[J]. Int J Radiat Oncol Biol Phys, 1996, 34: 297-302.

[5] BRADLEY J D, EL NAQA I, DRZYMALA R E, et al. Stereotactic body radiation therapy for early-stage non-small-cell lung cancer: the pattern of failure is distant[J]. Int J Radiat Oncol Biol Phys, 2010, 77(4): 1146-1150.

[6] TIMMERMAN R, PAPIEZ L, MCGARRY R, et al. Extracranial stereotactic radioablation: results of a phase I study in medically inoperable stage I non-small cell lung cancer[J]. Chest, 2003, 124(5): 1946-1955.

[7] TIMMERMAN R, MCGARRY R, YIANNOUTSOS C, et al. Excessive toxicity when treating central tumors in a phase II study of stereotactic body radiation therapy for medically inoperable early-stage lung cancer[J]. J Clin Oncol, 2006, 24(30): 4833-4839.

[8] ONISHI H, ARAKI T, SHIRATO H, et al. Stereotactic hypofractionated high-dose irradiation for stage I non-small cell lung carcinoma: clinical outcomes in 245 subjects in a Japanese multiinstitutional study[J]. Cancer, 2004, 101(7): 1623-1631.

[9] XIA T, LI H, SUN Q, et al. Promising clinical outcome of stereotactic body radiation therapy for patients with inoperable Stage I/II non-small-cell lung cancer[J]. Int J Radiat Oncol Biol Phys, 2006, 66(1): 117-125.

[10] ONISHI H, SHIRATO H, NAGATA Y, et al. Hypofractionated stereotactic radiotherapy（HypoFXSRT）for stage I non-small cell lung cancer: updated results of 257 patients in a Japanese multi-institutional study[J]. J Thorac Oncol, 2007, 2(7 Suppl 3): S94-S100.

[11] NG C S, ROCCO G, WONG R H, et al. Uniportal and single-incision video assisted thoracic surgery: the state of the art[J]. Interact Cardiovasc Thorac Surg, 2014, 19(4): 661-666.

[12] NG C S, GONZALEZ-RIVAS D, D'AMICO T A, et al. Uniportal VATS-a new era in lung cancer surgery[J]. J Thorac Dis, 2015, 7(8): 1489-1491.

[13] GONZALEZ-RIVAS D, DELGADO M, FIEIRA E, et al. Uniportal video-assisted thoracoscopic pneumonectomy[J]. J Thorac Dis, 2013, 5 Suppl 3: S246-S252.

[14] GONZALEZ-RIVAS D, FIEIRA E, DE LA TORRE M, et al. Bronchovascular right upper lobe reconstruction by uniportal video-assisted thoracoscopic surgery[J]. J Thorac Dis, 2014, 6(6): 861-863.

[15] ISMAIL M, HELMIG M, SWIERZY M, et al. Uniportal VATS: the first German experience[J]. J Thorac Dis, 2014, 6 Suppl 6: S650-S655.

[16] CHANG J Y, VIVEC V, NAGATA Y, et al. Primary lung cancer[M]// NAGATA Y. Stereotactic Body Radiation Therapy.Springer: New York, 2012: 137-162.

[17] NAGATA Y, HIRAOKA M, ONISHI H, et al. Prospective Trial of Stereotactic Body Radiation Therapy for Both Operable and Inoperable $T_1N_0M_0$ Non-Small Cell Lung Cancer: Japan Clinical Oncology Group Study JCOG0403[J]. Int J Radiat Oncol Biol Phys, 2015, 93(5): 989-996.

[18] BLOMGREN H, LAX I, NÄSLUND I, et al. Stereotactic high dose fraction radiation therapy of extracranial tumorsusing an accelerator. Clinical experience of the first thirty-one patients[J]. Acta Oncol, 1995, 34(6): 861-870.

[19] SENAN S, LAGERWAARD F. Stereotactic radiotherapy for stage I lung cancer: current results and new developments[J]. Cancer Radiother, 2010, 14(2): 115-118.

[20] GRILLS I S, MANGONA V S, WELSH R, et al. Outcomes after stereotactic lung radiotherapy or wedge resection for stage Ⅰ non-small-cell lung cancer[J]. J Clin Oncol, 2010, 28(6): 928-935.

[21] PALMA D, LAGERWAARD F, RODRIGUES G, et al. Curative treatment of Stage Ⅰ non-small-cell lung cancer in patients with severe COPD: stereotactic radiotherapy outcomes and systematic review[J]. Int J Radiat Oncol Biol Phys, 2012, 82(3): 1149-1156.

[22] 夏廷毅, 孙庆选, 李平, 等. 体部γ刀高分次剂量治疗Ⅰ～Ⅱ期非小细胞肺癌的临床研究[J]. 临床肿瘤学杂志, 2005, 10: 20-24.

[23] BARRIGER R B, FORQUER J A, BRABHAM J G, et al. A dose-volume analysis of radiation pneumonitis in non-small cell lung cancer patients treated with stereotactic body radiation therapy[J]. Int J Radiat Oncol Biol Phys, 2012, 82(1): 457-462.

[24] LAGERWAARD F J, HAASBEEK C J, SMIT E F, et al. Outcomes of risk-adapted fractionated stereotactic radiotherapy for stage Ⅰ non-small-cell lung cancer[J]. Int J Radiat Oncol Biol Phys, 2008, 70: 685-692.

[25] CHANG J Y, BALTER P A, DONG L, et al. Stereotactic body radiation therapy in centrally and superiorly located stage Ⅰ or isolated recurrent non-small-cell lung cancer[J]. Int J Radiat Oncol Biol Phys, 2008, 72: 967-971.

[26] CHANG J Y, BEZJAK A, MORNEX F, et al. Stereotactic ablative radiotherapy for centrally located early stage non-small-cell lung cancer what we have learned[J]. J Thorac Oncol, 2015, 10(4): 577-585.

[27] EVANS J D, GOMEZ D R, CHANG J Y, et al. Cardiac ^{18}F-fluorodeoxyglucose uptake on positron emission tomography after thoracic stereotactic body radiation therapy[J]. Radiother Oncol, 2013, 109(1): 82-85.

[28] WELSH J, THOMAS J, SHAH D, et al. Obesity increases the risk of chest wall pain from thoracic stereotactic body radiation therapy[J]. Int J Radiat Oncol Biol Phys, 2011, 81(1): 91-96.

[29] CHANG J Y, BEZJAK A, MORNEX F. Stereotactic ablative radiotherapy for centrally located early stage non-small-cell lung cancer: what we have learned[J]. J Thorac Oncol, 2015, 10(4): 577-585.

[30] ZHAO L, ZHOU S, BALTER P, et al. Planning Target Volume D95 and Mean Dose Should Be Considered for Optimal Local Control for Stereotactic Ablative Radiation Therapy[J]. Int J Radiat Oncol Biol Phys, 2016, 95(4): 1226-1235.

[31] BAUMANN P, NYMAN J, HOYER M, et al. Outcome in a prospective phase Ⅱ trial of medically inoperable stage Ⅰ non-small-cell lung cancer patients treated with stereotactic body radiotherapy[J]. J Clin Oncol, 2009, 27(20): 3290-3296.

[32] TIMMERMAN R D, HU C, MICHALSKI J, et al. Long-term Results of RTOG 0236: A phase Ⅱ trial of stereotactic body radiation therapy (SBRT) in the treatment of patients with medically inoperable stage Ⅰ non-small cell lung cancer[J]. Int J Radiat Oncol Biol Phys, 2014, 90(1): S30.

[33] TIMMERMAN R, PAULUS R, GALVIN J, et al. Stereotactic body radiation therapy for inoperable early stage lung cancer[J]. JAMA, 2010, 303(11): 1070-1076.

[34] SENTHI S, LAGERWAARD F J, HAASBEEK C J, et al. Patterns of disease recurrence after stereotactic ablative radiotherapy for early stage non-small-cell lung cancer: a retrospective analysis[J]. Lancet Oncol, 2012, 13(8): 802-809.

[35] ZHENG X, SCHIPPER M, KIDWELL K, et al. Survival outcome after stereotactic body radiation therapy and surgery for stage Ⅰ non-small cell lung cancer: a meta-analysis[J]. Int J Radiat Oncol Biol Phys, 2014, 90(3): 603-611.

[36] NAGATA Y, HIRAOKA M, SHIBATA T, et al. Prospective Trial of Stereotactic Body Radiation Therapy for Both Operable and Inoperable $T_1N_0M_0$ Non-Small Cell Lung Cancer: Japan Clinical Oncology Group Study JCOG0403[J]. Int J Radiat Oncol Biol Phys, 2015, 93(5): 989-996.

[37] OKADA M, KOIKE T, HIGASHIYAMA M, et al. Radical sublobar resection for small-sized non-small cell lung cancer: a multicenter study[J]. J Thorac Cardiovasc Surg, 2006, 132(4): 769-775.

[38] WHITSON B A, ANDRADE R S, BOETTCHER A, et al. Video-assisted thoracoscopic surgery is more favorable than thoracotomy for resection of clinical stage Ⅰ non-small cell lung cancer[J]. Ann Thorac Surg, 2007, 83(6): 1965-1970.

[39] CRABTREE T D, DENLINGER C E, MEYERS B F, et al. Stereotactic body radiation therapy versus surgical

resection for stage Ⅰ non-small cell lung cancer[J]. J Thorac Cardiovasc Surg, 2010, 140(2): 377-386.

[40] VERSTEGEN N E, OOSTERHUIS J W, PALMA D A, et al. Stage Ⅰ-Ⅱ non-small-cell lung cancer treated using either stereotactic ablative radiotherapy(SABR) or lobectomy by video-assisted thoracoscopic surgery (VATS): outcomes of a propensity score-matched analysis[J]. Ann Oncol, 2013, 24(6): 1543-1548.

[41] PORT J L, PARASHAR B, OSAKWE N, et al. A propensity-matched analysis of wedge resection and stereotactic body radiotherapy for early stage lung cancer [J]. Ann Thorac Surg, 2014, 98(4): 1152-1159.

[42] LANDRENEAU R J, NORMOLLE D P, CHRISTIE N A, et al. Recurrence and survival outcomes after anatomic segmentectomy versus lobectomy for clinical stage Ⅰ non-small-cell lung cancer: a propensity-matched analysis[J]. J Clin Oncol, 2014, 32(23): 2449-2455.

[43] SUN B, BROOKS E D, KOMAKI R, et al. Long-Term Outcomes of Salvage Stereotactic Ablative Radiotherapy for Isolated Lung Recurrence of Non-Small Cell Cancer: A Phase Ⅱ Clinical Trial[J]. J Thorac Oncol, 2017, 12(6): 983-992.

[44] VERSTEGEN N E, MAAT A P, LAGERWAARD F J, et al. Salvage surgery for local failures after stereotactic ablative radiotherapy for early stage non-small cell lung cancer[J]. Radiat Oncol, 2016, 11(1): 131.

[45] BEZJAK A, PAULUS R, GASPAR L E, et al. Primary study endpoint analysis for NRG Oncology/RTOG 0813 trial of stereotactic body radiation therapy(SBRT) for centrally located non-small cell lung cancer(NSCLC)[J]. Int J Radiat Oncol Biol Phys, 2016, 94: 4.

[46] FAKIRIS A J, MCGARRY R C, YIANNOUTSOS C T, et al. Stereotactic body radiation therapy for early-stage non-small-cell lung carcinoma: four-year results of a prospective phase Ⅱ study[J]. Int J Radiat Oncol Biol Phys, 2009, 75(3): 677-682.

[47] 王宝虎, 袁智勇, 庄洪卿, 等. 立体定向放射治疗早期中央型肺癌的疗效观察[J]. 中国肿瘤临床, 2013(2): 100-102.

[48] CHANG J Y, LI Q Q, XU Q Y, et al. Stereotactic ablative radiation therapy for centrally located early stage or isolated parenchymal recurrences of non-small cell lung cancer: how to fly in a "No Fly Zone"[J]. Int J Radiat Oncol Biol Phys, 2014, 88: 1120-1128.

[49] HAASBEEK C J, LAGERWAARD F J, SLOTMAN B J, et al. Outcomes of stereotactic ablative radiotherapy for centrally located early-stage lung cancer[J]. J Thorac Oncol, 2011, 6(12): 2036-2043.

[50] TEKATLI H, SENAN S, DAHELE M, et al. Stereotactic ablative radiotherapy(SABR) for central lung tumors: Plan quality and long-term clinical outcomes[J]. Radiother Oncol, 2015, 117(1): 64-70.

[51] SENTHI S, HAASBEEK C J, SLOTMAN B J, et al. Outcomes of stereotactic ablative radiotherapy for central lung tumours: a systematic review[J]. Radiother Oncol, 2013, 106(3): 276-282.

[52] SCHNEIDER B J, DALY M E, KENNEDY E B, et al. Stereotactic Body Radiotherapy for Early-Stage Non-Small-Cell Lung Cancer: American Society of Clinical Oncology Endorsement of the American Society for Radiation Oncology Evidence-Based Guideline[J]. J Clin Oncol, 2018, 36(7): 710-719.

[53] DE RUYSSCHER D, FAIVRE-FINN C, MOELLER D, et al. European Organization for Research and Treatment of Cancer(EORTC) recommendations for planning and delivery of high-dose, high precision radiotherapy for lung cancer[J]. Radiother Oncol, 2017, 124(1): 1-10.

[54] CORRADETTI M N, HAAS A R, RENGAN R. Central-airway necrosis after stereotactic body radiation therapy [J]. N Eng J Med, 2012, 366: 2327-2329.

[55] SONG S Y, CHOI W, SHIN S S, et al. Fractionated stereotactic body radiation therapy for medically inoperable stage Ⅰ lung cancer adjacent to central large bronchus[J]. Lung Cancer, 2009, 66: 89-93.

[56] BRAL S, GEVAERT T, LINTHOUT N, et al. Prospective, risk-adapted strategy of stereotactic body radiotherapy for early-stage non-small-cell lung cancer: results of a phase Ⅱ trial[J]. Int J Radiat Oncol Biol Phys, 2011, 80: 1343-1349.

[57] MODH A, RIMNER A, WILLIAMS E, et al. Local control and toxicity in a large cohort of central lung tumors treated with stereotactic body radiation therapy[J]. Int J Radiat Oncol Biol Phys, 2014, 90(5): 1168-1176.

[58] TEKATLI H, HAASBEEK N, DAHELE M, et al. Outcomes of Hypofractionated High-Dose Radiotherapy in Poor-Risk Patients with "Ultracentral" Non-Small Cell Lung Cancer[J]. J Thorac Oncol, 2016, 11(7): 1081-1089.

[59] CHAUDHURI A A, TANG C, BINKLEY M S, et al. Stereotactic ablative radiotherapy（SABR）for treatment of central and ultra-central lung tumors［J］. Lung Cancer, 2015, 89: 50-56.

[60] HASELTINE J M, RIMMER A, GELBLUM D Y, et al. Fatal complications after SBRT for central lung tumors abutting the proximal bronchial tree［J］. Pract Radiat Oncol, 2016, 6: e27-e33.

[61] 周康荣. 胸部颈面部 CT［M］. 上海: 复旦大学出版社, 1996: 73-78.

[62] FORTES D L, ALLEN M S, LOWE V J, et al. The sensitivity of ^{18}F-fluorodeoxyglucose positron emission tomography in the evaluation of metastatic pulmonary nodules［J］. Eur J Cardiothorac Surg, 2008, 34（6）: 1223-1227.

[63] KONDO H, OKUMURA T, OHDE Y, et al. Surgical treatment for metastatic malignancies. Pulmonary metastasis: indications and outcomes［J］. In t J Clin Oncol, 2005, 10（2）: 81-85.

[64] 张轶, 丁嘉安, 谢博雄. 肺转移瘤的外科治疗［J］. 中华肿瘤杂志, 2005, 27（3）: 177-179.

[65] DAVIDSON R S, NWOGU C E, BRENTJENS M J, et al. The surgical management of pulmonary metastasis: current concepts［J］. Surg Oncol, 2001, 10（1-2）: 35-42.

[66] AMBROGI V, PACI M, POMPEO E, et al. Transxiphoid video-assisted pulmonary metastasectomy: relevance of helical computed tomography occult lesions［J］. Ann Thorac Surg, 2000, 70（6）: 1847-1852.

[67] KOODZIEJSKI L, GORALCZYK J, DYCZEK S I, et al. The role of surgery in lung metastases［J］. Eur J Surg Oncol, 1999, 25: 410-417.

[68] IRSHAD K, AHMAD F, MORIN J E, et al. Pulmonary metastases from colorectal cancer: 25 years of experience［J］. Can J Surg, 2001, 44: 217-221.

[69] PASTORINO U, BUYSE M, FRIEDEL G, et al. Long-term results of lung metastasectomy: prognostic analyses based on 5 206 cases. The International registry of Lung Metastases［J］. J Thorac Cardiovasc Surg, 1997, 113（1）: 37-39.

[70] 郑如恒, 葛棣, 石美鑫. 转移性肺癌的外科治疗及预后影响因素［J］. 中华结核和呼吸杂志, 2002, 25（4）: 214.

[71] CHANG J Y, LIU Y H, ZHU Z, et al. Stereotactic ablative radiotherapy: a potentially curable approach to early stage multiple primary lung cancer［J］. Cancer, 2013, 119（18）: 3402-3410.

[72] CHANG J Y, BALTER P A, DONG L, et al. Stereotactic body radiation therapy in centrally and superiorly located stage I or isolated recurrent non-small-cell lung cancer［J］. Int J Radiat Oncol Biol Phys, 2008, 72（4）: 967-971.

[73] TRAKUL N, HARRIS J P, LE Q T, et al. SBRT for reirradiation of locally recurrent lung tumors［J］. J Thorac Oncol, 2012, 7（9）: 1462-1465.

[74] REYNGOLD M, WU A J, MCLANE A, et al. Toxicity and outcomes of thoracic re-irradiation using SBRT［J］. Radiat Oncol, 2013, 8: 99.

[75] 张颖东, 夏廷毅, 王颖杰, 等. 体部伽马刀治疗多发肺转移瘤一例［J］. 中华放射肿瘤学杂志, 2010（4）: 300-301.

[76] LINDA A, TROVO M. Radiation injury of the lung after stereotactic body radiation therapy（SBRT）for lung cancer: a timeline and pattern of CT changes［J］. Eur J Radiol, 2011, 79（1）: 147-154.

[77] TROVO M, LINDA A, EL NAQA I, et al. Early and late lung radiographic injury following stereotactic body radiation therapy（SBRT）［J］. J Lung Cancer, 2010, 69（1）: 77-85.

[78] MATTONEN S A, HUANG K, WARD A D, et al. New techniques for assessing response after hypofractionated radiotherapy for lung cancer［J］. J Thorac Dis, 2014, 6（4）: 375-386.

[79] MATTONEN S A, PALMA D A. Early prediction of tumor recurrence based on CT texture changes after stereotactic ablative radiotherapy（SABR）for lung cancer［J］. Med Phys, 2014, 41（3）: 033502.

[80] GUERRERO E, AHMED M. The role of stereotactic ablative radiotherapy（SBRT）in the management of oligometastatic non small cell lung cancer［J］. Lung Cancer, 2016, 92: 22-28.

[81] SOYFER V, CORN B W, SHTRAUS N, et al. Single institution experience of SBRT for lung metastases in sarcoma patients［J］. Am J Clin Oncol, 2017, 40（1）: 83-85.

[82] RICARDI U, FILIPPI A R, GUARNERI A, et al. Stereotactic body radiation therapy for lung metastases［J］. Lung Cancer, 2012, 75（1）: 77-81.

[83] BASCHNAGEL A M, MANGONA V S, ROBERTSON

J M，et al. Lung metastases treated with image-guided SBRT[J]. Clin Oncol，2013，25（4）：236-241.

[84] PARKH R B，CRONIN A M，KOZONO D E，et al. Definitive primary therapy in patients presenting with oligometastatic non-small cell lung cancer[J]. Int J Radiat Oncol Biol Phys，2014，89（4）：880-887.

[85] 肖建平，徐国镇，张红志，等．肺转移瘤立体定向放疗初探[J]．中华放射肿瘤学杂志，2006，15（1）：23-27.

[86] 董百强，徐裕金，孙晓江，等．200 例肺部肿瘤 SBRT 的经验和疗效[J]．中华放射肿瘤学杂志，2017，6：627-630.

[87] 胡小龙，李宏奇，徐向升，等．43 例寡转移 NSCLC 立体定向放疗结果分析[J]．中华放射肿瘤学杂志，2017（10）：1141-1146.

第九章 肝癌及肝转移癌

第一节 原发性肝癌

原发性肝癌全世界每年发病约 100 万例，在全球恶性肿瘤发病率中排第 6 位，在癌症相关死因中居第 3 位。肝细胞肝癌（hepatocellular carcinoma, HCC）是原发性肝癌（primary liver cancer, PLC; primary hepatic carcinoma, PHC）的主要病理类型，占 70%～85%。我国肝细胞癌发病率和死亡率均居世界之首，每年新发患者占世界新发病例的 42%，每年约 11 万人死于此病，占世界肝癌死亡人数的 53%，发病率在我国恶性肿瘤中居第 3 位，死亡率居第 2 位。

肝癌的根治性切除是目前主要的治愈性手段，但因为我国多数肝癌患者合并慢性乙型肝炎或肝硬化病史、肝脏功能较差，或肿瘤位置特殊，而丧失根治切除机会。新诊断出的肝癌患者中只有 10%～15% 适合手术，而实际接受根治性手术切除的比例很低。

放射外科已成为无法或拒绝手术小肝癌安全的根治性治疗手段。放射外科技术可以在保护肿瘤周围正常组织的情况下，采用大分割模式照射，从而改变常规剂量模式的结果。我国放射外科治疗原发性肝癌的历史已近 20 年，临床结果表明，早期原发性肝癌患者因各种原因不宜手术或拒绝手术时，采用放射外科治疗，仍能显著提高局部控制率，延长生存期，且不良反应轻、肝功能影响小。

一、原发性肝癌诊断要点

我国肝癌有地区分布性，沿海高于内地，东南和东北高于西北、华北和西南，沿海江河海口或岛屿又高于沿海其他地区。肝癌的发病在高发地区年龄比较轻，在发病率较低的地区年龄比较高。

男女发病之比一般为 2:1。

肝癌从病理形态学分为弥漫型、块状型、结节型，其中块状型又分为单块状型、融合块状型、多块状型，结节型又分为单结节型、融合结节型、多结节型。根据细胞来源分类为肝细胞癌（约占 85%）、胆管细胞癌（约占 7.4%）、混合型（约占 7.6%）。

肝癌患者常见症状有肝区疼痛、消瘦乏力、发热、出血倾向及食欲减退、恶心、呕吐、腹胀等消化道症状。体征主要包括肝大、黄疸、腹水、肝区血管杂音；少见的全身表现有红细胞增多症、低血脂症、高血钙症等。转移方式主要为局部扩散与血行转移，淋巴结转移少见。

肝癌的诊断标准可以病理诊断，也可以依靠临床诊断。病理诊断依靠肝内或肝外病理学检查证实为原发性肝癌或肝内胆管细胞癌。临床诊断可根据 AFP≥400ng/ml，能排除妊娠、活动性肝病、生殖腺胚胎源性肿瘤及转移性肝癌等，影像学检查有肝癌特征性占位性病变者。AFP<400ng/ml，能排除妊娠、活动性肝病、生殖腺胚胎源性肿瘤及转移性肝癌等，并有 2 种影像学检查有肝癌特征性占位病变。有肝癌的临床表现，并有肯定的肝外远处转移病灶（包括肉眼可见的血性腹水或在其中发现癌细胞），并能排除转移性肝癌者。

肝癌的分期有多套系统：日本奥田邦雄（Okuda）分期系统、日本集成分期（JIS）、美国巴塞罗那临床肝癌（BCLC）分期系统、意大利肝癌（CLIP）、法国（French）分期系统、香港中文大学预后系数（CUPI）评分系统、国际抗癌联盟（UICC）——美国癌症联合会（AJCC）制定的（TNM）分期系统。我国 2017 年版国家卫生和计划生育委员会颁发的《原发性肝癌诊疗规范》见图 9-1。

从图 9-1 可以看出，我国目前制定的肝癌诊疗

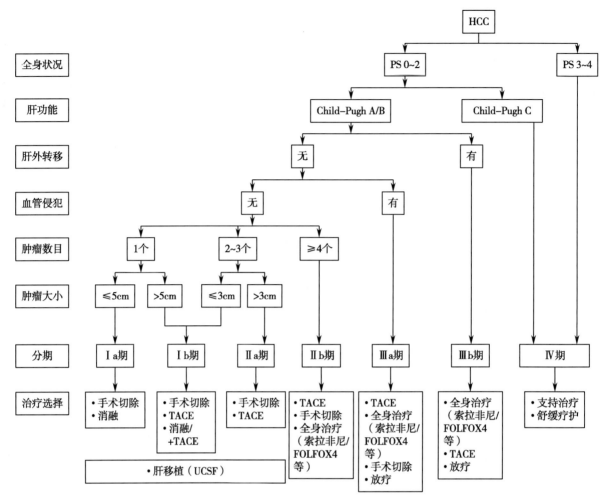

图 9-1　肝癌临床分期及治疗路线图

规范中,早期肝癌并没有推荐放射外科治疗,这是基于我国放射外科虽已起步近 20 年,但各地方开展情况和质量控制差距较大,随着放射外科的普及,我国肝癌的放射外科治疗势必广泛开展。而美国的原发性肝癌诊疗指南,则推荐放射外科治疗。

由于放射外科治疗的肝癌,绝大部分是小肝癌,在此,我们应该区分小肝癌和早期肝癌的概念。早期肝癌是单个肿瘤≤5cm 或多发肿瘤≤3 个、最大径≤3cm,肝功能 Child-Pugh A 或 B;小肝癌有时属于早期肝癌,但术后肝内复发、肝功能 Child-Pugh C 或经过治疗后肿瘤缩小的肝癌,从大小和数目上看,属于小肝癌,不属于早期肝癌。

原发性肝癌诊断后,还需要对肝脏功能进行分级,以指导治疗方法的选择。现在多采用 Child-Pugh 分级(表 9-1)。

表 9-1　Child-Pugh 肝功能分级标准

项目	异常情况得分		
	1	2	3
总胆红素/(μmol·L⁻¹)	<34	34~51	>51
白蛋白/(g·L⁻¹)	>35	28~35	<28
凝血酶原延长时间/s	1~4	4~6	>6
腹腔积液	无	少量,易控制	中至大量,难控制
肝性脑病	无	轻	昏迷

注:(各项总分)A 级为 5~6 分;B 级为 7~9 分;C 级为 10~15 分。

二、手段选择原则

肝癌治疗领域的特点是多种方法、多个学科共存，以多种治疗手段结合，实现有序规范的肝癌治疗。合理治疗方法的选择需要有高级别循证依据支持和超前思维的创新技术探索，但也需要同时考虑地区经济水平差异以及患者依从性和知情权。

（一）手术外科治疗

目前，肝癌的根治性切除是首选治疗方法，一部分小肝癌也可通过肝移植治疗。大量研究报道显示，HCC 患者根治性切除术后 5 年生存率约 50%，10 年生存率不足 30%。有关 HCC 术后随访 10 年以上大样本的研究报道较少。

随着甲胎蛋白（AFP）在肝细胞癌筛查中的普及和影像学技术的发展，临床上小肝癌的检出率显著增加。小肝癌手术切除疗效良好，周信达等报道 1 000 例小肝癌术后 5 年生存率为 64.8%。吴孟超报道 515 例小肝癌术后 5 年生存率为 79.8%，其中 176 例≤3cm 小肝癌 5 年生存率高达 85.3%。Shimozawa 等报道，直径<3cm 肝癌手术后 1、3 年生存率分别为 89.6%、73.1%。荣维淇等报道，219 例直径≤5cm 小肝癌手术切除的 1、3、5、10 年的累积生存率分别为 95.9%、85.3%、67.8%、53.3%。

随着外科操作技术的成熟和发展，肝癌的治疗方法和手段日渐丰富。肝癌复发再切除、二期切除等方法在临床上应用广泛，并逐渐形成较为成熟的治疗模式；一些毗邻肝脏重要结构的复杂肝癌手术的开展，以及一些新的微创治疗方法的应用，都从不同程度上改善肝癌患者的预后。但这些进步同时也为治疗的选择和疗效的判断带来了混乱。如何针对不同的病情，从多种治疗方法中选择出合理、有效的个体化综合治疗方案，已成为当前肝脏外科亟待解决的问题。

手术治疗可以相对干净地切除肉眼所见原发癌灶，但无法发现癌细胞向肝内门静脉（肝静脉）侵犯的情况，其次手术的出血和挤压亦可造成癌细胞局部种植和循血道、淋巴道到达远处，形成微转移灶，以及手术创伤可导致免疫力低下等，均可出现日后的局部复发、肝内转移及远道转移等不利情况，这是手术治疗的局限性。此外，部分患者在确诊时，由于受肿瘤的大小、部位以及肝脏的基本病变、肝功能和患者的整体状况的影响，不能耐受手术切除。

（二）介入治疗

目前肝癌介入治疗的主要方法包括经肝动脉化疗栓塞（transcatheter arterial chemoembolization，TACE）和经肝动脉灌注化疗（hepatic arterial infusion，TAI）。

肝脏血运有 25% 来源于肝动脉，原发性肝癌的血供 90% 来源于肝动脉，少部分由门静脉供血。肝动脉栓塞术后正常肝脏血供降至 66%，而肝癌血供降至 5%~8%。肝脏肿瘤大多为多血供型。

肝动脉栓塞化疗（TACE）是通过栓塞肿瘤供血动脉达到使肿瘤缺血坏死，同时抗肿瘤药物在肿瘤局部缓慢释放起到化疗作用，是不能手术切除的中晚期肝癌的常用疗法，对于小肝癌也可选用；特别是随着微导管的应用，超选择性节段性肝动脉栓塞可达到动脉与门静脉双重栓塞作用，使部分肝癌治愈。TAI 主要用于不能行栓塞治疗的肝癌伴有门静脉高压及脾功能亢进患者。

由于治疗方法和病变大小程度不同，各家报道生存期长短不一，2 年生存率为 19%~63%。

TACE 被认为是目前不能手术治疗原发性肝癌的主要治疗方法，已开展 40 多年，取得一定效果，但因肝动脉解剖变异多、肝内肿瘤多源血供以及被阻断血管易形成侧支循环等，难以达到根治。

（三）局部消融治疗

局部消融可作为手术切除之外的另一种治疗选择。对于 2~3 个癌灶位于不同区域或者位居肝脏深部或中央型≤3cm 的肝癌，局部消融可以达到手术切除疗效，获得微创下根治性消融。主要包括射频消融（radiofrequency ablation，RFA）、微波消融（microwave ablation，MWA）、冷冻治疗以及无水乙醇注射治疗（percutaneous ethanol injection，PEI）等。

不同局部消融治疗技术之间以及消融与手术切除之间的疗效比较是值得关注的热点。近年，多数学者认为射频消融已逐渐取代经皮酒精注射和经皮微波固化的作用，并认为小于 3cm 的肿瘤效果为好。RFA 治疗小肝癌的 3 年生存率为 54%~67%，5 年生存率为 40%~68%。

（四）放射外科治疗

放射治疗原发性肝癌已有 50 多年的历史，先后经历了全肝照射、局部照射、全肝移动条照射等不同的过程。但常规放射治疗因照射技术条件所限，正常肝脏受到了较大体积的照射，放射性肝炎的发生率增加，难以达到杀灭肝癌所需的根治性放射剂量，使疗效受到限制，因此，放射治疗一度被认为不适宜治疗肝癌，尽管普遍认为 Llovet 在 1999 年提出的 BCLC 分期对较早期肝癌患者的预后预测能力相对较好，但肝癌的放射治疗没有被写进肝癌中的任何一个分期。

20 世纪 90 年代后期，放射外科技术最先开始尝试应用在肝癌的治疗。近年来，放射外科在肝癌治疗中的作用日益受到重视。美国国立综合癌症网络（National Comprehensive Cancer Network，NCCN）在 2016 年肝癌诊疗指南中指出：无论肿瘤处于什么位置，都适合行放疗，如三维适形放疗（3-dimintial conformal radiation therapy，3D-CRT）、调强放疗（intensity modulated radiation therapy，IMRT）、螺旋断层调强放疗（tomotherapy，TOMO）、放射外科放疗（stereotactic body radiation therapy，SBRT）和 Cyberknife。放射外科主要治疗肝癌≤6cm 的肿瘤、肝功能 Child-Pugh A 或 B，采用剂量模式根据部位、肿瘤大小和肝功能分级有所不同，通常 45～70Gy/3～10f 不等。肿瘤局控率在 90% 左右，5 年生存率为 64%～70%。

（五）治疗手段选择

1. 肝细胞肝癌患者无论肿瘤位于何处，有手术条件优先考虑，同时也要考虑放射外科治疗可能带来的好处，但肝功能为 Child-Pugh C 是肝内病灶放疗的相对禁忌；循证级别 B1。

2. 小肝细胞肝癌不宜手术切除者，放射外科与射频消融一样，作为不能手术的肝细胞肝癌的替代治疗手段；体积偏大、位置特殊射频消融困难，优先推荐放射外科治疗；循证级别 B1。

3. 肝细胞肝癌窄切缘需要术后辅助放疗；循证级别 B1。

4. 对局限于肝内的肝细胞肝癌，接受介入栓塞化疗后有肿瘤残存者，外放疗可以补充介入治疗的不足，巩固疗效，延长患者生存期；循证级别 B1。

5. 肝细胞肝癌伴有门静脉或下腔静脉癌栓者，应给予外放疗；循证级别 B1。

6. 肝细胞肝癌肝外转移（淋巴结、骨、肾上腺、肺、脑转移等），转移灶浸润、压迫导致的症状如疼痛、黄疸、咳嗽等，外放疗可以有效缓解症状，提高生活质量；循证级别 B1。

三、放射外科临床实践

（一）临床操作路径

1. 患者选择　对于早期肝癌或者小肝癌患者，放射外科是一种有效的治疗手段，尤其是那些手术或者射频消融困难的患者，以及拒绝上述治疗的患者。放射外科同样也可以用于手术或者射频消融后残存或复发的患者。此外，放射外科还可用于等待肝移植患者的衔接（bridge）治疗，以及肝内肿瘤碘油沉积不佳的巩固治疗。除了小肝癌可以用放射外科根治性放疗外，原发性肝癌伴癌栓、骨转移、肾上腺转移、淋巴结转移等肝外寡转移灶也可以进行放射外科治疗。

根据 2016 年第 2 版 NCCN 指南，推荐放射外科用于伴或不伴肝外微小转移灶的肝内 1～3 个肿瘤病灶的 HCC 患者。只要残余肝脏体积足够，行放射外科治疗的肿瘤体积无严格要求。病例主要选择肝功能 Child-Pugh A 级的 HCC 患者，对于 Child-Pugh B 级的 HCC 患者要进行严格的放疗剂量学评估和剂量模式调整，应注意酌情降低放射剂量。而肝功能 Child-Pugh C 级为放疗的相对禁忌证。对于 Child-Pugh C 级的小 HCC 患者，国内外指南都推荐肝移植作为治疗方法，可考虑肝移植前行放射外科作为衔接治疗。

原发性肝癌放射外科的禁忌证：全身状况差，Karnofsky≤50 分；炎症型肝癌；肝功能严重损害者；肿瘤巨大，伴大量腹水和 / 或广泛转移者；多种并发症，如肝昏迷、消化道出血，特别是脾功能亢进明显者等。

2. 定位与图像获取

（1）定位前：一般应禁食水 4 小时。定位前 30 分钟口服稀释后的造影剂 300ml（饮用水 500ml+20% 泛影葡胺 20ml 混合），定位前 5 分钟再次口服稀释后的造影剂 200ml。此后每次放疗前均参照此方法口服等量的液体（水或牛奶）。

（2）体位固定：选用专用的体位固定装置（如立体定向框架）或体位固定板或体位固定网及全身体位固定真空袋。

（3）图像获取：患者一般采取仰卧位，平静呼吸状态下（可腹部加压或呼吸门控技术减少呼吸动度影响）行增强 CT 扫描，层厚 3～5mm，扫描范围从膈上 4～5cm 至 L4 椎体下缘。

患者的体位固定及器官运动管理是肝癌放射外科治疗的重要一环，目前临床上有多种体部定位摆位框架可用于患者的体位固定，通常和真空垫联合使用，其中有的框架还可以与腹部加压装置兼容。呼吸运动以及治疗过程中肝脏位置的改变是值得关注的地方，需要在计划设计和实施时被充分考虑。

呼吸运动管理的技术主要有：主动呼吸控制（active breathing control，ABC）、腹部加压、呼吸门控（respiratory gating）、肿瘤实时追踪（real-time tumor tracking，RTTT）。

3. 靶区勾画与计划要求 目前，动态增强CT扫描是优先选择的图像获取技术，MRI增强扫描图像融合或直接MRI模拟定位扫描有更大优势。CT/MRI图像经网络传输到计划系统，进行三维立体重建，勾画出肿瘤靶体积（GTV）、临床靶体积（CTV）及邻近重要器官（如胃、十二指肠、肾脏、脊髓等）。

（1）大体肿瘤靶区（gross tumor volume，GTV）：建议在动脉期勾画GTV，因为肝癌绝大多数属于动脉供血；但是当确定静脉癌栓时，必须采用静脉相，动脉相可作为参考，因为有些癌栓也有动脉血供。如果肿瘤不能在CT图像上清晰显示，有必要将治疗前的磁共振图像（MRI）与定位CT进行融合。在MRI上勾画时，肝内病灶勾画采用T_2相；同时建议使用CT和MRI图像的融合技术，以提高GTV勾画的精确性。结合介入栓塞化疗（TACE）后的碘油沉积图像更有利于确定肿瘤靶区。在实际工作中，确定肝癌的GTV时要留有充分的余地，因为许多患者的肿瘤在CT和MRI图像上的边界并不十分清楚。条件允许的情况下，以相同体膜固定下的CT和MRI定位，可保持患者体位的一致性，减少呼吸动度及体位改变引起的肝脏位置改变，以减少CT/MRI图像融合的误差，提高靶区勾画的精确性。4D-CT可用于监测呼吸运动的范围和轨迹，从而帮助内靶区（ITV）范围的确定。如果应用呼吸门控技术，ITV则是各个呼吸时相GTV的总和。

（2）临床肿瘤靶区（clinical tumor volume，CTV）：HCC的CTV即亚临床病变浸润距离与原发肿瘤分化程度密切相关，分化差的肿瘤，亚临床病变浸润范围更大，94.7%的患者亚临床病变浸润范围≤3.5mm，考虑到亚临床病变的低估情况，在没有病理分级的情况下建议CTV为GTV外扩5mm。已出现淋巴结转移者，建议将淋巴结转移灶按照GTVnd进行勾画。

（3）计划靶区（planning tumor volume，PTV）：为在CTV的基础上再外扩5～10mm（根据不同医院的情况决定）；所以，从GTV到PTV，要外扩10～15mm。当然，如果肝脏或邻近危及器官的放射剂量超过了耐受范围，为了使放疗能够安全进行，可以考虑酌情减少外扩的距离。PTV在使用ABC装置条件下，为CTV外扩6mm。在没有使用ABC时，更要根据患者的呼吸来确定。

采用直线加速器放射外科功能治疗肝癌，治疗计划的处方剂量通常给予包绕PTV的剂量线或PTV的D95%～D90%，PTV内剂量分布要求均匀。而伽马刀或射波刀的处方剂量，通常以更低等剂量线作为处方剂量线，如50%～70%等剂量线包绕PTV，PTV内剂量分布极不均匀，为剂量由外向内层层递增。

4. 剂量模式 放射外科治疗HCC的剂量分割模式并无统一要求，主要根据肿瘤体积、位置和肝功能状态个体化调整，目前常用剂量分割模式主要分为以下几种：15～20Gy/次×3次，8～12Gy/次×4～7次，5～7Gy/次×8～12次。对于肿瘤直径<3cm、肝功能储备良好者（CP-A5），处方剂量建议15～20Gy×3次；对于肿瘤直径3～5cm、肝功能储备相对不足者（CP-A6），处方剂量建议8～12Gy×4～7次；对于肿瘤直径>5cm、肝功能储备不足者（CP-B），处方剂量建议5～7Gy×8～10次。原则上，肿瘤越大，所需的放疗剂量也应该越大，但是对大于5cm直径的肿瘤，还要考虑全肝的放疗剂量导致放射性肝损伤。因此，放射外科的剂量模式除了肿瘤所需的剂量外，正常肝脏的耐受量和肝脏以外的邻近危及器官的耐受量同样重要。

放射外科治疗的前提是给予肿瘤大剂量的照射，以达到毁损病灶的目的。较高剂量的照射可以在一定程度上提高局部控制率，并延长患者的总生存期。Jang等将照射剂量分为>54Gy、45～54Gy、<45Gy三个梯度，照射次数均为3次，2年的局部控制率/总生存率分别为100%/71%、78%/64%、64%/30%（$P=0.009/P<0.001$），多因素分析也显示放射外科的总照射剂量是独立的预后因素，相关性分析显示照射剂量同2年局部控制率和2年总生存率均存在线性相关（局控率：$R=0.899$，$P=0.006$；总生存率：$R=0.940$，$P=0.002$）。Wahl等报道采用中位生物等效剂量（BED）100Gy照射（$\alpha/\beta=10$），其1年和2年生存率分别为97.4%

和 83.8%。从表 9-2 中我们也可以看出，绝大部分肝癌放射外科治疗的 BED_{10} 均大于 80Gy。苏庭世等在 604 例肝癌 SBRT 回顾性分析中显示，当肝脏及周围组织可耐受时，靶区高剂量有临床 OS 获益；其将剂量分成 3 挡，即 $BED_{10} \geqslant 100Gy$、$EQD_2 \geqslant 74Gy$、$EQD_2 < 74Gy$。在临床实践中，采用何种剂量分割模式往往与以下因素有关，包括肿瘤大小、危及器官的耐受量、是否靠近消化道等。

5. 图像引导施照　图像引导放射治疗是实施肝癌放射外科治疗的重要环节，目前很多放疗设备包括 Cyberknife、TOMO、VMAT 等均可以满足要求。目前常用的图像引导方法有锥形束 CT（cone beam CT，CBCT）或自带 CT 图像引导、4D 容积图像引导等，利用植入金标和 X 线平板进行图像引导等技术。

在放射外科治疗患者首次实施照射时，应该有经治医师、物理师和治疗技师团队一同参与，全面了解治疗全程的一致性和精准掌控符合质量标准，有任何环节出现误差或与定位、计划以及靶区位置不符时，必须做出调整和修正。

6. 随访　放射外科治疗患者后，必须进行定期复查随访。复查项目包括血常规、肝肾功能、AFP、CT、MRI、PET/CT 等。在原治疗单位进行影像等检查和评估，详细掌握患者放射外科治疗计划的剂量分布对正确解读随访影像等检查的对应关系至关重要。由于条件所限，不能到原治疗单位随访检查评估，至少应该定期将影像检查结果和电话或微信随访结果记录，了解患者治疗情况。如果 CT 检查怀疑局部复发，可以进行 FDG PET 检查鉴别，在定期随访期间有条件进行 FDG PET 检查也是很好的选择。如果影像学检查（CT、MRI 和 PET/CT）怀疑局部复发的患者，如有进一步采用挽救性治疗机会时，建议活检病理确认。

（二）临床治疗结果

1. 总生存率和局控率

（1）肝细胞癌：放射外科是肝癌局部治疗中的一种非常有效的无创治疗手段。既往已有一些临床研究对肝癌放射外科治疗的疗效进行报道，3 年生存率为 54%～70%，对于早期肝癌患者，有一项研究报道其 5 年生存率可以达到 64%。当然，上述报道均是回顾性研究，样本量也不大，还包括很多无法手术切除的病例。表 9-2 总结了肝癌放射外科治疗的文献报道，选择治疗次数小于 10 次的文献。

密歇根大学医学中心 Wahl 等在 2016 年的 *JCO* 杂志发表研究结果，文中对 224 例不能手术的小肝癌患者进行分析，其中行射频消融的有 161 例，行放射外科的有 63 例。选择射频消融的患者，肿瘤直径大部分小于 3～4cm，选择放射外科的主要原因是肿瘤靠近血管或者肠道，或射频消融难以有效定位，或射频消融后局部残留、复发。结果显示，射频消融和放射外科两者的 1 年、2 年局部控制率分别为 83.6%、80.2% 和 97.4%、83.8%；进一步亚组分析发现，如果肿瘤直径小于 2cm，两者的局部控制率相似，但是肿瘤直径大于 2cm，则放射外科的局部控制率要远远优于射频消融（HR=3.35，95%CI 1.17～9.62，P=0.025）。尽管这是一项回顾性研究，但为放射外科作为小肝癌一线治疗，提供了充分的依据，特别是肿瘤大于 2cm 的患者。

为了排除其他预后因素的影响，Huang 等使用 Cox 回归模型分析放射外科对肝癌患者总生存的影响，其中放射外科组 36 例，非放射外科组 138 例（HR=2.44，P=0.005）。最后，作者将 28 例行放射外科患者与相同基线特征的未行放射外科的患者进行 1:1 的匹配，1 年生存率分别为 72.6% 和 42.1%（P=0.013），结果表明对于那些复发、无法手术切除的肝癌患者，放射外科可以明显延长其总生存期。中国人民解放军空军总医院报道采用放射外科治疗 I/II 期原发性肝癌，近期有效率（CR + PR）为 80.8%，中位生存 59 个月，1、3、5、10 年总生存率分别为 86.4%、59.1%、45.5% 和 22.2%，不良反应轻微。苏庭世等报道 SABR 对比外科手术治疗初治小肝癌（∅≤5cm，1～2 个病灶，CP A），两组总生存率和无疾病进展生存率无显著差异；SABR 组 1、3、5 年总生存率分别为 96.3%、81.8%、70.0%，手术组分别为 93.9%、83.1%、64.4%。两组不良反应各有侧重，且较轻微；外科手术以出血、体重减轻、术区麻痛多见；而 SABR 以恶心呕吐感显著；放射外科可作为不宜或拒绝外科手术患者的替代治疗手段。对于大肝癌（>5cm），介入 +SBRT 优于单独 SBRT；中位生存期从 21 个月延长至 42 个月，介入联合 SBRT 未明显增加不良反应。

表 9-3 中，我们比较了不同根治手段治疗小肝癌的生存结果。根治性治疗手段主要有肝移植、手术切除肿瘤、射频消融等，这些治疗手段目前均被权威的肝癌治疗指南所推荐（如米兰标准、巴塞罗那分期），5 年生存率在 50%～80%。根据目前的

表 9-2 小肝癌放射外科疗效

作者	报告年份	肝癌分期情况	例数	肿瘤剂量	有效率/%				总体生存率/%				局部控制率/%		
					CR	PR	SD	PD	1-年	2-年	3-年	5-年	1-年	2-年	3-年
Su	2016	Ø≤5cm; BCLC 分期 A 55.3%, B 44.7%, CP A 86.4%, CP B 13.6%	132	42~46Gy/3~5fx					94.1		73.5	64.3	90.9		
Wahl	2016	Ø<3cm 73.2%; 3cm≤Ø<5cm; Ø≥5cm 3.7%, CP A 68.7%, B 28.9%, C 2.4%	63	30Gy/3fx~50Gy/5fx					74	46			97.4		83.8
Huertas	2015	Ø<6cm, CP A5-B8, ECOG≤2, nodules≤3; AJCC 分期 I 28.6%, II 68.8%, IIIa 1.3%, IIIb 1.3%	77	45Gy/3fx, 2fx/周					81.8	56.6			99	99	
Yamashita	2014	AJCC 分期 I 37%, II 27%, III 8%, 复发 14%, 没分期 14%	79	BED_{10}=96.3Gy(75~106), 40Gy/4fx~60Gy/10fx	45.6	35.4	11.4	5.1		52.9				74.8	
Lo	2014	BCLC A 5.7%, B 11.3%, C 83.0%	53	40Gy/4~5fx	32.8	38.8	23.9	4.5	70.1	45.4			73.3	66.8	
Sanuki	2014	≤5cm; T₁ 84.3%, T₂ 11.4%, T₃ 4.3%	185	CP A: 40Gy/5fx; CP B: 35Gy/5fx					95	83	70		99	93	91
Tekeda	2014	T₁ 68.3%, T₂ 15.9%, T₃ 15.8%	63	35~40Gy/5fx	80.7	17.7	1.6	0	100	87	73		100	95	92
Yoon	2013	Ø<6cm; 个数≤3 个; CP A 或 B; 正常肝体积>700ml; 肿瘤与 GI 的距离>2cm; 92%既往治疗过, 疾病进展	93	30~60Gy/3fx	51.5	21.4	25.2	0	86	53.8			94.8		92.1
Jang	2013	BCLC A 53%, B 29%, C 18%; Ø<7cm	82	33~60Gy/3fx						63		39			87
Bibault	2013	BCLC A 62.7%, B 13.3%, C 24%; 51%既往治疗过, 疾病进展	75	24~45Gy/3fx (中位 45Gy)					78.5	50.4			89.8	89.8	
Park	2013	Ø<6cm; 正常肝体积>700ml; 肿瘤与 GI 距离>2cm	26	40~50Gy/4~5fx	25	42.9	32.1	0	88.5	67.2					87.6
Bujold	2013	BCLC A/B 34%, BCLC C 66%	102	30~54Gy/6fx	11	43	44	2	55	34			87		
Ibarra	2012	肿瘤体积 334 (9.5~1 493) cm³	21	30Gy (7~15Gy×3fx)	10.5	15.8	31.6	42.1	87	55	27		68.4		
Huang	2012	中位 Ø4.4 (1.1~12.3) cm; I、II、IIIa、IIIb/IV 期分别为 25%, 17%, 33%, 25%	36	37 (25~48Gy)/4~5fx	22	36.6	39.0	2.4	87.6	64			87.6	75.1	
Kwon	2010	I、II、IIIa 期分别为 23、16、3 例	42	30~39Gy/3fx	59.6	26.2	14.3	—	92.9		58.6		72		68

注: CR. 完全缓解; PR. 部分缓解; SD. 稳定; PD. 进展; CP.Child-Pugh 分级; Ø. 直径; BED. 生物等效剂量; GI. 胃肠道。

文献报道,放射外科的 5 年生存率与上述治疗手段相似。因此,放射外科可以作为无法行上述局部治疗或治疗失败后的一种替代治疗。

表 9-3　早期小肝癌局部治疗总体生存率比较

治疗方法	3 年 /%	5 年 /%
外科手术	75～90	40～70
腹腔镜切除	70～93	50～71
射频消融	54～67	40～68
肝移植	65～85	65～80
放射外科	54～82	64～70

　　放射外科还可以作为肝癌患者等待肝移植前的一种衔接治疗。对于符合移植适应证的肝细胞肝癌患者,原位肝移植是最有效的治疗手段。但是,由于肝脏供体数量限制,许多患者在较长的肝源等待过程中,发生肿瘤进展,从而丧失最佳的肝移植治疗机会。因此,在肝源等待过程中,延缓肿瘤进展的衔接治疗非常重要。美国 Rochester 大学医学中心和密西根 William Beaumont 医院报道了 18 例移植前接受放射外科的肝癌患者,中位放疗剂量为 50Gy/10 次,没有严重的胃肠道不良反应和放射性肝炎发生。在放疗后 6.3 个月的中位等待期内,12 例患者成功地接受了肝切除或肝移植术,10 名患者的病肝出现肿瘤病理性坏死。术后 19.6 个月的中位随访期中,所有患者均存活。研究显示,放射外科大分割放疗是肝癌患者等待肝移植前一种安全、有效的衔接治疗,能够在移植前缩小或控制肿瘤,提高生存获益。肝癌肝移植前放疗,为等待期提供了有效的治疗措施,同时也缓解肝源压力,相似的报道还有很多,将越来越受到重视。

　　(2)肝内胆管细胞癌:肝内胆管细胞癌的发病率不及肝细胞肝癌高,但容易出现淋巴结转移和沿肝内胆管浸润性生长,有放射外科治疗指征的病例不多,目前国外报道的例数很少。美国 Mayo 医院报道 10 例肝内胆管细胞癌接受 45～60Gy/3～

5 次的放射外科治疗,随访中位时间为 14 个月,局部控制率为 100%,失败的主要原因是放射野外的肝转移复发或肝外播散。低于 45Gy/3 次的分割剂量,肿瘤控制率可能不好。美国多中心研究收集 11 例肝内胆管细胞癌,放疗的剂量为 30(22～50)Gy/1～10 次,肿瘤的局控率只有 33.3%,RECIST 标准评价完全缓解为 11.1%,部分缓解为 22.2%,稳定为 22.2%,进展为 44.4%,1 年总体生存率为 45%。从表 9-4 可见,45Gy/3 次的分割剂量,就可以长期控制肝内胆管细胞癌,受照射的肿瘤控制情况好于肝细胞癌和转移性肝癌。理论上说,肝内胆管细胞癌的放射敏感性不及肝细胞肝癌,这是因为胆管细胞癌的 α/β 比值低于肝细胞癌,对于 α/β 比值越低,其低分割放疗的受益越大。

　　(3)与其他治疗联合的效果:Jacob 回顾性分析了对于肿瘤直径大于 3cm 的肝癌患者,采用单独经肝动脉栓塞化疗(TACE)和 TACE 结合放射外科治疗,结果显示 TACE 结合放射外科的局部复发率显著下降,OS 显著提高。Honda 等报道,对于肿瘤直径大于 3cm 的肝癌患者,采用 TACE 加放射外科治疗,其完全缓解率(CR)显著提高。Paik 等报道,对于 TACE 治疗后残留的患者,进行放射外科的巩固治疗,其总生存率与 TACE 后完全缓解或者 TACE 后行根治性治疗的患者的总生存率接近。因此,放射外科作为巩固治疗,可明显提高 TACE 的治疗效果。但目前没有报道,对于早期肝癌患者,在放射外科治疗之后,TACE 辅助治疗是否能进一步提高疗效。

　　放射外科也可以作为肝癌患者手术切除或者射频消融后残留复发的一种挽救性治疗手段。但是,放射外科和索拉非尼联合应用,会增加毒性反应,而无临床获益。因此,对于局部晚期肝癌患者,我们不推荐放射外科同步索拉非尼治疗,除非是进行临床研究。对于伴有活动性肝炎的患者,建议在规范化抗病毒治疗后,再行放射外科治疗。

表 9-4　各种肝癌放射外科相似分割剂量的局控率和复发率比较

肝癌类型	例数	放疗剂量 /Gy	病灶体积 /cm³	局控率 *		复发率 **
				1 年	2 年	
肝细胞癌	42	45(27～45)/3 次	47.5(1.4～499)	90.5%	90.5%	7.3%
肝内胆管细胞癌	6	45(39～45)/3 次	261(8～371)	100%	100%	33.3%
转移性肝癌	72	45(30～45)/3～4 次	25.6(0.2～245)	73.3%	67.4%	25.4%

注:* 局控率是指受照射的肿瘤不再增长;** 复发率是指放射野外的新病灶发生率,包括肝内外转移灶。

（4）肝外转移：针对外科或介入治疗后出现的癌栓以及原发灶的癌栓（包括下腔静脉癌栓）所进行的放疗，可以延长患者生存期。日本报道43例肝细胞癌伴门静脉和/或下腔静脉癌栓的患者，接受放射外科治疗，放疗剂量为BED 73.4Gy，另外54例接受三维适形放疗，BED 58.5Gy。接受放射外科治疗的患者，有效率（CR+PR）为67%，三维适形放疗者为46%（P=0.04）；接受放射外科患者1年生存率为49.3%，三维适形放疗者为29.3%（P=0.02），中位生存期分别为11个月和6个月。两组均未见CTCAE 4.0版超过3级的不良反应。另一篇来自中国广东省中山大学的报道，41例接受VMAT放疗，剂量为30～48Gy/6次，癌栓的有效率为76%，中位生存期为13个月，1年生存期为50.3%，无4～5级的放疗不良反应。

很多关于肺、肾上腺、脑转移灶的放射外科治疗报道认为，源自原发性肝癌的肺、肾上腺、脑寡转移灶的患者，只要肝内病灶控制好，都可以考虑放射外科治疗。Oh报道9例原发性肝癌肺内孤立转移灶接受50Gy/10次～60Gy/4次的放射外科治疗，2年生存率为57%。复旦大学附属中山医院报道45例肝细胞癌肺转移接受放射外科治疗，放疗剂量为50Gy/5～10次，肺内转移灶有效率为67%，总体生存期为26.4个月，如果结合索拉非尼作为全身治疗，总体生存期为29.6个月。腹腔及腹膜后淋巴结转移、肾上腺转移、骨转移行放射外科治疗同样可行。

2. 不良反应与正常组织限量

（1）不良反应：肝癌放射外科治疗的早期急性反应，最常见的是非特异性反应，比如乏力、食欲减退、恶心不适等。其他常见反应有轻度肝酶升高、白细胞下降、血小板下降等。上述不良反应通常在放疗结束后逐步恢复，无需额外的治疗。比较严重的不良反应为非经典型放射性肝损伤（non-classic radiation-induced liver disease，RILD），表现为转氨酶超过正常最高值或治疗前水平的5倍，或Child-Pugh评分较放疗前升高2分。出现致死性的放射性肝损伤比较少见。在表9-5中，我们一共总结了15篇相关的文献报道，共有1 063名患者接受放射外科治疗，其中出现5级放射性肝损伤（致命性）只有8例（0.8%），这些致死性的肝损伤往往与治疗时肝功能为Child-Pugh B有关。这也给我们警示，对于肝功能为Child-Pugh B的肝癌患者，进行放射外科治疗需要格外小心，尽量减少正常肝脏的照射剂量和照射体积。消化道反应也是放射外科常见的不良反应，尤其是肿瘤与消化道（食管、胃、十二指肠、小肠、大肠等）紧邻。如表9-5所示，3级以上的消化道反应的发生率大约为1.4%。其他的一些不良反应，比如肋骨骨折、胸腹壁疼痛、胆道狭窄、骨骼肌纤维化偶有发生。总之，肝癌患者接受放射外科治疗总的不良反应发生率很低，大多数为轻微反应。

肝门区的肿瘤接受放射外科治疗必须特别谨慎，这是因为肝门部位存在胆总管，周围有肠道。有报道27例不能手术切除的肝内胆管细胞癌，26例位于肝门区，接受放射外科治疗，45Gy/3次，随访5.4个月，6例出现严重的十二指肠、幽门溃疡，3例出现幽门狭窄，患者的中位生存期为10.6个月。

（2）正常组织限量：

1）正常肝的剂量限制：亚洲学者Su、Yoon、

表9-5　放射外科治疗肝癌的不良反应

作者	年份	例数	肿瘤剂量	设备	危及器官剂量限制	不良反应（CTCAE）
Su	2016	132	42～46Gy/3～5fx	CK	十二指肠 1ml<25Gy，胃和小肠 1ml<25Gy；一侧肾 1/3<15Gy；全肝 V15Gy>700ml；SC<15Gy	G5 肝衰竭 4 例（3%），≥G3 肝性脑病 2 例（2.3%），≥G3 GI 出血 4 例（3%），肝破裂出血 1 例（0.8%）
Wahl	2016	63	30～50Gy/3～5fx	LA	十二指肠 0.5ml<24Gy/3fx，30Gy/5fx；胃 0.5ml<22.5Gy/3fx，27.5Gy/5fx；心 0.5ml<30Gy/3fx，35Gy/5fx	G3 RILD 1 例，GI 出血 1 例，腹水加重 1 例
Huertas	2015	77	45Gy/3fx	CK	肝 V21<33%，V15<50%；胃 Dmax<24Gy，5ml<21Gy；十二指肠 Dmax≤24Gy，5ml<15Gy；小肠 0.5ml<27Gy，5ml<16Gy；大肠 1ml<30Gy，20ml<27Gy；SC Dmax<18Gy；肺 V20<20Gy；心 Dmax<30Gy	G2 结肠溃疡 1 例（Dmax 45.6Gy；V30=16ml），胃溃疡 2 例（Dmax=54Gy，V24=9.5ml），出血 1 例

作者	年份	例数	肿瘤剂量	设备	危及器官剂量限制	不良反应（CTCAE）
Culleton	2014	29	30Gy/6fx	LA	0.5ml 胃、十二指肠、小肠、大肠分别<32、33、34、36Gy，肝 Veff NTCP<22Gy，肋骨<54Gy	63% CP 评分增加 2 分；G3 血小板下降 14%；G3 转氨酶升高 6.9%，G4 转氨酶升高 3.4%
Sanuki	2014	185	35～40Gy/5fx	LA	肝 V20<20%，GI<25Gy/5fx；SC<25Gy/5fx	CP 评分升高 2 分 19 例；G5 肝衰竭 2 例（都是 CP B）
Lo	2014	53	40Gy/5fx（28～60Gy/3～6fx）	CK	没记录	无≥G3 GI 毒性；5 例（9.4%）RILD，2 例致死性肝衰竭
Yoon	2013	93	30～60Gy/3～6fx	LA	全肝 V15>700ml，平均肝<13Gy/3fx；食管和肠 2ml<21Gy；胃和十二指肠 2ml<18Gy	留置金标导致感染性休克 1 例；≥G3 肝毒性 6 例，CP 升高≥2 分 9 例；肋骨骨折 2 例（30、45Gy/3fx），胆道狭窄 1 例
Jang	2013	82	33～60Gy/3fx	CK	全肝 V15 或 V17>700ml，平均 SC<17Gy；最大 SC<22Gy；食管<24Gy	CP 评分升高≥2 分 6 例（7%），G3 软组织毒性 1 例（1%），G3 GI 毒性 5 例（6%）（溃疡 3 例，穿孔 2 例）
Jung	2013	92	30～60Gy/3～4fx	LA	肿瘤至 GI 距离>2cm，平均肝<20.4Gy	RILD：G2 11 例，G3 或以上 6 例
Bibault	2013	75	40～50Gy/3fx	CK	正常肝>700ml，肝 V15<50%、V21<33%；胃 V21<5ml，十二指肠 V24<0.5ml；小肠 V27<0.5ml	肝功能失代偿 5 例（6.6%），十二指肠溃疡 G2 3 例（4%），G4 1 例（1.3%）
Park	2013	26	40～50Gy/10fx	LA	25% 正常肝<50% 处方剂量；最大剂量，食管和结肠<35Gy/10fx，胃、十二指肠和 SC<25Gy/10fx	≥G3 肝毒性 1 例（3.8%），CP 升高 2 分 1 例（3.8%），肋骨骨折 1 例
Katz	2012	18	50Gy/10fx	LA	正常肝≥1 000cm³，70% 肝<27Gy，肝平均剂量为 8.5Gy（1～15.6Gy）	无≥G3 GI 毒性，G3 肝酶升高 1 例
Huang	2012	36	37（25～48）Gy/4～5fx	CK	肝体积>700ml 平均剂量<15Gy；肾 V16<33%/4fx，V18<33%/5fx；SC 最大<23Gy/4fx，<25Gy/5fx；心最大<32Gy/4fx，<35Gy/5fx；胃 V25<5ml/4fx，最大<29Gy/4fx，V27<5ml/5fx，<31Gy/5fx；小肠 V23<5ml/4fx，最大<27Gy/4fx，V25<5ml/5fx，<29Gy/5fx；大肠 V24<5ml/4fx，最大<28Gy/4fx，V25<5ml/5fx，<29Gy/5fx	G3 胃溃疡 1 例，RILD 2 例经过支持治疗恢复；<G2 GI 毒性如呕吐 5 例，恶心 9 例，乏力 9 例，腹痛 2 例，骨骼肌不适 1 例
Andolino	2011	60	CP A：14Gy/3fx CP B：8Gy/5fx	LA	CP A 1/3 肝≤10Gy，≥500ml 肝<7Gy；CP B 1/3 肝≤18Gy，≥500ml 肝<12Gy；SC<18Gy；2/3 右肾<15Gy；1/3 左肾<15Gy；0.5ml 小肠<12Gy	56% 完成 SBRT，G1～2 非造血系统毒性 13 例（23%）；G3 肝酶升高或胆红素升高 9 例（16%）；G3 血小板减少 9 例，G4 1 例（放疗前 G3）；国际标准化比值升高 2 例；G3 白蛋白降低 7 例，CP A→B（7/36），CP B→C（5/24）
Kwon	2010	42	30～39Gy/3fx	CK	肝 V20<50% 处方剂量，平均肝剂量<18Gy，胃、小肠、大肠<21Gy/3fx；2/3 右肾<15Gy/3fx，SC<21Gy/3fx	全身症状 36%，G1 或 2 肝酶升高 30%，白细胞减少 18%；G4 肝衰竭 1 例（2.4%）

　　注：CTCAE. 不良事件通用术语标准；GI. 胃肠道；RILD. 放射性肝病；CK. 射波刀；LA. 直线加速器；CP.Child-Pugh 评分；G. 级；fx. 次；SC. 脊髓。

Jang 等指出，在给予 30～60Gy/3～6f 照射时，如果正常肝脏体积减去接受大于 15Gy 的肝体积大于 700ml，3 级以上的放射性肝损伤发生率很少。法国 Bibault 报道，在给予 40～50Gy/3f 照射时，如果正常肝体积大于 700ml，且 V15<50%，5 例（6.6%）患者在治疗结束后的 3 个月内出现肝功能失代偿，无致命性放射性肝损伤的发生。Huang 等报道，在给予 25～48Gy/4～5f 照射时，正常肝体积大于 700ml，但是平均肝的剂量小于 15Gy，26 例患者中仅有 2 例出现放射性肝损伤，在给予支持治疗后均恢复。Katz 报道在给予 50Gy/10f 照射时，如果正常肝体积大于 1 000ml 且全肝平均剂量小于 15Gy，无放射性肝损伤发生。因此，为了尽量减少早期和晚期放射性肝损伤的发生，对于肝功能 Child-Pugh A 的肝癌患者，在进行放射外科治疗时，至少保证有大于 700ml 的正常肝体积接受小于 15Gy 剂量的照射。苏庭世等根据疗前 CP 评分联合 V_{15}（受照射 15Gy 占正常肝体积的比值，%）或 VS_{10}（去除 10Gy 剩余肝体积，ml）建立正常组织并发症概率（NTCP）模型，可较好地预测治疗后肝功能损害（RIHT）的风险（图 3）。当 $V_{15}<21.5\%$，$VS_{10}\geq621.8ml$，推荐 SART（A 剂量：$BED_{10}\geq100Gy$）；$V_{15}<33.1\%$，$VS_{10}\geq416.2\sim621.8ml$，推荐 SBRT（B 剂量：$EQD_2\geq74Gy$）；当无法满足上述条件或者 Child-Pugh B 级以上时，则推荐剂量 $EQD_2<74Gy$。

2）胃肠道及其他危及器官的剂量限制：消化道出血是肝癌放射外科治疗最常见的非肝脏不良反应。如果胃、十二指肠、小肠等消化道器官接受的剂量小于 25Gy，其发生出血的概率大约在 3%（4/132）。在 3 次分割照射时，剂量大于 24Gy 的体积小于 0.5ml，或者 5 次分割照射时，剂量大于 27.5Gy 的体积小于 0.5ml，则消化道出血的发生率下降到 1.6%，消化道溃疡的发生率大约在 3.9%（3/77）。也有研究显示，3 次分割照射时，胃接受的剂量如果大于 21Gy 的体积小于 5ml，或者十二指肠接受的剂量大于 24Gy 的体积小于 0.5ml，消化道的毒性反应是非常轻微的（2 级反应，3/75；4 级反应，1/75）。其他研究显示，在肝癌放射外科治疗中，胃、大肠或小肠接受 25Gy、24Gy、23Gy 剂量的最大体积不超过 5ml，36 例患者中仅有 1 例患者出现持续性的胃溃疡。如果肝脏肿瘤靠近消化道，则需要考虑如何确定消化道的剂量限制。此外，除了射线的作用外，对伴有肝硬化的患者，本身即存在胃十二指肠出血的风险。截至目前，关于消化道毒性（溃疡、出血、穿孔等）的发生率比较少（见表 9-5）。主要原因是对食管、胃、十二指肠、小肠的消化道剂量限制比较严格，例如大部分研究对胃肠道的剂量限制为 1ml 的体积接受的剂量 <24Gy/3f 或 <30Gy/6f。

此外，目前没有关于肾脏、心脏、脊髓等放射性损伤的报道，主要原因是上述器官距离肿瘤较远，很容易将剂量限制在安全的范围内。如果肿瘤靠近肋骨，则肋骨的剂量限制应 <30Gy/3f。

对肝细胞癌肺寡转移灶的放疗，肺的放射耐受剂量与原发性肺癌不完全一样，主要存在如下诸多不同。首先，原发性肺癌多有肺部基础疾病，而原发性肝癌肺转移往往不存在基础肺病问题；其次，原发性肺癌的放疗过程中，需要结合同步化疗，而原发性肝癌肺转移，目前不支持同步化疗。

3. 治疗失败与挽救治疗　治疗失败的定义：放射外科治疗肝内病灶，肿瘤缩小缓慢，在放疗后的若干时间内（一般 2 年内），影像学随访，仍然可见肿瘤存在，有的还有血供，这个时候不应认为治疗失败。只有受照射的肿瘤体积明显增大，或肿瘤标志物逐步升高，未能用放射野以外新病灶或旧病灶进展，方认为治疗失败。

原发性肝癌放射治疗失败的原因有如下原因：①照射野内肿瘤复发，据统计 2 年局部复发率为 5%～20%；②肝内其他部位转移；③肝外远处转移。

对于放射野内复发，有可能肿瘤放疗剂量不足、射野偏差或肿瘤本身对射线抗拒，可以采用局部治疗进行补救，如射频消融、外科手术，如果肿瘤的动脉血供丰富，可以试以介入栓塞化疗，如果局限于肝内，有条件的情况下可以肝移植。如果因肿瘤位置关系或合并内科疾病，不宜进行其他的补救性治疗，在危及器官的耐受剂量允许条件下，仍可以再程放射外科治疗。

肝内其他部位转移，可以在多学科会诊下，选择继续放射外科治疗，也可以选择射频消融、手术切除、介入治疗或分子靶向治疗。

对肝外转移，特别是寡转移灶，放射外科治疗仍然是最可靠的治疗方法，结合分子靶向治疗可以提高治疗效果。

（三）放射外科治疗后的影像学变化

1. 肿瘤　肝癌放射外科治疗后影像学上的主

要变化是增强扫描时没有强化的病灶，即肿瘤没有活性，因此，采用 EASL 或 mRECIST 标准评估放射外科疗效要比 RECIST 标准更加可靠，因为前两者主要以强化病灶的变化为依据，而后者则以肿瘤大小的变化为依据。影像学上有效率会随着随访时间的延长而不断增加，有些患者甚至在 2 年后肿瘤才完全没有活性或肿瘤消失。

2. 肝脏　接受放射外科治疗后，正常肝脏在增强 CT 上的变化可以分为 3 型。1 型，在所有的增强时相上均表现为高密度；2 型，在动脉相及静脉相表现为低密度；3 型，在所有的增强时相上均表现为等密度。对于 1 型患者（增强），其在 CT 上的表现往往会随着时间的改变而改变，且这些患者的肝功能分级往往是 Child-Pugh A 级。对于 3 型患者（非增强），则肝功能为 Child-Pugh B 级者占大多数。值得一提的是，肝实质动脉相增强的现象会在放疗之后的 6 个月内逐渐出现，这也许会对治疗效果的精确评估造成一定的干扰，当然，这些增强区域在延迟相往往仍表现为持续强化，该特征可以帮助区别是放射外科的相关反应还是放疗后肿瘤残留或复发。在治疗评估时，注意不要将肿瘤周围肝实质对射线的反应误认为是肿瘤复发。关于肝实质放射损伤的范围，在 5 次分割照射的前提下，如果是肝功能 Child-Pugh A 级患者，对应的是 30Gy 的等剂量曲线范围，如果肝功能为 Child-Pugh B 级，对应的是 25Gy 的等剂量曲线范围，这可以帮助我们用于预测放射外科治疗后肝实质损伤的范围。

（张火俊　曾昭冲　李　平　苏庭世）

第二节　肝转移癌

肝转移瘤（liver metastases），又称继发性肝癌（secondary liver carcinoma）或肝转移癌（metastatic liver carcinoma），系由肝脏之外全身其他部位恶性肿瘤转移至肝脏，并在肝脏形成单个或多个的癌灶，属于恶性肿瘤的晚期表现。肝脏血流异常丰富，是恶性肿瘤最常见的转移器官之一，几乎所有实体性肿瘤特别是胃肠道肿瘤、乳腺癌、肺癌、泌尿生殖道癌、黑色素瘤、肉瘤等均可转移至肝脏。一项 3 827 例尸检结果发现，肝脏是仅次于淋巴结的最常见转移部位，转移率为 11.1%。因恶性肿瘤死亡的患者中 41%～75% 有肝转移，其中结直肠癌肝转移率高达 60%～71%，胃癌为 5%～29%，肺癌为 43.5%。在西方国家，转移性肝癌的发病率是原发性肝癌的 20～64.5 倍，而在我国，两者发生率相近。

未经治疗的肝转移瘤预后很差，中位生存时间仅 5 个月，5 年生存率接近于 0。因此，肝转移瘤已成为肿瘤治疗的重要课题之一。近年研究结果表明，肝转移瘤若能早期诊断并采取积极有效的治疗措施，仍可获得良好的疗效，改善生活质量，延长生存期。

本节重点介绍转移性肝癌特别是肠癌肝转移的放射外科治疗效果。

一、疾病诊断要点

转移性肝癌可以是原发灶明确并治疗一段时间后，出现肝转移，也可以是在原发灶明确的同时，发现肝脏转移，少部分患者先发现转移性肝癌后，再寻找原发灶。转移性肝癌最常来自胃肠道肿瘤，依次为胆囊癌、结直肠癌、胃癌、胰腺癌，以及胸部肿瘤如肺癌、乳腺癌、食管癌，神经内分泌肿瘤也常出现肝转移。极少部分患者仅表现为转移性肝癌，未能发现原发灶。

影像学表现：超声检查简便和费用低，CT 和 MRI 检查，其转移性肝癌的影像学特征呈圆形或者类圆形，边界较清，典型图像呈牛眼征。增强扫描，肿瘤中心表现为低密度，周围环状强化。一般不伴有肝硬化表现，也不侵犯门静脉形成癌栓。PET 对肝外病灶检查是其优点之一。

对诊断不明确的怀疑转移性肝癌者，应该行肝脏肿块穿刺活检。同时进行化验室检查，包括常见的肿瘤标志物。

二、治疗手段选择原则

转移性肝癌，无论其原发灶从哪里来，都是远处转移性，属于 IV 期癌症患者，但是其预后相差很大，神经内分泌癌和肠癌肝转移者预后相对好一些。治疗原则是全身治疗为主，结合局部治疗。

全身治疗：最常用化疗药物，不同的原发肿瘤，其化疗药物不尽相同。若原发灶对分子靶向药物敏感者，可以结合分子靶向药物。免疫治疗也属于全身治疗的一种，目前这方面的报道逐渐增多，对转移性肝癌也有成功的报道。全身治疗的优点是可以兼顾原发灶和转移灶。

局部治疗：局部治疗肝内病灶有外科手术切除、射频消融或无水酒精注射、经肝动脉栓塞化疗或核素内放疗、外放疗包括放射外科治疗等。

在众多的全身治疗和局部治疗中,如何选择这些治疗方案。化疗和分子靶向治疗,必须以原发灶的类型选择药物。化疗和分子靶向药物治疗,可以让一部分不能手术切除的转移性肝癌转化为可手术切除,并作为术后的维持治疗。局部治疗要根据肿瘤的大小、个数、位置和肝脏功能情况而定。

手术切除仅对肝内寡转移灶或经过转化治疗后肿瘤缩小、数目减少的患者。对肝内转移灶进行射频消融治疗,其针对的肿瘤大小和个数与原发性肝癌相同。对一部分患者,转移灶位于大血管旁或不宜切除、射频消融者,则可以考虑放射外科治疗。对肿瘤较大,不宜手术切除、射频消融、放射外科的患者,经过肝动脉栓塞化疗或内放疗(钇-90玻璃微球),也有报道局部疗效与全身化疗、分子靶向治疗相近似。

确诊为结直肠癌的患者大约有50%在病程中会发生肝转移。按照治疗模式区分肠癌肝转移,可分为可手术切除、潜在可手术切除和不可手术切除。对可手术切除的单发或寡转移患者,可选择局部治疗如手术切除、放射外科、射频消融,对潜在可手术切除的患者,可选择转化治疗如化疗结合分子靶向治疗。对不可手术切除者,可以选择全身化疗结合或不结合分子靶向治疗、经肝动脉的钇-90同位素内放疗(SIRT)或栓塞化疗。对单发或寡转移灶的患者,局部治疗可以达到根治性治疗为目的,其5年生存率可以达到50%。不能手术切除的患者接受化疗或靶向治疗,大多为姑息性治疗。具体内容在中华医学会外科学分会胃肠外科学组撰写的《结直肠癌肝转移诊断和综合治疗指南》已经有明确的阐述,可以参考该指南内容。

肝转移癌除了来源于胃肠肿瘤外,还有胰腺癌、乳腺癌、肺癌、鼻咽癌等肿瘤。一旦肝转移,都属于晚期肿瘤患者,治疗的策略都是全身治疗为主,结合局部处理。放射治疗作为局部治疗的手段之一,特别是放射外科,越来越受到重视和认可。

三、放射外科临床实践

(一)临床操作路径

1. 患者选择 与原发性肝癌不同,转移性肝癌临床分期已经属于晚期(一般为IV期),治疗

原则以重点兼顾原发肿瘤治疗控制和全身治疗系统预防。在原发肿瘤控制前提下出现的肝转移,在全身系统治疗有效的同时,积极合理选用局部手术、射频消融和放射外科都是有效举措,但放射外科治疗的无创性、多灶性同时治疗和可兼顾原发灶治疗以及配合系统治疗等方面更具优势。表9-6列出转移性肝癌接受放射外科的较为严格的适应范围,实际临床应用中综合考虑、合理选用。

表9-6 转移性肝癌放射外科人群选择

选择标准	患者分类		
	适合	谨慎	不适合
病灶数	<3	4	>4
病灶直径/cm	1~3	>3 和≤6	>6
危及器官的距离/mm	>8	5~8	<5
肝功能	Child A	Child B	Child C
正常肝体积/ml	>1 000	<1 000 和≥700	<700

2. 定位与图像获取 同第一节。

3. 靶区勾画与计划要求 GTV定义为影像上(CT、MR、PET)可见的大体肿瘤。肝转移瘤通常不需勾画CTV。由GTV形成ITV,进而外扩形成PTV;或者由GTV直接外扩形成PTV。因"肝脏运动"的控制方式多样,所以PTV的形成不尽相同。肝脏的运动主要受呼吸运动影响,有研究报道,在4D-CT下观察到的肝脏在左右、前后、上下方向的位移分别为(3.0 ± 2.0)mm、(5.1 ± 3.1)mm、(17.9 ± 5.1)mm;而在CBCT下观察到的肝脏在这3个方向的位移分别为(2.8 ± 1.6)mm、(5.3 ± 3.1)mm、(16.5 ± 5.7)mm。因而在无4D-CT或者呼吸控制的情况下,可以参考上述数据或者本单位的肝脏运动数据进行PTV外扩。

4. 剂量模式与正常组织剂量限制 转移性肝癌的来源多种多样,其对射线的敏感程度也各不相同,有研究表明这些肝脏转移性肿瘤放射敏感指数(radiation sensitive index,RSI)依次为胃肠道间质瘤(0.57)、黑色素瘤(0.53)、结直肠神经内分泌瘤(0.46)、胰神经内分泌瘤(0.44)、结直肠腺癌(0.43)、乳腺癌(0.35)、肺腺癌(0.31)、胰腺癌(0.27)、鳞癌(0.22)和小肠神经内分泌瘤(0.21),放射敏感指数越低,对放射越敏感。目前肝转移瘤放射外科研究中,由于入组患者数目少,肿瘤来源不均一,转移灶数目及体积不一致,因而肝转移

瘤放射外科治疗很难形成对总剂量及分割模式的推荐。相反,处方剂量/分割次数常因肿瘤大小、肿瘤与重要危及器官的距离而做适当调整。总的来说,根据局控的剂量反应效应,常推荐 BED >100Gy,至少应>80Gy。分割次数一般选择1~10 个分次。常用分割模式及正常组织剂量限制见表 9-7。

(二)临床治疗结果

1. 放射外科用于肠癌肝转移的疗效及影响因素 目前放射外科用于肝转移的治疗多为 I/II 期临床研究,尚无随机对照的 III 期研究结果。丹麦一项对比 RFA 和 SBRT 治疗<4cm 肝转移灶疗效(RAS01 研究)的国际多中心 III 期临床研究已完成入组,结果尚未发表。以往发表的研究,患者纳入标准差异较大,但大多选择一般状况良好 ECOG 评分 0~1 分,肝功能良好,肝内转移灶≤5 个,直径<6cm,无肝外转移灶,未受照射肝体积≥700ml 的患者,处方剂量为 30~60Gy/1~6f。2012 年全美放射肿瘤学会分析结果:放射外科治疗肝转移瘤 2 年局控率为 60%~90%(与 RFA 疗效相当),2 年生存率为 30%~80%。

Wild 总结了肠癌肝转移的放射外科治疗,不能耐受手术/剩余肝脏储备不足/无肝外其他转移病灶或可控,肿瘤数目为 1~3 个,中位直径为 2.3~3.3cm(最大直径为 6.8cm)。放疗剂量换算为等效生物剂量(BED)34~263Gy。近期疗效:1 年局控率为 71%~100%;2 年局控率为 57%~100%。不可切除肝转移 68 例,病灶数 143 个。40 例结直肠癌肝转移,12 例乳腺,16 例其他肿瘤肝转移;放疗分割剂量为 41.8Gy(27.7~60Gy)/(6 次·2 周),BED<100Gy;中位肿瘤体积 75.2ml(1.19~3 090ml)。1 年局控率为 71%,中位生存时间为 17.5 个月(95% 10.4~38.1)。

表 9-8 列出肝转移接受放射外科治疗患者的局部控制率、生存率和不良反应,由此可见,以肠癌肝转移为多数,其 1 年生存率都在 60% 以上。

有多项研究结果显示,局控率与照射剂量有关。一项荟萃分析显示,结直肠癌肝转移给予 46~52Gy/3f 照射,1 年局控率可达 90%。另一项研究给予 75Gy/3f 照射,1 年局控率可达 94%。但是需要注意的是,照射肿瘤体积<18.7cm³(PTV 平均体积为 54.9cm³,最大为 209.4cm³),且 60% 的转

表 9-7 肝转移癌放射外科常用分割模式及正常组织剂量限制

分割次数	1	3	5
总剂量	20~30Gy	36~60Gy,推荐≥48Gy	50~60Gy
治疗时间	1 天	1~3 次/周,2 周内完成	2~2.5 周完成
PTV 剂量覆盖	80% isodose	80%~90% isodose	70%~85% isodose
危及器官剂量限制			
肝脏	D30 6~12Gy D50 4~7Gy	非肝硬化者,700ml<15Gy	非肝硬化者,700ml<21Gy
脊髓 +5mmPRV	Dmax 12Gy	Dmax/D0.1cm³ 18Gy	Dmax 27~30Gy
食管	Dmax 14Gy	Dmax 30Gy* V21<1%;	Dmax 32~35Gy;D0.5cm³ 30~33Gy 结肠 Dmax<38Gy
胃§	Dmax 12Gy		
小肠	Dmax 12Gy		
肾脏	左 V5<75% 右 V5<75%	双肾 V15<35%	双肾 V18<2/3;D100cm³<17.5Gy 单肾功能时 V10<90%
肋骨/胸腹壁	Dmax‡ 30Gy	V30<10~30ml	—
皮肤	Dmax 24Gy	Dmax 24Gy	Dmax 32Gy,V30<10ml
心脏	Dmax‡ 12Gy	V30<1%	Dmax 38Gy 大血管 Dmax 53Gy

注:*3 分次 SBRT,胃肠道 Dmax 35Gy 时,3 级胃肠道毒性发生风险为 5%;§ 胃肠道剂量较高时,酌情应用 H₂ 或者 H⁺ 抑制剂。‡ 部分剂量限制参考肺 SBRT 数据。除上述危及器官外,还应注意胆囊、胆管等的剂量分布,目前缺乏这些器官的剂量限制数据。

表 9-8　肝转移瘤不同分割模式 SBRT 的治疗毒性及疗效

作者	年份	研究设计	肝 M 数目	肝 M 直径	病例数	原发灶来源	剂量/分次	中位随访/月	局控	总生存	治疗毒性
Herfath	2001	I/II期	≤3	≤6cm	37	结直肠、乳腺、其他	20~26Gy/1f	5.7	18个月:81%	—	无严重毒性
Goodman	2010	I期	1~5	<5cm	26	6/19 来源于结直肠	18~30Gy/1f	17.3	1年:77%	1年:62%	II级:4例
Hoyer	2006	I/II期	1~6	≤6cm	44	结直肠 44例	45Gy/3f	52	2年:79%	2年:38%	肝衰竭1例 严重GI 2例
Rusthoven	2009	I/II期	1~3	<6cm	47	结直肠 15 例, 肺 10 例, 乳腺 4 例, 其他 18 例	60Gy/3f	16	2年:94%	中位生存 17.6 个月	3~4级<2%
Ambrosino	2009	队列	1~3	<6cm	27	结直肠 11 例, 其他 16 例	25~60Gy/3f, 中位 36Gy	13	1年:74%	—	无严重毒性
Mendez	2012	I/II期	1~3	<7cm	25	结直肠 14 例, 其他 11 例	37.5Gy/3f	13	2年:86%	1年:85%	急性 3~4级 4 例 晚期 3 级 1 例
Scorsetti	2013	II期	1~3	<6cm	61	结直肠 29 例, 乳腺 11 例, 其他 21 例	52.5~75Gy/3f	24	1年:94% 2年:91%	1年:80% 2年:70%	3级胸壁疼痛 1 例
Lee	2009	I期	—	1.2~3 090ml	68	结直肠 40 例, 乳腺 12 例, 其他 16 例	28~60Gy/6f	10.8	1年:71%	18 个月:47%	急性 3 级:4 例 晚期 3 级:2 例
Rule	2011	I期	1~5	—	27	结直肠 12 例, 类癌 3 例, 其他 15 例	30Gy/3f, 50Gy/5f, 60Gy/5f	20	2年:30Gy 56% 50Gy:89% 60Gy:100%	2年:56% 67% 50%	无≥2级毒性

移灶≤3cm，单个病灶通常<6cm。既往文献汇总分析显示，对于结直肠癌肝转移采用放射外科治疗，设定 α/β=10Gy，当生物等效剂量（BED）>75Gy 才能有较高的持续局部控制率。而当 BED>117Gy 时，1 年局控率为 90%。这显示与其他部位来源的肝转移相比，结直肠癌的肝转移相对来说可能是放疗相对抗拒的。McPartlin 等最近发表在杂志上的一篇报道，采用放射外科治疗结直肠癌肝转移的 I/II 期研究，不适合手术切除或标准治疗，共 60 例患者，GTV 的中位数是 1 个（1～6 个），中位靶区体积为 117.7cm³（6.7～3 115.4cm³）。GTV 的中位最低剂量是 37.6Gy（22.7～62.1Gy）/（6f•2 周）。除 1 例出现 3 级呕吐反应外，无 2 级以上急性毒性反应，随访期间未见胃肠道出血或胆道、肝脏毒性。结果显示，GTV 最低剂量的提高与局控率的提高有关（P=0.003）。研究中按照 GTV 接受最小剂量>37.6Gy 进行分层分析，接受 37.6Gy 以上者 4 年局控率为 40%，而接受 37.6Gy 以下者 4 年局控率为 0。中国人民解放军空军总医院报道采用放射外科治疗直肠癌术后肝脏寡转移（不可手术且多程化疗和／或介入失败）38 例（均≤4 个，共 64 个病灶，病灶最大径中位 4.0cm，1～10cm），GTV 剂量分割方式分别为 7Gy/f×10f 或 5.6Gy/f×12～13f（27 例），即 BED 105～119Gy；4.2Gy/f×10～15f（11 例），即 BED 60～90Gy。治疗期间无 3 级以上急性放射反应，仅 1 例患者于治疗后半年出现胃出血、穿孔，余无 3 级以上放射治疗相关并发症。研究中 BED 105～119Gy 组局控率为 92.6%，1 年、2 年、3 年、5 年总生存率分别为 85.2%、40.7%、25.9%、13.0%，中位生存期为 19 个月；而 BED 60～90Gy 组局控率为 72.7%，1 年、2 年、3 年总生存率分别为 45.5%、9.1%、0，中位生存期为 10 个月；两组差异有统计学意义（P=0.001 9）。

2. 疗效影响因素　转移性肝癌接受放射外科治疗，其预后的影响因素有 ECOG 行为评分、是否合并肝外转移、肝内转移灶大小、接受放射外科治疗后病灶的进展情况。BED 是影响局控的最重要因素，既往治疗也可能是影响因素之一；整体肿瘤负荷高、肝内病灶进展、肝外病灶未控，与不良预后有关。

3. 不良反应和生活质量　原发性肝癌与转移性肝癌的肝脏基础疾病存在区别，原发性肝癌常存在肝炎肝硬化的基础，尽管大部分转移性肝癌患者不存在肝炎肝硬化，但是有一部分转移性肝癌患者多次接受化疗或靶向治疗，肝脏的代偿能力明显下降，此时，应该区别药物性肝损伤或放射性肝损伤，或者药物性肝损伤的基础上，加重放射性肝损伤。

早期较低剂量照射时（BED<100Gy），耐受良好，急性期毒性多为 1～2 级，3 级少见，3 级以上后期毒性几乎为 0。

Goodman 等报道一项前瞻性 II 期研究，共 81 例患者，其中 58 例结直肠癌肝转移患者，转移灶有 1～3 个，最大肿瘤直径为 6cm，中位处方剂量为 54Gy/3～5 次（BED>100Gy），3 级及以上肝脏毒性发生率为 4%，与 GTV 体积、CEA 水平相关，并未显示处方剂量与毒性呈正相关。在肝转移瘤中未显示肝门区剂量与毒性之间的关系。Klein 等报道 222 例患者，其中 86 例肝转移，基线 PS 0～1 为 51%，PS=2 为 49%，肝功能 Child-Pugh A 或 B，放射外科照射 24～60Gy/6 次，评估时间为治疗后 1、3、6 和 12 个月。根据患者自评量表显示，对放射外科治疗耐受性良好，主要表现为一过性乏力和食欲减退，总体 QOL 未降低。转移性肝癌对放射外科治疗耐受性好，严重不良反应少见，不减损生活质量（见表 9-8）。

总之，放射外科是一种非侵入性肿瘤消融治疗手段，大量临床资料证实其在肝转移治疗中的安全性及有效性。放射外科在肝转移治疗中适应证广泛，并能保证较高的局控率，其疗效值得在未来的 III 期研究中进一步验证。在肝转移瘤放射外科治疗时，应注意选择合适的患者、放疗介入的时机与全身治疗的配合、放疗技术与质量控制。

（王维虎　李　平　曾昭冲）

参 考 文 献

[1] TORRE L A, BRAY F, SIEGEL R L, et al. Global cancer statistics[J]. CA Cancer J Clin, 2015, 65（2）: 87-108.

[2] 陈万青, 郑荣寿, 张思维, 等. 2013 年中国恶性肿瘤发病和死亡分析[J]. 中国肿瘤, 2017, 26（1）: 1-7.

[3] FORNER A, REIG M E, DE LOPE C R, et al. Current Strategy for Staging and Treatment: The BCLC Update and Future Prospects[J]. Semin Liver Dis, 2010, 30（1）: 61-67.

[4] 国家卫生计生委《原发性肝癌诊疗规范（2017 年版）》编写专家委员会. 原发性肝癌诊疗规范（2017 年版）[J]. 中国实用外科杂志, 2017, 37: 705-720.

[5] SHIMADA K, SANO T, SAKAMOTO Y, et al. A long-

term follow-up and management study of hepatocellular carcinoma patients surviving for 10 years or longer after curative hepatectomy[J]. Cancer, 2005, 104(9): 1939-1947.

[6] FUKUDA S, ITAMOTO T, AMANO H, et al. Clinicopathologic features of hepatocellular carcinoma patients with compensated cirrhosis surviving more than 10 years sfter curative hepatectomy[J]. World J Surg, 2007, 31(2): 345-352.

[7] 周信达,汤钊猷,杨炳辉,等.1000例小肝癌手术切除经验[J]. 中国实用外科杂志, 2001, 21(1): 41-44.

[8] 吴孟超. 原发性肝癌的诊断和治疗进展[J]. 中华外科杂志, 1998, 36: 515-551.

[9] SHIMOZAWA N, HANAZAKI K. Long term prognosis after hepatic resection for small hepatocellular carcinoma [J]. J Am Coll Surg, 2004, 198(3): 356-365.

[10] 荣维淇,余微波,吴健雄,等. 最大径≤5cm 小肝细胞癌患者切除术后预后因素分析[J]. 中华外科杂志, 2016, 54(2): 89-93.

[11] 中华医学会放射肿瘤学分会, 中国生物医学工程学会精确放疗分会肝癌学组与消化系统肿瘤专家委员会, 中国研究型医院学会放射肿瘤学分会肝癌学组. 2016 年原发性肝癌放疗共识[J]. 中华放射肿瘤学杂志, 2016, 25(11): 1141-1150.

[12] WANG P M, CHUNG N N, HSU W C, et al. Stereotactic body radiation therapy in hepatocellular carcinoma: Optimal treatment strategies based on liver segmentation and functional hepatic reserve[J]. Rep Pract Oncol Radiother, 2015, 20(6): 417-424.

[13] SOTHMANN T, BLANCK O, POELS K, et al. Real time tracking in liver SBRT: comparison of CyberKnife and Vero by planning structure-based γ-evaluation and dose-area-histograms[J]. Phys Med Biol, 2016, 61(4): 1677-1691.

[14] WUNDERINK W, MÉNDEZ ROMERO A, SEPPENWOOLDE Y, et al. Potentials and limitations of guiding liver stereotactic body radiation therapy set-up on liver-implanted fiducial markers[J]. Int J Radiat Oncol Biol Phys, 2010, 77(5): 1573-1583.

[15] HEINZ C, GERUM S, FREISLEDERER P, et al. Feasibility study on image guided patient positioning for stereotactic body radiation therapy of liver malignancies guided by liver motion[J]. Radiat Oncol, 2016, 11(1): 88.

[16] YOON S M, LIM Y S, PARK M J, et al. Stereotactic body radiation therapy as an alternative treatment for small hepatocellular carcinoma[J]. PLoS One, 2013, 8(11): e79854.

[17] SANUKI N, TAKEDA A, OKU Y, et al. Stereotactic body radiotherapy for small hepatocellular carcinoma: A retrospective outcome analysis in 185 patients[J]. Acta Oncol, 2014, 53(3): 399-404.

[18] SU T S, LIANG P, LU H Z, et al. Stereotactic body radiation therapy for small primary or recurrent hepatocellular carcinoma in 132 Chinese patients[J]. J Surg Oncol, 2016, 113(2): 181-187.

[19] WAHL D R, STENMARK M H, TAO Y, et al. Outcomes after Stereotactic Body Radiotherapy or Radiofrequency Ablation for Hepatocellular Carcinoma[J]. J Clin Oncol, 2016, 34(5): 452-459.

[20] HUANG W Y, JEN Y M, LEE M S, et al. Stereotactic body radiation therapy in recurrent hepatocellular carcinoma[J]. Int J Radiat Oncol Biol Phys, 2012, 84(2): 355-361.

[21] 李平,夏廷毅,王颖杰,等. I/II 期原发性肝癌立体定向放疗的 10 年生存结果分析[R]. 中华医学会第十四次全国放射肿瘤治疗学(CSTRO)学术会议, 2017.

[22] Korean Liver Cancer Study Group(KLCSG)and National Cancer Center, Korea(NCC). 2014 KLCSG-NCC Korea Practice Guideline for the Management of Hepatocellular Carcinoma[J]. Gut and Liver, 2015, 9(3): 267-317.

[23] DE LOPE C R, TREMOSINI S, FORNER A, et al. Management of HCC[J]. J Hepatol, 2012, 56(s1): S75-S87.

[24] KATZ A W, CHAWLA S, QU Z H, et al. Stereotactic hypofractionated radiation therapy as a bridge to transplantation for hepatocellular carcinoma: clinical outcome and pathologic correlation[J]. Int J Radiat Oncol Biol Phys, 2012, 83: 895-900.

[25] O'CONNOR J K, TROTTER J, DAVIS G L, et al. Long-term outcomes of stereotactic body radiation therapy in the treatment of hepatocellular cancer as a bridge to transplantation[J]. Liver Transpl, 2012, 18(8): 949-954.

[26] BARNEY B M, OLIVIER K R, MILLER R C, et al. Clinical outcomes and toxicity using stereotactic body radiotherapy(SBRT) for advanced cholangiocarcinoma

［J］. Radiat Oncol，2012，7：67.

[27] IBARRA R A，ROJAS D，SNYDER L，et al. Multicenter results of stereotactic body radiotherapy（SBRT）for non-resectable primary liver tumors［J］. Acta Oncol，2012，51：575.

[28] DEWAS S，BIBAULT J E，MIRABEL X，et al. Prognostic factors affecting local control of hepatic tumors treated by Stereotactic Body Radiation Therapy［J］. Radiat Oncol，2012，7：166.

[29] JACOB R，TURLEY F，REDDEN D T，et al. Adjuvant stereotactic body radiotherapy following transarterial chemoembolization in patients with non-resectable hepatocellular carcinoma tumors of≥3 cm［J］. HPB（Oxford），2015，17（2）：140-149.

[30] HONDA Y，KIMURA T，AIKATA H，et al. Stereotactic body radiation therapy combined with transcatheter arterial chemoembolization for small hepatocellular carcinoma［J］. J Gastroenterol Hepatol，2013，28（3）：530-536.

[31] PAIK E K，KIM M S，JANG W I，et al. Benefits of stereotactic ablative radiotherapy combined with incomplete transcatheter arterial chemoembolization in hepatocellular carcinoma［J］. Radiat Oncol，2016，11：22.

[32] BRADE A M，NG S，BRIERLEY J，et al. Phase 1 trial of sorafenib and stereotactic body radiation therapy for hepatocellular carcinoma［J］. Int J Radiat Oncol Biol Phys，2016，94（3）：580-587.

[33] MATSUO Y，YOSHIDA K，NISHIMURA H，et al. Efficacy of stereotactic body radiotherapy for hepatocellular carcinoma with portal vein tumor thrombosis/inferior vena cava tumor thrombosis：evaluation by comparison with conventional three-dimensional conformal radiotherapy［J］. J Radiat Res，2016，57（5）：512-523.

[34] XI M，ZHANG L，ZHAO L，et al. Effectiveness of stereotactic body radiotherapy for hepatocellular carcinoma with portal vein and/or inferior vena cava tumor thrombosis［J］. PLoS One，2013，8（5）：e63864.

[35] OH D，AHN Y C，SEO J M，et al. Potentially curative stereotactic body radiation therapy（SBRT）for single or oligometastasis to the lung［J］. Acta Oncol，2012，51：596.

[36] SUN T W，HE J，ZHANG S M，et al. Simultaneous multitarget radiotherapy using helical tomotherapy and its combination with sorafenib for pulmonary metastases from hepatocellular carcinoma［J］. Oncotarget，2016，7（30）：48586-48599.

[37] KOPEK N，HOLT M I，HANSEN A T，et al. Stereotactic body radiotherapy for unresectable cholangiocarcinoma［J］. Radiother Oncol，2010，94：47.

[38] JANG W I，KIM M S，BAE S H，et al. High-dose stereotactic body radiotherapy correlates increased local control and overall survival in patients with inoperable hepatocellular carcinoma［J］. Radiat Oncol，2013，8：250.

[39] BIBAULT J E，DEWAS S，VAUTRAVERS-DEWAS C，et al. Stereotactic body radiation therapy for hepatocellular carcinoma：prognostic factors of local control，overall survival，and toxicity［J］. PLoS One，2013，8（10）：e77472.

[40] SAWRIE S M，FIVEASH J B，CAUDELL J J. Stereotactic body radiation therapy for liver metastases and primary hepatocellular carcinoma：normal tissue tolerances and toxicity［J］. Cancer Control，2010，17（2）：111-119.

[41] HUERTAS A，BAUMANN A S，SAUNIER-KUBS F，et al. Stereotactic body radiation therapy as an ablative treatment for inoperable hepatocellular carcinoma［J］. Radiother Oncol，2015，115（2）：211-216.

[42] LIN G，XIAO H，ZENG Z，et al. Constraints for symptomatic radiation pneumonitis of helical tomotherapy hypofractionated simultaneous multitarget radiotherapy for pulmonary metastasis from hepatocellular carcinoma［J］. Radiother Oncol，2017，123（2）：246-250.

[43] PRICE T R，PERKINS S M，SANDRASEGARAN K，et al. Evaluation of response after stereotactic body radiotherapy for hepatocellular carcinoma［J］. Cancer，2012，118（12）：3191-3198.

[44] SANUKI N，TAKEDA A，MIZUNO T，et al. Tumor response on CT following hypofractionated stereotactic ablative body radiotherapy for small hypervascular hepatocellular carcinoma with cirrhosis［J］. Am J Roentgenol，2013，201（6）：W812-W820.

[45] SANUKI-FUJIMOTO N，TAKEDA A，OHASHI T，et al. CT evaluations of focal liver reactions following stereotactic body radiotherapy for small hepatocellular carcinoma with cirrhosis：relationship between imaging

appearance and baseline liver function[J]. Br J Radiol, 2010, 83(996): 1063-1071.

[46] KIMURA T, TAKAHASHI S, TAKAHASHI I, et al. The time course of dynamic computed tomographic appearance of radiation injury to the cirrhotic liver following stereotactic body radiation therapy for hepatocellular carcinoma[J]. PLoS One, 2015, 10(6): e0125231.

[47] PARK M J, KIM S Y, YOON S M, et al. Stereotactic body radiotherapy-induced arterial hypervascularity of non-tumorous hepatic parenchyma in patients with hepatocellular carcinoma: potential pitfalls in tumor response evaluation on multiphase computed tomography [J]. PLoS One, 2014, 9(2): e90327.

[48] SANUKI N, TAKEDA A, OKU Y, et al. Threshold doses for focal liver reaction after stereotactic ablative body radiation therapy for small hepatocellular carcinoma depend on liver function: evaluation on magnetic resonance imaging with Gd-EOB-DTPA[J]. Int J Radiat Oncol Biol Phys, 2014, 88(2): 306-311.

[49] TAKEDA A, OKU Y, SANUKI N, et al. Dose volume histogram analysis of focal liver reaction in follow-up multiphasic CT following stereotactic body radiotherapy for small hepatocellular carcinoma[J]. Radiother Oncol, 2012, 104(3): 374-378.

[50] JUNG J, YOON S M, CHO B, et al. Hepatic reaction dose for parenchymal changes on Gd-EOB-DTPA-enhanced magnetic resonance images after stereotactic body radiation therapy for hepatocellular carcinoma[J]. J Med Imaging Radiat Oncol, 2016, 60: 96-101.

[51] YAMASHITA H, ONISHI H, MATSUMOTO Y, et al. Local effect of stereotactic body radiotherapy for primary and metastatic liver tumors in 130 Japanese patients[J]. Radiat Oncol, 2014, 9: 112.

[52] LO C H, HUANG W Y, LEE M S, et al. Stereotactic ablative radiotherapy for unresectable hepatocellular carcinoma patients who failed or were unsuitable for transarterial chemoembolization[J]. Eur J Gastroenterol Hepatol, 2014, 26(3): 345-352.

[53] TAKEDA A, SANUKI N, ERIGUCHI T, et al. Stereotactic ablative body radiotherapy for previously untreated solitary hepatocellular carcinoma[J]. J Gastroenterol Hepatol, 2014, 29(2): 372-379.

[54] PARK J H, YOON S M, LIM Y S, et al. Two-week schedule of hypofractionated radiotherapy as a local salvage treatment for small hepatocellular carcinoma[J]. J Gastroenterol Hepatol, 2013, 28(10): 1638-1642.

[55] BUJOLD A, MASSEY C A, KIM J J, et al. Sequential phase I and II trials of stereotactic body radiotherapy for locally advanced hepatocellular carcinoma[J]. J Clin Oncol, 2013, 31(13): 1631-1639.

[56] IBARRA R A, ROJAS D, SNYDER L, et al. Multicenter results of stereotactic body radiotherapy(SBRT) for non-resectable primary liver tumors[J]. Acta Oncol, 2012, 51(5): 575-583.

[57] KWON J H, BAE S H, KIM J Y, et al. Long-term effect of stereotactic body radiation therapy for primary hepatocellular carcinoma ineligible for local ablation therapy or surgical resection. Stereotactic radiotherapy for liver cancer[J]. BMC Cancer, 2010, 10: 475.

[58] CULLETON S, JIANG H, HADDAD C R, et al. Outcomes following definitive stereotactic body radiotherapy for patients with Child-Pugh B or C hepatocellular carcinoma[J]. Radiother Oncol, 2014, 111(3): 412-417.

[59] JUNG J, YOON S M, KIM S Y, et al. Radiation-induced liver disease after stereotactic body radiotherapy for small hepatocellular carcinoma: clinical and dose-volumetric parameters[J]. Radiat Oncol, 2013, 8: 249.

[60] DISIBIO G, FRENCH S W. Metastatic patterns of cancers: results from a large autopsy study[J]. Arch Pathol Lab Med, 2008, 132(6): 931-939.

[61] 中华医学会外科学分会胃肠外科学组. 结直肠癌肝转移诊断和综合治疗指南[J]. 中华消化外科杂志, 2016, 15(8): 755-767.

[62] SCORSETTI M, CLERICI E, COMITO T. Stereotactic body radiation therapy for liver metastases[J]. J Gastrointest Oncol, 2014, 5(3): 190-197.

[63] AHMED K A, CAUDELL J J, EL-HADDAD G, et al. Radiosensitivity Differences Between Liver Metastases Based on Primary Histology Suggest Implications for Clinical Outcomes After Stereotactic Body Radiation Therapy[J]. Int J Radiat Oncol Biol Phys, 2016, 95(5): 1399-1404.

[64] CHANG D T, SWAMINATH A, KOZAK M, et al. Stereotactic body radiotherapy for colorectal liver metastases: a pooled analysis[J]. Cancer, 2011, 117(17): 4060-4069.

[65] OHRI N，JACKSON A，MENDEZ ROMERO A，et al. Local Control Following Stereotactic Body Radiotherapy for Liver Tumors：A Preliminary Report of the AAPM Working Group for SBRT［J］. Int J Radiat Oncol Biol Phys，2014，90（S1）：S52.

[66] MCPARTLIN A，SWAMINATH A，WANG R，et al. Long-Term Outcomes of Phase 1 and 2 Studies of SBRT for Hepatic Colorectal Metastases［J］. Int J Radiat Oncol Biol Phys，2017，99（2）：388-395.

[67] WILD A T，YAMADA Y. Treatment Options in Oligometastatic Disease：Stereotactic Body Radiation Therapy-Focus on Colorectal Cancer［J］. Visc Med，2017，33（1）：54-61.

[68] LEE M T，KIM J J，DINNIWELL R，et al. Phase Ⅰ study of individualized stereotactic body radiotherapy of liver metastases［J］. J Clin Oncol，2009，27（10）：1585-1591.

[69] MCPARTLIN A，SWAMINATH A，WANG R，et al. Long-Term Outcomes of Phase 1 and 2 Studies of SBRT for Hepatic Colorectal Metastases［J］. Int J Radiat Oncol Biol Phys，2017，99（2）：388-395.

[70] GOODMAN B D，MANNINA E M，ALTHOUSE S K，et al. Long-term safety and efficacy of stereotactic body radiation therapy for hepatic oligometastases［J］. Pract Radiat Oncol，2016，6（2）：86-95.

[71] TOESCA D A，OSMUNDSON E C，EYBEN R V，et al. Central liver toxicity after SBRT：An expanded analysis and predictive nomogram［J］. Radiother Oncol，2017，122（1）：130-136.

[72] KLEIN J，DAWSON L A，JIANG H，et al. Prospective Longitudinal Assessment of Quality of Life for Liver Cancer Patients Treated With Stereotactic Body Radiation Therapy［J］. Int J Radiat Oncol Biol Phys，2015，93（1）：16-25.

[73] 李平，夏廷毅，王颖杰，等. 结直肠癌术后肝脏寡转移瘤立体定向放疗的疗效分析［R］. 中华医学会第十四次全国放射肿瘤治疗学（CSTRO）学术会议，2017.

[74] KULKE M H，ANTHONY L B，BUSHNELL D L，et al. NANETS treatment guidelines：well-differentiated neuroendocrine tumors of the stomach and pancreas［J］. Pancreas，2010，39：735-752.

[75] SCORSETTI M，ARCANGELI S，TOZZI A，et al. Is stereotactic body radiation therapy an attractive option for unresectable liver metastases? A preliminary report from

a phase 2 trial［J］. Int J Radiat Oncol Biol Phys，2013，86（2）：336-342.

[76] HERFARTH K K，DEBUS J，LOHR F，et al. Stereotactic single-dose radiation therapy of liver tumors：results of a phase Ⅰ/Ⅱ trial［J］. J Clin Oncol，2001，19：164-170.

[77] GOODMAN K A，WIEGNER E A，MATUREN K E，et al. Dose-escalation study of single-fraction stereotactic body radiotherapy for liver malignancies［J］. Int J Radiat Oncol Biol Phys，2010，78：486-493.

[78] RUSTHOVEN K E，KAVANAGH B D，CARDENES H，et al. Multi-institutional phase Ⅰ/Ⅱ trial of stereotactic body radiation therapy for liver metastases［J］. J Clin Oncol，2009，27：1572-1578.

[79] SCORSETTI M，ARCANGELI S，TOZZI A，et al. Is stereotactic body radiation therapy an attractive option for unresectable liver metastases? A preliminary report from a phase 2 trial［J］. Int J Radiat Oncol Biol Phys，2013，86：336-342.

[80] AMBROSINO G，POLISTINA F，COSTANTIN G，et al. Image-guided robotic stereotactic radiosurgery for unresectable liver metastases：preliminary results［J］. Anticancer Res，2009，29：3381-3384.

[81] MENDEZ R A，HOYER M. Radiation therapy for liver metastases［J］. Curr Opin Support Palliat Care，2012，6：97-102.

[82] RULE W，TIMMERMAN R，TONG L，et al. Phase Ⅰ dose-escalation study of stereotactic body radiotherapy in patients with hepatic metastases［J］. Ann Surg Oncol，2011，18：1081-1087.

[83] SU T S，LIANG P，LIANG J，et al. Long-term survival analysis of stereotactic ablative radiotherapy versus liver resection for small hepatocellular carcinoma［J］. Int J Radiat Oncol Biol Phys，2017，98：639-646.

[84] SU T S，LU H Z，CHENG T，et al. Long-term survival analysis in combined transarterial embolization and stereotactic body radiation therapy versus stereotactic body radiation monotherapy for unresectable hepatocellular carcinoma>5cm［J］. BMC Cancer，2016，16：834.

[85] SU T S，LUO R，LIANG P，et al. A prospective cohort study of hepatic toxicity after stereotactic body radiation therapy for hepatocellular carcinoma［J］. Radiother Oncol，2018，129（1）：136-142.

[86] 苏庭世，罗忍. 肝癌立体定向放射治疗剂量个体化的

研究：基于单中心Ⅱ期临床试验中肝脏毒性数据［R］. 中华医学会第十五次全国放射肿瘤治疗学（CSTRO）学术会议，2018.

［87］苏庭世，周颖，黄勇，等. The Dose-Survival Relationship in Patients of Hepatocellular Carcinoma Treated with Stereotactic Body Radiation Therapy［R］. 中华医学会第十五次全国放射肿瘤治疗学（CSTRO）学术会议，2018.

第十章 胰腺癌

胰腺癌恶性程度高，被称为"癌中之王"，进展迅速，预后差。由于胰腺癌发病隐匿，诊断时 80% 以上的患者处于晚期，即使早期患者经手术切除的局部复发率可高达 80%。近年来手术、放疗、化疗、靶向治疗及免疫治疗不断进步，胰腺癌总体 5 年生存率仅 7%。放射治疗是胰腺癌的有效治疗手段，贯穿在各期胰腺癌治疗当中。近年来随着现代计算机及物理技术发展，先进影像及放疗设备技术不断出现，特别是伽马刀、射波刀等放射外科（SBRT）技术，以及容积旋转调强（VMAT）、螺旋断层调强（TOMO）等精准放疗技术的出现，使肿瘤周围危及器官受照剂量明显下降，从而可大幅提高肿瘤照射剂量；同时，治疗精度提高，正常组织照射范围缩小，明显降低了危及器官的不良反应和并发症。在此基础上，可通过减少放疗分次来提高肿瘤受照生物剂量，形成放射外科剂量模式，产生放射外科治疗根治效果，目前成为早期局限性胰腺癌可根治的重要手段。

一、疾病诊断要点

胰腺位于上腹部腹膜后间隙，在胃的后方，分为胰头及钩突、胰颈、胰体、胰尾。胰头被十二指肠包绕，其后为下腔静脉，钩突部向下突起并向后包绕肠系膜上动脉，胰颈部深面是肠系膜静脉与门静脉交界处，胰体部位于腹主动脉和脊柱前方，尾部的后方为脾静脉、左肾上腺和左肾。主要淋巴结引流包括胰十二指肠周围、肝门部、腹腔和肠系膜上淋巴结。胰腺外分泌胰液含有蛋白水解酶、碳水化合物分解酶等消化酶，参与食物的消化吸收。胰腺内分泌主要分泌胰岛素、胰高血糖素和促胃液素等，具有内分泌功能。

胰腺癌多发生在 40 岁以上，高发年龄为 60～70 岁，男性发病率稍多于女性。胰腺癌的病因尚不十分清楚，其发生可能与吸烟、饮酒、高脂肪和高蛋白饮食、环境污染及遗传因素有关。胰头癌（包括胰颈）占 60%～70%；胰体占 20%～30%；胰尾占 5%～10%，全胰癌占 5%。80%～90% 为导管腺癌，其余为导管起源的特殊性癌，如黏液腺癌、腺鳞癌、多形性癌。最常见浸润部位为肠系膜根部血管或门静脉，胰头癌多转移至胰头周围、腹主动脉旁、肠系膜根部淋巴结，胰体尾癌淋巴结转移部位多见于脾动脉、腹腔干及腹主动脉周围，远处转移以肝转移最常见，其余可见腹膜、肺、锁骨上淋巴结及骨转移，颅内转移少见。

胰腺癌起病隐匿，发病初期常与胃肠症状混淆不清，症状不典型，出现明确症状时往往肿瘤已非早期。胰腺癌患者因胰腺功能受损，可出现内、外分泌异常的相应症状。胰腺病灶容易侵犯胃肠道、胆道引起梗阻症状，癌细胞侵犯神经易引起疼痛，侵犯或转移到腹膜时出现腹腔积液。若有血行转移，如肝、肺、骨等，则出现相应的症状和体征。胰腺癌临床症状取决于病灶部位、病程早晚、有无转移以及邻近器官累及情况，少部分患者因体检发现，无明显不适症状。患者出现上腹痛及腰背痛、体重下降、无痛性黄疸等症状时要仔细检查胰腺，疼痛是胰腺癌的主要症状，各部位的胰腺癌均有疼痛，表现为上腹隐痛、钝痛、胀痛，晚期肿瘤侵犯腹腔神经丛，表现为剧痛，呈顽固性，并伴有腰背放射痛。黄疸是胰头癌最常见症状，在较早出现，呈无痛性进行性加深，可伴有皮肤瘙痒，小便深黄及陶土样大便。因食欲降低、腹胀、恶心症状，患者在短期内出现明显消瘦。查体可有上腹压痛，胰腺深在，于后腹部难摸到，如肿块较大、体质消瘦患者，于上腹部可触及肿块，质硬，活动度差。也有患者起初表现为糖尿病样症状，之后出现腹痛、黄疸等，糖尿病患者可表现为糖尿病病情加重。出现腹腔积液多属胰腺癌晚期，积液性质可为血性或浆液性。

通常所说的胰腺癌是指导管腺癌，根据临床表现及影像学特点，需要鉴别的疾病主要分为胰腺良性疾病、少见恶性肿瘤以及来源于胰腺邻近器官的恶性肿瘤。胰腺良性疾病包括胰岛细胞瘤、胰腺囊腺瘤、局限性急性胰腺炎、胰腺结核、胰腺脓肿、自身免疫性胰腺炎等，低度恶性肿瘤包括实性假乳头状瘤、胰腺导管内乳头状黏液性肿瘤，其他恶性肿瘤包括胰腺神经内分泌癌、腺鳞癌及黏液癌等，周围器官肿瘤包括胆管癌、胆囊癌、十二指肠癌、壶腹癌、腹膜后淋巴瘤、腹膜后淋巴结转移等疾病。可通过多种影像学联合实验室指标排除良性疾病或非胰腺肿瘤，对于临床可疑恶性肿瘤需要接受病理活检明确诊断。

腹部增强 CT、磁共振（MRI）、超声内镜（EUS）等影像学检查，有利于判断局部病灶大小及侵犯范围，增强 CT 扫描能较好地显示胰腺肿物大小、部位、形态、内部结构及与周围结构关系，是作为胰腺癌局部分期及辅助诊断的首选手段。胰腺癌最常见转移部位是肝脏，磁共振（MRI）图像在判断肝转移方面具有优势，有助于判断肿瘤肝转移情况，当有病变难以分辨时，在 CT 检查的基础上加做 MRI 检查，可以补充 CT 影像的不足。正电子发射计算机断层显像（PET/CT）作为一种全身功能影像检查，在判断远处转移的同时，可明确肿瘤代谢情况，较 CT 更好地判断肿瘤恶性程度情况。磁共振胆胰管造影（MRCP）、内镜逆行胆胰管造影（ERCP）有利于判断梗阻部位和程度，帮助胰腺癌与胆管癌、壶腹癌的鉴别，对于邻近或可疑侵犯胃肠道的患者，行超声内镜（EUS）检查可更加明确肿瘤与消化道的关系，胃镜检查有助于明确放疗前胃肠黏膜状态，以及肿瘤对十二指肠的压迫及侵犯情况。胰腺癌血清肿瘤标志物有糖类抗原 CA19-9、癌胚抗原 CEA、糖类抗原 CA12-5、糖类抗原 CA24-2、糖类抗原 CA50 等，其中以 CA19-9 超过正常值时的准确性高，是胰腺癌目前最重要血液肿瘤指标。

病理活检是胰腺癌诊断的"金标准"，在体表超声或超声内镜的引导下，或在 CT 引导下对胰腺病变部位行穿刺活检，取得的标本做组织病理学或细胞学检查，是确定胰腺癌诊断的重要依据。但针吸检查阴性，并不能完全否定恶性肿瘤的诊断，还需结合穿刺位置、取材组织、影像及实验室检查等来综合考虑，必要时需要重复穿刺。另外，建议尽量不选择细针穿刺，细针穿刺获得的细胞学结果不如粗针获得组织学诊断明确。如确实因包绕血管而无法取得病理诊断，需有多学科会诊进行临床诊断。临床诊断条件尚无明确标准，主要依靠临床表现（腹胀 / 痛、黄疸和消瘦三个症状中的 1 项及以上）、实验室检查（血清 CA19-9 为主的肿瘤指标明显增高或动态增高超过正常值上限）、内科常规治疗无效、影像学诊断（CT 诊断胰腺肿块，并经 CT、MRI、PET/CT 三项检查中的 1 项及以上确认）、多学科会诊形成临床诊断共识。初诊时临床诊断胰腺癌并符合放疗适应证的患者，病理诊断的规定是能取活检尽量取，科研项目必须行病理活检，开腹探查术中判断肿瘤为不可切除，必须在术中行病理活检以明确诊断，对于确实无法取得病理的患者，可以在充分知情同意条件下推荐接受放疗。

分期采用目前国际上采用第 8 版 AJCC 分期，摒弃了以肿瘤是否局限于胰腺内来分期，直接采用肿瘤大小来划分 $T_1 \sim T_3$（以 2cm 和 4cm 为分界），T_4 取消了"肿瘤不可切除"这一易受主观判断左右的描述，除了腹腔干、肠系膜上动脉之外，肝总动脉受肿瘤侵犯也被划入 T_4 期。把原来所有的淋巴结转移均定为 N_1，分层 $1 \sim 3$ 枚阳性淋巴结为 N_1 和 4 枚及以上阳性淋巴结为 N_2，在分期方面将 N_2 划为Ⅲ期。较第 7 版分期更重视肿瘤大小、淋巴结转移数量对治疗及预后的影响，更贴近临床应用，病灶越小，T 分期越早，采用放射外科治疗的优势作用越明显。除了 TNM 分期外，外科常根据胰腺癌是否可切除，分为可切除、交界可切除、不可切除来协助治疗方案的制定（表 10-1）。

二、手段选择原则

1. 外科手术治疗　早期胰腺癌被推荐外科手术切除，是目前的共识，但手术切除后 5 年生存率低，20 年没有改善是事实。根据美国国家癌症数据库的资料报道，对于可手术治疗的Ⅰ/Ⅱ期胰腺癌估算 1 年、3 年和 5 年 OS 分别为 53%、21% 和 14%，ⅠA、ⅠB、ⅡA 和ⅡB 期中位生存时间（MST）分别为 24.1 个月、20.6 个月、15.4 个月和 12.7 个月。Garcea 等对 25 930 例胰腺癌患者术后生存情况进行荟萃分析表明，可切除胰腺癌 1 年、3 年和 5 年 OS 分别是 63%、23% 和 12%，MST 为 15.8 个月。外科一直自诩手术是胰腺癌的唯一根治手段，长期占据胰腺癌治疗首要位置，局限性胰腺癌病期早，预后自然好于晚期患者，选择恰当的局部治

表 10-1 可切除状态的定义标准

可切除状态	动脉	静脉
可切除	肿瘤未侵犯动脉（包括腹腔干、肠系膜上动脉和肝总动脉）	肿瘤未侵犯肠系膜上静脉和门静脉，或侵犯静脉但没有超过180°，且静脉轮廓规则
交界性切除	胰头和胰颈部肿瘤： • 肿瘤侵犯肝总动脉，但未累及腹腔干或肝动脉分叉，可以被完全切除术和重建 • 肿瘤侵犯肠系膜上动脉，但没有超过180° • 若存在变异的动脉解剖（如：副肝右动脉，替代肝右动脉，替代肝总动脉，以及替代或副动脉的起源根）。如果出现肿瘤侵犯，应注意侵犯的程度，并予以指出，可能影响手术决策 胰体/尾部肿瘤： • 肿瘤侵犯腹腔干未超过180° 肿瘤侵犯腹腔干超过180°，但未侵犯主动脉，且胃十二指肠动脉完整不受侵犯，允许进行手术的调整（部分外科医师将此部分标准放在不可切除的胰腺癌范畴）	胰头和胰颈部肿瘤： • 肿瘤侵犯肠系膜上静脉或门静脉超过180° • 或侵犯没有超过180°，但存在静脉轮廓不规则 • 或存在静脉血栓，但有合适的近端或远端血管可用来进行安全的、完整的切除和静脉重建 胰体/尾部肿瘤： • 肿瘤其反下腔静脉
不可切除	远处转移（包括非区域淋巴结转移） 胰头和胰颈部肿瘤： • 肿瘤侵犯肠系膜上动脉超过180° • 肿瘤侵犯腹腔干超过180° • 肿瘤侵犯肠系膜上动脉第一空肠分支 胰体/尾部肿瘤： • 肿瘤侵犯肠系膜上动脉或腹腔干超过180° • 肿瘤侵犯腹腔干和主动脉	胰头和胰颈部肿瘤： • 由于肿瘤侵犯或栓塞（可能是瘤栓或血栓）导致肠系膜上静脉或门静脉不能重建 • 肿瘤侵犯大部肠系膜上静脉的空肠引流支 胰体/尾部肿瘤： 由于肿瘤侵犯或栓塞（可能是瘤栓或血栓）导致肠系膜上静脉或门静脉不能重建

疗手段即可达到根除效果。但是，由于手术刀自身的局限性，使得其治疗结果遭遇瓶颈，首先是胰周解剖结构复杂，重要血管多易受侵，手术创伤大风险高，导致切除率低；胰腺位置深，手术暴露空间小，并且胰腺与周围组织器官无明显屏障结构，癌肿生长无包膜形成，胰腺癌浸润生长易与周围粘连、边界不清，无瘤细胞切净难，手术切净率低，因此，手术后复发率高。近二十年来，手术方式和围手术期管理有了长足进展，但手术治疗没有明显生存率改善，仍然把手术定为早期局限性胰腺癌唯一根治手段有悖科学原理，有碍胰腺癌治疗方法学的研究进展，延缓了胰腺癌治疗结果改善的进程。

2. 放射治疗和放射外科治疗 胰腺癌采用常规放射治疗已有几十年的历史，由于胰腺肿瘤与周围正常组织关系不清，导致靶区范围确定不准；另外，因为常规放疗技术落后，照射肿瘤精度和准度不高，适形度差，为了不遗漏靶区，照射范围过大，结果既保护不好正常组织，又难以提高肿瘤区放疗剂量。在常规放疗时代，就诊于放疗科的胰腺癌患者基本都是晚期，只能被作为减症治疗方

法使用。常规放疗剂量难以提升，只能采用分次剂量 $1.8\sim2Gy/$ 次、5 次/周，总剂量 $45\sim54Gy/5\sim6$ 周，胰腺病灶不能获得根治性治疗结果，在这种常规技术和剂量水平上，只是大面积受照胃肠道的耐受剂量，并非肿瘤的根治剂量，因此，只有减症效果，不能获得生存期延长。

近年来，影像技术、精准放疗技术获得巨大进展，各种先进设备和技术广泛用于临床，肿瘤的定位、靶区勾画、计划设计、治疗实施等放疗全流程，与传统、技术落后的放疗相比，充分体现了稳、准、狠的技术优势，在保护周围正常组织的前提下，明显提高肿瘤区域放疗剂量。采用 CT、MR、PET/CT 多模态影像技术，提高了勾画靶区的正确性，运用呼吸门控、4D-CT 技术减少因呼吸运动带来的照射误差；采用调强放疗技术有很好靶区剂量分布适形性，可满足复杂靶区的剂量照射要求，采用多线速聚焦照射有更好的靶区剂量聚焦性，对靶区内乏氧区或高代谢区给予高剂量照射，实现生物适应性放疗；图像引导技术的应用，提高了靶区治疗精准性，减少摆位误差。在放疗进入精准治疗时代，放疗剂量模式发生了悄然变化。越来

越多的学者开始采用调强放射治疗或放射外科治疗胰腺癌，仅针对可见肿瘤照射，剂量采用40～70Gy/5～30f不等，明显提高肿瘤局控和降低正常组织损伤，肿瘤局部控制率到达90%以上，剂量提高可转化为生存获益。胰腺癌选择放射外科治疗是时代的呼唤，也是医学技术进步的必然，更是改善患者治疗结果的治疗观念转变需要。

3. 治疗手段选择　无论胰腺癌分期如何，胰腺癌诊治须经过多学科会诊讨论，制定个体化的治疗方案，这也是符合目前指南和国际通用科学合理的治疗模式。可手术切除局限性胰腺癌，有手术条件和无手术禁忌可推荐手术，如有内科疾病而不能耐受手术，推荐根治性放射治疗或放射外科治疗。在目前的临床实践和指南中，多推荐早期可切除胰腺癌手术治疗，对于不可切除伴黄疸或胃肠梗阻的患者，采用手术方式吻合胃肠道解除肠道梗阻症状，为后续放化疗综合治疗创造条件。

在胰腺癌临床诊疗中发现，一部分患者即使影像学提示分期早，但因内科疾病、高龄、一般状态差等不能承受手术风险，或主观拒绝行肿瘤切除，放射外科手段是这部分不能手术患者的重要选择。对于早期胰腺癌患者手术切除与放射外科随机对照的研究尚未开展，但在《胰腺癌综合诊治中国专家共识（2014年版）》中已建议对于可切除肿瘤的患者，因拒绝手术或因医学原因不能耐受手术，推荐选择根治性放射治疗方式，为这部分患者提供了长期生存的新选择。伴远处转移的胰腺癌患者可接受以减轻症状为目的的放射外科治疗，2018年4月发布的胰腺癌专家诊疗指南中指出，对于远处转移（转移灶数目及器官有限）的胰腺癌患者，可通过照射原发灶或转移灶，实施缓解梗阻、压迫或疼痛以及提高肿瘤局部控制为目的的放射治疗，以提高患者生活质量和改善生存时间。

放射外科与手术治疗两种手段并不矛盾，可以相互融合，先接受放射外科治疗，再行肿瘤手术切除或胃肠改道，较术后放疗更体现放疗的优势，改善患者的预后。新辅助放疗的作用是通过缩小肿瘤，增加手术切除切缘阴性率；增加可手术切除肿瘤患者的比例；减少胰漏的发生；降低术中癌肿播散的概率；闭塞肿瘤周围小血管，减少术后播散。新辅助放射外科治疗主要是针对可切除和交界可切除的患者，其中关于可切除胰腺癌患者是否应该接受术前治疗目前仍没有定论，多数

外科学者认为原本可手术的患者经新辅助治疗后出现进展，失去手术的机会，而实际上，即使术前判断可行手术切除，但仍有部分患者开腹后发现肿瘤与血管关系密切切除风险大，只能关腹了事，如这部分患者先行放射外科治疗，就可避免类似事情的发生。相对于可切除胰腺癌，交界可切除患者更适合接受新辅助治疗，由于可切除与不可切除胰腺癌区分存在困难（受到影像、手术水平的限制），交界可切除的患者术前治疗可缩小肿瘤，提高手术切除率。胰腺肿瘤紧邻或累及周围胃肠道组织，难以给予肿瘤区域更高的剂量，阻碍了放射外科的实施，为此可在放射外科治疗后，行胃肠手术旷置可减轻高剂量照射带来的胃肠道不良反应。因此，加强多学科深层次合作，打破传统观念束缚和学术固化藩篱，突破专业技术局限，在多学科深层次合作上凝聚智慧，才可能在胰腺癌生存率改善上获得突破。

三、放射外科临床实践

1. 临床操作路径

（1）疗前准备：搜集整理所有检查及病史资料，进行疼痛评分、体能状态评分（PS）、胆道梗阻、营养状况评估，多学科诊疗会诊（MDT），制定治疗方案和策略。疗前控制严重的心血管、糖尿病等内科合并症，治疗前合并胆道、肠道梗阻、感染、出血、疼痛等情形，需先行减轻黄疸、肠道改道、抗感染、止血、营养、止痛等处理，使患者达到能够耐受放疗的条件。开腹的患者应在术中取病理活检，并在肿瘤区域行银夹标记，Bae等在20例肝脏或胰腺癌患者术中放置3个近端银夹、3个远端银夹，术后放疗期间监测银夹位移，有利于判断摆位误差变化，并发现银夹的位移与膈肌动度有明显相关性。

放疗前需要明确告知患者放射治疗目的，采用不同放疗技术对局控率和不良反应影响，放疗中会出现的急性放疗反应和晚反应组织损伤表现，同步放化、单纯放射治疗以及单纯化疗的疗效、不良反应和利弊，最终愿意接受何种方案等。对于临床诊断无法获取病理的患者，要在阐明临床诊断依据和充分沟通后，签署治疗知情同意书。

（2）体位固定与CT定位扫描：为了显示胰腺病灶周围胃、十二指肠和小肠解剖结构，在定位前15分钟口服5%碘造影剂250～300ml。患者取仰卧位，用体位固定床和真空负压袋或热塑体网

固定体位,双手上举紧握定位棒或抱于头上。行腹部 CT 增强扫描,层厚 5mm,扫描范围自膈顶上 2cm 至髂嵴水平,包括肿瘤范围、淋巴引流区和感兴趣的正常组织器官(全肝、双侧肾脏及胃和部分肠道),CT 图像经网络传输到计划系统。

采用腹部压迫、4D-CT、呼吸门控及追踪金标技术可减少呼吸运动对靶区照射的影响,Campbell 等比较 19 例胰腺癌患者自由呼吸、腹部压迫及呼吸门控三种方式对靶区运动的影响,结果发现自由呼吸状态 LR/AP/SI 各方向移动分别为 5.3mm、7.3mm 和 13.9mm,在腹部压迫条件下为 5.2mm、5.3mm 和 8.5mm,在头脚和前后方向上减少,而使用呼吸门控各方向均明显减少,分别为 3.2mm、3.9mm 和 5.5mm。由 4D-PET/CT 产生的 ITV 较 3D 更能减少周围正常组织的照射剂量,但 4D 影像也存在评估呼吸运动不够充分的可能。

(3)靶区勾画与计划要求:精准放疗技术要求在多模态影像融合条件下勾画靶区,通常在增强 CT 图像上参照 MRI、PET/CT 影像勾画靶区。参考磁共振勾画靶区,靶区体积较 CT 影像小,但与病理结果比较,存在低估肿瘤外侵范围的风险。采用 PET 影像与定位 CT 融合对肿瘤边界勾画帮助不大,但可辅助诊断周围转移性淋巴结和远处转移,并利用 PET 的生物学影像特点,在 GTV 内部把代谢活性高的区域再勾画出来,结合 IMRT 或立体定向放疗技术,给予该区域更高的剂量。

胰腺癌组织和其他肿瘤组织一样需要高剂量,但由于胰腺特殊的解剖位置,常伴有胆管或十二指肠受侵梗阻,采用放射外科治疗模式较肺癌和肝癌难度更大,单次剂量相对偏低,治疗分次数更多,胃、十二指肠很难接受 50Gy/5 次或更高的根治性放疗剂量。根据每个单位经验、肿瘤部位、采用设备及质控等情况不同,胰腺癌剂量模式不同。从追求放射生物剂量和高局控率的目标出发,单次剂量高、治疗次数少是理想的放疗模式。但为确保治疗安全和避免不良反应,可接受单次量不宜>15Gy,总剂量和分次量应据采用的技术和病期早晚而决定。胰腺癌放疗不仅需要足够的生物有效剂量,还需要靶区剂量的理想分布,即肿瘤周围正常组织剂量下降陡峭,肿瘤组织与正常组织移行部分剂量逐渐下降,肿瘤组织内剂量层层递增,从而达到摧毁肿瘤及其中心乏氧区、消灭亚临床病灶和避免损伤正常组织的效果。这是理想的胰腺癌放疗剂量分布图式,也是临床应用主要方式。

采取同步靶区推量(SIB)有助于肿瘤区高剂量照射:IMRT 技术在具有高度适形度的同时,可以调整靶区内部不同点的剂量,根据肿瘤体积的特性,靶区由外向内需要的剂量逐渐增加,这种靶中靶剂量递增模式是充分发挥调强放疗剂量分布特点,给予不同靶区不同剂量的照射,并不增加危及器官的剂量。Shaib 等进行的 I 期内靶区剂量递增试验中,内靶区同步递增至 45Gy,外靶区剂量 36Gy,3 次完成。中国人民解放军空军总医院的剂量学研究发现,在外靶区 50Gy、内靶区 70Gy 的基础上,靶区内部逐渐加量至 100Gy,周围胃肠道的受照剂量并未显著增加,限制剂量仍满足要求。

根据 CT 图像或根据术中放置的金属标志结合其他影像勾画 GTV(包括原发肿瘤和转移的淋巴结,不行区域淋巴结预防性照射),CTV 则为 GTV 外放 5mm,PTV 为考虑体内脏器移动及摆位误差的 CTV 外放一定范围。定义内部增量靶区(IGTV),IGTV 直接内缩 0.3cm,或根据 PET/CT 中高 SUV 值区域勾画。伴远处转移的胰腺癌以照射原发灶及引起症状的转移病灶为主。需要勾画的危及器官包括肝脏、双侧肾脏、胃、十二指肠、肠道和扫描范围内的脊髓。

(4)剂量模式与处方剂量:放射外科治疗根据采用技术和剂量聚焦方式不同,给予处方剂量有所不同。采用伽马刀治疗是采用 50%~70% 等剂量线(isodose line)作为处方剂量,治疗计划要求以 50%~70% 等剂量线覆盖 100%PTV,60% 剂量线覆盖 95% 以上 CTV,70% 剂量线覆盖 80%~90%GTV。位于胰头部位病变,3~4Gy/次,治疗 10~17 次;胰腺体尾部病变,4~5Gy/次,每周 5 次,治疗 10~13 次。PTV 边缘总剂量 40~51Gy,GTV 边缘剂量 60~70Gy,肿瘤中心区域剂量更高。采用 TOMO 或 VMAT 等调强放疗技术推荐 SIB 剂量模式,即 PTV 50Gy,CTV 60Gy,GTV 70Gy(IGTV 75~80Gy),每周 5 次,治疗 15~20 分次。物理计划制作强调适形性和正常组织剂量容积限制。采用射波刀等金标植入图像引导技术,PTV 边界缩小,CTV 35~60Gy/5~10f,主要用于胰体尾肿瘤的治疗,确保正常组织容积剂量耐受。

(5)照射实施:因为放疗分次间和放疗分次内的肿瘤位置有一定变化,使实际放疗区域与靶区出现一些偏差,导致靶区欠量、正常组织接受额外的照射,因此,每天应行图像引导放疗(image-guided radiotherapy，IGRT），根据情况及时修改放疗计划，减少误差形成。患者严格按摆位要求重复每次体位，并嘱患者治疗时保持平静呼吸状态。操作人员在照射过程中严密观察患者有无体位变化、不适反应，当患者有不适反应、难以坚持时，及时停机，待处理和调整后再行治疗。每次治疗前过饱、过饥会使胃肠体积、位置变化明显；患者体重变化过大会导致固定膜过紧或过松，增加分次间误差。

（6）病例随访：患者治疗结束后需要告知患者随访时间、频次，以及随访中需要注意的特殊事项，是否需要进一步的治疗措施。应告知患者和家属临床获益情况，正常组织损伤严重程度评估，估计预后，急性正常组织损伤持续时间，可能的晚反应组织损伤出现时间。是否会有大出血、胆道和肠道梗阻的可能以及预防和紧急情况下处理措施。

患者随访时间为治疗结束后 1、3、6 个月，以后每 6 个月随访一次。每次均行腹部增强 CT 或增强 MR 检查评估治疗病灶情况。肿瘤局部控制以 WHO 或 RECIST1.1 标准作为疗效评判标准，必要时也可行 PET/CT 检查辅助判断疗效。Toesca 等回顾性研究发现，采用 FDG PET 可增加发现放疗后肿瘤复发的可能性，26 例患者中 21 例（80.7%）经 FDG PET 发现局部进展，CT 发现 14 例（53.8%），推荐尽可能采用 PET/CT 复查。患者生活质量情况可通过记录量表获得，按 EORTC QLQ-C30 自评量表、EORTC QLQ-PAN26 自评量表要求填写。胃肠道损伤高危患者或根据患者放射外科治疗后腹部症状改变情况，定期行胃镜复查。

2. 临床治疗结果 鉴于放射外科治疗和调强放疗较常规放疗的剂量学优势，能更好地保护周围胃肠道，提高肿瘤照射剂量，采用放射外科或调强放疗技术治疗胰腺癌已成大趋势，2017 年 NCCN 指南中添加了推荐胰腺癌采用放射外科治疗的建议。de Geus 等分析了美国国家癌症数据库（National Cancer Database，NCDB）14 331 例无远处转移胰腺癌接受化疗、放疗的临床结果，单独化疗 5 464 例（38.1%），化疗联合常规放疗 6 418 例（44.8%），联合调强放疗 2 127 例（14.8%），联合放射外科治疗 322 例（2.3%），中位生存时间分别为 9.9 个月、10.9 个月、12.0 个月和 13.9 个月，在统计学上同步放射外科组患者的生存时间与单独化疗组及同步常规放疗组（P 分别为<0.000 1 和 0.018）（图 10-1，图 10-2）。

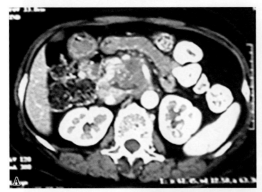
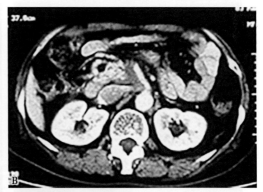
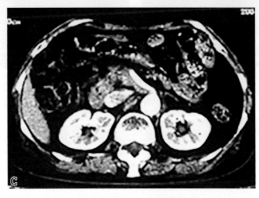

图 10-1 局部晚期胰腺癌
A. 治疗前；B. 治疗后 3 个月；C. 治疗后 18 个月。伽马刀治疗后瘤体逐步消失。

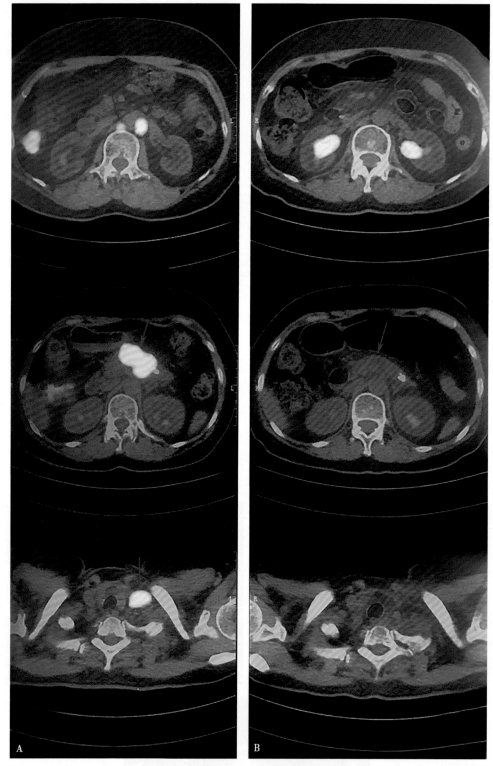

图 10-2　转移性胰腺癌
A. 治疗前；B. TOMO 治疗后 14 个月，瘤体代谢消失。

（1）各分期放射外科治疗结果：中国人民解放军空军总医院采用体部伽马刀治疗 78 例局限性（Ⅰ、Ⅱ期）胰腺癌患者，70% 剂量线处方总剂量 GTV 边缘 56～72.8Gy，10～17 次，中位 OS 为 16.1 个月，1 年、3 年和 5 年 OS 分别是 66%、23% 和 18%，研究结果提示局限性胰腺癌采用放射外科技术治疗可获得长期生存结果，为局限性可手术胰腺癌开辟了新的治疗选项。尽管没有Ⅲ期随机对照研究，但是考虑到手术治疗结果并无明显进展的现状和选择放疗有长期生存的可能，推荐部分局限性胰腺癌患者接受高剂量放射外科治疗或调强放疗是临床研究的重点发展方向。

局部晚期胰腺癌主要采用调强放疗提高局部病灶控制。中国人民解放军空军总医院报道了109例Ⅲ期患者接受TOMO治疗的结果，PTV 50Gy、CTV 60Gy、GTV 70Gy，15～20分次，中位OS为10个月，1年OS为42.4%，中位PFS为7个月，1年PFS为25.3%，局控率为85.3%，早期3级消化道反应为2.8%，3级、4级晚期反应分别占7.3%和2.7%。Petrelli等做了一项包含19个报道、1 009例局部晚期胰腺癌患者接受放射外科治疗的系统回顾和汇总分析，1年局部控制率为72.3%，中位生存时间为5.7～47个月（中位数为17个月），严重的不良反应低于10%。一项单独化疗（mFOLFIRINOX）与化疗联合放射外科治疗的临床试验（NCT01926197）正在进行中，结果令人期待。

伴远处转移的胰腺癌患者接受放射外科治疗可获得生活质量改善，生存时间延长，疗效与系统治疗效果、转移病灶数量位置有关。任刚等回顾性分析了33例年龄≥65岁转移性Ⅳ期患者接受高剂量少分次放疗的结果，胰腺病灶靶区剂量为60～80Gy，15～25分次，转移病灶为35～70Gy，7～25分次，中位生存时间为9个月，1年生存率为24.0%，疼痛缓解率为80.0%，无2级以上消化道反应。

（2）不同剂量模式结果：放疗照射剂量与胰腺癌患者预后密切相关，Hirata等报道158例患者接受术前50Gy/25f常规剂量放疗，BED 60Gy，行手术切除后pCR仅3.8%，Rajagopalan等给予12例胰腺癌术前24～36Gy/1～3f，BED 79.2～81.6Gy，术后pCR为25%。Lin等回顾性分析放射外科与常规剂量放疗的疗效差异，20例患者放射外科治疗总剂量为35～45Gy，7～9Gy/次，转化成BED_{10}为59.5～85.5Gy，21例接受调强放疗常规剂量45～50.4Gy，1.8～2Gy/分次，BED_{10}为54～60Gy。结果显示，采用放射外科治疗胰腺癌比常规剂量治疗能获得更高的局部无疾病进展生存（$P=0.004$），中位生存时间分别为20个月和13个月。Chang等行单因素分析显示BED大于70Gy可延长胰腺患者OS，失败模式分析得出BED是否大于70Gy是局部无失败生存、区域无失败生存及远处无失败生存的独立预后因素。因此，在严格控制胃肠道剂量的前提下，进一步提

高放疗BED是放疗延长胰腺癌患者生存的有效途径。

采用放射外科技术治疗胰腺癌在欧美最早采用单次照射，Stanford大学首先开展了一项Ⅰ期放疗剂量提升试验，收录了15例局部晚期胰腺癌，从单次15Gy增加到25Gy，结果显示无3级及以上急性反应，其中6例患者接受了单次25Gy治疗，中位生存时间为8个月，局控率为100%。之后为明确该新剂量模式联合化疗对预后的影响，Stanford大学进行了一项Ⅱ期临床试验，在单次25Gy放射外科治疗的基础上增加1个周期诱导化疗及维持化疗，1年局控率为100%，中位生存时间为11.4个月，但晚期胃肠不良反应增多，16例患者中4例2级胃肠溃疡，3级十二指肠狭窄、4级穿孔各1例，结论为该方案局控情况满意，但因十二指肠重度毒性发生率高，生存获益未显著提高。鉴于单次大剂量放疗模式不良反应较高，之后多项研究主要采用3～5次模式，Stanford大学回顾分析76例不可切除胰腺癌单次25Gy与91例33Gy/5次的预后差异，两组OS在统计学上无差异（$P=0.94$），而分次组≥2级不良反应低于单次组（$P=0.005$）。此后照射剂量模式主要采用少分次照射技术。2015年Herman等报道了一项多中心、前瞻性Ⅱ期临床研究，采用33Gy/5次模式治疗49例局部晚期胰腺癌，放疗之后吉西他滨维持治疗，1年局部无进展率为78%，中位OS为13.9个月，1年总生存率为59%，2年为18%，≥2级早期和晚期不良反应分别为2%和11%。Brunner等总汇了16个胰腺癌放射外科治疗临床试验结果，单次剂量为4～25Gy，1～12次，中位OS为11个月。不同剂量模式放射外科治疗胰腺癌的总生存时间在1年左右，在数值上并没有显著高于常规放疗，提示即便治疗分次减少，如BED得不到大幅度提高难以增加生存率。

Ⅰ～Ⅱ期胰腺癌病灶较小、离胃肠道相对远，中国人民解放军空军总医院采用中位BED_{10} 85.5Gy的高剂量放疗，5年生存率为18.0%。MD Anderson癌症中心筛选肿瘤离胃肠距离大于1cm的49例局部晚期胰腺癌，在配合诱导及同步化疗、呼吸控制、图像引导的前提下，给予高剂量放疗，BED_{10}为77.2～97.9Gy，主要处方剂量为63～70Gy/28次或60～67.5Gy/15次，中位生存时间为17.8个月，1年、2年、3年、5年总生存率分别为

63%、38%、33%、18%。上述两中心的结果与可手术患者的生存结果相似，因此，需认清局控失败与放疗并发症的利害关系，胰腺癌局控失败是最大并发症，通过提高肿瘤放疗剂量可降低局控失败，才可能改善治疗的疗效。

由于胰腺肿瘤周围毗邻胃肠道，开展胰腺癌放射外科对临床经验、放疗设备要求很高，分期明确、定位精准、靶区勾画精确、放疗计划精细、处方剂量足够、实施照射精准、高质量的质控是获得理想疗效的保障，盲目地增加剂量，不但不能提高局控率和生存率，反而因严重胃肠道反应或损伤影响患者生存。Stanford 大学曾在 45Gy IMRT 常规模式同步 5-FU 后，1 个月内针对胰腺病灶追加单次 25Gy，Ⅱ期试验结果显示 16 例患者中 2 级急性毒性反应为 25.0%，3 级为 12.5%，未提供晚期反应数据，中位生存时间为 8.3 个月。来自丹麦的Ⅱ期研究报道，采用 15Gy/3 分次模式治疗 22 例局部晚期胰腺癌，中位生存时间仅 5.4 个月，1 年生存率为 5%，79% 患者出现 2 级及以上不良反应，疗后体质状态、恶心、疼痛均较治疗前加重。

（3）放射外科与手术联合治疗结果：Mellon 等观察 110 例临界可切除胰腺癌及 49 例局部晚期胰腺癌接受术前新辅助放疗的预后，肿瘤区 30Gy、肿瘤累及血管区 40Gy，分 5 次照射，联合吉西他滨 + 多西他赛 + 卡培他滨（GTX）、吉西他滨或 FOLFIRINOX 等化疗方案。56 例（51%）临界可切除胰腺癌接受手术切除，其中 96% 为 R0 切除，5 例（10%）局部晚期患者接受手术切除，均为 R0 切除，所有接受手术的患者 pCR 为 7%，中位 OS 为 34.2 个月，未接受手术切除者为 14.0 个月，两组生存在统计学上差异显著（$P<0.001$），这是目前病例数最多的术前新辅助放射外科治疗报道。对于胰头癌侵犯十二指肠提高放疗剂量困难、因侵犯血管不可手术切除，中国人民解放军空军总医院正在开展根治性放疗联合手术改道治疗，给予 60～50Gy/5 次的根治性剂量后 1 周内行胃肠、肠肠吻合，不切除肿瘤，仅旷置受到高剂量照射的胃肠道，以降低高剂量放疗导致的晚期消化道反应，其不良反应低，疗效正在严密观察中。

尽管放射外科治疗增加出现胃、十二指肠溃疡、出血或穿孔、狭窄等并发症的概率，当出现这种情况并及时发现，通过内科或外科手段可以解决，如联合外科在放疗前或放疗后预防或解救胃肠并发症，术中给予行胃肠和胆肠吻合，获取病理诊断，瘤周银夹标记显示肿瘤范围，为精准放疗肿瘤和避免正常组织高剂量照射提供便利条件。

（4）不良反应与正常组织限量：放射外科治疗胰腺癌期间的主要急性放射反应为消化系统和血液系统反应。消化系统不良反应为恶心、呕吐、食欲下降、胃肠功能紊乱，多数经对症止吐、抑酸护胃、营养治疗等处理可耐受，急性胃肠反应多为 RTOG Ⅰ～Ⅱ级，Ⅲ级反应较低，经对症处理后绝大多数患者能按计划完成治疗，极少患者放疗期间出现胃瘫症状，经胃肠减压处理，1～3 个月后可恢复。单独放疗血细胞下降少见，给予升血治疗后能顺利完成治疗，如联合化疗，可导致白细胞、血小板及红细胞计数下降。

胰腺癌患者放射外科治疗急性反应少见，晚反应多见。晚反应损伤出现十二指肠纤维化引起梗阻性黄疸，胃肠黏膜溃疡或穿孔、出血，放疗后出现的胃肠道出血需与肿瘤进展、胰源性门脉高压相鉴别。部分患者治疗后 1 个月出现上腹痛，胃镜下可见胃或十二指肠黏膜溃疡形成，抑酸护胃药物治疗较常见溃疡治疗时间长。

危及器官剂量限制与单次剂量、研究中心的经验有关，中国人民解放军空军总医院腹部器官限制剂量：①十二指肠：50Gy≤3cm^3，45Gy≤5cm^3，40Gy≤10cm^3；②胃：55Gy≤3cm^3，50Gy≤5cm^3，45Gy≤10cm^3；③脊髓：40Gy≤1cm^3，30Gy≤10cm^3；④肝脏：V30≤30%；⑤肾脏：V20≤30%，V10≤50%。十二指肠在胰腺周围对放射线耐受性最低，因此也是学者们主要的关注点，Goldsmith 等采用总治疗次数 3 次治疗胰腺癌，分析发现体尾部肿瘤 D1≤25.3Gy，胰头部位 D1≤31.4Gy 时大于等于 3 级十二指肠不良反应可控制在 10% 以下。中国人民解放军空军总医院采用多因素分析得出，十二指肠 V45 是预测≥2 级消化道反应的独立预后因素。

（任　刚　张火俊　夏廷毅）

参 考 文 献

[1] GARRIDO-LAGUNA I，HIDALGO M. Pancreatic cancer: from state-of-the-art treatments to promising novel therapies[J]. Nat Rev Clin Oncol, 2015, 12（6）: 319-334.

[2] BILIMORIA K Y，BENTREM D J，KO C Y，et al. Validation of the 6th edition AJCC Pancreatic Cancer Staging System：report from the National Cancer Database［J］. Cancer，2007，110：738-744.

[3] GARCEA G，DENNISON A R，PATTENDEN C J，et al. Survival following curative resection for pancreatic ductal adenocarcinoma. A systematic review of the literature［J］. JOP，2008，9（2）：99-132.

[4] SALEM A I，ALFI M，WINSLOW E，et al. Has survival following pancreaticoduodenectomy for pancreas adenocarcinoma improved over time?［J］. J Surg Oncol，2015，112：643-649.

[5] BAE J S，KIM D H，KIM W T，et al. The role of surgical clips in the evaluation of interfractional uncertainty for treatment of hepatobiliary and pancreatic cancer with postoperative radiotherapy［J］. Radiat Oncol J，2017，35：65-70.

[6] CAMPBELL W G，JONES B L，SCHEFTER T，et al. An evaluation of motion mitigation techniques for pancreatic SBRT［J］. Radiother Oncol，2017，124（1）：168-173.

[7] SHAIB W L，HAWK N，CASSIDY R J，et al. A Phase 1 Study of Stereotactic Body Radiation Therapy Dose Escalation for Borderline Resectable Pancreatic Cancer After Modified FOLFIRINOX（NCT01446458）［J］. Int J Radiat Oncol Biol Phys，2016，96：296-303.

[8] REN G，ZHU F H，XIA T Y，et al. Dosimetric study on dose escalation in internal target of pancreatic cancer with helical tomotherapy［J］. Int J Radiat Oncol Biol Phys，2014，90：S357.

[9] TOESCA D A，POLLOM E L，POULLOS P D，et al. Assessing local progression after stereotactic body radiation therapy for unresectable pancreatic adenocarcinoma：CT versus PET［J］. Pract Radiat Oncol，2017，7：120-125.

[10] DE GEUS S W L，ESKANDER M F，KASUMOVA G G，et al. Stereotactic body radiotherapy for unresected pancreatic cancer：A nationwide review［J］. Cancer，2017，123：4158-4167.

[11] WANG J，XIA T，WANG Y，et al. Long-term results of gamma ray-based stereotactic body radiotherapy in treatment of medically unfit or inoperable non-metastatic pancreatic adenocarcinoma［Abstract 3587］［J］. Int J Radiat Oncol Biol Phys，2012，84：S815-S816.

[12] REN G，XIA T Y，DI Y P，et al. Hypofractionated and Simultaneous Integrated Boost Radiation Therapy for Locally Advanced Pancreatic Cancer With Helical Tomotherapy［J］. Int J Radiat Oncol Biol Phys，2015，93：E149-E150.

[13] PETRELLI F，COMITO T，GHIDINI A，et al. Stereotactic Body Radiation Therapy for Locally Advanced Pancreatic Cancer：A Systematic Review and Pooled Analysis of 19 Trials［J］. Int J Radiat Oncol Biol Phys，2017，97：313-322.

[14] 任刚，王颖杰，邸玉鹏，等 . 老年Ⅳ期胰腺癌高剂量少分次放疗的效果观察［J］. 临床肝胆病杂志，2016，32：873-875.

[15] HIRATA T，TESHIMA T，NISHIYAMA K，et al.Histopathological effects of preoperative chemoradiotherapy for pancreatic cancer：an analysis for the impact of radiation and gemcitabine doses［J］. Radiother Oncol，2015，114：122-127.

[16] RAJAGOPALAN M S，HERON D E，WEGNER R E，et al. Pathologic response with neoadjuvant chemotherapy and stereotactic body radiotherapy for borderline resectable and locally-advanced pancreatic cancer［J］. Radiat Oncol，2013，8：254.

[17] LIN J C，JEN Y M，LI M H，et al.Comparing outcomes of stereotactic body radiotherapy with intensity-modulated radiotherapy for patients with locally advanced unresectable pancreatic cancer［J］. Eur J Gastroenterol Hepatol，2015，27：259-264.

[18] CHANG J S，WANG M L，KOOM W S，et al. High-dose helical tomotherapy with concurrent full-dose chemotherapy for locally advanced pancreatic cancer［J］. Int J Radiat Oncol Biol Phys，2012，83：1448-1454.

[19] KOONG A C，LE Q T，HO A，et al.Phase Ⅰ study of stereotactic radiosurgery in patients with locally advanced pancreatic cancer［J］. Int J Radiat Oncol Biol Phys，2004，58：1017-1021.

[20] SCHELLENBERG D，GOODMAN K A，LEE F，et al. Gemcitabine chemotherapy and single-fraction stereotactic body radiotherapy for locally advanced pancreatic cancer［J］. Int J Radiat Oncol Biol Phys，2008，72：678-686.

[21] HERMAN J M，CHANG D T，GOODMAN K A，et al.

Phase 2 multi-institutional trial evaluating gemcitabine and stereotactic body radiotherapy for patients with locally advanced unresectable pancreatic adenocarcinoma [J]. Cancer, 2015, 121: 1128-1137.

[22] BRUNNER T B, NESTLE U, GROSU A L, et al. SBRT in pancreatic cancer: what is the therapeutic window?[J]. Radiother Oncol, 2015, 114: 109-116.

[23] CRANE C H.Improving Long-Term Survival in Patients With Locally Advanced Pancreatic Cancer via the Delivery of Definitive Radiotherapy Doses[J]. Oncology (Williston Park), 2015, 29: 561-562, 566.

[24] KOONG A C, CHRISTOFFERSON E, LE Q T, et al. Phase II study to assess the efficacy of conventionally fractionated radiotherapy followed by a stereotactic radiosurgery boost in patients with locally advanced pancreatic cancer[J]. Int J Radiat Oncol Biol Phys, 2005, 63: 320-323.

[25] HOYER M, ROED H, SENGELOV L, et al. Phase-II study on stereotactic radiotherapy of locally advanced pancreatic carcinoma[J]. Radiother Oncol, 2005, 76: 48-53.

[26] MELLON E A, HOFFE S E, SPRINGETT G M, et al. Long-term outcomes of induction chemotherapy and neoadjuvant stereotactic body radiotherapy for borderline resectable and locally advanced pancreatic adenocarcinoma[J]. Acta Oncol, 2015, 54: 979-985.

[27] GOLDSMITH C, PRICE P, CROSS T, et al. Dose-Volume Histogram Analysis of Stereotactic Body Radiotherapy Treatment of Pancreatic Cancer: A Focus on Duodenal Dose Constraints[J]. Semin Radiat Oncol, 2016, 26: 149-156.

[28] LIU X, REN G, LI L, et al. Predictive dosimetric parameters for gastrointestinal toxicity with hypofractioned radiotherapy in pancreatic adenocarcinoma[J]. Onco Targets Ther, 2016, 9: 2489-2494.

[29] 中国医师协会放射肿瘤治疗医师分会. 胰腺癌立体定向放疗（放射外科）指南[J]. 国际肿瘤学杂志, 2021, 48（11）: 643-648.

第十一章 前列腺癌

第一节 前列腺癌诊断要点

前列腺癌的发病率在不同国家和地区分布明显不同，北美高达 100/10 万以上，过去中国和日本发病率最低，仅为 1.08/10 万和 8.51/10 万，西非和中美洲的发病率分别为 23.85/10 万和 24.77/10 万。在中国，随着人均寿命的延长和 PSA 检查的广泛应用，发病率逐年攀升，2012 年我国肿瘤登记年报显示前列腺癌发病率已排名男性肿瘤的第 6 位，达 10/10 万，城市发病率是农村的 3 倍，目前北京、上海等发达城市的发病率已超过 20/10 万。前列腺癌主要发生于老年，年龄<40 岁极少发病，40 岁后发病率缓慢增长。85% 的临床前列腺癌发生在 65 岁以上，发病年龄高峰在 60~80 岁。尸检证实，随年龄增加前列腺癌组织学阳性率上升，80 岁时前列腺活检 3/4 阳性。

前列腺癌的发生和种族有关，美国黑种人发病率高于白种人。同时，黑种人前列腺癌出现远处转移的概率 1.3~1.8 倍于白种人，预后较差。前列腺癌的发生可能和雄激素水平高、寿命延长、经济状况改善、高脂饮食、遗传和社会环境等因素有关。

早期前列腺癌常无症状，肿瘤增大时压迫邻近器官和组织，出现相应症状和体征，最主要的临床症状为尿流缓慢、尿频、尿急、尿流中断、排尿不净和排尿困难等，血尿少见。这些症状无特异性，和良性前列腺增生症状相同。晚期前列腺癌可以出现远处器官转移的症状，如骨转移疼痛、病理性骨折、大便困难等。

前列腺癌直肠指检是首要的诊断步骤，可以及时发现前列腺大小、外形、有无不规则结节、肿块大小、质地、扩展范围等。

前列腺癌的肿瘤标记物包括前列腺特异抗原（PSA）、游离 PSA（Free PSA）、游离 PSA 和总 PSA 的比率（F-PSA/T-PSA）、PSA 速度（PSA velocity）、PSA 密度（PSA density）和酸性磷酸酶（PAP）。PSA 是前列腺癌最重要的肿瘤标记物，在早期诊断、治疗和预后中起重要作用。酸性磷酸酶特异性差，明显增高时应考虑骨转移可能。

前列腺癌局限于前列腺包膜时，肿瘤和正常前列腺组织密度相近或相等，CT 诊断敏感性低于磁共振（MRI）。前列腺癌已经侵犯包膜及邻近器官时，CT 扫描的敏感性和 MRI 相同。肿瘤穿透包膜后，外形不规则，腺体周围脂肪消失，精囊腺和邻近的肌肉界线模糊或消失。前列腺 MRI 扫描的诊断价值优于 CT，T_1 权重像上前列腺为一均匀的中等信号强度，能清楚地显示前列腺周围的脂肪层。前列腺癌在 T_2 权重像上表现为在高信号的前列腺周边带内出现低信号的缺损区，病变区包膜中断，则说明肿瘤侵犯了前列腺包膜。

CT 和 MRI 诊断盆腔淋巴结的敏感性分别为 22% 和 36%，特异性为 97%。在盆腔淋巴结转移可能性高的患者，如 Gleason>7 分，直肠指检阳性（$T_{2~4}$）和 PSA>25ng/ml 时，盆腔 CT 和 MRI 诊断淋巴结转移的价值较大。淋巴造影的精确性为 80%。

骨扫描敏感性高，特异性低。临床分期晚（$T_{2~4}$）、肿瘤分级高（Gleason 8~10 分）或 PSA>20ng/ml 的患者建议常规做全身骨扫描。血清 PSA 可以很好地预测骨扫描的阳性率，PSA<10ng/ml、10~20ng/ml 和>20ng/ml 的骨扫描阳性率分别为<1%、4% 和 8%。骨退行性变、炎症或 Paget 病可出现假阳性。

^{68}Ga-PSMA PET/CT、[11]C-胆碱 PET/CT、[18]F-NaF PET/CT 等特殊示踪剂 PET/CT 对治疗后 PSA 复升者局部复发的监测，对发现前列腺癌治

疗后复发部位、指导活检、明确手术或放疗前分期、监测治疗疗效及指导转移性癌的挽救性放疗等都有一定帮助，必要时可选择性应用。

前列腺活检的适应证为血清 PSA 高于正常值和 / 或 DRE 异常。超声引导下前列腺穿刺活检在临床得到广泛应用，可经会阴或直肠穿刺。经直肠超声引导下前列腺穿刺更方便、常用和简单。超声引导穿刺时，取材部位准确，组织块完整，确认病变区域非常精确。经会阴穿刺适用于有严重痔疮、体弱易感染、肛周或直肠疾病的患者。

系统穿刺活检有利于减少漏诊机会。PSA 在 4.0～10.0ng/ml 的患者，通过系统的前列腺穿刺活检，25% 的患者被确诊为前列腺癌。

前列腺活检可提供病理标本以供病理确诊前列腺癌，并对肿瘤进行 Gleason 评分，了解局部肿瘤负荷和 T 分期，这是确诊前列腺癌和指导后续治疗选择的重要依据。

前列腺恶性肿瘤的病理类型分成上皮和基质细胞来源两大类，上皮肿瘤除前列腺腺癌外，还包括鳞癌和移行上皮癌等，非上皮来源恶性肿瘤包括横纹肌肉瘤、脂肪肉瘤、血管肉瘤和恶性淋巴瘤等。前列腺癌指来源于前列腺腺泡上皮的腺癌，占 95%。

前列腺癌分级与预后关系密切，最常用的分级方法为 Gleason 评分和 WHO 分组。肿瘤分级是指导前列腺癌治疗和预后的重要指标，是病理检查的重要组成部分。

Gleason 评分和预后密切相关，评分是根据前列腺癌腺体的生长方式，即腺体的分化程度来划分的，不包括细胞学的改变。依据腺体的分化程度从分化好至分化差分为 5 个等级（1～5 级），又将肿瘤腺体生长方式分成主要和次要两种方式。主要生长方式指最占优势面积的生长方式，次要生长方式是指不占主要面积，但至少占 5% 以上面积的生长方式。Gleason 评分总分为两种生长方式评分相加之和，全部组织学计分范围为 2～10 分。2～4 分表示分化好的腺癌，5～6 分为中分化腺癌，7 分为中低分化腺癌，8～10 分为低分化腺癌。依据模式图表示的腺体结构类型和 Gleason 评分（图 11-1）。

世界卫生组织（WHO）2016 年提出的前列腺癌新的分级分组是基于 2014 年国际泌尿病理协会（ISUP）共识会议上提出的一种新的分级系统，该系统根据 Gleason 总评分和疾病危险度的不同将前列腺癌分为 5 个不同的组别：分级分组 1 组 /Gleason 评分≤6；分级分组 2 组 /Gleason 评分 3+4=7；分级分组 3 组 /Gleason 评分 4+3=7；分级分组 4 组 /Gleason 评分 8（包括 Gleason 3+5、Gleason 5+3 以及 Gleason 4+4）；分级分组 5 组 /Gleason 评分 9 和 10（包括 Gleason 4+5、Gleason 5+4 以及 Gleason 5+5）。WHO 分级分组系统与预后更加密切相关。WHO 风险分级与 Gleason 评分对照见表 11-1。

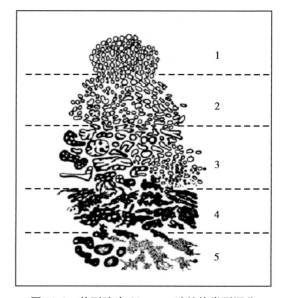

图 11-1 前列腺癌 Gleason 腺结构类型评分

表 11-1 WHO 风险分级与 Gleason 评分对照表

WHO 分级	Gleason 评分	Gleason 评分模式
1	≤6	≤3+3
2	7	3+4
3	7	4+3
4	8	4+4、3+5、5+3
5	9 或 10	4+5、5+4、5+5

大部分临床肿瘤学家都应用 AJCC 的 TNM 分期系统，此分期系统仅适用于前列腺腺癌和鳞癌，而不包括前列腺肉瘤和移行细胞癌等。2017 年 AJCC 提出新的前列腺癌 TNM 分期，T_1 为偶发癌，T_2 指局限于包膜内的癌，$T_{3\sim4}$ 已侵透包膜或周围邻近器官。肿瘤侵犯前列腺尖部或侵及（但未超过）前列腺包膜，应分期为 T_2，而不是 T_3。当有多个部位转移时，应为最高分期 M_{1c}。

第二节 手段选择原则

一、治疗手段

前列腺癌的治疗手段随医学技术和时代发展不断变化。总的原则是局部治疗＋内分泌治疗，根据病期、局限性、危险性和年龄的不同，局部治疗手段有手术和放疗，放疗中还分粒子植入放疗、常规剂量外照射、加速分割放疗和放射外科治疗，在本节中主要介绍加速分割和放射外科大分割治疗。

（一）加速分割放疗

前列腺癌初期增长速度慢，α/β 值较低，在 1～3，适合采用提高分次剂量的放疗模式，常规分割放疗疗程长达 7～8 周，给患者和家属带来很多不方便，花费也多，另外目前放疗技术的发展使前列腺癌采用缩短总治疗次数，提高单次治疗剂量的加速分割放疗得以实现。因此，自 2014 年始，美国国立综合癌症网络（NCCN）前列腺癌临床治疗指南已将前列腺癌加速分割放疗纳入放疗部分的重要补充：在局限期前列腺癌放疗中，随机临床研究已证实中等剂量的加速分割影像引导调强放疗，2.4～4Gy/次，4～6 周，具有与常规分割方案调强适形放疗相同的疗效和毒性，可作为常规分割方案的替代治疗。

（二）放射外科治疗

放射外科治疗≥6.5Gy/次是近年来新兴的前列腺癌放射外科治疗方案，单中心研究和汇总分析表明其具有与常规分割放疗相似的疗效和毒性，在具备技术条件和临床经验的医疗中心可以审慎开展。

单次剂量越高的放射外科治疗对治疗准确性的要求越高，因为很小的偏移就可能导致放疗靶区的丢失，使放疗靶区照射剂量不足，而对于正常器官，即使少数几次的大分割剂量照射，就有可能引起正常器官严重的损伤，因此只有在精准放疗技术，如精准定位、影像引导等技术，保证放疗的准确性和安全性的前提下，才有可能开展大分割剂量的前列腺癌放射外科治疗。

二、治疗手段选择

前列腺癌治疗前根据血清 PSA 浓度、肿瘤分级和临床分期进行危险度分析，判断肿瘤的预后，以确定临床治疗方案。PSA 结合肿瘤 WHO 分级和临床分期，可预测淋巴结转移风险、前列腺包膜或精囊腺受侵概率的高低。

依据临床检查有无转移将前列腺癌，分成局限期前列腺癌和转移性前列腺癌。局限期前列腺癌指肿瘤局限于前列腺或精囊腺，无淋巴结转移或远处转移。再将局限期前列腺癌分成极低危/低危（预后好）、中危（预后中等）和高危/极高危（预后不良）三组，局限中高危前列腺癌的治疗应考虑局部根治性治疗手段，包括根治性前列腺切除术或根治性放疗。由于前列腺癌自然病程长，根据年龄和预期寿命，低危患者可选择主动监测密切随诊或局部放疗或手术治疗；中危患者可考虑根治性前列腺切除术，或综合外照射＋粒子植入治疗，或外照射综合短程内分泌治疗，或主动监测；高危患者或局部晚期前列腺癌单纯手术或放疗难以控制肿瘤，必须考虑放疗和长程内分泌综合治疗，放疗合并内分泌治疗优于单纯放疗，或者手术＋放疗＋内分泌治疗综合以改善生存率。单纯盆腔淋巴结转移的前列腺癌可综合外照射和长程内分泌治疗，远处转移的前列腺癌以内分泌治疗为主，辅以减症性放疗，改善其局部控制率和缓解症状。远处转移的前列腺癌在临床上认为不可治愈，但部分患者通过积极治疗后也可带瘤长期存活。2018 年 NCCN 前列腺癌治疗指南有关前列腺癌的预后分组和治疗原则见表 11-2。

表 11-2　前列腺癌的预后分组和治疗原则（依据 2018 年 NCCN 前列腺癌治疗指南）

临床分组	复发进展风险或转移	分组依据	治疗建议
局限期前列腺癌	极低危	Gleason 评分≤6 分 PSA<10ng/ml 前列腺穿刺阳性<3 针 每针肿瘤成分≤50% PSA 密度<0.15ng/（ml·g） T_{1c}	预期寿命<20 年：主动监测 预期寿命≥20 年：主动监测或近距离治疗或外照射治疗，或根治性手术

临床分组	复发进展风险或转移	分组依据	治疗建议
局限期前列腺癌	低危	Gleason 评分 2～6 分 PSA<10ng/ml $T_{1\sim2a}$	预期寿命<10 年：主动监测 预期寿命≥10 年：主动监测或近距离治疗或外照射治疗，或根治性手术
	中危	Gleason 评分 7 分 PSA 10～20ng/ml $T_{2b\sim2c}$	预期寿命<10 年：外照射治疗，并新辅助及辅助内分泌治疗 4～6 个月或近距离治疗或主动监测 预期寿命≥10 年：根治性手术、近距离治疗综合外照射治疗或外照射治疗，并新辅助及辅助内分泌治疗 4～6 个月
	高危 极高危 $(T_{3b}\sim T_4)$	Gleason 评分 8～10 分 PSA>20ng/ml $T_{3\sim4}$	外照射治疗，并新辅助及辅助内分泌治疗 2～3 年，部分合适病例可选择外照射＋近距离治疗±内分泌治疗或根治性手术
转移性前列腺癌	盆腔淋巴结转移	盆腔淋巴结转移 /N_1	外照射治疗，新辅助及辅助内分泌治疗 2～3 年或内分泌治疗
	远处转移	远处转移	内分泌治疗为主，辅以局部外照射减瘤减症放疗

第三节 放射外科临床实践

一、临床操作路径

（一）患者选择

局限中低危前列腺癌或具有临界高危因素，但前列腺包膜外侵犯风险相对较低的前列腺癌，都是放射外科治疗的适应患者。放射外科治疗也可用于盆腔和前列腺精囊腺常规分割放疗到一定剂量后局部残存肿瘤病灶的补量，尤其是局限高危前列腺癌大野照射后的局部补量，放射外科治疗还可用于外照射或手术后局部临床复发或远处寡转移灶的控制。

（二）定位与图像扫描

1. 放疗前金标植入 患者常规肠道准备后超声引导下经直肠前列腺内植入 0.8mm×4mm 纯金标记点三颗，分别置于前列腺底部左右叶和前列腺尖部，金标植入位置需与尿道和包膜保持 3mm 以上距离（图 11-2）。金标记点植入后休息 2 周，等直肠创伤愈合及金标位置固定后进行模拟 CT 及 MRI 定位。

2. 模拟 CT 及模拟 MRI 定位 定位前 1 小时排空直肠和膀胱，尿道插管后夹闭留置（Foley 尿管），口服 6‰碘海醇溶液 1 000ml 充盈小肠，然后

憋尿。为了减少直肠照射，定位时应完全排空直肠或直肠插入球囊充气人为控制直肠体积，防止直肠体积变化对前列腺位置影响及增加直肠照射风险，另外也可选择在定位前 1～2 周在直肠和前列腺之间注入可吸收生物胶扩大直肠与前列腺之间距离以减少直肠照射（图 11-3，图 11-4）。患者取仰卧位，双手上抬置于额前，热塑成型体模固定，高压注射 60～100ml CT 对比剂（碘海醇、碘帕醇等），快速全盆腔 CT 扫描，扫描范围自腰 5 椎体下缘至坐骨结节下缘下 5cm，层厚 1～2mm。CT 定位扫描后再同样体位和条件下进行 MRI 定位扫描，扫描序列包括 T_1、T_2、± 动态增强扫描。

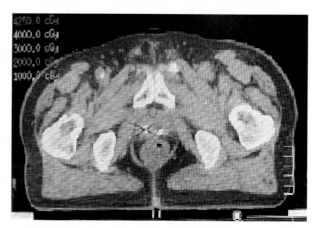

图 11-2 B 超引导下植入后的前列腺内金标（中国医学科学院肿瘤医院）

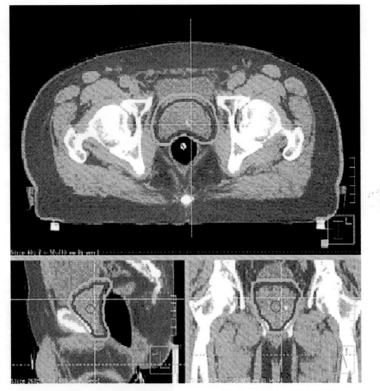

图 11-3　直肠内插入球囊充气扩张直肠固定前列腺位置并减少直肠照射，
蓝色为前列腺癌 CTV，绿色为前列腺癌 PTV（中国医学科学院肿瘤医院）

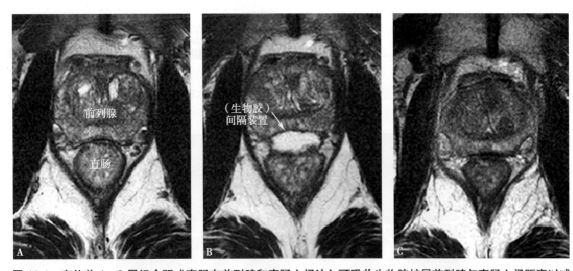

图 11-4　定位前 1~2 周经会阴或直肠在前列腺和直肠之间注入可吸收生物胶扩展前列腺与直肠之间距离以减
少直肠照射损伤

A. 生物胶注射前；B. 生物胶注射后；C. 生物胶注射后 12 个月。

（三）靶区勾画与计划要求

根据 CT 和 MRI 融合图像在 CT 定位片勾画前列腺及精囊腺靶区（CTV），CT 与 T_2 序列或增强 MRI 融合后有助于前列腺精囊腺靶区的勾画及直肠范围的勾画或前列腺内瘤灶区域的确定（图 11-5），靶区勾画全部前列腺组织及其包膜，精囊腺勾画近端邻近前列腺区域的 1~2cm，局限低危前列腺癌不勾画精囊腺，由于放射外科治疗只适用于中低危前列腺癌和少数相对风险不高的单项高危的前列腺癌，因此盆腔淋巴结转移风险较低，盆腔不需要预防照射，勾画靶区同时勾画直肠、膀胱、阴茎海绵体球、尿道、股骨头、邻近 CTV 的小肠、结肠等重要器官或结构，直肠从坐骨结节水平勾画至骶 3 水平（直肠离开骶前处），只勾画直肠壁（存在直肠球囊充

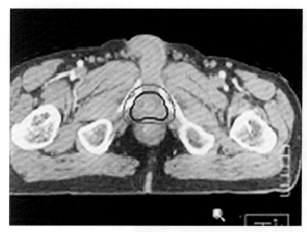
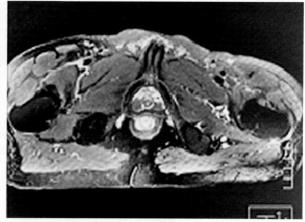

图 11-5　定位 CT 与定位 MRI 融合后勾画前列腺和精囊腺靶区，蓝色为 CTV，橘黄色为 PTV（中国医学科学院肿瘤医院）

气时）或排空后的直肠，膀胱勾画全膀胱壁或膀胱，股骨头勾画包括股骨头和股骨颈结构，小肠和结肠勾画范围：PTV 相应层面及 PTV 以上 3 层所有的小肠及结肠体积（包括肠壁和内容物），另外勾画 MRI 显示的阴茎海绵体球的范围，依据留置 Foley 尿管勾画全 PTV 范围内及其上下外扩一层的尿道范围。PTV 为 CTV 各方向外放 0.5cm，前列腺和精囊腺后方邻近直肠部位只外放 0.3cm 以减少直肠照射。

　　通过 Pinnacle 或其他计划系统进行逆行调强计划固定野或 VMAT 设计（图 11-6，图 11-7），或 TOMO 系统进行 TOMO 计划设计，或赛博刀技术计划设计，处方剂量线参考 80% 左右，要求 95% 的 PTV 达到处方剂量，PTV 外剂量要求快速下降，计划设计要求符合 2010 年 ICRU #83 号报告。

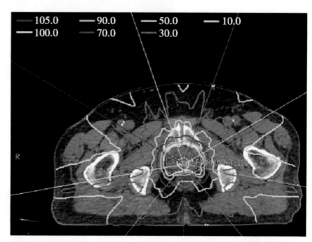

图 11-6　MSKCC 前列腺癌 SBRT 治疗计划设计，前列腺内植入定位金标，7Gy×5 次，总量 35Gy，固定 9 野调强计划

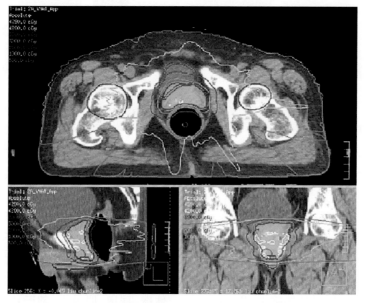

图 11-7　中国医学科学院肿瘤医院前列腺癌 SBRT 治疗计划设计，前列腺内植入定位金标，直肠内插入球囊充气扩张，6.5Gy×6 次，总量 39Gy，VMAT 计划

（四）处方剂量

PTV 6.5～8Gy/5～6 次，总量 32.5～40Gy，连日或隔日放疗，这一剂量依据放射生物学模型（LQ 公式）相当于常规分割剂量 2Gy/ 次照射 74.3～108.5Gy（$\alpha/\beta=1.5$ 时）或 61.75～88Gy（$\alpha/\beta=3$ 时）。2018 年 NCCN 关于前列腺癌放射外科治疗推荐的剂量分割模式包括：7.25Gy×5 次总量 36.25Gy，7.4Gy×5 次总量 37Gy，8Gy×5 次总量 40Gy。美国圣地亚哥赛博刀中心采用了 9.5Gy×4 次总量 38Gy 分割模式，这些剂量分割模式适用于极低危、低危及预后较好的中危前列腺癌的放疗，要求 95% 的 PTV 达到处方剂量，处方剂量线可考虑安排在 80% 左右，但要求 PTV 外剂量能快速跌落以减少正常组织照射，处方剂量要求参照 ICRU #83 号报告，正常器官剂量限制参照英国专家共识见表 11-3。

表 11-3　前列腺癌放射外科治疗 6.5～8Gy/5～6 次危及器官剂量限值

部位	限量	理想 /Gy	最低要求 /Gy
直肠	D50%		<18
	D20%		<29
	D1ml		<36
	Dmax		<39
前列腺尿道（如可见）	D50%	<42	
膀胱	D40%		<18
	V37Gy	<5ml	<10ml
股骨头	D5%		<14.5
	D10ml	<22	<30
阴茎球	D50%		<29.5
结肠	D5ml		<18
	D1ml		<30

（五）图像引导施照

所有病例均采用影像引导放疗，放疗前 1 小时排空膀胱和直肠，依据定位时的要求控制好直肠体积和位置，每次治疗前均通过锥形束 CT（CBCT）、ExacTrac 或加速器整合 MRI 扫描校位，通过前列腺内金标或 Calypso 配准靶区放疗，治疗可通过赛博刀、Tomotherapy 或 VMAT 技术实现，疗中注意实时监测前列腺位置变动并及时纠正。

（六）随诊及复查

放疗中每周一次检查血常规并评价膀胱和直肠的放射治疗反应，放疗后 1 个月及以后每 3～4 个月门诊随诊复查一次直至 2 年，以后每半年复查一次，复查包括询问患者不适主诉、肛门指检、血常规、血生化、总 PSA 及游离 PSA，以及膀胱和直肠治疗毒性评价等，根据患者主诉、PSA 水平和临床体检情况决定是否申请其他辅助检查，每年进行一次全面影像学评价，包括胸腹盆 CT、盆腔 MRI、骨扫描等。前列腺癌放射外科治疗放疗后约 1/3 的患者会在中位 1 年左右的时间内出现 PSA 反弹，表现为 PSA 降低后又短暂出现 PSA 上升，上升中位幅度为 1.0ng/ml 左右，但这并不是肿瘤治疗失败，考虑为大分割剂量照射后肿瘤细胞的迟发反应有关，随着随诊时间的延长，PSA 能再次逐步下降。年轻的患者更容易出现 PSA 反弹现象。

二、临床治疗结果

越来越多的随机对照研究证实了采用加速分割或大分割方案放疗前列腺癌的有效性和安全性。前列腺癌改变剂量模式放疗有可能改变目前局限期前列腺癌常规分割放疗的临床实践。

1. 加速分割结果　来自欧美的加速分割和常规分割比较的多中心随机对照研究结果见表 11-4。这些研究采用了加速分割剂量模式照射，分次剂量在 2.4～4Gy，疗程基本缩短到了 5 周左右。研究表明，加速分割放疗具有相当或不低于常规分割剂量放疗的治疗效果，治疗毒性也无明显增加。研究明确表明，离开精准放疗技术，加速分割放疗方案是不敢实施的，也是很不安全的。

美国克利夫兰的 Kupelian 等首次报道了该医院加速分割放疗在连续 100 例局限期前列腺癌患者中临床应用的情况。随后，临床病例数扩展至 770 例，放疗技术采用 IMRT，每次放疗前通过经腹超声系统对前列腺局部进行定位。总放疗剂量为 70Gy，2.5Gy/ 次，共 28 次，生化失败率为该临床研究的观察终点，同时观察消化及泌尿系不良反应发生率。该研究中，51% 的患者接受了 6 个月以内的去势治疗，中位随访时间为 66 个月，5 年无生化复发生存率（bRFS）为 88%。低危、中危和高危患者 5 年 bRFS 率分别为 97%、93% 和 75%。大多数患者消化道及泌尿系急性反应为 0～1 度，5 年慢性严重的直肠及泌尿系毒性反应率分别为 3% 和 1%，较小的 PTV 和 IGRT 能够有效减少治疗相关毒性反应。

Coote 等在英国开展前列腺癌加速分割 IMRT

表 11-4　前列腺癌加速分割放疗研究

作者及入组(中位随诊时间)/例	剂量分割	5 年无 PSA 失败生存率	治疗毒性≥2 级发生率
Incrocci 等,局限性中高危(60 个月)		(P=0.36)	
407	3.4Gy×19 次 =64.6Gy	80.5%	未分析
397	2Gy×39 次 =78Gy	77.1%	
Dearnaley 等,pT$_{1b}$~T$_{3a}$N$_0$M$_0$(62.4 个月)		(P=0.48)	
1 065	2Gy×37 次 =74Gy	88.3%	直肠 13.7%,膀胱 9.1%
1 074	3Gy×20 次 =60Gy	90.6%	直肠 11.9%,膀胱 11.7%
1 077	3Gy×19 次 =57Gy	85.9%	直肠 11.3%,膀胱 6.6%
Pollack 等,局限期(68.4 个月)		5 年临床和生化失败率	泌尿道:13.4% vs. 21.5%
152	2Gy×38 次 =76Gy	21.4% vs. 23.3%(P=0.745)	(P=0.16)
151	2.7Gy×26 次 =70.2Gy		消化道:22.5% vs. 18.1% (P=0.39)
Arcangeli 等,局限高危(70 个月)		大分割较常规分割进一步	晚期肠道和泌尿道毒性
85	2Gy×40 次 =80Gy	降低生化失败率 10.3%	相当
83	3.1Gy×20 次 =62Gy		
NRG Oncology RTOG 0415,局限低危前列腺癌(5.9 年)			
547	1.8Gy×41 次 =73.8Gy	7 年无复发生存率 75.6%	≥3 级胃肠道和泌尿道不良反应也相当
554	2.5Gy×28 次 =70Gy	81.8%	
荷兰,局限中高危(60 个月)			
403	2Gy×39 次 =78Gy	5 年无复发生存率 77% vs. 80%(P=0.36)	未报道
401	3.4Gy×19 次 =64.6Gy		

的剂量爬坡试验。60 例 T$_{2~3}$N$_0$M$_0$ 期前列腺癌患者,Gleason 评分≥7 或 PSA 20~50ng/L,前列腺接受 57~60Gy/19~20 次、单次 3Gy 照射,每周 5 次。靶区包括前列腺区、精囊腺,但不包括区域淋巴结引流区,放疗前予新辅助内分泌治疗 3~6 个月。放疗 2 年后的不良反应评价采用 RTOG 标准、LENT/SOMA 及 UCLA 前列腺指数标准。结果显示,未出现急性 RTOG 3~4 级不良反应,2 级以上消化道反应发生率为 4%,泌尿系反应发生率为 4.25%,无 3~4 级消化道反应,3 级泌尿系反应 1 人。与治疗前相比,UCLA 前列腺指数评价放疗后 2 年泌尿系功能轻度改善,但 LENT/SOMA 标准评价 2 年后肠道功能变差,60Gy 放疗的患者较 57Gy 者更易于出现肠道功能问题。

Martin 报道了一项前瞻性 II 期临床试验,2001—2004 年共治疗 92 例前列腺癌患者,均为临床 T$_{1c~2c}$N$_0$M$_0$,Gleason 评分≥6,PSA 水平各异。

该研究采用单次 3Gy 照射,每周 5 天,连续 4 周,CTV 包括全部前列腺及精囊腺基底部,照射总量至少达 60Gy。中位随访 38 个月后,仅 1 例患者出现严重急性反应,且并无 3 级以上迟发反应。14 个月生化控制率为 97%(Phoenix 标准),3 年生化控制率为 76%。

值得一提的是,在 JCO 发表的、来自美国迈阿密大学的 III 期随机对照试验,对共计 303 例低危至高危的前列腺癌患者,通过 IMRT 技术,对比常规分割照射与加速分割照射对生化和临床失败(biochemical failure and clinical failure together,BCDF)的影响,同时观察毒性反应。152 例对照组患者给予 76Gy/38 次(2Gy/ 次)照射,151 例加速分割组患者接受 70.2Gy /26 次(2.7Gy/ 次)照射(等效生物剂量 84.4Gy)。其中,高危患者需接受为期 24 个月的 ADT,部分中危患者则接受短程 ADT。两组患者的临床病理特征及治疗方式的分布均衡,所有患者中位随访 68.4 个月,结果显示,5 年 BCDF 率在对照组及加速分割组分别为 21.4% 及 23.3%,无显著差异,两组之间晚期毒性反应亦无明显差异,但对照组及加速分割组 2 级以上的 GI 反应发生率分别为 22.5% 和 18.1%。需要注意的是,许多患者在治疗前的基线评价即存在泌尿系功能受损,主要为尿频尿急综合征,这使得 2 级以上 GU 急性反应发生率显著升高。治疗结束 6 个月后,尽管患者的泌尿系功能逐渐恢复,但与基线相比,两组患者 2 级以上的 GU 毒性仍较高;两组晚期 2 级以上 GU 反应发生率分别为 13.4% 和 21.5%,无显著差别。亚组分析结果显示,疗前泌尿系功能即有受损的患者在接受加速分割照射后,功能下降更为明显。该结果提示,加速分割放疗不降低前列腺癌患者的 BCDF,但泌尿系功能不佳者可能并不适用。

2016 年杜克大学 Lee 等在 *JCO* 上发表了一项 III 期随机、多中心、非劣性研究结果(RTOG 0415),对比两种不同放疗分割模式的临床疗效。研究纳入 1115 例低危前列腺癌患者,1:1 随机分配,对照组 73.8Gy/41 次,研究组 70Gy/28 次,主要观察终点为 5 年无疾病生存(DFS)。最终 1 092 例患者纳入分析,对照组、研究组分别纳入 542 例和 550 例,两组患者基线资料无明显差异。平均随访 5.8 年,对照组及研究组 5 年的 DFS 分别为 85.3% 和 86.3%,HR 值 =0.85,达到预先设定的非劣性标准(HR<1.52,*P*<0.001)。但晚期 2 级 GI 及 GU 不良反应发生率,在研究组显著升高(GI:18.3% *vs.*11.4%;GU:26.2% *vs.*20.5%;*P*<0.01),然更严重的不良反应在两组之间并无显著差异。因此,对于低危前列腺癌患者,5.6 周内完成 70Gy/28 次照射的临床疗效不劣于 73.8Gy/(41 次·8.2 周)的常规放疗,但需注意该治疗模式带来晚期的 GI 及 GU 不良反应发生率升高。

2. 放射外科治疗结果 2009 年斯坦福大学医学院 King 等首次报道采用赛博刀技术大分割剂量 7.25Gy×5 次,总量 36.25Gy,放疗局限低危前列腺癌后,许多医学中心都开展了局限期前列腺癌放射外科治疗的临床研究。目前≥6.5Gy/ 次、总次数 ≤5 次的前列腺癌放射外科治疗的报道越来越多。无论是单中心长期随诊研究的结果还是汇总的报道,均报道了放射外科治疗的安全性和有效性。

Katz 等采用放射外科治疗 304 例局限期前列腺癌,其中大多数患者接受了 36.25Gy/5 次,中位

随访 40 个月后,10 例患者因其他原因死亡,9 例失访。低危、中危及高危患者的 4 年无生化复发生存分别为 98.58%、93% 和 75%。按 RTOG 标准,晚期不良反应包括 2 级直肠炎(4.2%)、2 度泌尿系反应(7.8%)、3 度泌尿系反应(1.4%)。EPIC 评分 (Expanded Prostate Cancer Index Composite) 相关指标中,泌尿系和肠道功能的均值在疗后 1 个月降低,但 2 年时可逐渐恢复到基线水平,性功能评分均值在疗后 1 个月降低了 23%,但 80% 患者至末次随访时功能仍在基线水平以上。

得克萨斯大学达拉斯西南医学中心(UTSW)针对前列腺癌放射外科治疗开展了动物实验研究,使用更大的分割剂量。裸鼠瘤床分别接受总剂量 15Gy/22.5Gy/45Gy 照射,分 3 次完成,每周 1 次。结果显示,仅 45Gy 照射组大部分裸鼠出现了持续 PSA 降低及瘤体缩小。该临床前数据也进一步支持了 UTSW 的 Boike 教授及其团队开展的 I 期临床试验结果。该试验对前列腺体积≤60cm³、Gleason 评分≤6 且 PSA≤20ng/ml 及 Gleason 评分 7 且 PSA≤15ng/ml、T2b 期及以下、AUA 评分≤15 的患者,给予 45Gy/47.5Gy/50Gy 分 5 次完成的剂量爬坡观察,两次照射间隔最少 36 小时,每周治疗不超过 3 次。截止报道时,45Gy/47.5Gy/50Gy 组中位随访时间分别为 30 个月、18 个月和 12 个月,所有患者中 2 级、3 级以上 GI 毒性反应发生率分别为 18% 和 2%,2 级、3 级以上 GU 毒性反应发生率分别为 31% 和 4%;AUA 泌尿系症状评分增高,45Gy 及 50Gy 组评分可在治疗后回落至基线水平,但 47.5Gy 组评分持续升高(*P*=0.002)。所有患者的 PSA 控制率为 100%(Phoenix 定义)。

值得关注的是,2013 年来自美国 8 个中心的 II 期前瞻性临床研究报道 CyberKnife 放射外科治疗前列腺癌的结果。自 2003 年到 2011 年,共 1 100 例临床局限期患者(30% 低危,11% 高危),中位放疗总剂量 36.25Gy(35~40Gy)分 4~5 次完成。其中,14% 具有不同危险程度的患者接受了短程新辅助及同期内分泌治疗,主要观察终点为无生化复发生存率。生化复发定义为 PSA 升高>2ng/ml,若治疗后 PSA 升高>0.2ng/ml,但后续可降落至最低点甚至以下,则认为是 PSA 的良性反弹。在中位随访 36 个月后,49 例患者(4.5%)出现 PSA 升高,其中 9 例为 PSA 反弹。全组患者的 5 年无生化复发生存率 93%,GS 评分≤6、7 和≥8 的患者分别为 95%、83% 和 78%,低危、中危、高危患者分

别为 95%、84% 和 81%。同时结果还提示，是否行内分泌治疗以及放疗的总剂量，对无生化复发生存并无显著影响。放射外科治疗治疗后，PSA 水平逐渐下降，3 年后中位水平约 0.2ng/ml，治疗 3 年后 PSA 降低水平与放疗剂量呈明显相关性。接受 35Gy 照射者 PSA 均值及中位值分别为 0.51ng/ml 及 0.3ng/ml，36.25Gy 者的均值及中位值分别为 0.35ng/ml 及 0.2ng/ml，38～40Gy 者则分别为 0.29ng/ml 及 0.2ng/ml，但该差异并未转化为无生化复发生存的差别。16% 的患者出现 PSA 反弹，中位发生时间为 36 个月，PSA 水平由 0.2ng/ml 升高至中位 0.5ng/ml（0.2～5.29ng/ml）。

135 例患者至少随访 5 年，无生化复发生存率为 97%，其中低危（77%）和（21%）中危患者的 bRFS 分别为 99% 和 93%。尽管接受 35Gy 照射及超过 36.25Gy 照射的患者 5 年 bRFS 分别为 93% 和 100%，但放疗剂量并不影响 bRFS。因此研究者认为，在前列腺中 - 低危患者中，放射外科治疗与其他根治性治疗方式相比，其 PSA 控制水平良好，说明目前的临床证据支持放射外科治疗可作为这些患者的治疗选择。

目前尽管有许多前瞻性 II 期研究支持局限中低危前列腺癌采用放射外科治疗，但务必明确：4～5 次大分割的放射外科治疗只能在具备影像引导精准放疗设备的单位开展，而且必须具备提高放疗准确性和保护周围正常组织的质量保证。目前前列腺癌放射外科治疗的随诊时间尚有限，长期的疗效和毒性仍有待进一步随诊明确，也缺少随机 III 期临床研究的证据，并且有作者通过配对分析对比了前列腺癌放射外科治疗和常规分割调强放疗的毒性，认为前列腺癌放射外科治疗的泌尿系毒性仍有可能高于常规分割的调强放疗。因此，目前 NCCN 指南仍只是推荐该方案在有条件的单位审慎开展。

随着对前列腺癌放射生物学行为的认识和前列腺癌加速分割和放射外科精确放疗技术的开展，越来越多的临床研究结果支持，在影像引导放疗技术下，2.4～4Gy/ 次、5 周左右完成的加速分割放疗可以作为 8 周左右完成的常规分割方案的替代治疗，而对于 ≥6.5Gy/ 次、4～5 次完成的前列腺癌放射外科治疗，由于需要的治疗精度较高，对放疗设备和技术条件要求较严格，目前仍只能在有条件的单位审慎开展，尚不能作为常规推广应用。

三、不良反应及处理

（一）不良反应和并发症

放疗的近期和远期不良反应主要为直肠和泌尿道毒性，远期并发症包括直肠出血、直肠或肛门狭窄、直肠疼痛、前列腺炎、出血性膀胱炎、尿痛、尿道狭窄、膀胱挛缩等，少数严重的可出现直肠穿孔，直肠膀胱瘘、直肠或膀胱大出血等。部分患者放疗后出现性功能障碍。放疗后 12～15 个月，73%～82% 的患者能保留性功能，但勃起功能障碍随放疗后时间延长逐渐上升。性功能障碍和放疗引起的血管和神经丛损伤有关。放疗中及放疗后注意保护放疗区域及邻近软组织可防止严重并发症的发生。

（二）不良反应的防范和处理

放疗前详细向患者交代治疗中及治疗后可能出现的放疗反应及注意事项，放疗中和放疗后密切观察患者的放疗不良反应，严格按照 CTCAE3.0 及 RTOG/EORTC 晚期放射反应标准进行分级和记录，放疗中出现 1 级反应予观察，2 级反应予一般药物对症治疗，包括止泻、解痉、止血、消炎、止痛等。出现 1、2 级反应在对症治疗同时放疗按计划进行，出现 3 级反应停止放疗，积极对症支持治疗后根据患者恢复情况决定是否继续原方案治疗，如果恢复时间超过 7 天或治疗中 2 次出现 3 级放疗反应即应终止放射外科治疗方案，待放疗反应完全恢复后改用常规放疗方案补量至根治剂量，放疗后随诊时出现 1、2 级治疗相关毒性反应在门诊给予解释及相应对症治疗，避免放疗区有害刺激，密切观察随诊，3 级及 3 级以上毒性反应出现要积极对症支持治疗并根据具体损伤程度综合内外科、中医、营养康复多学科治疗。

（三）放疗后 PSA 失败的定义

1997 年美国放射肿瘤学会（ASTRO）制订了 PSA 失败的定义：治疗后 PSA 达到最低值后，连续 3 次 PSA 增高，PSA 检测时间需间隔 3 个月。失败时间为放射治疗后 PSA 最低值到连续三次 PSA 增高中首次 PSA 增高的时间点。放疗后 PSA 所达最低值越低预后相对越好。

2006 年 ASTRO 和 RTOG 对放疗后 PSA 复发（生化失败）进行了新的定义（Phoenix 定义）：PSA 最低值基础上增加 2ng/ml，是放疗 ± 激素治疗后生化失败的标准定义，这提高了诊断的敏感性和特异性。

（刘跃平　王　靓　邸玉鹏　高献书）

参 考 文 献

[1] SIEGEL R，MA J，ZOU Z，et al. Cancer statistics，2014[J]. CA Cancer J Clin，2014，64（5）：364.

[2] ANDRIOLE G L，CRAWFORD E D，GRUBB R L 3rd，et al. Prostate cancer screening in the randomized Prostate，Lung，Colorectal，and Ovarian Cancer Screening Trial：mortality results after 13 years of follow-up[J]. J Natl Cancer Inst，2012，104（2）：125-132.

[3] SCHRÖDER F H，HUGOSSON J，ROOBOL M J，et al. Screening and prostate cancer mortality：results of the European Randomised Study of Screening for Prostate Cancer（ERSPC）at 13 years of follow-up[J]. Lancet，2014，384（9959）：2027-2035.

[4] CARTER H B，ALBERTSEN P C，BARRY M J，et al. Early detection of prostate cancer：AUA Guideline[J]. J Urol，2013，190（2）：419-426.

[5] SIMMONS M N，BERGLUND R K，JONES J S. A practical guide to prostate cancer diagnosis and management[J]. Cleve Clin J Med，2011，78（5）：321-331.

[6] HEIDENREICH A，BELLMUNT J，BOLLA M，et al. EAU guidelines on prostate cancer. Part 1：screening，diagnosis，and treatment of clinically localised disease[J]. Eur Urol，2011，59（1）：61-71.

[7] BILL-AXELSON A，HOLMBERG L，GARMO H，et al. Radical prostatectomy or watchful waiting in early prostate cancer[J]. N Engl J Med，2014，370（10）：932-942.

[8] STEWART S B，BAÑEZ L L，ROBERTSON C N，et al. Utilization trends at a multidisciplinary prostate cancer clinic：Initial 5-year experience from the duke Prostate Center[J]. J Urol，2012，187：103-108.

[9] AIZER A A，PALY J J，EFSTATHIOU J A. Multidisciplinary care and management selection in prostate cancer[J]. Semin Radiat Oncol，2013，23（3）：157-164.

[10] SCHREIBER D，RINEER J，WEISS J P，et al. Clinical and biochemical outcomes of men undergoing radical prostatectomy or radiation therapy for localized prostate cancer[J]. Radiat Oncol J，2015，33（1）：21-28.

[11] LUDWIG M S，KUBAN D A，STROM S S，et al. The role of androgen deprivation therapy on biochemical failure and distant metastasis in intermediate-risk prostate cancer：effects of radiation dose escalation[J]. BMC Cancer，2015，15（1）：190.

[12] JONES C U，HUNT D，MCGOWAN D G，et al. Radiotherapy and short-term androgen deprivation for localized prostate cancer[J]. N Engl J Med，2011，365：107-118.

[13] ZUMSTEG Z S，SPRATT D E，PEI X，et al. Short-term androgen-deprivation therapy improves prostate cancer-specific mortality in intermediate-risk prostate cancer patients undergoing dose-escalated external beam radiation therapy[J]. Int J Radiat Oncol Biol Phys，2013，85（4）：1012-1017.

[14] HOU Z，LI G，BAI S，et al. High dose versus conventional dose in external beam radiotherapy of prostate cancer：a meta-analysisof long-term follow-up[J]. J Cancer Res Clin Oncol，2015，141（6）：1063-1071.

[15] FIZAZI K，SCHER H I，MOLINA A，et al. Abiraterone acetate for treatment of metastatic castration-resistant prostate cancer：final overall survival analysis of the COU-AA-301 randomised，double-blind，placebo-controlled phase 3 study[J]. Lancet Oncol，2012，13（10）：983-992.

[16] RYAN C J，SMITH M R，FIZAZI K，at al. Abiraterone acetate plus prednisone versus placebo plus prednisone in chemotherapy-naive men with metastatic castration-resistant prostate cancer（COU-AA-302）：final overall survival analysis of arandomised，double-blind，placebo-controlled phase 3 study[J]. Lancet Oncol，2015，16（2）：152-160.

[17] BASCH E，AUTIO K，RYAN C J，et al. Abiraterone acetate plus prednisone versus prednisone alone in chemotherapy-naive men with metastatic castration-resistant prostate cancer：patient-reported outcome results of a randomised phase 3 trial[J]. Lancet Oncol，2013，14（12）：1193-1199.

[18] DI LORENZO G，FERRO M，BUONERBA C. Sipuleucel-T（Provenge®）for castration-resistant prostate cancer[J]. BJU Int，2012，110（2 Pt 2）：E99-E104.

[19] KANTOFF P W，HIGANO C S，SHORE N D，et al. Sipuleucel-T immunotherapy for castration-resistant prostate cancer[J]. N Engl J Med，2010，363（5）：411-422.

[20] BEER T M，ARMSTRONG A J，RATHKOPF D E，

et al. Enzalutamide in metastatic prostate cancer before chemotherapy[J]. N Engl J Med, 2014, 371(5): 424-433.

[21] FONTEYNE V, LUMEN N, OST P, et al. Hypofractionated intensity-modulated arc therapy for lymph node metastasized prostate cancer: early late toxicity and 3-year clinical outcome[J]. Radiother Oncol, 2013, 109(2): 229-234.

[22] PISANSKY T M, HUNT D, GOMELLA L G, et al. Duration of Androgen Suppression Before Radiotherapy for Localized Prostate Cancer: Radiation Therapy Oncology Group Randomized Clinical Trial 9910[J]. JCO, 2015, 33(4): 332-340.

[23] MICHALSKI J M, LAWTON C, EL NAQA I, et al. Development of RTOG consensus guidelines for the definition of the clinical target volume for postoperative conformal radiation therapy for prostate cancer[J]. Int J Radiat Oncol Biol Phys, 2010, 76(2): 361-368.

[24] LIU Y P, JIN J, LI Y X, et al. Hypofractionated intensity-modulated radiation therapy for prostate cancer confined to the pelvis: analysis of efficacy and late toxicity[J]. J Radiat Oncol, 2015, 4(1): 95-101.

[25] BECKENDORF V, GUERIF S, LE PRISÉ E, et al. 70 Gy versus 80 Gy in localized prostate cancer: 5-year results of GETUG 06 randomized trial[J]. Int J Radiat Oncol Biol Phys, 2011, 80(4): 1056-1063.

[26] RODRIGUES G, YAO X, LOBLAW D A, et al. Low-dose rate brachytherapy for patients with low-or intermediate-risk prostate cancer: A systematic review[J]. Can Urol Assoc J, 2013, 7(11-12): E783-E787.

[27] CROOK J. The role of brachytherapy in the definitive management of prostate cancer[J]. Cancer Radiother, 2011, 15(3): 230-237.

[28] ZAORSKY N G, DOYLE L A, YAMOAH K, et al. High dose rate brachytherapy boost for prostate cancer: a systematic review[J]. Cancer Treat Rev, 2014, 40(3): 414-425.

[29] BRUNDAGE M, SYDES M R, PARULEKAR W R, et al. Impact of Radiotherapy When Added to Androgen-Deprivation Therapy for Locally Advanced Prostate Cancer: Long-Term Quality-of-Life Outcomes From the NCIC CTG PR3/MRC PR07 Randomized Trial[J]. J Clin Oncol, 2015, 33(19): 2151-2157.

[30] MASON M D, PARULEKAR W R, SYDES M R, et al. Final Report of the Intergroup Randomized Study of Combined Androgen-Deprivation Therapy Plus Radiotherapy Versus Androgen-Deprivation Therapy Alone in Locally Advanced Prostate Cancer[J]. J Clin Oncol, 2015, 33(19): 2143-2150.

[31] MOTTET N, PENEAU M, MAZERON J J, et al. Addition of radiotherapy to long-term androgen deprivation in locally advanced prostate cancer: An open randomised phase 3 trial[J]. Eur Urol, 2012, 62: 213-219.

第十二章 腹膜后肿瘤

第一节 肾 细 胞 癌

肾脏肿瘤是泌尿系统常见的肿瘤，90% 为肾细胞癌（renal cell carcinoma, RCC），肾细胞癌起源于近端肾小管上皮的肿瘤，占所有恶性肿瘤的 2%～3%，85% 为透明细胞癌。其发病率仅次于膀胱恶性肿瘤，位居第二，高发年龄多在 50～60 岁。据 2015 年美国统计数据资料显示，有 65 560 例新诊断病例，14 080 例死亡。在过去的 10 年间（2002—2011），RCC 发病率年增长 1.6%。

一、肾细胞癌诊断要点

肾脏为分布于腹膜后大致对称的一对器官，内侧与腰大肌平行走行，位置深，病程进展隐蔽，当出现腹痛、血尿、腹部包块等典型"三联征"症状时，病期多为进展期，预后不良。早期诊断、及时处理的预后较好。原发肾细胞癌可通过直接浸润而侵犯肾纤维膜、肾周脂肪，到达 Gerota 筋膜。肿瘤可沿肾静脉到达腔静脉。淋巴结转移的发生率是 9%～27%。肾细胞癌确诊时有 25% 的患者已失去手术机会；即使能手术者，约 70% 的肿瘤向肾外浸润，20% 肾蒂处已有淋巴结转移，预后较差。肾细胞癌远处转移的部位，包括肺（75%）、软组织（36%）、骨（20%）、肝（18%）等。

临床发现肾脏肿物时，首先明确诊断和准确分期，完整记录病史和全面体格检查，血液检查包括生化检查、血常规、尿常规、电解质、碱性磷酸酶及凝血功能等；肾专项检查包括尿检、静脉肾盂造影、腹部 + 盆腔 CT 或 MRI 检查；以及胸部 X 线片、骨扫描、脑磁共振等辅助分期检查。静脉肾盂造影和腹部增强 CT 扫描不仅能发现肾脏肿瘤，还能明确对侧肾的位置和对全肾功能作出评价，增强 CT 还能明确区域淋巴结转移情况，为分期提供重要依据。肾增强 MRI 扫描较 CT 增强扫描诊断良、恶性的敏感性更高，PET/CT 检查对良、恶性鉴别有一定帮助，常因尿液核素干扰，影响结果的准确度，最终确诊需要行穿刺活检；如果怀疑尿路上皮癌，建议行尿细胞学检查。碱性磷酸酶升高，有疑似骨转移征象的患者需做骨扫描检查；如果发现远处转移，需对原发灶或转移灶做病理活检；如果肾静脉或下腔静脉可疑受侵，需彩色多普勒超声确认肿瘤血栓范围。

肾癌患者的预后与肿瘤分期、分级相关。肾细胞癌患者的生存统计在过去 30 年中没有明显改变，Robson 等 1969 年报道的 5 年生存率分别是：Ⅰ期 66%，Ⅱ期 64%，Ⅲ期 42%，Ⅳ期 11%。当病变侵及肾静脉或腔静脉时，往往伴随肾脏原发肿瘤的局部扩散，预后差。伴有淋巴结转移者，局部复发率及远处转移率也相应提高，总淋巴结转移率是 20%。Pantuck 等回顾性分析了 900 例患者的治疗结果，发现淋巴结受累与瘤体巨大、高级别肿瘤和肿瘤局部进展有关。病理分级越差，其 5 年无病生存率越低。

肾癌治疗长期以来一直以手术切除为主导，临床 T 分期也是以手术能否切除为基准，比如把 T_1 定为肿瘤最大径≤7cm 范围内（T_{1a} 肿瘤最大径≤4cm，T_{1b} 肿瘤最大径>4cm 且≤7cm），T_2 肿瘤最大径>7cm（T_{2a} 肿瘤最大径>7cm 且≤10cm，局限在肾内；T_{2b} 肿瘤最大径>10cm，且局限在肾内）。实际上肿瘤从 1cm 生长到 7cm 临床分期都属于 T_1，手术能把肾脏和肿瘤一并切除，而 1cm 和 7cm 之间肿瘤的发生、发展和经历的时间完全不同，发生区域和远处转移的概率也不同。因此，随着肾癌治疗手段选择的增加以及非手术治疗手段的出现，不仅对治疗手段选择、手术方式、肾脏保护以及预后判断等都更有帮助。

二、治疗手段选择原则

（一）手术治疗

手术切除是目前肾癌治疗的主要手段，手术方式有：根治性肾切除术和保留肾单位的肾部分切除手术以及微创手术（射频消融、冷冻消融等）。

1. 经典的根治性肾切除术 肿瘤连同Gerota's筋膜包裹的肾脏、肾上腺、肾周脂肪等完整切除。临床接受根治性肾切除术的患者生存率明显上升，但患者的一侧肾脏被切除后，由于肾单位的急剧减少，导致滤过率增高及肾小球硬化，术后患者出现高血压、肾功能不全的概率大大增加。根治切除术后 I 期 5 年总生存率为 80%～100%，II 期为 60%～70%。

2. 保留肾单位的肾部分切除术 常用于 T_{1a} 期患者的治疗，也用于双侧或单侧肾癌、肾癌患者的健侧肾脏有肾功能受损者。与根治性肾切除术相比预后无显著差异，但切除的范围更小，主要切除部分肾或仅切除肿瘤，不仅能最大限度地保留肾脏功能，而且无需进行血液透析。

3. 肾癌微创手术 主要包括射频消融、冷冻消融等方法，多用于体质较弱不适宜手术或双侧多发性肿瘤患者。

4. 手术失败原因分析 美国纪念癌症中心（MSKCC）全面分析了肾癌术后的失败原因，主要与区域淋巴结受侵和手术切缘不净有关，7 年局部失败率为 5%，7 年远处转移率为 26%。

（二）术后放射治疗

常规放疗时代由于技术落后、定位不准、正常组织受照范围大、不良反应大等，放疗主要用于术前、术后的辅助治疗，以及有淋巴结受累或肿瘤未切净的情况，根治性肾切除术后辅助放疗的作用并无一致结论。加拿大温尼伯总医院总结分析结果认为，肾癌术后放疗提高了 5 年总生存率，使术后局部复发率从 25% 降低到了 7%。以色列一项统计分析，123 例肾癌的研究表明，肾癌术后辅助放疗并没有明显提高总生存率和局控率。一项关于 186 例局部晚期肾癌的回顾性研究中，114 例患者接受了中位剂量 50Gy 的术后放疗，对于 T_3/N_0 亚组患者，放疗使局部复发率从 15.8% 降至 8.8%，但对生存率无影响，其他亚组患者未能从放疗中获益。多项无对照研究显示，如果病灶不能切除，对患侧肾脏和局部淋巴引流区行 40～50Gy 的术前放疗可提高肿瘤切除率及切净率。

（三）放射外科治疗

从 20 世纪 90 年代以来，随着放疗技术的飞速发展，影像技术不断进步，以图像引导的放射外科技术广泛应用于临床，在前面章节中已详细介绍了在肺癌、肝癌、胰腺癌、前列腺癌等疾病放射外科治疗的疗效，同样不能手术的肾癌放射外科治疗的临床结果也令人鼓舞。

肾脏属"平行"组织器官，单一肾脏属并行器官，有明显的放射生物学及放射物理学优势，当进行全肾照射时肾脏非常敏感，而小体积的局部照射却可承受较高剂量，这是因为肾具有很强大的功能储备能力，在正常生理条件下，只要约 30% 处于健康状态即可，少量功能性肾单位失活不会导致器官功能的丧失，利用这一优势，再通过放射物理技术调控，严格限制健侧肾脏受照剂量及受照体积就不会出现功能性肾损伤。

国内外都有采用放射外科治疗肾癌的临床报道，局控率和生存率并不劣于手术治疗，肾功能保存和治疗不良反应轻是一大优势。

（四）化疗及生物免疫治疗

肾细胞癌对化疗极不敏感，其产生多药耐药机制，对于肾癌特别是肾透明细胞癌一般不推荐化疗。而生物免疫治疗在肾癌的治疗上却发挥重要作用。用于肾癌生物免疫治疗的药物主要是干扰素（IFN）和白介素 2（IL-2）。干扰素 -α（IFN-α）对转移性肾癌有效，客观有效率达 10%～20%。两项随机试验证实，IFN-α 在根治性肾切除术后的转移性肾癌可提高生存率。白介素 -2（IL-2）的有效率低于干扰素，多与干扰素联合应用。无论是单药还是联合治疗，生物免疫治疗的有效率为 20% 左右，并没有改善生存率。目前研究证实，血管内皮生长因子 VEGFR、血小板内皮生长因子 PDGFR 及 Raf/MEK/ERK 和 P13K/Akt/mTOR 等通路在肾癌发生、发展及转移中起重要作用，以酪氨酸激酶抑制剂为代表的靶向小分子药物，以 VEGF 途径为靶点，显示了对进展期肾癌的治疗希望，与经典的细胞因子如干扰素 -α 和白细胞介素 -2 相比，能明显改善晚期转移性肾癌患者的生存，在治疗肾癌的局部复发和脑、肺、淋巴结等转移病灶有确切的疗效，代表药物有舒尼替尼、索拉非尼、帕唑帕尼等。舒尼替尼作为 VEGF 和血小板衍生的生长因子（PDGF）受体的双靶点抑制剂，在治疗的晚期转移性肾癌患者平均生存期超过 2 年，且不良反应小，患者耐受较好，奠定了在晚期肾细胞癌的地位。

（五）治疗手段选择

1. 手术治疗　对于局限期肾癌，无手术禁忌和病期发展限制，以及肾功能影响，优先选择手术治疗。

2. 辅助放疗　根据前瞻性及回顾性资料的研究结果，对不能切除的非转移病灶可行术前辅助放疗；不能完全切除、有残余病灶或切缘阳性的病灶、局部进展的肿瘤有肾周脂肪或肾上腺受侵、淋巴结转移病灶等情况，需辅助术后放射治疗。

3. 放射外科治疗　早期肾癌可外科手术，也可放射外科治疗，需综合两种手段各自治疗风险、患者依从性以及治疗后生活质量等，给予合理选择。但从手术外科和放射外科治疗的不同特点来看，T_{1a} 患者选择放射外科治疗不仅有长期生存，还有更好的肾功能保存，而 T_{1b} 患者选择手术切除更有优势。对局限期或局部晚期肾癌，只要有手术禁忌或手术风险以及患者拒绝，都可以考虑放射外科治疗。

4. 多学科联合治疗　对于晚期肾癌患者，需根据患者病情，考虑多学科联合治疗。治疗原则应以减轻症状、改善生活质量为主的综合治疗。部分患者虽有远处转移，但转移病灶局限，经过积极治疗，仍有可能长期生存。放射外科治疗在肾癌脑转移方面及肾癌骨转移的姑息镇痛方面均取得了较好的效果。另有证据表明，免疫治疗可增加放疗敏感性。因此，针对局限的转移灶，体力状态较好的患者，可考虑实行更为积极的联合治疗。

三、放射外科临床实践

（一）临床操作路径

1. 适应证的选择　影像学检查发现肾脏病变、组织细胞学确认的肾细胞癌，原发病灶 $T_{1\sim4}$，可伴有单侧淋巴结转移 N_1，无放射治疗禁忌证的患者。

2. 定位、计划设计与质量保证　以精确定位、精准计划、精准照射为原则。患者采用仰卧或俯卧位，自主呼吸下行腹部增强 CT 扫描定位，CT 图像经网络传输到治疗计划系统，医师在腹部增强 CT 图像上勾画肿瘤区及危及器官。靶区定义涉及 GTV（影像学所能确定的原发病灶及转移的淋巴结）、临床靶区 CTV（GTV+0.5cm）、计划靶区 PTV（CTV+0.5cm）。危及器官包括正常肾脏、脊髓、十二指肠、肝、小肠等邻近器官。

3. 剂量模式　放射外科治疗肾癌的照射剂量目前有多种剂量模式，主要根据肿瘤体积、位置和肾功能状态来决定，40～70Gy/5～15 次方案较为常见，以当前研究的临床结果，剂量递增模式在不增加正常组织器官照射剂量的同时，可提升肿瘤区域的照射剂量，不良反应较轻，疗效高。常冬姝等报道，体部伽马刀 50% 等剂量线覆盖 PTV 100%，70% 剂量线覆盖 GTV 80% 以上为计划要求，以 50% 剂量线为处方剂量线，3～5Gy/ 次，5 次 / 周，PTV 边缘总剂量 40～50Gy/10 次，GTV 边缘 60～70Gy/10 次。调强放射治疗 50Gy/60Gy/70Gy/10～15 次。危及器官限量：30% 肝脏体积受照射剂量≤30Gy，邻近十二指肠，要求十二指肠侧壁≤40Gy（或 1cm³≤50Gy），邻近胃及肠道侧壁≤40Gy（或 1cm³≤50Gy），脊髓≤40Gy，30% 正常肾脏体积受照射剂量≤20Gy。在此基础上，如能通过放射物理技术的调控，降低周围正常组织受照剂量，可降低分次，进而提高有效生物剂量，进一步提高疗效。

4. 图像引导的放射治疗实施　放射外科治疗实现精准照射，采用的图像引导技术有锥形束 CT、4D 容积图像引导、自带 CT 图像引导及金标植入引导等。若出现与计划靶区位置不符时必须做出调整和修正，同时观察靶区（病灶）的变化，若靶区体积发生变化时提醒医师及时调整和修正靶区，避免正常组织器官受到不必要的损伤。

5. 随访　放射外科治疗后，要求患者定期到医院复查，包括影像学检查、肾功能检测等，判断治疗的结果、相应的临床症状、有无局部复发或远处转移等，及时处置相应症状。

（二）临床结果

1. 局控率和生存率　Beitler 等报道 9 例拒绝手术的初治肾癌患者，给予 40Gy/5 次的放射外科治疗，中位随访 26.7 个月，9 例患者中有 4 例患者生存，1 例患者在同侧肾远离放疗区域复发，另 8 例患者得到长期的局部控制。Wersall 等报道 8 例不可手术的肾癌初治患者，8Gy/ 次，共 5 次的放射外科治疗后，其中 7 例得到长期的局部控制，中位生存期超过 58 个月。近期刊登在 *Cancer* 上的国际放射肿瘤协会（IROCK）研究，报道放射外科治疗 RCC 的生存数据和安全性，并比较了单次放射治疗和多次分割放射治疗的效果。在这项研究中，研究人员汇集了来自德国、澳大利亚、美国、加拿大和日本的 9 家国际放射肿瘤协会肾脏研究所的

223 名患者的数据。118 名患者接受单次放射外科治疗，105 名接受多次分割放射外科治疗。患者平均年龄为 72 岁，69.5% 为男性患者。总体 2 年局部控制率为 97.8%，癌症特异性生存率为 95.7%，无进展生存率为 77.4%；4 年随访时分别维持在 97.8%、91.9% 和 65.4%。多变量分析显示，较大的肿瘤患者有较差的无进展生存期（HR 分别为 1.16 和 1.13）和癌症特异性生存期（HR 分别为 1.28 和 1.33）。单次和多次分割放射外科治疗在局部控制方面无明显差异。35.6% 的患者出现 1 级和 2 级毒性，只有 1.3% 的患者出现 3 级和 4 级毒性。

国内常冬姝等报道 17 例不能手术的肾癌患者，采用体部伽马刀 50% 等剂量线为处方剂量线，3～5Gy/ 次，PTV 边缘 40～50Gy/10～15 次，GTV 边缘 60～70Gy/10～15 次，调强放射治疗 50Gy/60Gy/70Gy/15～20 次。结果显示，总有效率为 86.2%，血尿消失为 92.9%，腰背痛消失为 100%。1、3、5 年生存率分别为 87.5%、81.3% 和 81.3%。

这些放射外科治疗的临床结果令人鼓舞，显示了在现代放射治疗技术前提下放射外科的优势地位，实现了靶区与邻近器官剂量迅速递减，减少正常组织受照剂量，增加肿瘤区的照射剂量，增加有效生物剂量，提高局控率和总生存率，造福更多癌症患者。

2. 不良反应处置　放射外科治疗的不良反应主要与周围组织器官的受照剂量和受照范围有关，如右肾上极病变邻近肝、十二指肠等器官，出现恶心、呕吐、反酸等Ⅰ～Ⅱ级消化道症状，如病灶累及腰大肌则出现腰部疼痛等，以及出现骨髓抑制等，多数经对症处理后能顺利完成治疗。

第二节　肾盂输尿管癌

泌尿系统从肾盏、肾盂、输尿管、膀胱及前列腺尿道部均被覆移行上皮，各段上皮胚胎学来源、细胞形态结构和功能相同，发生良、恶性肿瘤的组织病理学及生物学行为相同，世界卫生组织的国际泌尿外科病理学会用尿路上皮替代移行上皮。尿路上皮肿瘤具有多中心发生和容易复发的特点，尿路不同部位可同时或先后发生尿路上皮肿瘤。以肾、输尿管成对器官之一作单位计算，当 2 个或 2 个以上器官同时或先后发生尿路上皮肿瘤时，称为尿路上皮多器官肿瘤，发生率是 1.5%～2%；2 个

月内出现同一类型肿瘤为同时性肿瘤，超过该时间为异时性肿瘤，发生率是 6%～8%。通常称肾盏、肾盂、输尿管肿瘤为上段尿路上皮肿瘤。

一、肾盂输尿管癌诊断要点

肾盂、输尿管癌是临床上少见的尿路上皮恶性肿瘤。肾盂癌占所有肾恶性肿瘤的 7%～8%，其中 90% 为尿路上皮癌。男性为女性的 2～3 倍，发病高峰在 50～60 岁，其发病与吸烟密切相关。原发性输尿管癌约占泌尿系肿瘤的 1%、上尿路肿瘤的 25%，其中移行细胞癌占 95% 以上。研究显示，肾盂、输尿管癌患者在 5 年内发生膀胱癌的可能性为 15%～75%；约 25% 膀胱癌患者会伴发肾盂、输尿管癌。上尿路上皮肿瘤可向肾实质及其周围组织逆行扩散，因肾盂壁较薄，周围淋巴组织丰富，容易发生淋巴转移。输尿管癌较肾盂癌更易于发生早期浸润和淋巴转移。

根据 Seer 数据库 2008—2014 年数据，肾癌及肾盂输尿管癌的 5 年总生存率为 74.5%，65.2% 的患者确诊时处于局限期，该部分患者 5 年总生存率为 92.6%。出现淋巴结转移者 5 年总生存率为 68.7%，而远处转移者为 11.6%。无痛性、间断或反复发作的全程肉眼血尿是其最常见的首发症状，70%～95% 的肾盂和输尿管癌患者伴有肉眼血尿或镜下血尿。

尿细胞学、影像学检查是上尿路尿路上皮癌诊断的重要手段。新鲜尿液检查可发现癌细胞，静脉肾盂造影可见肾盂内充盈缺损，逆行肾盂造影术常用来显示输尿管病变下缘，尤其是出现明显输尿管近端梗阻时。腹部、盆腔 CT/MRI 平扫及增强扫描有助于 T 分期和淋巴结转移情况的判断，以及是否有肾盂输尿管以外的蔓延。输尿管肾镜检查能直接观察输尿管腔内情况，并可以取活检，能发现早期病变和影像学检查不能检出的早期肿瘤。胸部 CT 排除肺部转移；如果有颅内症状，行头颅 MRI；如果有临床指征（如骨痛），行核素骨显像检查。

肾盂癌和输尿管癌的主要预后因素是分期和肿瘤病理分级。Corrado 等报道 127 例患者中，T_1、T_2、T_3、T_4 的肿瘤 5 年生存率分别是 83%、72%、51% 和 16%。病理分级 1～4 级肿瘤的 5 年生存率分别是 83%、75%、52% 和 0。血行转移和淋巴道转移的概率与原发肿瘤的分化级别直接相关，低级别肿瘤有很低的转移倾向，高级别肿瘤有着较

高的转移发生率和较低的生存率。在一项包含 94 例患者的研究中，43 例低级别肿瘤患者无一例发生远处转移，而 22 例 3～4 级肿瘤患者中有 3 例发生远处转移。

长期以来，肾盂输尿管癌以手术切除治疗为主，保留性手术后必须行术后放射治疗。原发肿瘤 T_3、T_4 或淋巴结阳性者，辅助放射治疗可提高生存期。

二、治疗手段选择原则

（一）手术外科治疗

1. 根治性肾输尿管切除术 包括肾、输尿管全程＋膀胱袖套状切除，是上尿路尿路上皮癌的主要手术方式，切除范围包括 Gerota's 筋膜之内的所有组织、同侧输尿管和远端的输尿管入膀胱处。切除范围过小，会导致局部和区域的高复发率。

2. 保守性切除术 在肾功能差或只有单侧肾脏而无法行根治性肾盂输尿管癌切除术的病例，只限于低级别、低期别、单发肿瘤，包括腹腔镜下输尿管肾切除术、肾切除术和输尿管部分切除术、内镜下切除术、电烧灼术，术后建议放射治疗。

3. 微创手术 近年来腹腔镜微创手术逐步取代传统手术，具有创伤小、术中出血少、术后恢复快等优点。对输尿管局部病变切除、输尿管吻合术或输尿管 - 膀胱再植术，适用于因肿瘤较大不适宜行腔镜治疗的 G_1、G_2 级非浸润性输尿管癌，以及 G_3 级或浸润性输尿管癌，需保留同侧肾功能的患者。淋巴清扫作用不明确，有淋巴结转移高度风险的患者同样具有全身转移的高度风险。

（二）辅助放射治疗

肾盂癌和输尿管癌经输尿管肾切除术后有显著的高复发率，尤其是高级别肿瘤和局部晚期更明显。高期别 T_3、T_4（T_3 肿瘤浸润主要血管或肾周组织，或 T_4 肿瘤侵犯邻近器官或通过肾脏到达肾周脂肪）和淋巴结阳性者，放疗可使部分患者受益，因此，术后常规放疗成为肾盂癌和输尿管癌治疗的重要部分。术后放疗范围应包括肾窝、输尿管走行区及输尿管入口处的膀胱三角区。多项回顾性研究均提示，术后辅助放疗可降低局部复发率。在一个多变量分析中，两个与局部失败相关的因素是高级别肿瘤和无辅助性放疗。

（三）放射外科治疗

随着放射技术和影像技术的飞速发展，在前面章节中讲到放射外科治疗肺癌、肝癌、胰腺癌、肾癌等疾病取得了较高的局控率。肾盂输尿管有接受高剂量放射生物学及物理学特点，国内一组不能手术的肾盂输尿管癌放射治疗的回顾性研究，体现了放射外科在肾盂输尿管癌治疗上的优势，既可实现靶区的高剂量照射，同时周围正常组织低剂量照射，提高肿瘤局控率，进而提高总生存率。

（四）全身治疗

由于移行细胞癌发生在肾盂和输尿管、膀胱等处，具有相似的病理学特点，临床运用 MVAC 化疗方案，即甲氨蝶呤＋长春碱＋多柔比星＋顺铂组合，对转移性输尿管和肾盂移行细胞癌的客观有效率达 70%，因此在有转移灶的患者中可考虑辅助性化疗。Czito 等报道了 31 例上泌尿系移行细胞癌术后行辅助性放化疗的情况，多数患者为肿瘤晚期（T_3/T_4，N+），中位放疗剂量为 46.9Gy，中位随访时间为 2.6 年，患者的中位生存期为 2.4 年，9 例患者行术后放化疗联合治疗，5 年局控率是 67%，而只接受术后放疗组为 27%（$P=0.01$）。接受术后同期放化疗组患者的无病生存率是 76%，而只接受术后放疗组为 41%（$P=0.06$）。因此，肾输尿管切除术后行放疗联合化疗，可改善晚期肾盂输尿管癌患者的生存结果。

（五）治疗手段选择

1. 手术治疗 局限期肾盂输尿管癌，无手术禁忌及肾功能影响，可选择手术治疗。

2. 辅助放射治疗 回顾性资料的研究结果，基于外科手术的辅助性放疗的临床靶区包括肾窝、输尿管全程及同侧膀胱三角区，由于照射面积过大，周围邻近的肠道多，无法提高肿瘤区的照射剂量，即使联合化疗，治疗结果仍不尽人意。

3. 放射外科治疗 放射外科治疗技术的进步及部分回顾性研究结果，已经显示放射外科治疗在肾盂输尿管癌治疗上的优势，对于不能手术治疗的肾盂输尿管癌可优先选择放射外科治疗，治疗风险小、依从性好、局控率高、避免手术带来的出血、感染等并发症。对于可选择手术治疗的局限期肾盂输尿管癌患者，放射外科治疗同样适用，因病变范围小，周边照射范围小，可进一步提升靶区照射剂量，可获得更高的局控率和远期生存率。

4. 多学科联合治疗 对于晚期肾盂输尿管癌患者，开展多学科联合诊断、联合治疗模式，以减轻患者症状，改善生活质量为基本原则。

三、放射外科临床实践

（一）临床操作路径

1. 患者选择　影像学检查发现肾盂输尿管病变、组织细胞学确认的尿路上皮癌，原发病灶 $T_{1\sim4}$，可伴有单侧淋巴结转移N_1，无放射治疗禁忌证的患者。

2. 定位、计划设计与质控　同肾癌放射外科临床实践，以精确定位、精准计划、精准照射为原则。患者采用仰卧或俯卧位，自主呼吸下行腹部、盆腔增强 CT 扫描定位，CT 图像经网络传输到治疗计划系统，医师在腹盆增强 CT 图像上勾画肿瘤区及危及器官。靶区定义涉及 GTV（原发病灶及转移的淋巴结）、临床靶区 CTV（GTV+0.5cm）、计划靶区 PTV（CTV+0.5cm）。危及器官包括正常肾脏、脊髓、十二指肠、肝、小肠、结肠、膀胱等邻近器官（图 12-1，图 12-2）。

3. 剂量模式　放射外科治疗以高剂量短疗程的分割模式，提高有效生物剂量，进而提高局控率，国内报道体部伽马刀 50% 等剂量线覆盖 PTV 100%，70% 剂量线覆盖 GTV 80% 以上为计划要求，以 50% 剂量线为处方剂量线，3～5Gy/ 次，5 次 / 周，PTV 边缘总剂量 40～50Gy，

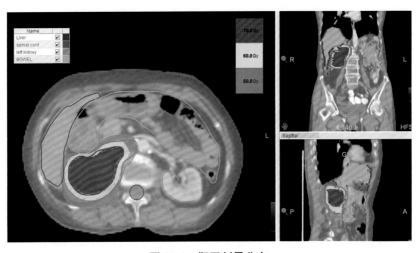

图 12-1　靶区剂量分布

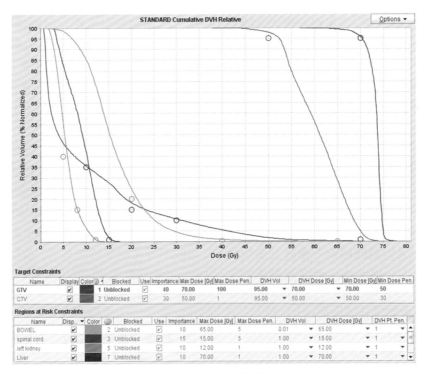

图 12-2　靶区容积剂量直方图

GTV 边缘 60～70Gy/10～15 次。调强放射治疗 50Gy/60Gy/70Gy/15～20 次。危及器官限量：30% 肝脏体积受照射剂量≤30Gy，右侧肾盂输尿管邻近十二指肠，要求十二指肠侧壁≤40Gy（或 1cm³≤50Gy），邻近胃及肠道侧壁≤40Gy（或 1cm³≤50Gy），脊髓≤40Gy，30% 正常肾脏体积受照射剂量≤20Gy。

4. 图像引导的放射治疗实施 通过图像引导实施放射外科治疗，实现精准照射，适时调整和修正误差，根据靶区（病灶）的变化，及时调整和修正靶区，降低正常组织器官损伤。

5. 不良反应处置 常见的不良反应主要为胃肠道反应及血液系统反应，多数为Ⅰ～Ⅱ级，经过对症处理后，均能顺利完成治疗。

6. 随访 放射外科治疗后，要求患者定期复查，包括静脉尿路造影、逆行肾盂造影、输尿管镜检查、CT 或 MRI 检查以及肾功能检测等，由于肾盂输尿管癌容易播散至膀胱，还需定期行膀胱镜检查。根据检查结果判断治疗的疗效、相应的临床症状、有无远处转移等，及时处置相应症状（图 12-3）。

（二）放射外科临床结果

国内报道 12 例肾盂输尿管癌病例，无手术机会，采用剂量递增的放疗模式，体部伽马刀 50% 等剂量线覆盖 PTV 100%，70% 剂量线覆盖 GTV 80% 以上为计划要求，以 50% 剂量线为处方剂量线，3～5Gy/ 次，5 次 / 周，PTV 边缘总剂量 40～50Gy，GTV 边缘 60～70Gy/10～15 次。调强放射治疗 50Gy/60Gy/70Gy/15～20 次，肾盂输尿管癌 1、3、5 年总生存率分别为 100%、68.6% 和 68.6%，其中Ⅰ期 1、3、5 年生存率均为 100%，Ⅱ期 1、3、5 年生存率分别为 100%、75% 和 75%，Ⅲ期 1、3、5 年生存率

分别为 100%、60% 和 60%，肾盂输尿管癌血尿消失为 100%。这一结果令人鼓舞，证实了放射外科治疗的优势地位，提高局控率和生存率（图 12-3）。

第三节 原发性腹膜后肿瘤

原发性腹膜后肿瘤（primary retroperitoneal tumors，PRT）是组织来源包括脂肪、疏松结缔组织、筋膜、肌肉、血管组织、神经、淋巴组织和胚胎残留组织，不包括胰腺、肾、肾上腺等腹膜后实质性脏器和腹膜后大血管以及源于他处的转移肿瘤，约 80% 属恶性。由于其位置深，缺乏特异性临床症状，其表现又与肿瘤发生部位及其周围脏器关系密切，不易早期确诊，就诊时肿瘤多已侵及腹部大血管，在诊断及治疗上均有一定困难。

一、原发性腹膜后肿瘤诊断要点

腹膜后肿瘤的发病年龄为 3～83 岁，存在两个发病高峰，即 10 岁以内和 50～60 岁，男女发病率无差异。80%～90% 因腹部肿物或疼痛就诊。由于腹膜后组织成分复杂，腹膜后肿瘤病理类型多样，大体分为来源于间叶组织、神经组织、胚胎残留组织以及来源不明的肿瘤四类。其中，良性肿瘤以脂肪瘤、神经纤维瘤、神经鞘瘤、畸胎瘤和囊肿多见；恶性肿瘤以脂肪肉瘤、平滑肌肉瘤居多。儿童以神经母细胞瘤和畸胎瘤多见，成人则以来源于间叶组织软组织肉瘤多见。

腹膜后肿瘤具有四大生物学特征：①肿瘤呈膨胀性生长较多；②肿瘤多有包膜或完整边界；③早期以局部生长为主，晚期多出现血行转移；④局部复发率高。据文献统计，腹膜后肿瘤在手

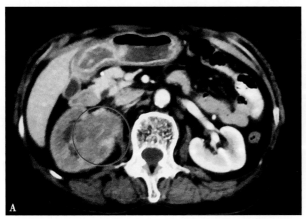
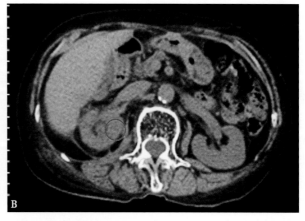

图 12-3 肾盂癌放射外科治疗前后 CT 影像对比

A．治疗前；B．治疗后半年肿瘤消失。

术切除后约有 60% 可能出现复发,主要为原位复发和局部种植复发。

腹膜后肿瘤常见的症状是腹部肿块、腹痛,以及相应脏器受压迫和刺激所引发的症状。80%~90% 以腹部肿物就诊,40%~70% 的患者由于肿物大导致腹膜张力增大而出现不定位性的腹部不适和非特异性胃肠道症状;50% 表现有自觉的疼痛;25%~35% 的患者由于肿物侵及或压迫腰骶神经丛或脊神经根部而出现远端神经症状和体征;半数的患者会有体重下降;20%~25% 可表现为胃肠道不全梗阻症状或由于门静脉梗阻而导致的非肿瘤性腹腔积液。当肿瘤侵袭内脏器官时,则可能发生梗阻、出血或穿孔等危重情况。由于肿瘤体积较大,尤其高分化肉瘤生长迅速,肉瘤组织可发生坏死,表现为伴有白细胞增高。某些腹膜后肿瘤表现有肿瘤源性综合征,如分化差的肉瘤产生胰岛素样物质或代谢过于活跃而消耗糖储备导致周期性低血糖,常见于脂肪肉瘤;嗜铬细胞瘤则可发生儿茶酚胺分泌过多所致的综合征等。

腹膜后肿瘤的影像学检查是诊断的主要依据,首选是增强 CT 或 MRI,CT 可精确定位、判断与周围器官的关系、肿物性质(实性、囊性或液化坏死区)及是否伴有区域性转移病灶等情况。MRI 则可对病变的范围和性质做更好的判断,T_1 加权信号可很好地显示肿瘤与其他实质器官的关系;T_2 加权信号则可很好地显示肿瘤对毗邻肌肉组织,尤其是腰大肌等的侵犯;而冠状断面则可很好地显示肿瘤与腹膜后重要血管系统的关系以及向椎间孔可能的侵犯。当影像学检查发现肿瘤邻近组织与血管受侵、淋巴结转移、肿瘤边缘不规则、与周边器官分界不清、肿瘤直接侵犯致骨质破坏或其他部位出现转移灶以及 CT、MRI 提示肿瘤不均匀强化、显示血供丰富,多为恶性肿瘤。

剖腹切除部分肿物或超声、CT 引导下的细针穿刺活检取得病理是诊断的"金标准",无论采用何种治疗手段,事先取得病理诊断后再规划治疗方案是治疗的基本原则。如果判断手术可完整切除肿物并计划手术的,无法取得病理或有风险的无需活检;如果影像学考虑为淋巴肿瘤或生殖细胞肿瘤,则应穿刺活检明确诊断;如果考虑采用放疗为主要治疗方案的,亦应于疗前取得组织病理。

二、治疗手段选择原则

(一)手术治疗

外科手术是原发性腹膜后肿瘤的主要治疗方式,肿瘤能否完整切除是影响患者预后的首要因素。在肿瘤恶性程度高、侵犯组织广泛时,联合脏器切除是治疗原发性腹膜后肿瘤的必要手术方式。临床报道,平均 53% 可获大体肿瘤的完整切除。

低分级 G_1 肉瘤,主要是纤维肉瘤和脂肪肉瘤,生存明显优于高分级 $G_{2\sim3}$ 肉瘤,两者的 2、5、10 年生存率分别为 83%、74%、42% 和 54%、24%、11%。局部复发是导致失败的主要原因,即使是大体肿瘤已完全切除的患者,2、5、10 年的局部复发率高达 40%、72% 和 91%。预后多因素分析,大肿块(>10cm),组织学分级高,与腹膜后邻近结构固定,伴有血管、神经和骨的侵犯,以及是否能完整切除肿瘤,均与预后显著相关。腹膜后肿瘤完整切除且切缘阴性者的 5 年总生存率为 70% 左右,所有患者的 5 年生存率约为 34%。

(二)辅助放射治疗

原发性腹膜后肿瘤组织来源复杂,病理类型多种多样,分化程度高低不同,多为放射抗拒类型肿瘤,且腹膜后解剖结构复杂,毗邻众多放射敏感器官,常规放射治疗多用在原发性腹膜后肿瘤的手术前、后及术中辅助治疗,如术前同期放化疗,目的为尽可能有效杀灭肿瘤,缩小肿瘤体积,为手术创造条件,减少远处转移。Pisters 等的研究发现术前同步放化疗 + 手术 + 术中放疗控制肿瘤,化疗采用多柔比星,术前放疗外照射剂量为 18~50.4Gy,术中放疗剂量为 15Gy,83% 的患者接受了手术,结果显示 90% 达到 R0 或 R1。尽管上述结果令人鼓舞,但术前同步新辅助放化疗仍未被临床推荐采用。

(三)放射外科治疗

放射外科治疗是治疗腹膜后肿瘤的新型重要手段。虽然临床治疗病例有限,具有广泛共识的文献尚未出现,但从放疗技术进展,剂量聚焦优势,以及邻近区域肾癌、肾盂输尿管癌治疗的临床结果,腹膜后肿瘤所在部位有接受高剂量照射的空间,结合手术局部复发率高的特点,采用放射外科治疗是极具潜力的方法。

(四)化疗

包括全身静脉化疗、介入化疗、腹腔内化疗以及新辅助化疗。由于缺乏敏感和特异性的化疗药物,国内外使用的药物不尽相同,长春新碱、多柔比星、环磷酰胺等对软组织肿瘤相对敏感,恶性淋巴瘤多采用经典的 CHOP 方案,对腹膜后的生殖细胞肿瘤和横纹肌肉瘤,常选择化疗。成人腹膜后软组织肉瘤肉眼全切后是否需要辅助性化疗尚有争议。癌症研究院 NCI 随机研究比较了术后加或不加化疗的疗效,结果在选用术后化疗的患者中,头颈部和体部肿瘤(包括腹膜后肉瘤)患者并未受益,两组 5 年生存率均约为 40%。对于尚未发生远处转移的腹膜后软组织肉瘤成年患者,是否使用新辅助化疗尚无统一意见。

(五)治疗手段选择

1. 手术治疗　对于原发性腹膜后肿瘤可完整切除的,若无手术禁忌证,可选择手术治疗。

2. 辅助放射治疗　回顾性资料显示,辅助性放疗降低了局部复发率,术前或术后放疗有效。专家推荐术前放疗的原因:照射野较小,不需要照射整个手术区域;照射野内正常组织少,因为照射野较小和肿瘤占位效应引起正常组织(如小肠、肾和肝)移出照射野;术前放疗降低手术损伤或减少腹膜肿瘤种植;血管完整的放射状肿瘤具有潜在的放射生物学优势以及术前肿瘤的影像清晰等。而对于有高危复发风险或预期 R1/R2 切缘的患者,应考虑术后放疗。

3. 放射外科治疗　放射外科治疗技术的进步及回顾性研究结果,显示出放射外科治疗在不能手术的肾癌、肾盂输尿管癌上的优势,从解剖部位看,原发性腹膜后肿瘤与肾癌、肾盂输尿管癌同样具有接受高剂量照射的空间。因周围毗邻丰富的血管、神经,放射外科治疗可避免手术带来的出血、感染等并发症,降低治疗风险。随着放疗技术的不断进步,通过放射物理技术调控,在不增加正常组织耐受剂量的情况下,进一步增加肿瘤的照射剂量,有望更好地控制腹膜后肿瘤。

4. 多学科联合治疗　对于原发性腹膜后肿瘤的晚期患者,开展多学科联合诊治模式,发挥各个学科治疗的优势,合理制定治疗规划,减缓患者病情发展,减轻患者症状,改善患者生活质量。

三、放射外科临床实践

(一)临床操作路径

1. 适应证及禁忌证　适应证包括影像学检查发现来源于腹膜后区软组织肿瘤,获得明确的病理诊断(CT 引导下穿刺活检或小手术)。禁忌证包括心肺功能不全、肾功能不全、凝血功能障碍、晚期恶病质和广泛脏器转移的患者。

2. 定位、计划设计与质控　增强 CT 或 MRI 精确定位肿瘤区,或 PET/CT 影像辅助定位。患者采用仰卧或俯卧位,自主呼吸下行腹部、盆腔增强 CT 扫描定位,腹盆增强 CT 图像上勾画肿瘤区及危及器官。靶区定义涉及 GTV(影像学 CT 或 MRI 可见的大体肿瘤)、临床靶区 CTV(GTV 附近影像学不可见的镜下病变区,CTV 至少要包括 GTV 外 1.0cm)、计划靶区 PTV(CTV 向外扩展的照射野,包含摆位误差和患者器官的移动,至少 CTV+0.5cm)。危及器官包括正常肾脏、脊髓、十二指肠、肝、胃、小肠、结肠、膀胱等邻近器官。

3. 剂量模式　目前放射外科治疗原发性腹膜后肿瘤无临床报道,参照庄洪卿采用射波刀治疗腹膜后肿瘤疗效观察及常冬姝等报道的不能手术肾癌及肾盂输尿管癌放疗结果,推荐采用 50~70Gy/10~15 次,严格限制危及器官受量:30% 肝脏体积受照射剂量≤30Gy,十二指肠侧壁≤40Gy(或 1cm³≤50Gy),胃及肠道侧壁≤40Gy(或 1cm³≤50Gy),脊髓≤40Gy,30% 正常肾脏体积受照射剂量≤20Gy。

4. 图像引导的放射治疗实施　通过图像引导实施放射外科治疗,实现精准照射,适时调整和修正误差,根据靶区(病灶)的变化,及时调整和修正靶区,降低正常组织器官损伤。

5. 不良反应处置　腹膜后肿瘤放射治疗常见的不良反应包括恶心、呕吐、腹泻、皮肤色素沉着、乏力、贫血、白细胞及血小板减少等,应予以相应对症治疗。

6. 随访　放射外科治疗后,要求患者定期医院复查,包括影像学检查、血生化、血常规及肿瘤标志物等,判断治疗的结果、临床症状、有无局部复发或远处转移等,及时处置相应症状。

(二)放射外科治疗结果

庄洪卿、袁智勇报道,采用射波刀治疗腹膜后肿瘤疗效观察中,28 例腹膜后肿瘤患者采用非等中心非共面照射,处方剂量为 2 000~6 000cGy(中位数为 4 500cGy),生物等效剂量为 3 750~10 080cGy(中位数为 7 680cGy,$\alpha/\beta=10$,相当于常规分割剂量 3 125~8 400cGy),分割次数为 2~10 次(中位数为 5 次),连续照射。1、2、3 年局部控制率分别为 92%、86%、86%,总生存率分别为 60%、

49%、49%。局部无进展生存 0～71 个月（中位数为 9.5 个月），总生存 4～71 个月（中位数为 12.0 个月），二者相似（$\chi^2=0.17$，$P=0.680$）。对仅有腹膜后病灶且治疗后缓解者，局部无进展生存与全身无进展生存相似（中位数：17 个月 vs. 11 个月，$\chi^2=0.13$，$P=0.720$）。虽然这组腹膜后肿瘤多为转移瘤，但从解剖位置看，足以说明腹膜后肿瘤有接受高剂量照射的空间，有望提高腹膜后肿瘤的局部控制率，进而提高总生存率。

（常冬姝　夏廷毅　王　靛）

参 考 文 献

[1] MOCH H，GASSER T，AMIN M B，et al. Prognostic utility of the recently recommended histologic classification and revised TNM staging system of renal cell carcinoma: a Swiss experience with 588 tumors[J]. Cancer, 2000, 89(3): 604-614.

[2] LEIBOVICH B C，LOHSE C M，CRISPEN P L，et al. Histological subtype is an independent predictor of outcome for patients with renal cell carcinoma[J]. J Urol, 2010, 183: 1309-1315.

[3] SIEGEL R L，MILLER K D，JEMAL A. Cancer statistics, 2015[J]. CA Cancer J Clin, 2015, 65: 5-29.

[4] ROBSON C J，CHURCHILL B M，ANDERSON W. The results of radical nephrectomy for renal cell carcinoma[J]. J Urol, 1969, 101: 297-301.

[5] VASSELLI J R，YANG J C，LINEHAN W M，et al. Lack of retroperitoneal lymphadenopathy predicts survival of patients with metastatic renal cell carcinoma[J]. J Urol, 2001, 166: 68-72.

[6] PANTUCK A J，ZISMAN A，DOREY F，et al. Renal cell carcinoma with retroperitoneal lymph nodes. Impact on survival and benefits of immunotherapy[J]. Cancer, 2003, 97: 2995-3002.

[7] RABINOVITCH R A，ZELEFSKY M J，GAYNOR J J，et al. Patternrns of failure following surgical resection of renal cell carcinoma: Implications for adjuvant local and systemic therapy[J]. J Clin Oncol, 1994, 12: 206-212.

[8] RAFLA S. Renal cell carcinoma. Natural history and results of treatment[J]. Cancer, 1970, 25: 26-40.

[9] STEIN M，KUTEN A，HALPERN J，et al. The value of postoperative irradiation in renal cell cancer[J]. Radiother Oncol, 1992, 24: 41-44.

[10] MAKAREWICZ R，ZARZYCKA M，KULINSKA G，et al. The Value of postoperative radiotherapy in advanced renal cell cancer[J]. Neoplasma, 1998, 45: 380-383.

[11] FLANIGAN R C，SALMON S E，BLUMENSTEIN B A，et al. Nephrectomy followed by interferon alfa-2b compared with interferon alfa-2b alone for metastatic renal-cell cancer[J]. N Engl J Med, 2001, 345: 1655-1659.

[12] MICKISCH G H，GARIN A，VAN POPPEL H，et al. Radical nephrectomy plus interferonalfa-based immunotherapy compared with interferon alfa alone in metastatic renal-cell carcinoma: a randomized trial[J]. Lancet, 2001, 358: 966-970.

[13] BEITLER J J，MAKARA D，SILVERMAN P，et al. Definitive, high-dose-per-fraction, conformal. Stereotactic external radiation for renal cell carcinoma[J]. Am J Clin Oncol, 2004, 27: 646-648.

[14] WERSALL P J，BLOMGREN H，LAX I，et al. Extracranial stereotactic radiotherapy for primary and metastatic renal cell carcinoma[J]. Radiother Oncol, 2005, 77: 88-95.

[15] SIVA S，LOUIE A V，WARNER A，et al. Pooled analysis of stereotactic ablative radiotherapy for primary renal cell carcinoma: A report from the International Radiosurgery Oncology Consortium for Kidney(IROCK)[J]. Cancer, 2018, 124(5): 934-942.

[16] 常冬姝，夏廷毅. 不能手术肾癌及肾盂输尿管癌放疗效果分析[J]. 中华放射肿瘤学杂志, 2018, 27(3): 277-280.

[17] JEMAL A，THOMAS A，MURRAY T，et al. Cancer statistics, 2006[J]. CA Cancer J Clin, 2006, 56: 106-130.

[18] CORRADO F，FERRI C，MANNINI D，et al. Transitional cell carcinoma of the upper urinary tract: evaluation of prognostic factors by histopathology and flow cytometric analysis[J]. J Urol, 1991, 145: 1159-1163.

[19] COZAD S C，SMALLEY S R，AUSTENFELD M，et al. Transitional cell carcinoma of the renal pelvis or ureter: patterns of failure[J]. Urology, 1995, 46: 796-800.

[20] COZAD S C，SMALLEY S R，AUSTENFELD M，et al. Adjuvant radiotherapy in high stage transitional cell carcinoma of the renal pelvis and ureter[J]. Int J Radiat Oncol Biol Phys, 1992, 24: 743-745.

[21] LOEHRER P J Sr，EINHORN L H，ELSON P J，

et al. A randomized comparison of cisplatin alone or in combination with methotrexate, vinblastine, and doxorubicin in patients with metastatic urothelial carcinoma: a cooperative group study[J]. J Clin Oncol, 1992, 10: 1066-1073.

[22] STERNBERG C N, YAGODA A, SCHER H I, et al. Methotrexate, vinblastine, doxorubicin, and cisplatin for advanced transitional cell carcinoma of the urothelium. Efficacy and patterns of response and relapse[J]. Cancer, 1989, 64: 2448-2458.

[23] CZITO B, ZIETMAN A, KAUFMAN D, et al. Adjuvant radiotherapy with and without concurrent chemotherapy for locally advanced transitional cell carcinoma of the renal pelvis and ureter[J]. J Urol, 2004, 172(4 Pt 1): 1271-1275.

[24] STORM F K, MAHVI D M. Diagnosis and management of retroperitoneal soft tissue sarcoma[J]. Ann Surg, 1991, 214: 2-10.

[25] PISTERS P W, BALL M T, FENSTERMACHER M J, et al. Phase I trial of preoperative concurrent doxorubicin and radiation therapy, surgical resection, and intraoperative electron-beam radiation therapy for patients with localized retroperitoneal sarcoma[J]. J Clin Oncol, 2003, 21: 3092-3097.

[26] 庄洪卿，袁智勇. 射波刀治疗腹膜后肿瘤疗效观察[J]. 中华放射肿瘤学杂志, 2012, 21(5): 452-454.

第十三章 脊柱肿瘤

脊柱肿瘤分为脊柱原发肿瘤和脊柱转移瘤，脊柱原发肿瘤相对较少，而脊柱转移瘤更为常见。乳腺癌 65%～75%、前列腺癌 65%～75%、甲状腺癌 60%、肺癌 20%～50% 发展到进展期都会伴有脊柱转移瘤。外照射是脊柱肿瘤的主要治疗手段。根据解剖位置不同，脊柱肿瘤可分为硬膜外肿瘤、髓外 - 硬膜内肿瘤及髓内肿瘤。硬膜外肿瘤大部分发生在椎体，伴或不伴向椎体后方浸润，可侵及椎旁区域和硬膜外腔，是最常见的脊柱肿瘤。硬膜内和髓内肿瘤很少见。60%～80% 脊柱转移瘤发生在胸椎，15%～30% 发生在腰椎，<10% 发生在颈椎。

脊柱肿瘤存在受呼吸运动影响小、邻近脊髓、病理来源多样、对射线敏感性不一致等特点，与放射外科治疗定位精准、靶区内高剂量、靶区外剂量迅速跌落、大分割模式、治疗肿瘤局部控制率高等优势相互契合，因此，放射外科是脊柱肿瘤治疗的主要手段。

一、脊柱肿瘤诊断要点

疼痛是脊柱肿瘤患者最常见、最主要临床症状。80%～95% 患者为首发症状，有时是唯一症状；肿瘤对椎体和 / 或附件的破坏，脊柱周围组织的痉挛性反应，以及肿瘤对周围结构挤压等可引起不同程度和部位的脊柱畸形；肿瘤本身直接侵袭脊髓、肿瘤破坏骨性结构所导致的脊柱畸形等，可引起神经功能障碍。由于脊柱肿瘤主要位于椎体，往往从前方压迫锥体束或前角细胞，故常首先表现为运动功能损害，其临床症状则视脊髓神经受压程度和部位的不同而有所差异，可出现脊髓前角综合征、脊髓后角综合征及脊髓半切综合征等。

脊柱肿瘤诊断主要以影像学检查为主，包括 MRI、CT、骨扫描、PET/CT、椎体正侧位片等。

MRI 和 CT 主要观察病灶形态、大小、侵及范围等信息，其中 MRI 诊断脊柱肿瘤的敏感度高达 95%；CT 对成骨性及破骨性损害敏感，对软组织侵犯显示清晰；骨扫描和 PET/CT 作为功能代谢检查，除了提供肿瘤治疗前信息外，可作为治疗后评价手段；脊柱 X 线片主要是观察脊柱的稳定性，为治疗手段选择提供信息。

对于原发灶不明的脊柱转移瘤或者原发脊柱肿瘤，必须进行病理学检查。针对某些获取病理难度较大或者穿刺较困难者，综合平衡治疗获益损伤比后，也可以依据影像学资料进行诊断治疗。

二、手段选择原则

脊柱肿瘤治疗基本目标：缓解临床症状，提高生活质量。是否将控制肿瘤进展、延长生存期作为治疗目标，需视整体病情及患者一般情况综合考量。治疗脊柱肿瘤方法包括手术治疗、放射治疗、对症支持治疗、止痛药物治疗、双磷酸盐类药物治疗、化疗、内分泌及分子靶向治疗等。在制订治疗决策时，有必要从多学科角度全面评估。

（一）外科治疗原则

1. 原发脊柱肿瘤主要以外科手术切除为主要治疗手段。根据肿瘤的性质、部位、功能保存及神经功能状态，选择安全、有效的手术治疗方案。

2. 脊柱转移性肿瘤手术切除不作为常规首选手段，当出现椎体破坏、压缩性骨折、椎体不稳定、肿瘤挤压脊髓等严重影响功能和生活质量情况时，需外科手术减压和减症治疗。

（二）放射外科治疗

1. **原发脊柱肿瘤**　因内科疾病或其他原因不能手术时，可考虑采用放射外科治疗。但放射治疗前必须有明确的病理诊断。

2. **脊柱转移性肿瘤**　放射外科是首选治疗手段。根据部位、肿瘤大小及原发肿瘤控制状况等，综合决定治疗策略。在放射外科技术出现前,脊柱转移瘤的常用剂量模式 40Gy/20f、30Gy/10f 或 8Gy/1f 的减症治疗。放射外科治疗需要最大限度控制肿瘤,减轻症状,改善生活质量进而延长生存时间。因此,要求比常规放疗更大的剂量治疗,通常的剂量模式 24Gy/2f、35Gy/5f 及 50Gy/10f 等。

三、放射外科临床实践

(一)临床操作路径

1. 病例选择 脊柱肿瘤均适合放射治疗。尤其是伴有骨痛等症状的脊柱肿瘤,放射治疗可以很好地缓解疼痛、稳定椎体、恢复功能。放射外科采用大分割模式,有效生物剂量高,对于任何组织来源的脊柱肿瘤疗效肯定。针对脊柱不稳定或脊髓压迫患者,手术联合放射外科治疗效果更佳。

2. 定位与图像获取

(1)体位固定:脊柱肿瘤的体位固定需要根据肿瘤部位采用相应的体位固定装置。颈椎和上胸椎可以采用头颈肩网固定,而胸 3 以下椎体多采用体位固定网或者全身体位固定袋。

(2)图像获取:图像获取包括 CT 图像和 MRI 图像。PET 可明确病变累及节段,但不作为靶区勾画边界的参考。应放射外科治疗精度要求,建议扫描层厚 1.5～3mm,扫描范围包括病灶、危及器官以及治疗计划评估需要的范围。

3. 靶区勾画与计划要求 脊柱肿瘤靶区勾画以定位 CT 图像为基础,在 MRI 和 PET 融合图像基础上进行勾画(图 13-1)。脊柱肿瘤靶区勾画以病灶为中心,周围根据肿瘤病例类型和浸润范围适度放大边界。

靶区勾画:要求在 CT 骨窗上勾画。肿瘤区

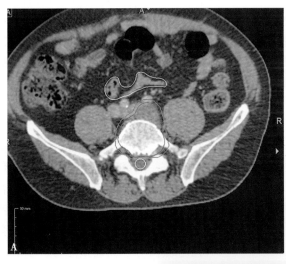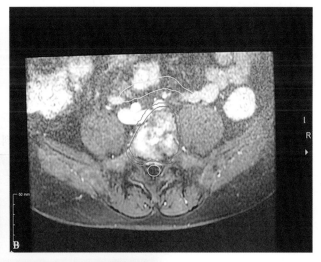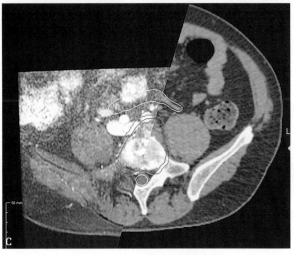

图 13-1 靶区勾画图像融合

A. 定位 CT 图像,骨质没有改变,边缘界限不清;B. 磁共振定位图像,骨质信号改变明显,软组织侵犯清晰;C. 融合图像勾画,靶区勾画准确。

（GTV）是影像所见肿瘤的实际大小，考虑肿瘤多在骨组织内，生长受限、外侵有限，因此多数临床实践中 GTV 外根据影像表现外放 CTV 边界，而 PTV 根据定位方式和治疗精度适度掌握，外放距离根据不同机构的误差情况进行合理外放。虽然可以不进行椎体的预防照射，但对于肿瘤边缘反应性骨质增生部分要包含在靶区之内。除了靶区外，脊柱肿瘤需要根据病变部位，同步勾画危及器官。

治疗计划的处方剂量通常要求包绕 PTV 的 D95% 以上，PTV 内剂量分布不要求均匀。

4. 剂量模式　剂量模式多种多样，要根据情况个体化采用（表 13-1）。

美国放射肿瘤学会（American Society for Radiation Oncology, ASTRO）专家共识指出：对于预后较好、预期生存期较长的患者，建议采用多次分割的照射方式；而对于预期生存期较短或活动受限的患者，则更推荐单次或短程照射方式。

总之，脊柱肿瘤的剂量模式选择需参考肿瘤患者病理生理情况、预期生存期、肿瘤累及范围、并发症风险等综合考虑。

5. 图像引导施照　脊柱肿瘤受呼吸运动影响较小，但考虑脊柱肿瘤与脊髓关系密切，治疗精度要求较高，故均需行图像引导确定准确位置。此外，对于疼痛症状较重的患者，需要充分止痛后再行治疗，以便保证治疗中患者体位的稳定性。

6. 随访　放射外科治疗后必须进行定期随访。尽量在原治疗单位进行影像检查和评估，包括强化 MRI、CT、骨扫描、PET 等，充分了解肿瘤病灶体积变化、骨质修复及病灶代谢变化情况，同时结合患者症状改变，才能对疗效做出正确评价。如果怀疑病灶复发，有再程放疗机会者最好进行穿刺活检确诊。

（二）临床治疗结果

脊柱转移瘤患者影响生存期的主要因素是原发肿瘤类型、病情分期、合并症、基础情况等，故放疗效果主要检测指标为脊柱肿瘤局部控制率及临床症状缓解率。Gerszten 回顾性研究显示，病理类型（肺癌、前列腺癌、乳腺癌、肉瘤等）对脊柱转移瘤放疗局部控制率及临床症状缓解率无影响，主要影响因素是放疗总剂量及分次模式。

1. 首程放射外科治疗　放射外科总体疗效肯定（表 13-1，表 13-2）。研究显示，常规放疗 1 年局部控制率为 61%～86%，而放射外科 1 年的局部

表 13-1　放射外科系列研究列表

引用文献	部位数量＋肿瘤部位	剂量模式	局部控制率	随访（中位）/月	脊髓病
Folkert 等	72：多样 *	21Gy/1 次	96%	12	0
Chang 等	74：多样	30Gy/5 次 27Gy/3 次	84%	21	0
Degen 等	103：多样	24Gy/1 次	90%	15	0
Yamada 等	55：脊柱	24Gy/1 次 27～30Gy/3～5 次	82%	13	0
Nguyen 等	70：多样	18Gy/1 次	76%	14.5	2%
Nikolajek 等	85：多样	24Gy/3 次	88%	8.2	0
Balagamwla 等	88：脊柱	15Gy/1 次	77%	5.4	0
Ahmed 等	185：多样	51Gy/10 次	79%（再程） 90%（首程）	21.8（平均）	0
Garg 等	63：多样	16～24Gy/ 次	88%	20	0
Heron 等	348：多样	27～30Gy/3 次 20.6～23.8Gy/3～5 次	72% 96%	12 12	0 0
Chang 等	166：多样	27～30Gy/3 次	72%	16	0
Wang 等	120：骨肉瘤	24Gy 28.5Gy/3～6 次	90.8% 84.1%	12	0
Thibault 等	71：脊柱	24Gy/2 次	83%	12	0

注：* 包括 14 个脊柱原发肿瘤。

控制率为80%~96%。与常规放疗相比，放射外科在疼痛缓解率方面同样优势明显：多项系列研究显示，常规放疗的总体疼痛缓解率超过60%，相应的完全缓解率为0~24%；而脊柱放射外科治疗缓解率高达70%~92%，疼痛完全缓解率>60%。Zelefsky等进行的59例肾癌脊柱转移瘤回顾性分析显示，高剂量放射外科治疗后3年局部无进展生存率为44%，局部剂量越高，局部控制率越好。放射外科治疗对射线不敏感的脊柱转移瘤效果较好原因可能是，放射外科的生物学效应区别于常规放射治疗。与常规放疗相比，放射外科靶区适形度更好，靶区有效生物剂量更高，脊髓及其他正常组织剂量更低，所以放射外科治疗的效果更好、不良反应更小。

2. 再程放射外科治疗 荟萃分析结果显示，脊柱转移瘤常规放射治疗后，局部复发率为58%；接受单次照射和多次分割放射外科治疗的患者局部复发率分别有11%~42%和0~24%。2项随机研究结果显示，应用常规放疗的脊柱转移瘤再程放疗提高了生活质量，但疼痛的完全缓解率较低（11%~14%），其疗效主要受脊髓剂量限制影响。而放射外科因自身特点：靶区内高剂量，靶区外剂量迅速衰减，使得肿瘤剂量较高，而脊髓剂量相对较低，故肿瘤局部控制率及疼痛缓解率优于常规放疗。回顾性研究显示，使用放射外科再程放疗的1年有效率为66%~92%（表13-3）。Thibault等回顾了40名患者/56个病灶再程放射外科治疗临床资料，采用30Gy/4f的剂量模式，1年总生存期为48%，1年局部控制率为81%，疗效与首程治疗

相当。MD安德森癌症中心再程放射外科治疗的59例患者的前瞻性队列研究结果显示，1年内再程治疗总生存率为76%。已发表的系列研究显示，放射外科再程放疗疼痛缓解整体反应率为65%~79%。

（三）不良反应与正常组织限量

脊柱肿瘤放射外科治疗毒性反应主要包括放射性脊髓损伤、骨折、神经根和神经丛损伤、暴发痛、周围组织不良反应等。

1. 放射性脊髓损伤 无论患者既往是否接受过放疗，脊柱放射治疗后都可能导致放射性脊髓损伤（radiation myelopathy，RM）的发生。多伦多大学Sahgal等得出了脊髓安全剂量限值。研究结果显示，9例没有放疗史的患者在接受放射治疗后发生RM，进展到RM的中位时间为12个月（3~15个月）。在这项研究中，所有剂量都被转化成单次2Gy的等效BED，被称为标准化的2Gy等效BED（nBED），脊髓的α/β值取2（因此，剂量单位是Gy2）。最终，基于直线回归分析，得到一个RM可能发生率分别为1%、2%、3%、4%、5%的模型（表13-4）。

再程放疗方面研究中，Sahgal等建议硬膜囊Pmax的累计nBED不应该超过70Gy EQD2。应用放射外科进行再次放疗时，硬膜囊（替代脊髓）Pmax的nBED不应超过25Gy2。另外，还建议放射外科治疗时硬膜囊Pmax的nBED与Pmax的累计nBED的比值不应超过0.5，并且两个疗程时间间隔至少为5个月（表13-5）。但我们也应当看到，当前放射性脊髓损伤研究样本量较小，不同放疗

表 13-2 脊柱转移瘤首程治疗临床研究

文献	发表时间	病例数	局部控制率	疼痛缓解率
Gerszten 等	2007	294	88	86
Tsai 等	2009	69	97	91
Sheehan 等	2009	40	82	85
amada 等	2011	412	90	—
Garg 等	2012	61	88	—
Guckenberger	2014	387	89.9%（1年） 83.9%（2年）	—
Folkert 等	2014	108	87.9%（1年）	—
Anand 等	2015	76	94%（1年） 82.6%（2年）	92.3% 完全缓解 5.8% 部分缓解
Bishop 等	2015	332	88%（1年） 82%（3年）	
Yamada 等	2017	657	96.5	—

表 13-3　再程放射治疗相关临床研究

文献	患者数/转移数	治疗剂量	局部控制率	总生存期	神经不良反应	镇痛效果
Sahgal 等	25/37	中位 24Gy（7～20Gy）/3（1～5）	92%（1年）	45%（2年）	—	—
Choi 等	42/51	中位 20Gy（10～30Gy）/2（1～5）	73%（1年）	68%（1年）	—	65% 有效
Garg 等	59/63	30Gy/5fr 27Gy/3fr	76%（1年）	76%（1年）	2例3级神经不良反应	—
Mahadevan 等	60/81	24Gy/3fr 25～30Gy/5fr	93%	中位生存时间11个月	3例神经根痛；1例下肢肌力减弱	64.7% 有效；18% 完全缓解
Damast 等	42/42 53/55	20Gy/5fr 30Gy/5fr	66%（1年）	52%～29%（1年）；中位时间13.6个月	—	77% 有效
Thibault 等	40/56	中位 30Gy（20～35Gy）/4（2～5）	80.6%（1年）71.5%（2年）	48%（1年）	—	—
Kawashiro 等	23/23	中位 24.5Gy（14.7～50Gy）/5（3～25）	88%（1年）75%（2年）	50%（1年）；20%（2年）	—	78.9% 有效

表 13-4　放射外科放射性脊髓炎发生可能性为 1%～5% 的 Pmax 实际剂量预测值

单位：Gy

	1 分次 Pmax	2 分次 Pmax	3 分次 Pmax	4 分次 Pmax	5 分次 Pmax
1%	9.2	12.5	14.8	16.7	18.2
2%	10.7	14.6	17.4	19.6	21.5
3%	11.5	15.7	18.8	21.2	23.1
4%	12.0	16.4	19.6	22.2	24.4
5%	12.4	17.0	20.3	23.0	25.3

表 13-5　常规放疗后，放射外科再次放疗时硬膜囊 Pmax 的合理剂量

单位：Gy

常规放疗（nBED）	1 次分割 Pmax	2 次分割 Pmax	3 次分割 Pmax	4 次分割 Pmax	5 次分割 Pmax
0	10	14.5	17.5	20	22
20Gy/5f	9	12.2	14.5	16.2	18
30Gy/10f	9	12.2	14.5	16.2	18
37.5Gy/15f	9	12.2	14.5	16.2	18
40Gy/20f	N/A	12.2	14.5	16.2	18
20Gy/5f	N/A	12.2	14.5	16.2	18
50Gy/25f	N/A	11	12.5	14	15.5

设备对脊髓的保护也有差别，因此对于放射性脊髓病的研究还需要更多病例的积累和更多临床研究的进一步探索。

2. 椎体压缩性骨折　脊柱放射外科治疗后椎体压缩性骨折（vertebral compression fracture，VCF）也是脊柱肿瘤放射治疗的并发症之一。斯隆凯特琳癌症中心（MSKCC）首先报道了脊柱肿瘤放射外科治疗后的 VCF：剂量为单次放疗 18～24Gy，多数患者接受的是单次 24Gy 照射。椎体肿瘤进展期 VCF 占 39%，中位发生时间为放疗后 25 个月，转移部位（T_{10} 以上对比 T_{10} 或以下）、脊柱转移的性质（溶骨性对比成骨性或混合性）、椎体侵犯的百分比被认为是 VCF 的预测指标。与 MSKCC 的研究对比，MDACC 和多伦多大学的研

究中 VCF 的发生率更低，并且间隔时间更短（中位间隔时间为 2～3.3 个月）。在 MDACC 研究中，93 例患者共 123 个脊柱转移病灶接受放射外科治疗，新发生或进展期 VCF 占 20%，与 MSKCC 所有患者均接受单次放射外科治疗不同，很多患者接受 27Gy/3f 或者 20～30Gy/5f 放射治疗，VCF 预测因素包括年龄 >55 岁、既往骨折以及疼痛基线，而过度肥胖被发现可以起保护作用。发生骨折的中位时间是放射外科治疗后 3 个月。多伦多大学的研究与 MDACC 类似，90 例患者共 167 个脊柱转移瘤接受放射外科治疗，这些患者除单次放疗外，还有部分接受了 2～5 次分次照射。已经确认的 VCF 风险因素包括脊柱后凸与脊柱侧凸的百分比、溶骨破坏、原发性肺癌和肝细胞癌以及单次剂量≥20Gy，VCF 发生率约为 11%，1 年内无骨折发生率为 87.3%，放射外科治疗后发生骨折的中位时间为 2 个月。

3. 暴发痛 暴发痛（pain flare）定义为放射治疗过程中或治疗结束后发生的短暂疼痛加重，在骨转移瘤常规放疗中已有所报道，放射外科中更加常见。然而脊柱放射外科治疗中，暴发痛研究较少。多伦多大学 Chiang 等进行了一项前瞻性研究来检测暴发痛的发生和并发症的预测因素，结果显示，剂量学、肿瘤特异性都不是预测暴发痛的相关因子，只有 KPS 评分和受累椎体的部位（颈椎及腰椎）有预示作用。对于暴发痛患者，可以应用止痛药物和类固醇药物处理，多数患者治疗结束后 1～2 周内缓解。

4. 放射性神经丛 / 神经根损伤 靠近脊髓神经和神经丛的椎体接受放射外科治疗时，可发生神经丛损伤，比较罕见。MDACC 进行了一项Ⅱ期单次大剂量放射外科治疗脊柱转移瘤的研究，61 例患者接受 16～24Gy 放疗，10 例发生轻度（1～2 级）麻木和刺痛，1 例腰 5 椎体受累患者发生 3 级神经根损伤。Beth Israel Deaconess 医院将 60 例复发的硬膜囊外脊柱转移瘤患者接受放射外科治疗患者作为研究对象，4 例出现持续或新发神经根损伤症状。但考虑这些患者均有肿瘤影像学进展，目前还不能确定这种并发症是源于肿瘤进展、脊髓神经放射损伤还是两者共同作用。对于神经根和神经丛损伤，多数是因为病灶贴近神经根和神经丛部位，在肿瘤治疗和神经保护之间充分考虑这一因素存在，尽量减少和避免神经损伤发生。

（庄洪卿　袁双虎　庞海峰）

参 考 文 献

[1] AARON A D. The management of cancer metastaticto bone[J]. JAMA, 1994, 272: 1206-1209.

[2] JACOBS W B, PERRIN R G. Evaluation and treatment of spinal metastases: an overview[J]. Neurosurg Focus, 2001, 11: e104.

[3] SAHGAL A, ATENAFU E G, CHAO S, et al. Vertebral compression fracture after spine stereotactic body radiotherapy: a multi-insti-tutional analysis with a focus on radiation dose and the spinal instability neoplastic score[J]. J Clin Oncol, 2013, 31（27）: 3426-3431.

[4] ZAROGOULIDIS K, BOUTSIKOU E, ZAROGOULIDIS P, et al. The impact of zoledronic acid therapy in survival of lung cancer patients with bone metastasis[J]. Int J Cancer, 2009, 125（7）: 1705-1709.

[5] CHOI D, CROCKARD A, BUNGER C, et al. Review of metastatic spine tumour classification and Indications for surgery: the consensus statement of the Global Spine Tumour Study Group[J]. Eur Spine J, 2010, 19（2）: 215-222.

[6] IBRAHIM A, CROCKARD A, ANTONIETTI P, et al. Does spinal surgery improve the quality of life for those with extradural（spinal）osseous metastases? An international multicenterprospective observational study of 223 patients. Invited submission from the Joint Section Meeting on Disorders of the Spine and Peripheral Nerves, March 2007[J]. J Neurosurg Spine, 2008, 8（3）: 271-278.

[7] PATCHELL R A, TIBBS P A, REGINE W F, et al. Direct decompressive surgical resection in the treatment of spinal cord compression caused by metastatic cancer: a randomised trial[J]. Lancet, 2005, 366: 643-648.

[8] PATON G R, FRANGOU E, FOURNEY D R. Contemporary treatment strategy for spinal metastasis: the "LMNOP" system[J]. Can J Neurol Sci, 2011, 38（3）: 396-403.

[9] LAUFER I, RUBIN D G, LIS E, et al. The NOMS framework: approach to the treatment of spinal metastatic tumors[J]. Oncologist, 2013, 18（6）: 744-751.

[10] BHATTACHARYA I S, HOSKIN P J. Stereotactic body radiotherapy for spinal and bone metastases[J]. Clin Oncol（R Coll Radiol）, 2015, 27（5）: 298-306.

[11] BIJLANI A, AGUZZI G, SCHAAL D W, et al.

Stereotactic radiosurgery and stereotactic body radiation therapy cost-effectiveness results[J]. Front Oncol, 2013, 3: 77.

[12] PAYNE H, KHAN A, CHOWDHURY S, et al. Hormone therapy for radiorecurrent prostate cancer[J]. World J Urol, 2013, 31(6): 1333-1338.

[13] DAMAST S, WRIGHT J, BILSKY M, et al. Impact of dose on local failure rates after image-guided reirradiation of recurrent paraspinal metastases[J]. Int J Radiat Oncol Biol Phys, 2011, 81(3): 819-826.

[14] FOLKERT M R, BILSKY M H, TOM A K, et al. Outcomes and toxicity for hypofractionated and single-fraction image-guided stereotactic radiosurgery for sarcomas metastasizing to the spine[J]. Int J Radiat Oncol Biol Phys, 2014, 88(5): 1085-1091.

[15] BALAGAMWALA E H, ANGELOV L, KOYFMAN S A, et al. Single-fraction stereotactic body radiotherapy for spinal metastases from renal cell carcinoma[J]. J Neurosurg Spine, 2012, 17(6): 556-564.

[16] COLEMAN R E, LIPTON A, ROODMAN G D, et al. Metastasis and bone loss: advancing treatment and prevention[J]. Cancer Treat Rev, 2010, 36: 615-620.

[17] GARVEY P B, RHINES L D, DONG W, et al. Immediate soft-tissue reconstruction for complex defects of the spine following surgery for spinal neoplasms[J]. Plasst Reconstr Surg, 2010, 125(5): 1460-1466.

[18] GASBARRINI A, LI H, CAPPUCCIO M, et al. Efficacy evaluation of a new treatment algorithm for spinal metastases[J]. Spine, 2010, 35: 1466-1470.

[19] RADES D, STALPERS L J A, VENINGA T, et al. Evaluation of five radiation schedules and prognostic factors for metastatic spinal cord compression[J]. J Clin Oncol, 2005, 23: 3366-3375.

[20] MIZUMOTO M, HARADA H, ASAKURA H, et al. Radiotherapy for patients with metastases to the spinal column: a review of 603 patients at Shizuoka Cancer Center Hospital[J]. Int J Radiat Oncol Biol Phys, 2011, 79: 208-213.

[21] CAMPOS S, PRESUTTI R, ZHANG L, et al. Elderly patients with painful bone metastases should be offered palliative radiotherapy[J]. Int J Radiat Oncol Biol Phys, 2010, 76: 1500-1506.

[22] NGUYEN Q N, SHIU A S, RHINES L D, et al. Management of spinal metastases from renal cell carcinoma using stereotactic body radiotherapy[J]. Int J Radiat Oncol Biol Phys, 2010, 76: 1185-1192.

[23] ANAND A K, VENKADAMANICKAM G, PUNNAKAL A U, et al. Hypofractionated stereotactic body radiotherapy in spinal metastasis: with or without epidural extension[J]. Clin Oncol, 2015, 27: 345-352.

[24] RYU S, PUGH S L, GERSZTEN P C, et al. RTOG 0631 phase 2/3 study of image guided stereotactic radiosurgery for localized(1-3)spine metastases: phase 2 results[J]. Pract Radiat Oncol, 2014, 4: 76-81.

[25] HUISMAN M, VAN DEN BOSCH M A A J, WIJLEMANS J W, et al. Effectiveness of reirradiation for painful bone metastases: a systematic review and meta-analysis[J]. Int J Radiat Oncol Biol Phys, 2012, 84: 8-14.

[26] CHOW E, VAN DER LINDEN Y M, ROOS D, et al. Single versus multiple fractions of repeat radiation for painful bone metastases: a randomised, controlled, non-inferiority trial[J]. Lancet Oncol, 2014, 15: 164-171.

[27] KAWASHIRO S, HARADA H, KATAGIRI H, et al. Reirradiation of spinal metastases with intensity-modulated radiation therapy: an analysis of 23 patients[J]. J Radiat Res, 2016, 57: 150-156.

[28] MAHADEVAN A, FLOYD S, WONG E, et al. Stereotactic body radiotherapy reirradiation for recurrent epidural spinal metastases[J]. Int J Radiat Oncol Biol Phys, 2011, 81: 1500-1505.

[29] THIBAULT I, CAMPBELL M, TSENG C L, et al. Salvage stereotactic body radiotherapy(SBRT)following in-field failure of initial SBRT for spinal metastases[J]. Int J Radiat Oncol Biol Phys, 2015, 93: 353-360.

[30] FEHLINGS M G, NATER A, TETREAULT L, et al. Survival and clinical outcomes in surgically treated patients with metastatic epidural spinal cord compression: results of the prospective multicenter AOSpine study[J]. J Clin Oncol, 2016, 34(3): 268-276.

[31] AHMED K A, STAUDER M C, MILLER R C, et al. Stereotactic body radiation therapy in spinal metastases [J]. Int J Radiat Oncol Biol Phys, 2012, 82(5): e803-e809.

[32] BATE B G, KHAN N R, KIMBALL B Y, et al. Stereotactic radiosurgery for spinal metastases with or without separation surgery[J]. J Neurosurg Spine, 2015, 22: 409-415.

[33] MASUCCI G L, YU E, MA L, et al. Stereotactic body radiotherapy is an effective treatment in reirradiating spinal metastases: current status and practical considerations for safe practice[J]. Expert Rev Anticancer Ther, 2011, 11(12): 1923-1933.

[34] OHRI N, DICKER A P, LAWRENCE Y R. Can drugs enhance hypofractionated radiotherapy? A novel method of modeling radiosensitizationusing in vitro data[J]. Int J Radiat Oncol Biol Phys, 2012, 83: 385-393.

[35] HUANG R, MAYR N A, YUH W T, et al. Reirradiation with stereotactic body radiotherapy: analysis of human spinal cord tolerance using the generalized linear-quadratic model[J]. Future Oncol, 2013, 9(6): 879-887.

[36] BOCHLING N S, GROSSHANS D R, ALLEN P K, et al. Vertebral compression fracture risk after stereotactic body radiotherapy for spinal metastases[J]. J Neurosurg Spine, 2012, 16(4): 379-386.

[37] AL-OMAIR A. SMITH R, KIEHL T R, et al. Radiation-in-duced vertebral compression fracture following spine stereotactic radiosurgery: clinicopathological correlation [J]. J Neurosurg Spine, 2013, 18(5): 430-435.

[38] CHIANG A, ZENG L, ZHANG L, et al. Pain flare is a common adverse event in steroid-naivepattients after spine stereotactic body radiation, therapy: a prospective clinical trial[J]. Int J Radiat Oncol Biol Phys, 2013, 86 (4): 638-642.

[39] COX B W, JACKSON A, HUNT M, et al. Esophageal toxicity from high-dose, single-fraction paraspinal stereotactic radiosurgery[J]. Int J Radiat Oncol Biol Phys, 2012, 83(5): e661-e667.

[40] ABELSON J A, MURPHY J D, LOO B W Jr, et al. Esophageal tolerance to high-dose stereotactic ablative radiotherapy[J]. Dis Esophagus, 2012, 25(7): 623-629.

[41] GARG A K, SHIU A S, YANG J, et al. Phase 1/2 trial of single-session stereotactic body radiotherapy for previously unirradiated spinal metastases[J]. Cancer, 2012, 118: 5069-5077.

[42] GARG A K, WANG X S, SHIU A S, et al. Prospectiveevaluation of spinal reirradiation by using stereotactic body radiation therapy: The University of Texas MD Anderson Cancer Center experience[J]. Cancer, 2011, 117: 3509-3516.

[43] HYDE D, LOCHRAY F, KOROL R, et al. Spine stereotactic body radiotherapy utilizing cone beam CT image guidance with a robotic couch: intrafraction motion analysis accounting for all six degrees of freedom [J]. Int J Radiat Oncol Biol Phys, 2012, 82(3): e555-e562.

第十四章 特殊射线临床应用

第一节 质子治疗

有关质子治疗的临床数据在不断增长。已发表文献所报道的结果显示,质子治疗在恶性肿瘤尤其是放射难治性肿瘤中扮演了重要的角色,难治性肿瘤是指:①肿瘤位于对放射敏感的危及器官(即 OAR)附近,故治疗须最大限度地保护正常组织,如儿童肿瘤需保护正常组织,避免受大范围照射而影响生长发育;②具有不利于治疗的放射生物学特性的肿瘤,如放射敏感性低的较大肿瘤,既需要提高剂量治疗肿瘤,又必须保护正常组织免受损伤。

质子治疗设备配置有限,价格昂贵,主要用于光子线治疗不利的病种。

人体不同部位的不同脏器和正常组织结构是放射治疗剂量的限制因素。为了能够适当反映不同的解剖结构,将相关的肿瘤病种分为三个主要解剖区域来阐述。

一、头颈区域

无论肿瘤的组织学特性如何,头颈部肿瘤的放射治疗都应重视中枢神经系统(例如大脑、视觉神经、视神经交叉和脑干)及颈部骨组织和血管神经束的放射耐受性。无论良性肿瘤或程度较高的恶性肿瘤,均能侵及重要的正常组织结构附近。由于针对这些区域的放疗风险较高,故考虑使用质子治疗。因此,第一部分内容对头颈部肿瘤的质子放疗研究结果进行分析,并与现有治疗结果进行比较。

1. 腺样囊性癌 腺样囊性癌(adenoid cystic carcinoma,ACC)是常见的唾液腺恶性肿瘤,原发于头颈区域。该肿瘤具有快速浸润生长的特征,通常侵及颅底,很难通过外科手术予以完全切除。

腺样囊性癌对于放射治疗具有很强的耐抗性,因此,肿瘤控制需要极高的局部放射剂量。

美国波士顿麻省总医院的一项临床研究,针对 23 例 ACC 患者使用了质子和光子的联合治疗。在完成中位总剂量为 75.9GyE 的治疗后,患者的 5 年总生存率达 77%,肿瘤的 5 年局控率达 93%,且未出现严重不良反应。在另一项临床研究中,研究人员针对 29 例患者结合光子精确放射治疗,以调强光栅扫描技术实施质子补量治疗,对肉眼可见的剩余肿瘤给予加量治疗。研究所用的中位剂量为 72GyE。接受上述联合放疗方案的患者肿瘤 4 年局部控制率达 77.5%,而单纯采用光子放疗 4 年局部控制率为 24.6%。一项研究评估 ACC 组织学亚型对质子放疗效果的影响,100 例组织学亚型患者,接受总剂量为 57.6 或 64.0GyE,16 次分割,中位随访时间为 60 个月。5 年局部控制、总生存率和无远处转移生存率分别为 68.6%、74.8% 和 65.7%。

2. 颅底脊索瘤和上颈椎脊索瘤 脊索瘤采用质子放疗后,肿瘤 5 年局部控制率可能提高至 81%。Weber 等在关于脊索瘤的分析报道中指出,完成质子治疗后,肿瘤的局控率可达 87.5%。瑞士菲林根的 PSI 中心借助点扫描技术,对患者完成中位剂量达 74GyE 的治疗后发现,仅 4 例患者出现 CTCAE 2 级的治疗相关垂体功能减低。但在脑干、颞叶或视觉系统方面均未出现不良反应。

多家研究机构及团队分别对 132 例、96 例、100 例及 29 例脊索瘤患者实施光子联合质子治疗手段,根据肿瘤大小及位置,给予 50.4～79.2GyE 总剂量的照射。结果显示,2 年、4 年、5 年和 10 年后的肿瘤局部控制率分别为 86.3%、53.8%、59% 和 44%。少数患者出现颞叶部位的不良反应,如出现视力减退、无症状性颞叶坏死、听力减退以及垂体功能低下等,出现不良反应的正常器官同治疗靶区的位置邻近，但所有不良反应均未超出光子放疗中已知不良反应的范围。不良反应的严重程度与正常器官同治疗靶区位置邻近程度密切相关。

3. 颅底软骨肉瘤 软骨肉瘤 5%～12% 发生于头颈区域，质子治疗可实现 85%～100% 的肿瘤局部控制率，治疗相关的不良反应发生率低。Schulz-Ertner 等总结了利用 GSI 的质子调强放疗技术治疗 54 名颅底软骨肉瘤患者的治疗效果。接受治疗的患者以每周 7 次、每次 3GyE 的剂量分次接受治疗，中位剂量为 60GyE。肿瘤的 4 年局控率为 89.9%，仅 2 例患者分别在 36 个月和 48 个月后出现肿瘤复发。治疗产生的急性不良反应包括局限于放射线进入位置的局灶性脱发、鼻窦炎、鼓膜充血和乳突炎。质子治疗完成后，1 名患者在治疗靶区内出现 CTCAE 3 级不良反应（黏膜炎）；5 名患者出现 RTOG/EORTC 1 级或 2 级后期不良反应。有 2 例接受总剂量超过 70GyE 患者，1 例出现 RTOG/EORTC 3 级不良反应，其外展神经麻痹病情加重。

4. 颅内肿瘤 颅内肿瘤的治疗可采用光子或质子两种技术。Fitzek 等对 20 例接受光子和质子补量联合治疗低度恶性肿瘤患者进行研究。结果显示，WHO Ⅱ级肿瘤患者的 5 年生存率为 71%，WHO Ⅲ级肿瘤患者的 5 年生存率为 23%。治疗后仅出现极少的不良反应，但低度恶性肿瘤的治疗效果相对光子单一治疗而言未得到改善。然而，与光子疗法相比，质子治疗总体上能够在正常组织保护方面实现根本性改善，这一点对于儿童具有特别重要的意义。

Fitzek 等通过 WHO Ⅳ级星形细胞瘤（即胶质母细胞瘤）患者采用质子补量，以增加局部放射剂量。该项研究中的 23 例患者在完成 55～65Gy 的标准光子治疗后，接受了剂量高达 90GyE 的质子补量。相比单独采用光子疗法，患者生存时间增加 5～11 个月。肿瘤复发后接受神经外科切除术后的病例分析显示，7 例患者的病理切片中出现放射性坏死，且所有肿瘤复发区均位于高剂量区域之外。这些患者的生存概率明显高于研究中的其他患者。上述研究结果证实，对于星形细胞瘤的治疗来说，同样存在着明确的剂量 - 效应关系。如借助质子的物理特性，谨慎确定靶区并提高放射剂量，在不良反应可接受的情况下显著改善治疗效果。

日本利用质子治疗星形细胞瘤 48 例结果显示，间变型星形细胞瘤和胶质母细胞瘤患者的中位存活时间分别为 35 个月和 16 个月。这一结果与光子放疗结合化疗的疗法一致，但患者中未出现大于 2 级的不良反应。值得关注的是，患者接受的质子剂量越高，存活时间越长。结合星形细胞瘤质子治疗的数据，研究表明，采用质子治疗时，在不良反应比率极低的情况下可通过增大局部放射剂量的方式可靠而有效地提高治疗效果。日本筑波的研究者报道了原发性脑肿瘤经加大剂量的质子放疗后，1 年和 2 年生存率分别为 71.1% 和 45.3%。尽管治疗中放疗剂量增加至 96.6GyE，但研究未发现严重治疗不良反应。

5. 小结 有关头颈部区域碳离子和质子疗法的相关文献表明，研究人员针对大量适应证进行研究。大多数研究结果显示质子治疗的疗效优于传统的光子治疗，仅少数文献报道相似的疗效。研究中未出现质子治疗导致疗效劣于光子疗效的情况。在质子治疗中，多数仍采用 1.8～2Gy 的常规放射剂量分次治疗，采用放射外科治疗剂量模式相对较少，而从技术、剂量分布优势，在严格掌握适应证前提下，采用放射外科治疗剂量模式是今后重点方向。

二、胸部区域

肺癌：迄今为止，在肺肿瘤的质子束治疗方面积累了丰富的经验，质子治疗早期肿瘤（T_1/T_2）的相关报道如下。

一项在 1999—2003 年进行的临床Ⅰ期研究中，观察了Ⅰ期非小细胞肺癌（NSCLC）患者的质子放疗的可行性，剂量分 20 次在 4～5 周内给予，从开始的 70GyE 逐步提高至 98GyE。这项研究共涉及 37 名患者，因出现有症状性放射性肺炎（CTC 3 级），导致剂量递增前终止在 94GyE。此外，仅观察到十分轻微的不良反应：29 名患者出现急性 RTOG 1 级放射性皮炎，1 名患者出现 RTOG 1 级食管炎，1 名患者出现不明原因的发热。在后期不良反应方面，4 名患者出现胸壁区域的轻微疼痛，共 31 名患者出现肺部不良反应。其中，大多数不良反应是肺实质的无症状性影像学改变，有 3 名患者出现症状性不良反应（2 级），另有 3 名患者需要治疗（3 级）。2 名患者出现局部复发，2 年病情无进展生存率为 80%，2 年总生存率为 82%。上述研究中出现的不良反应发生率高于以往的质子治疗数据，作者认为可能是肿瘤退缩后，周围的正常组织进入照射区域，从而导致正常组织接受的剂量增加。这一影响在治疗时间较短时并不明显。不过，这些不良反应发生率仍低于常规放疗技术下的肺炎发生率。

研究人员研究了进一步提高质子治疗单次剂量，减少放疗次数的可行性。所使用的治疗方法为：每周 4 次，单次剂量为 13.2GyE 和 15GyE。T_1 肿瘤的总照射剂剂量为 52.8GyE（4 次），T_2 肿瘤的总照射剂量为 60GyE（4 次）。79 名患者（80 处病灶 T_1：n=42；T_2：n=38）在 2000—2003 年接受了这种分次治疗。进行分析时，中位随访时间为 38.6个月。这项治疗同样获得了良好的局部控制率，达到 90%（T_1：97%；T_2：80%）。5 年疾病特异性生存率为 68%，总生存率为 45%。此项研究再次发现，T_1 和 T_2 肿瘤在生存率方面的显著差别。79 名患者中，有 31 名（39.2%）病情进展，其中 21 名出现肿瘤远处转移，仅 7 名出现局部复发。与通常报道的一样，治疗的不良反应很低，未出现 3 级不良反应，仅出现 1 例 RTOG 2 级皮肤反应（后期）和 1例肺部反应。肺功能参数仅轻微降低（FEV_1 下降8%，FVC 下降 7%）。

在一项来自日本千叶的研究中，采用了两种不同的治疗方法，放疗剂量提高 5%～10%，并部分使用呼吸门控技术。研究共涉及 81 例Ⅰ期非小细胞肺癌患者的 82 处病灶。这份报道中记录的平均可耐受剂量分别为 95.4GyE/（18fx•6 周）（5.3GyE/fx）和 79.2GyE/（9fx•3 周）（8.8Gy/fx）。患者的 5 年局部控制率为 79%，通过多因素分析发现，总放射剂量是唯一明显影响局部控制率的因素。同时，该研究还发现，T_1 与 T_2 肿瘤在治疗效果方面存在明显差别。T_1 肿瘤治疗后的局部控制率和总生存率明显优于 T_2 肿瘤。在所治疗的 82处病灶中，有 19 处出现复发（23.3%）。其中，13 处直接位于先前靶区的中央位置，提示如要进一步改善局部控制率，仍然需要进一步提高照射剂量。尽管如此，上述研究中经质子治疗后的局部控制率显著优于常规分次放疗的效果，通常对类似患者施行放射外科治疗控制率可达到 85% 以上，因此可以认定质子放疗采用放射外科剂量模式，才能将质子放疗的 5 年局部控制率超过 90%，且不良反应极小。

三、腹盆腔区域

针对腹部和盆腔区域中部分肠道、位置较低

的中枢神经系统（脊索、脊尾）、血管、神经、泌尿系统等的肿瘤进行放疗，同样存在着严格的放射剂量限制。因此，第三部分内容针对腹部和盆腔区域肿瘤进行讨论，并提供了该区域质子治疗的疗效和风险评估结果。

对腹盆腔区域的肿瘤，胃肠道尤其是小肠是放射治疗剂量重要限制因素，除此之外，相应部位的中枢神经系统（如脊髓）、血管神经及泌尿系统等也是剂量限制的正常组织器官。本部分主要讨论质子治疗位于腹盆腔区域肿瘤的疗效及放射相关不良反应的风险评估。

1. 肝细胞肝癌（HCC） Bush 等最早采用质子治疗肝细胞肝癌，34 例肝癌患者，总剂量高达63GyE/15 次，肿瘤平均大小为 5.7cm，2 年控制率为 75%，2 年总生存率为 55%，有 3 例肠出血患者（较严重不良反应），肠道均紧挨肿瘤。

日本采用质子放疗治疗肝癌的一项Ⅱ期研究中，患者接受总剂量为 76GyE/（20 次•5 周）。30例患者中，20 例肝功能为 Child-Pugh A 级，10 例患者为 Child-Pugh B 级。最大肿瘤直径在 25～82mm（中位值为 45mm）。患者 2 年无进展生存率为 96%，2 年总生存率为 66%。仅 1 例出现局部复发。

Mizumoto 等比较质子治疗肝细胞性肝癌（HCC）不同剂量模式治疗方案的临床结果。266例 HCC 患者分别接受照射总量 66GyE/10 次（A 组，n=104）、72.6GyE/22 次（B 组，n=95）和77GyE/35 次（C 组，n=60）。1 年、3 年和 5 年的总生存（局部控制）率分别为 87%（98%）、61%（87%）和 48%（81%）（中位数为 4.2 年）。多因素分析显示，更好的肝功能、更小的 CTV 和以往是否接受过治疗与生存率相关。作者认为，除其他因素外，放射外科治疗方案可达到更高的局部控制率和 5年生存率。此外，放疗分割方法可根据照射野的剂量限制正常组织结构，如肝门或胃肠道进一步优化。

2. 前列腺癌 对于骨盆区域内最常见的恶性肿瘤——前列腺癌，人们已经认识到质子放射治疗的宝贵价值。这一点通过波士顿一项随机临床研究结果及其更新得到证实。前列腺癌质子治疗的剂量模式多以常规剂量模式和光子治疗＋质子治疗加量模式为主，采用质子放射外科治疗的研究极为有限。

Zietman 等的研究中，包含了 393 例患有前列腺癌（$T_{1b\sim2b}$）且 PSA 值小于 5ng/ml 的患者。患者被随机分成光子治疗组（照射总量为 70.2Gy）和光子＋质子治疗组（光子照射 50.4Gy 后采用质子补量 28.8GyE，照射总量为 79.2Gy）。研究显示，与传统光子放疗相比，高剂量组在无复发生化生存率方面存在显著的统计学差异。按照风险高低将患者划分为亚群后，上述显著差异仍然存在。两组患者在总生存率方面无显著统计学差异。两组出现的急性不良反应很低，无显著统计学差异。超过 3 级的迟发性毒性在光子＋质子治疗组中为 1%，光子治疗组中为 2%。Zietman 等进一步对 393 例患者进行 8.9 年（中位值）的随访后，比较 70.2Gy 剂量光子放疗和 79.2GyE 剂量质子放疗。其中，10 年无生化复发率从 67.6% 显著提高至 83.3%。此外，在总生存率方面不存在差异。在以上两组患者中，Ⅲ级不良反应发生率相似。

Tsuji 等的研究通过对一个较大数量患者群（201 名患者）的观察，再次证明千叶研究中显示的极佳治疗效果。该项研究证实先前公布的碳离子治疗具有较低不良反应发生率，并通过充分的临床数据，明确了质子治疗在前列腺癌治疗中的价值。目前研究结果表明，质子治疗前列腺癌患者的疗效和光子治疗具有可比性。部分Ⅲ期研究显示，质子治疗效果可优于光子治疗，并伴有较少的不良反应。因此，前列腺癌质子治疗的证据水平为 1b。

Shimazaki 等完成的研究显示，前列腺癌患者接受碳离子治疗后有 12.4% 的患者生化复发。总体而言，在低、中、高风险组中，前列腺癌患者生化复发率分别为 12%、6% 和 15%。在高风险组中，死亡率为 25%，在其他两个组中，鲜有用前列腺癌相关的死亡报道。生化复发后采用激素阻断进行挽救治疗而无效时，表明肿瘤已转化为难治性前列腺癌，这类肿瘤进展较快，使患者生存期较短。

综上所述，基于现有的临床数据以及较低的质子治疗相关不良反应风险，质子治疗有望应用于大部分位于腹部和盆腔区域内不同类型的肿瘤。同时也期待新型剂量模式的探索，为质子放疗在放射外科领域针对更多疾病治疗带来新的选项。

（傅　深　刘君阳　高献书）

第二节　碳离子治疗

一、临床研究的发展

"重离子"是指氮、碳、硼、氖、氩等原子序数 ≥2 的原子核外电子全部或部分失去后的带正电荷的原子核。临床实践已证明，重离子既具有优良的物理特性，又具有良好的生物特性，能有效地治疗其他射线难以治疗的抗阻型肿瘤，其对局部治愈率和控制率高、健康组织并发症少、临床疗效明显的满意结果，被誉为 21 世纪最理想的治疗肿瘤射线。质子和碳离子是带电粒子中临床应用研究最广泛的粒子，劳伦斯伯克利国家实验室（LBNL）在 1954 年、1957 年和 1975 年分别用质子、氦和氖离子治疗了第一批患者。然而不幸的是，在开创了带电粒子治疗领域后，LBNL 回旋加速器在 1992 年被停用了。1994 年，日本国立放射线医学综合研究所（NIRS）开始用千叶重离子医疗加速器（HIMAC）产生的碳离子束治疗患者，从而在全世界开创了碳离子放疗的先河。在 1997 年，德国 GSI 公司在他们的首次开发安装了碳离子扫描技术以及在线 PET 成像的照射室，治疗了他们的第一例患者。此后德国在 2009 年建成的海德堡离子治疗中心（HIT），是第一个具有 360° 旋转机架的碳离子设备。NIRS 在 2015 年安装了超导旋转机架。中国重离子临床研究始于中国科学院近代物理研究所重离子加速器，此后上海于 2014 年建成质子重离子治疗中心，目前在甘肃省兰州市、武威市完成医用重离子加速器安装。碳离子治疗的技术设备进步，如监测运动和扫描光栅的改进等，不断提高治疗的准确性。目前世界范围内还有多个医疗机构计划或正在建设碳离子放射治疗中心。

二、临床研究结果

如前所述，碳离子具有更好的剂量分布，高 RBE 值并且能将高剂量集中在肿瘤区，而正常的组织受到有限剂量照射。与质子相比，碳离子的电离密度、传能线密度和 RBE 显著要高，横向散射明显降低，并且束流末端的布拉格峰更集中。因此，碳离子有可能成为治疗癌症的理想重粒子，并且能够克服 DNA 修复机制所导致的耐受性。另外，许多碳离子放疗分割模式多采用大分割，可以提高疗效和成本效益，减少总体治疗时间。到目前为止所获得的临床数据都显示了较好的临床效果，即使对于难治性肿瘤即传统上被认为是辐射抗拒的、复发性或高度侵袭性的肿瘤。

1. 骨肉瘤和软组织肉瘤 关于碳离子治疗骨肉瘤和软组织肉瘤患者的临床数据，大多数来自不可切除、复发的患者，或是那些被认为是不可治愈的预后差的患者。NIRS 的骨与软组织肉瘤工作组发表了用碳离子治疗不能手术切除的骨与软组织肉瘤的 I/II 期剂量递增试验的初步结果：3 年局部控制率及总生存率（OS）分别为 73% 和 46%，无 3 级以上的急性反应发生。NIRS 还报道了碳离子治疗不可切除的腹膜后肉瘤的经验，治疗的肿瘤包括恶性纤维组织细胞瘤（6 例）、脂肪肉瘤（3 例）、外周恶性神经鞘瘤（3 例）、尤文肉瘤 / 原始神经外胚层肿瘤（PNET）（2 例）和其他组织来源（10 例），总剂量为 52.8～73.6GyE，剂量分割方式为 16f/4 周，5 年总生存率和局部控制率分别为 50% 和 69%，在 36 个月的中位随访期间，没有患者出现 3 级或更高的毒性反应，无胃肠道并发症的发生。这些结果显著优于大多数手术联合放疗或不联合放疗的 5 年总生存率（36%～64%）和局部控制（28%～71%）。

对于无法手术切除的躯干骨肉瘤，78 例患者的回顾性分析显示，通过碳离子治疗 5 年局部控制率及总生存率为 62% 和 33%，在 5 年内大多数存活的患者是无痛的且能够活动，分别在 3 名患者和 4 名患者中观察到了三级急性期和晚期皮肤反应。对于非手术治疗的肢体软组织肉瘤，NIRS 用碳离子治疗 17 例软组织肉瘤患者的经验显示，5 年局部控制率和总生存率分别为 76% 和 56%。对于非骶骨的无法切除的脊柱肉瘤，NIRS 研究人员报道了 47 名接受碳离子治疗的脊柱肉瘤患者的结果，显示了良好的局部控制率，总体生存率以及优异的功能保留，存活患者中 78% 的患者仍可以活动且没有致命的毒性反应。1 例患者发生 3 级和 4 级晚期皮肤反应，1 例患者发生 3 级晚期脊髓反应。尽管在没有进行前瞻性随机研究的情况下，难以比较碳离子放疗和其他放疗方式的毒性和疗效，但使用光子 / 质子照射 50 例可切除和不可切除的脊柱肉瘤患者的 II 期研究中，3 级并发症发生率为 28%，包括神经病变、勃起功能障碍、直肠出血和骶骨不全性骨折。对于不可切除的骶骨脊索瘤，NIRS 188 例患者接受碳离子放疗后，分别达到了 77% 和 81% 的 5 年局部控制率和总生存，

同时 97% 的存活患者保留活动能力，6 名患者出现 3 级周围神经毒性反应，2 名患者出现 4 级皮肤不良反应。对于无法手术切除的非颅底软骨肉瘤，NIRS 接受碳离子治疗的 75 例患者的经验显示，5 年局部控制率和总生存率分别为 55% 和 57%，其中 4 例患者发生 3 或 4 级皮肤 / 软组织晚期不良反应。一项比较手术治疗与碳离子治疗盆腔软骨肉瘤的小型回顾性研究显示，两组生存率相似，但碳离子放疗组功能保存较好。碳离子放疗对于不可切除的尤文肉瘤和外周神经鞘膜瘤，在较少数量的病例研究中取得了较好的临床结果。目前也正在对碳离子治疗无法切除的骨肉瘤进行前瞻性临床研究。

2. 头颈部（包括颅底）肿瘤 NIRS 头颈部肿瘤治疗工作组使用碳离子治疗 236 例头颈部黑色素瘤、腺样囊性癌、腺癌、鳞状细胞癌和肉瘤的初步数据显示出积极的治疗结果以及较低的急性、迟发性毒性反应发生率。碳离子放疗在黏膜黑色素瘤中表现出良好的局部控制，但长期存活率仍然很低，考虑可能与远处转移率高有关。NIRS 眼科肿瘤工作组发表了碳离子治疗脉络膜黑色素瘤的长期疗效，显示出良好的局部控制和眼球保留率。前瞻性 II 期 COSMIC 试验评估了 IMRT 和碳离子放疗联合治疗不完全切除和不能手术的腺样囊性和其他恶性涎腺肿瘤的效果，显示 3 年局部控制率及总生存率分别为 82% 和 78%，毒性反应均在可接受范围内。此外，碳离子放疗关于耳部局部晚期鳞状细胞癌、泪腺癌、黏膜恶性黑色素瘤、鼻窦腺癌和舌腺样囊性基底癌的研究结果还需长期随访。早期在 GSI 中心开展的平均剂量为 60Gy、使用光栅扫描碳离子放疗颅底肿瘤的 I/II 期临床研究。该研究中软骨肉瘤的 5 年局部控制率和总生存率分别为 89% 和 98%，脊索瘤的 5 年局部控制率和总生存率分别为 70% 和 88%，软骨肉瘤的 10 年局部控制率和总生存率分别为 88% 和 79%，脊索瘤的 10 年局部控制率和总生存率分别为 54% 和 75%，急性和迟发性毒性反应轻微，没有 >3 级的不良反应发生。日本头颈部肿瘤工作组报道了碳离子放疗在治疗不能切除的头颈部的骨与软组织肉瘤时优异的局部控制、总生存期和可接受的毒性。鉴于这些前期研究结果，关于颅底软骨肉瘤、颅底脊索瘤和复发性鼻咽癌的临床试验正在进行。

3. 肺癌 一项来自日本千叶的研究中，采用

放射外科剂量模式的碳离子治疗。总共有 51 例 I 期非小细胞肺癌患者（T_1 30 例，T_2 21 例）参与研究，接受总剂量为 72GyE 的放疗，单次剂量为 8GyE，采用 4 个倾斜照射方向。中位随访 59.2 个月发现，5 年局部控制率为 94.7%，所有患者的总生存率为 75.7%（T_1 89.4%，T_2 55.1%），疾病特异性生存率为 50%（T_1 55.2%，T_2 42.9%）。2 例患者出现急性肺反应（分别为 RTOG 1 级和 RTOG 2 级），未出现 RTOG 3 级肺反应。50 名经碳离子治疗的患者中，有 48 例（95%）出现肺部影像学改变，2 名患者出现 RTOG/ CORTC 2 级肺部后期反应。平均 FEV_1 下降 8%，FVC 下降 5%，但不影响弥散能力。放疗结束后，所有患者均出现皮肤反应，其中 50 名仅为 RTOG 1 级（轻微放射性皮炎），1 名为 RTOG 2 级。放疗结束后，49 名患者在射线入射区出现色斑（RTOG/ EORTC 1 级），1 名患者在胸壁的射线入射区出现明显的毛细血管扩张和伴有皮肤疼痛的皮下纤维化。放疗结束后，20% 的患者在胸壁区域出现皮肤疼痛或敏感，其中 10% 需要治疗，NSAIDS 可以使这些患者的不适获得良好控制。2 名接受过放疗的患者后期在放疗区域内出现肋骨骨折。本次研究同样在不良反应发生率相对较低的情况下，实现了相当高（95%）的 5 年局部控制率。

日本自 1994 年开始部分 I 期外周型非小细胞肺癌（NSCLC）的碳离子放射治疗的临床研究（表 14-1）。

以上临床试验均未出现 2 级以上的肺和皮肤不良反应，射野内复发模式提示肿瘤局部控制与肿瘤受照剂量明显相关，肺癌的碳离子治疗最佳剂量及分割模式还有待深入研究。

4. 前列腺癌 NIRS 泌尿生殖器工作组最早报道了关于 96 例分期在 $T_{1b\sim3}$ 的前列腺癌患者的剂量递增临床试验。这项研究因成果确立了最佳技术（缩小照射野）、剂量和分次方案［66GyE/

（20f·5 周）］。随后用相同的方案治疗了后续 II 期疗效研究的 175 例患者，其中高风险患者使用激素疗法，试验结果显示良好的无生化进展期，无 ≥3 级不良反应的发生。较短的治疗方案（16 次 57.6GyE 或 12 次 51.6GyE）已显示出良好的治疗结果，但长疗程的结果尚未确定。支持使用碳离子治疗前列腺癌的最佳证据来自对日本千叶、群马和佐贺碳离子放疗中心治疗的 2 157 例前列腺癌患者的大型的多机构的回顾性研究，超过一半的患者患有高风险前列腺癌，1/3 患有中等风险的前列腺癌，所有患者都接受了大分割治疗。高危组 5 年生化无复发生存率和癌症特异性生存率分别为 92% 和 99%，没有 ≥3 级的不良反应发生。显然，碳离子放疗对接受光子线放疗总体疗效较差的高危患者具有优势，需要进一步进行 III 期临床试验。

Akakura 等的一项 I～II 期研究介绍了前列腺癌的碳离子治疗。总共 96 名局部进展性前列腺癌患者接受剂量为 54～72GyE 的放疗。研究显示，仅 1 名治疗剂量为 54GyE 的患者未实现肿瘤的局部控制。1 名治疗剂量为 66GyE 的患者、5 名治疗剂量为 72GyE 的患者出现 3 级不良反应。不良反应增强后，总剂量被限制在 66GyE。在日本千叶，Shimazaki 对采用碳离子治疗（照射总量为 60～66GyE）的 37 名患者疗效分析，提示低风险前列腺癌患者获得 96% 的 5 年 PSA 无复发生存率。

5. 肝细胞癌（HCC） 肝癌位居世界范围内恶性肿瘤相关死亡率第 3 位，特别是在乙型肝炎和丙型肝炎高流行地区。与传统的 PhXRT 相比，立体定向放射治疗（SBRT）显示出更好的耐受性和结果。NIRS 肝癌工作组关于一组 II、III 和 IV 期的经初始治疗后复发或认为没有其他治疗方法可选择的肝癌患者的初步剂量递增临床试验结果显示，碳离子治疗肝癌是可行的，耐受性良好，疗效较好。随后进行的临床试验研究了 12f、8f、4f 和 2f 的分割方式的疗效，试验结果良好。HIT 德国小

表 14-1 早期外周型非小细胞肺癌（NSCLC）的碳离子放射治疗的临床研究

临床研究	实验设计	处方剂量	局控率（LCR）	特异性生存率（CSS）	总生存率（OS）
9303	I/II 期	90GyE/18f			
9701	I/II 期	72GyE/9f	95%		
9802	II 期	72GyE/9f	91.5%	67%（5 年）	45.3%（5 年）
0001	II 期	I A: 52.8GyE/4f	I A: 96.3%	I A: 84.4%	I A: 53.9%
		I B: 60GyE/4f	I B: 86.7%	I B: 43.7%	I B: 34.2%
0201	I/II 期	28～50GyE（2GyE 剂量递增）	79.2%（5 年）	73.1%（5 年）	55.1%（5 年）

组正在使用光栅扫描碳离子治疗肝癌的 I 期剂量递增临床试验（PROMETHEUS-01 试验），初步报告显示疗效良好。另外，还有两项研究值得报道，一个是 NIRS 的剂量学研究，显示与 SBRT 计划相比，碳离子放疗计划具有更好的适形度，并且肝脏和肠道照射剂量更低；另一篇是上海重离子中心的一篇荟萃分析，结果显示与传统的光子线放疗相比，带电粒子放疗具有更好的生存率、局部控制率以及更低的毒性反应发生率，但是抗肿瘤治疗的疗效与 SBRT 相当。

6. 胰腺癌 手术是胰腺癌现有医疗条件下一定程度有效的治疗手段，但只适用于少数患者，因为大部分患者病情较晚而无法切除。局部复发是胰腺癌治疗后复发的主要形式，由于碳离子放疗具有的高 RBE 和低 OER 值，可能为提高胰腺癌治疗效果的治疗方法之一。NIRS 胰腺癌工作组近期研究报道是关于碳离子放疗联合吉西他滨治疗不可切除的局部晚期胰腺癌（LAPC），碳离子放疗和吉西他滨（每周 1 次，连用 3 周）的剂量均是递增的。给予 3 周 12 次 55.2GyE 的剂量是安全的，没有剂量相关的毒性反应发生。吉西他滨的剂量也增至 1 000mg/m²。2 年生存率为 48%，在此剂量水平治疗的耐受性良好。NIRS 工作组也研究了将碳离子放疗作为术前辅助治疗用于有手术切除可能的胰腺癌患者，给予在 2 周 8 次的剂量照射。结果显示，治疗耐受性良好，5 年总体生存率为 52%。尽管远处转移率较高，但没有一例患者出现局部失败。HIT 德国研究小组目前正在进行的 PHOENIX-01 研究是使用光栅扫描碳离子放疗联合吉西他滨同步及辅助化疗来治疗进展期胰腺癌患者。

7. 胶质母细胞瘤（GBM） 尽管使用包括手术、光子线放疗和替莫唑胺在内的综合治疗，胶质母细胞瘤仍然是预后不好的难治性肿瘤。NIRS 的 CNS 肿瘤工作组组委会于 2007 年报道了关于高级别胶质瘤治疗的初步研究结果，研究中碳离子放疗作为常规光子线放疗治疗剂量达 50Gy/25f 后的推量治疗，同步使用了盐酸尼莫司汀（ACNU）。碳离子放疗剂量从 16.8GyE，以 10% 增加到 24.8GyE，无急性或晚期>2 级的并发症发生。胶质母细胞瘤高剂量组的中位生存期为 26 个月。基于碳离子放疗良好的临床数据，HIT 德国研究小组正在进行 II 期 CLEOPATRA 研究，旨在比较碳离子放疗与质子补量对手术切除和常规放化疗（50Gy 替莫唑胺）后的胶质母细胞瘤患者的疗效差异。

8. 复发和既往接受过放疗的肿瘤 鉴于复发后的肿瘤治疗抵抗性增加，并且对于之前接受过照射的复发肿瘤来说正常组织剂量限制难以实现，对于这些病例来说，碳离子放疗是一个有力的治疗选择。HIT 研究团队报道了使用碳离子治疗 52 例复发的头颈部腺样囊性癌的结果，显示耐受良好，没有>2 级不良反应发生，并且具有优良的局部控制和生存率。NIRS 工作组报道了一个关于碳离子治疗术后未做放疗的复发的直肠癌患者的 I/II 期剂量递增研究，剂量递增至 16 次 4 周 73.6GyE，没有>3 级不良反应发生，并且具有良好的局部控制率。HIT 的德国研究组目前正在进行的 PANDORA-01 试验是研究之前接受过照射的直肠癌患者再次接受碳离子放疗的可行性。在复发性骶尾脊索瘤、复发性泪腺癌、复发性颅底肿瘤、复发性肺转移和复发性鼻咽癌和其他复发肿瘤中使用碳离子治疗的疗效也进行了研究。HIT 德国研究组开展的 CINDERELLA 试验研究旨在比较调强光栅扫描碳离子放疗和立体定向放射治疗在复发性高级别胶质瘤患者的二次放疗中的疗效差异。

9. 其他恶性肿瘤 目前多个中心开始进行乳腺癌、食管癌、肾癌等各部位肿瘤的碳离子治疗临床研究，由于病例数少、随访时间较短，疗效还在进一步研究中。

针对部分疾病，一些机构已尝试探索大剂量、少分次甚至放射手术分次级别的剂量模式，并取得部分成绩，新型剂量模式以及靶区定义、正常组织耐受剂量等还有待更多临床研究给出答案。

（王小虎　任益民　刘君阳）

第三节　放射性粒子治疗

一、放射性粒子植入方法

影像引导放射治疗是放疗技术的一个巨大进步。放射性粒子植入在应用之初可谓是朴素意义的影像引导治疗。目前常用影像引导技术包括超声引导、CT 引导、MRI 引导等。影像导航及机器人手臂等在粒子植入中应用的研究也方兴未艾。

（一）超声引导粒子植入

超声引导粒子植入最具有代表性的是前列腺癌的粒子植入。1983 年 Charyulu 和 Holm 医师发明经会阴模板和经直肠超声引导技术，对前列腺癌近距离治疗起到极大推动作用，形成了今天放射性粒子近距离治疗前列腺癌的基础（图 14-1）。经直肠超声引导技术优势包括：①经直肠超声获取图像可以术前计划；②粒子源植入之前可以调整针的位置；③阳痿和尿道并发症发生率低；④方便门诊患者治疗。

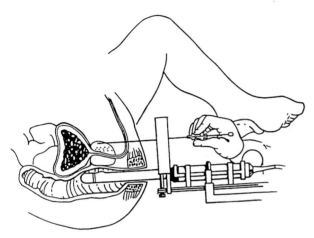

图 14-1　经会阴超声引导放射性近距离治疗前列腺癌模式图

1987 年 Blasko 和他的同事首次报道了经会阴超声引导 ^{125}I 粒子治疗前列腺癌结果。由于粒子空间分布根据计算机计划系统决定，加之模板保护，使粒子分布较开放手术时代明显更趋合理。1993 年美国纪念医院首次提出前列腺癌放射性粒子治疗质量验证概念，并研制开发出软件，使粒子治疗后前列腺和尿道剂量计算更加精确。

术中患者采用截石位，通常椎管内麻醉。固定前列腺模板及超声探头支架，经直肠插入超声探头，间隔 5mm 轴向扫查，将轴向超声图像逐层导入治疗计划系统。勾画前列腺及尿道、直肠，设计术前计划。根据术前计划，参照模板插入植入针，植入放射性粒子。

浅表器官及肝脏肿瘤超声引导下粒子植入。超声引导具有实时性，显示血管清晰。对于浅表器官及肝脏肿瘤具有其一定的优势。

优点：①肿瘤靶区明确；②实时显示血管等周围危险器官；③微创。

缺点：①无法实施术中计划；②无法保证粒子空间分布均匀；③邻近骨结构肿瘤无法获得满意图像。

（二）CT 引导粒子植入

前列腺癌粒子植入治疗采用经直肠超声引导，结合会阴部模板技术实现了前列腺内粒子空间精

准三维分布，剂量高度适形。头颈、胸部、腹部和盆腔部位肿瘤由于受到骨结构、气体和器官运动影响，很难通过超声技术实现术中图像采集、三维重建和指导粒子植入。2002 年中国学者在国际上首次创造性地将 CT 引导技术全面引入粒子植入治疗领域。CT 引导技术具有扫描精度高、成像速度快等优点，确保了粒子植入时穿刺针精准的位置、方向和排列，可实现术前计划要求，提高了穿刺效率和安全，降低了风险。该技术在应用过程中不断进步和提高。同时创造性应用 4D-CT 扫描、破骨打孔和固定针技术，以克服气体、骨结构和器官运动影响，建立起 CT 引导粒子植入治疗标准，提高了粒子植入治疗精度，拓宽了粒子治疗应用范畴，丰富和发展了粒子植入近距离治疗，发表了系列研究结果。

CT 引导粒子植入具有其优势：①CT 扫描为三维图像，空间结构，能够显示肿瘤与危及器官的空间毗邻关系，能够显示放射性粒子在肿瘤内的空间分布。②术中、术后扫描可以进行剂量验证，对提高粒子植入的剂量准确性有帮助。

同样，CT 引导粒子植入其穿刺缺点：①对操作者的临床经验和技术依赖较多，普及、推广有一定难度。②缺乏统一标准，偏差大。③难以实现对插植针的精确控制，术前计划难以能被完整执行。④多次在 CT 监视下调整进针角度、深度，效率偏低，增加患者并发症发生机会。

3D 打印模板辅助 CT 引导粒子植入：3D 打印模板是通过影像引导技术将肿瘤信息通过数字化处理后传输到计算机治疗计划系统，医师和物理师勾画靶区、定义处方剂量和 OAR 剂量限制，设计针道信息、3D 打印机打印出个体化模板。个体化模板包括患者信息、体表标志轮廓、激光标志线、术前计划设计的穿刺针角度等信息（图 14-2）。3D 打印非共面模板可适用于头颈、胸、腹盆腔、椎体等部位肿瘤的辅助粒子植入治疗。对不同层面针道无法保持平行的肿瘤的穿刺更有优势。通过 3D 打印模板辅助 CT 引导技术，可实现不同部位、运动器官和不规则形状肿瘤粒子植入剂量最佳适形度，该技术确保粒子植入治疗成为可计划、可控制、可评估的低剂量率近距离微创外科技术，治疗精度大大提高。

流程的制定使组织间近距离治疗的治疗评估（QA）及质量控制（QC）更规范，使植入针及放射性粒子的位置准确，从而达到剂量精准。

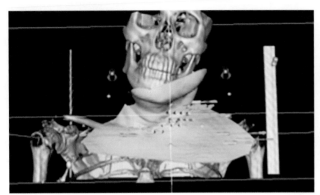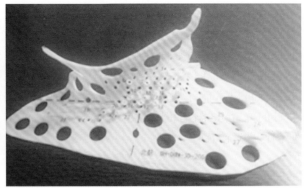

图 14-2　头颈部 3D 打印模板电脑设计图及实物图

二、前列腺癌的放射粒子植入治疗

直肠超声引导经会阴模板放射性粒子植入治疗是前列腺癌近距离治疗的标准方式。1917 年美国纪念医院 Barringer 等首次报道使用镭针经会阴插植治疗前列腺癌，镭针长 4～6 英寸，手放入直肠引导。1972 年 Whitmore 首次报道经耻骨后插植 ^{125}I 粒子治疗局部和转移性前列腺癌。1983 年 Charyulu 医师发明经会阴模板和经直肠超声引导技术，形成了今天放射性粒子近距离治疗前列腺癌的基础。

对于前列腺癌，目前接受近距离治疗的比例有逐渐增加趋势。与 EBRT 相比，近距离放疗在患者的选择上不仅在理论上而且在实际中具有一定的优势。首先，由于被植入的放射性核素具有独特的物理特性，可使前列腺所受剂量得到提升的同时，周围正常组织所受的剂量迅速降低。其次，与 EBRT 相比，近距离放疗不需考虑靶区运动、仪器设施变化以及每天摆位时出现的误差。此外，近距离放疗程序简单，可在门诊操作，不需住院，患者康复较快，可以很快恢复正常生活和活动。

单纯近距离放疗适应证：临床分期为 T_1～T_{2a} 期且 Gleason 分级 2～6，同时 PSA<10ng/ml。

近距离放疗作为 EBRT 补充治疗的适应证：临床分期为 T_{2b} 期、T_{2c} 期，或 Gleason 分级 8～10，或 PSA>20ng/ml。

临床排除标准：预期生存期少于 5 年；TURP 后缺损较大或愈合不佳；进行种植手术时存在严重危险；有远处转移。

近距离放疗的相对禁忌证：患者出现并发症的危险很高；糖尿病较严重，伤口愈合困难；操作上存在技术困难，难以达到理想的剂量分布；中叶较大、突出；种植时腺体较大，大于 60cm；既往

有盆腔放疗史；既往有多次盆腔手术史；既往行 TURP；AUA 评分较高；精囊病理活检阳性。

这些患者并不是采用近距离放疗的理想人选，但粒子种植治疗也可能取得成功，初学者不宜对这些患者进行治疗。

超声引导下计划技术（ultrasound-guided planning techniques）包括在手术室内使用经直肠超声探头和根据超声图像种植粒子。粒子可以是粒子链（rapid strand），或者是单个粒子，通过 Mick after-loading applicator 种植。

1．术前准备　患者通常禁食，至少过夜，时间较长时，偶尔可口服清淡流食。治疗前需服灌肠剂。静脉可给予广谱抗生素。

2．麻醉　如果没有禁忌证，可行腰麻、硬膜外麻醉，也可行全身麻醉。

3．体位固定　患者取仰卧截石位，会阴部用聚烯吡酮碘消毒，并尽可能保持与床面垂直。膀胱插管，Foley 球囊冲盈造影剂。固定阴囊。

4．安装固定架、步进器和模板　将固定架与床进行连接，调试模板，确保位置与会阴贴近。

5．安装直肠探头和连接治疗计划系统　用水囊密封直肠探头，排空气体，确保没有气泡，与步进器连接。

6．获取图像、术中适时计划　治疗计划提供粒子植入针空间分布、数目、粒子位置和数目，显示三维剂量分布。

7．固定前列腺　放置粒子植入针之前，先放置固定针 3～4 根，防止粒子针插植时前列腺发生移位。插入粒子针及种植粒子。

8．术后超声验证　与经典外放疗相比，以生化失败率为依据，近距离治疗显示出相同或更高的疾病特异生存率。患者必须经过仔细筛选，并在授权机构接受治疗。虽然近距离治疗仍然处在

初期阶段，但 5、7、12 年随访研究表明，在生化复发率方面与外科手术疗效相当。Ragde 等开展的一项 12 年研究成果表明，对前列腺癌患者施行放射性 ^{125}I 粒子植入治疗伴或不伴外放疗时，66% 单纯粒子植入患者及 79% 联合外放疗患者无生化或临床复发。Kuban 等研究发现，^{125}I 放射性粒子植入术后前列腺活检均为阴性的患者，10 年随访仅有 64% 未发现疾病征兆。术后前列腺活检阳性的患者中，随访 10 年时仅有 19% 确定为无病生存。

Polascik 等对近距离治疗与根治性前列腺切除术比较表明，随访 7 年，前者的无进展生存率为 79%，后者为 87%。高危患者无进展生存率为 65%～80%。评估这些控制率时，某些变量如附加外照射、内分泌治疗和随访时间必须密切注意。

三、复发头颈部肿瘤的放射性粒子植入挽救治疗

30%～40% 的头颈部肿瘤在术后放疗或单纯放疗后会出现局部或区域复发。对首次治疗后局部再次复发病例，缺乏有效的治疗手段。挽救性手术可以考虑，但有效率低，不良反应高。再程放疗因可能导致严重并发症如口干、放射性骨坏死、皮肤坏死等，且术后血供破坏、放疗后局部纤维化等导致肿瘤细胞乏氧、对放疗不敏感等而受限。高剂量率或低剂量率近距离治疗，因其肿瘤局部剂量高、危及器官剂量低的特点，而具有较好的挽救治疗效果。该技术的优点包括：①微创；②剂量分布准确；③持续性照射，有利于射线作用于肿瘤敏感期；④不良反应低。

对局部复发头颈部肿瘤，NCCN 指南推荐如下：

1. 既往无放疗史的局部复发头颈部肿瘤　①可手术切除：手术 + 放射治疗；②不可手术切除：根治性放疗 + 全身化疗 / 靶向治疗。

2. 既往有放疗史的局部复发头颈部肿瘤　①可手术切除：手术 ± 再程放射治疗 ± 全身化疗（推荐临床试验治疗）。②不可手术切除：再程放射治疗 ± 全身化疗（推荐临床试验治疗）；全身化疗；支持治疗。

然而，仅少数复发患者能够达到根治性切除，且仍有一定复发失败发生。部分文献报道，复发挽救手术后二次复发率大于 50%。既往有手术史病例，复发再次手术难度增加。放疗后复发，受局部纤维化及水肿影响，同样加重了手术难度。另

外，受再手术合并症、对美容影响、局部功能影响等，部分患者不接受再手术治疗。

由于头颈部危险器官较多限制了再程放疗剂量提升，且再程放疗的并发症比初次放疗严重。Stevens 等对 100 例放疗后复发或第二原发肿瘤行再外放疗。其中，再复发患者的 5 年局部控制率为 27%，总生存率为 15%。RTOG 96-10 试验中，86 例放疗后头颈部复发鳞癌或放疗野内第二原发肿瘤行再外放疗及同步化疗（60Gy，1.5Gy/f，每日 2 次），4、5 级严重急性放射性反应发生率分别为 17.7%、7.6%。3、4 及晚期反应发生率分别为 19.4%、3.0%。1 年总生存率为 41.7%，2 年总生存率为 16.2%。对头颈部鳞癌细胞系放射敏感性研究，提示放疗后复发细胞系其放射抗拒性增加。

放射性粒子植入挽救性治疗适应证：对于既往有外放疗史的局部复发病例，不能或不接受手术的复发病例；患者对复发部位有较高的器官功能保存诉求或美容要求。

北京大学第三医院王俊杰等对无手术 / 再手术机会的放疗后复发头颈部肿瘤行放射性粒子植入挽救治疗，中位随访 8 个月时临床结果显示，1、2、3 年局部控制率分别为 69%、35%、35%，1、2、3 年生存率分别为 50%、22%、22%。在不良反应方面，全组未出现粒子移位，无穿刺合并症；3+4 级反应发生率仅为 2.8%。2015 年该单位采用 3D 打印模板辅助 CT 引导放射性粒子植入治疗复发头颈部肿瘤，其误差范围为 2.6mm，剂量准确，不良反应发生率较低。

（姜玉良　王俊杰）

参 考 文 献

[1] POMMIER P, LIEBSCH N J, DESCHLER D G, et al. Proton beam radiation therapy for skull base adenoid cystic carcinoma[J]. Arch Otolaryngol Head Neck Surg, 2006, 132: 1242-1249.

[2] FAGUNDES M A, HUG E B, LIEBSCH N J, et al. Radiation therapy for chordomas of the base of skull and cervical spine: patterns of failure and outcome after relapse[J]. Int J Radiat Oncol Biol Phys, 1995, 33: 579-584.

[3] HABRAND J L, SCHNEIDER R, ALAPETITE C, et al. Proton therapy in pediatric skull base and cervical canal low-grade bone malignancies[J]. Int J Radiat Oncol Biol Phys, 2008, 71: 672-675.

[4] HUG E B，LOREDO L N，SLATER J D，et al. Proton radiation therapy for chordomas and chondrosarcomas of the skull base［J］. J Neurosurg，1999，91：432-439.

[5] HUG E B，SWEENEY R A，NURRE P M，et al. Proton radiotherapy in management of pediatric base of skull tumors［J］. Int J Radiat Oncol Biol Phys，2002，52：1017-1024.

[6] IGAKI H，TOKUUYE K，OKUMURA T，et al. Clinical results of proton beam therapy for skull base chordoma［J］. Int J Radiat Oncol Biol Phys，2004，60：1120-1126.

[7] NOEL G，FEUVRET L，FERRAND R，et al. Radiotherapeutic factors in the management of cervical-basal chordomas and chondrosarcomas［J］. Neurosurgery，2004，55：1252-1260.

[8] TERAHARA A，NIEMIERKO A，GOITEIN M，et al. Analysis of the relationship between tumor dose inhomogeneity and local control in patients with skull base chordoma［J］. Int J Radiat Oncol Biol Phys，1999，45：351-358.

[9] WEBER D C，RUTZ H P，PEDRONI E S，et al. Results of spot-scanning proton radiation therapy for chordoma and chondrosarcoma of the skull base：the Paul Scherrer Institut experience［J］. Int J Radiat Oncol Biol Phys，2005，63：401-409.

[10] SANTONI R，LIEBSCH N，FINKELSTEIN DM，et al. Temporal lobe（TL）damage following surgery and high-dose photon and proton irradiation in 96 patients affected by chordomas and chondrosarcomas of the base of the skull［J］. Int J Radiat Oncol Biol Phys，1998，41：59-68.

[11] PAI H H，THORNTON A，KATZNELSON L，et al. Hypothalamic/pituitary function following high-dose conformal radiotherapy to the base of skull：demonstration of a dose-effect relationship using dose-volume histogram analysis［J］. Int J Radiat Oncol Biol Phys，2001，49：1079-1092.

[12] NOEL G，FEUVRET L，CALUGARU V，et al. Chordomas of the base of the skull and upper cervical spine. One hundred patients irradiated by a 3D conformal technique combining photon and proton beams［J］. Acta Oncol，2005，44：700-708.

[13] SCHULZ-ERTNER D，NIKOGHOSYAN A，HOF H，et al. Carbon ion radiotherapy of skull base chondrosarcomas［J］. Int J Radiat Oncol Biol Phys，2007，67：171-177.

[14] FITZEK M M，THORNTON A F，HARSH G，et al. Dose-escalation with proton/photon irradiation for Daumas-Duport lower-grade glioma：results of an institutional phase Ⅰ/Ⅱ trial［J］. Int J Radiat Oncol Biol Phys，2001，51：131-137.

[15] FITZEK M M，THORNTON A F，RABINOV J D，et al. Accelerated fractionated proton/photon irradiation to 90 cobalt gray equivalent for glioblastoma multiforme：results of a phase Ⅱ prospective trial［J］. J Neurosurg，1999，91：251-260.

[16] MIZUMOTO M，TSUBOI K，IGAKI H，et al. Phase Ⅰ/Ⅱ trial of hyperfractionated concomitant boost proton radiotherapy for supratentorial glioblastoma multiforme［J］. Int J Radiat Oncol Biol Phys，2010，77（1）：98-105.

[17] KADONO K，HOMMA T，KAMAHARA K，et al. Effect of heavy-ion radiotherapy on pulmonary function in stage Ⅰ non-small cell lung cancer patients［J］. Chest，2002，122：1925-1932.

[18] KOTO M，MIYAMOTO T，YAMAMOTO N，et al. Local control and recurrence of stage Ⅰ non-small cell lung cancer after carbon ion radiotherapy［J］. Radiother Oncol，2004，71：147-156.

[19] NISHIMURA H，MIYAMOTO T，YAMAMOTO N，et al. Radiographic pulmonary and pleural changes after carbon ion irradiation［J］. Int J Radiat Oncol Biol Phys，2003，55：861-866.

[20] MIYAMOTO T，YAMAMOTO N，NISHIMURA H，et al. Carbon ion radiotherapy for stage Ⅰ non-small cell lung cancer［J］. Radiother Oncol，2003，66：127-140.

[21] NISHIMURA H，MIYAMOTO T，YAMAMOTO N，et al. Radiographic pulmonary and pleural changes after carbon ion irradiation［J］. Int J Radiat Oncol Biol Phys，2003，55：861-866.

[22] NIHEI K，OGINO T，ISHIKURA S，et al. High-dose proton beam therapy for Stage Ⅰ non-small-cell lung cancer［J］. Int J Radiat Oncol Biol Phys，2006，65：107-111.

[23] MIYAMOTO T，BABA M，YAMAMOTO N，et al. Curative treatment of Stage Ⅰ non-small-cell lung cancer with carbon ion beams using a hypofractionated regimen［J］. Int J Radiat Oncol Biol Phys，2007，67：750-758.

[24] MIYAMOTO T，BABA M，SUGANE T，et al. Carbon ion radiotherapy for stage Ⅰ non-small cell lung cancer using a regimen of four fractions during 1 week［J］. J

Thorac Oncol, 2007, 2: 916-926.

[25] BUSH D A, HILLEBRAND D J, SLATER J M, et al. High-dose proton beam radiotherapy of hepatocellular carcinoma: preliminary results of a phase Ⅱ trial[J]. Gastroenterology, 2004, 127: S189-S193.

[26] KAWASHIMA M, FURUSE J, NISHIO T, et al. Phase Ⅱ study of radiotherapy employing proton beam for hepatocellular carcinoma[J]. J Clin Oncol, 2005, 23: 1839-1846.

[27] MIZUMOTO M, OKUMURA T, HASHIMOTO T, et al. Proton beam therapy for hepatocellular carcinoma: a comparison of three treatment protocols[J]. Int J Radiat Oncol Biol Phys, 2011, 81(4): 1039-1045.

[28] ZIETMAN A L, DESILVIO M L, SLATER J D, et al. Comparison of conventional-dose vs high-dose conformal radiation therapy in clinically localized adenocarcinoma of the prostate: a randomized controlled trial[J]. JAMA, 2005, 294: 1233-1239.

[29] ZIETMAN A L, BAE K, SLATER J D, et al. Randomized trial comparing conventional-dose with high-dose conformal radiation therapy in early-stage adenocarcinoma of the prostate: long-term results from proton radiation oncology group/american college of radiology 95-09[J]. J Clin Oncol, 2010, 28(7): 1106-1111.

[30] SHIPLEY W U, VERHEY L J, MUNZENRIDER J E, et al. Advanced prostate cancer: the results of a randomized comparative trial of high dose irradiation boosting with conformal protons compared with conventional dose irradiation using photons alone[J]. Int J Radiat Oncol Biol Phys, 1995, 32: 3-12.

[31] AKAKURA K, TSUJII H, MORITA S, et al. Phase Ⅰ/Ⅱ clinical trials of carbon ion therapy for prostate cancer[J]. Prostate, 2004, 58: 252-258.

[32] SHIMAZAKI J, AKAKURA K, SUZUKI H, et al. Monotherapy with carbon ion radiation for localized prostate cancer[J]. Jpn J Clin Oncol, 2006, 36: 290-294.

[33] TSUJI H, YANAGI T, ISHIKAWA H, et al. Hypofractionated radiotherapy with carbon ion beams for prostate cancer[J]. Int J Radiat Oncol Biol Phys, 2005, 63: 1153-1160.

[34] SHIMAZAKI J, TSUJI H, ISHIKAWA H, et al. Biochemical failure after carbon ion radiotherapy for

prostate cancer[J]. Anticancer Res, 2012, 32(8): 3267-3273.

[35] IWATA Y, FUJIMOTO T, MATSUBA S, et al. Beam commissioning of a superconducting rotating-gantry for carbon-ion radiotherapy[J]. Nucl Instrum Methods Phys Res, 2016, 834: 71-80.

[36] KAMADA T, TSUJII H, TSUJI H, et al. Efficacy and safety of carbon ion radiotherapy in bone and soft tissue sarcomas[J]. J Clin Oncol, 2002, 20: 4466-4471.

[37] SERIZAWA I, KAGEI K, KAMADA T, et al. Carbon ion radiotherapy for unresectable retroperitoneal sarcomas[J]. Int J Radiat Oncol Biol Phys, 2009, 75: 1105-1110.

[38] MATSUNOBU A, IMAI R, KAMADA T, et al. Impact of carbon ion radiotherapy for unresectable osteosarcoma of the trunk[J]. Cancer, 2012, 118: 4555-4563.

[39] SUGAHARA S, KAMADA T, IMAI R, et al. Carbon ion radiotherapy for localized primary sarcoma of the extremities: Results of a phase Ⅰ/Ⅱ trial[J]. Radiother Oncol, 2012, 105: 226-231.

[40] MATSUMOTO K, IMAI R, KAMADA T, et al. Impact of carbon ion radiotherapy for primary spinal sarcoma[J]. Cancer, 2013, 119: 3496-3503.

[41] DELANEY T F, LIEBSCH N J, PEDLOW F X, et al. Phase Ⅱ study of high-dose photon/proton radiotherapy in the management of spine sarcomas[J]. Int J Radiat Oncol Biol Phys, 2009, 74: 732-739.

[42] IMAI R, KAMADA T, ARAKI N. Carbon Ion Radiation Therapy for Unresectable Sacral Chordoma: An Analysis of 188 Cases[J]. Int J Radiat Oncol Biol Phys, 2016, 95: 322-327.

[43] OUTANI H, HAMADA K, IMURA Y, et al. Comparison of clinical and functional outcome between surgical treatment and carbon ion radiotherapy for pelvic chondrosarcoma[J]. Int J Clin Oncol, 2016, 21: 186-193.

[44] IWATA S, YONEMOTO T, ISHII T, et al. Efficacy of carbon-ion radiotherapy and high-dose chemotherapy for patients with unresectable Ewing's sarcoma family of tumors[J]. Int J Clin Oncol, 2013, 18: 1114-1118.

[45] JENSEN A D, UHL M, CHAUDHRI N, et al. Carbon Ion irradiation in the treatment of grossly incomplete or unresectable malignant peripheral nerve sheaths tumors: Acute toxicity and preliminary outcome[J]. Radiat Oncol, 2015, 10: 109.

[46] MIZOE J E, HASEGAWA A, JINGU K, et al. Results of carbon ion radiotherapy for head and neck cancer[J]. Radiother Oncol, 2012, 103: 32-37.

[47] MOHR A, CHAUDHRI N, HASSEL J C, et al. Raster-scanned intensity-controlled carbon ion therapy for mucosal melanoma of the paranasal sinus[J]. Head Neck, 2016, 38(Suppl 1): E1445-E1451.

[48] DEMIZU Y, FUJII O, TERASHIMA K, et al. Particle therapy for mucosal melanoma of the head and neck. A single-institution retrospective comparison of proton and carbon ion therapy[J]. Strahlenther Onkol, 2014, 190(2): 186-191.

[49] TOYAMA S, TSUJI H, MIZOGUCHI N, et al. Long-term results of carbon ion radiation therapy for locally advanced or unfavorably located choroidal melanoma: Usefulness of CT-based 2-port orthogonal therapy for reducing the incidence of neovascular glaucoma[J]. Int J Radiat Oncol Biol Phys, 2013, 86: 270-276.

[50] JENSEN A D, NIKOGHOSYAN A V, LOSSNER K, et al. COSMIC: A Regimen of Intensity Modulated Radiation Therapy Plus Dose-Escalated, Raster-Scanned Carbon Ion Boost for Malignant Salivary Gland Tumors: Results of the Prospective Phase 2 Trial[J]. Int J Radiat Oncol Biol Phys, 2015, 93: 37-46.

[51] DEBUS J, HABERER T, SCHULZ-ERTNER D, et al. Carbon ion irradiation of skull base tumors at GSI. First clinical results and future perspectives[J]. Strahlenther Onkol, 2000, 176: 211-216.

[52] SCHULZ-ERTNER D, HABERER T, SCHOLZ M, et al. Acute radiation-induced toxicity of heavy ion radiotherapy delivered with intensity modulated pencil beam scanning in patients with base of skull tumors[J]. Radiother Oncol, 2002, 64: 189-195.

[53] SCHULZ-ERTNER D, NIKOGHOSYAN A, HOF H, et al. Carbon ion radiotherapy of skull base chondrosarcomas[J]. Int J Radiat Oncol Biol Phys, 2007, 67: 171-177.

[54] UHL M, MATTKE M, WELZEL T, et al. Highly effective treatment of skull base chordoma with carbon ion irradiation using a raster scan technique in 155 patients: First long-term results[J]. Cancer, 2014, 120: 3410-3417.

[55] UHL M, MATTKE M, WELZEL T, et al. High control rate in patients with chondrosarcoma of the skull base after carbon ion therapy: First report of long-term results[J]. Cancer, 2014, 120: 1579-1585.

[56] JINGU K, TSUJI H, MIZOE J E, et al. Carbon ion radiation therapy improves the prognosis of unresectable adult bone and soft-tissue sarcoma of the head and neck[J]. Int J Radiat Oncol Biol Phys, 2012, 82: 2125-2131.

[57] MIYAMOTO T, YAMAMOTO N, NISHIMURA H, et al. Carbon ion radiotherapy for stage I non-small cell lung cancer[J]. Radiother Oncol, 2003, 66(2): 127-140.

[58] MIYAMOTO T, BABA M, SUGANE T, et al. Carbon ion radiotherapy for stage I non-small cell lung cancer using a regimen of four fractions during 1 week[J]. J Thorac Oncol, 2007, 2(10): 916-926.

[59] MIYAMOTO T, BABA M, YAMAMOTO N, et al. Curative treatment of Stage I non-small-cell lung cancer with carbon ion beams using a hypofractionated regimen[J]. Int J Radiat Oncol Biol Phys, 2007, 67(3): 750-758.

[60] TAKAHASHI W, NAKAJIMA M, YAMAMOTO N, et al. Carbon ion radiotherapy in a hypofractionation regimen for stage I non-small-cell lung cancer[J]. J Radiat Res, 2014, 55(sup1): i26-i27.

[61] AKAKURA K, TSUJII H, MORITA S, et al. Phase I/II clinical trials of carbon ion therapy for prostate cancer[J]. Prostate, 2004, 58: 252-258.

[62] ISHIKAWA H, TSUJI H, KAMADA T, et al. Carbon ion radiation therapy for prostate cancer: Results of a prospective phase II study[J]. Radiother Oncol, 2006, 81: 57-64.

[63] ISHIKAWA H, TSUJI H, KAMADA T, et al. Adverse effects of androgen deprivation therapy on persistent genitourinary complications after carbon ion radiotherapy for prostate cancer[J]. Int J Radiat Oncol Biol Phys, 2008, 72: 78-84.

[64] NOMIYA T, TSUJI H, MARUYAMA K, et al. Phase I/II trial of definitive carbon ion radiotherapy for prostate cancer: Evaluation of shortening of treatment period to 3 weeks[J]. Br J Cancer, 2014, 110: 2389-2395.

[65] OKADA T, TSUJI H, KAMADA T, et al. Carbon ion radiotherapy in advanced hypofractionated regimens for prostate cancer: From 20 to 16 fractions[J]. Int J Radiat Oncol Biol Phys, 2012, 84: 968-972.

[66] NOMIYA T，TSUJI H，KAWAMURA H，et al. A multi-institutional analysis of prospective studies of carbon ion radiotherapy for prostate cancer: A report from the Japan Carbon ion Radiation Oncology Study Group（J-CROS）[J]. Radiother Oncol, 2016, 121: 288-293.

[67] KATO S，OHNO T，TSUJII H，et al. Dose escalation study of carbon ion radiotherapy for locally advanced carcinoma of the uterine cervix[J]. Int J Radiat Oncol Biol Phys, 2006, 65: 388-397.

[68] WAKATSUKI M，KATO S，OHNO T，et al. Dose-escalation study of carbon ion radiotherapy for locally advanced squamous cell carcinoma of the uterine cervix（9902）[J]. Gynecol Oncol, 2014, 132: 87-92.

[69] WAKATSUKI M，KATO S，OHNO T，et al. Difference in distant failure site between locally advanced squamous cell carcinoma and adenocarcinoma of the uterine cervix after C-ion RT[J]. J Radiat Res, 2015, 56: 523-528.

[70] WAKATSUKI M，KATO S，KIYOHARA H，et al. Clinical trial of prophylactic extended-field carbon-ion radiotherapy for locally advanced uterine cervical cancer（protocol 0508）[J]. PLoS One, 2015, 10: e0127587.

[71] SHIBA S，WAKATSUKI M，KATO S，et al. Carbon-ion radiotherapy for locally advanced cervical cancer with bladder invasion[J]. J Radiat Res, 2016, 57: 684-690.

[72] YASUDA S. Hepatocellular Carcinoma[M]// TSUJII H，KAMADA T，SHIRAI T，et al. Carbon-Ion Radiotherapy: Principles，Practices and Treatment Planning. Tokyo，Japan: Springer, 2014: 213-218.

[73] HABERMEHL D，DEBUS J，GANTEN T，et al. Hypofractionated carbon ion therapy delivered with scanned ion beams for patients with hepatocellular carcinoma—Feasibility and clinical response[J]. Radiat Oncol, 2013, 8: 59.

[74] ABE T，SAITOH J，KOBAYASHI D，et al. Dosimetric comparison of carbon ion radiotherapy and stereotactic body radiotherapy with photon beams for the treatment of hepatocellular carcinoma[J]. Radiat Oncol, 2015, 10: 187.

[75] QI W X，FU S，ZHANG Q，et al. Charged particle therapy versus photon therapy for patients with hepatocellular carcinoma: A systematic review and meta-analysis[J]. Radiother Oncol, 2015, 114: 289-295.

[76] SHINOTO M，YAMADA S，TERASHIMA K，et al. Carbon Ion Radiation Therapy With Concurrent Gemcitabine for Patients With Locally Advanced Pancreatic Cancer[J]. Int J Radiat Oncol Biol Phys, 2016, 95: 498-504.

[77] SHINOTO M，YAMADA S，YASUDA S，et al. Phase 1 trial of preoperative, short-course carbon-ion radiotherapy for patients with resectable pancreatic cancer[J]. Cancer, 2013, 119: 45-51.

[78] COMBS S E，HABERMEHL D，KIESER M，et al. Phase Ⅰ study evaluating the treatment of patients with locally advanced pancreatic cancer with carbon ion radiotherapy: The PHOENIX-01 trial[J]. BMC Cancer, 2013, 13: 419.

[79] MIZOE J E，TSUJII H，HASEGAWA A，et al. Phase Ⅰ/Ⅱ clinical trial of carbon ion radiotherapy for malignant gliomas: Combined X-ray radiotherapy, chemotherapy, and carbon ion radiotherapy[J]. Int J Radiat Oncol Biol Phys, 2007, 69: 390-396.

[80] COMBS S E，KIESER M，RIEKEN S，et al. Randomized phase Ⅱ study evaluating a carbon ion boost applied after combined radiochemotherapy with temozolomide versus a proton boost after radiochemotherapy with temozolomide in patients with primary glioblastoma: The CLEOPATRA trial[J]. BMC Cancer, 2010, 10: 478.

[81] COMBS S E，NIKOGHOSYAN A，JAEKEL O，et al. Carbon ion radiotherapy for pediatric patients and young adults treated for tumors of the skull base[J]. Cancer, 2009, 115: 1348-1355.

[82] COMBS S E，KESSEL K A，HERFARTH K，et al. Treatment of pediatric patients and young adults with particle therapy at the Heidelberg Ion Therapy Center（HIT）: Establishment of workflow and initial clinical data[J]. Radiat Oncol, 2012, 7: 170.

[83] JENSEN A D，POULAKIS M，NIKOGHOSYAN A V，et al. Re-irradiation of adenoid cystic carcinoma: Analysis and evaluation of outcome in 52 consecutive patients treated with raster-scanned carbon ion therapy[J]. Radiother Oncol, 2015, 114: 182-188.

[84] YAMADA S，KAMADA T，EBNER D K，et al. Carbon-Ion Radiation Therapy for Pelvic Recurrence of Rectal Cancer[J]. Int J Radiat Oncol Biol Phys, 2016, 96: 93-101.

[85] 王俊杰. 放射性粒子植入治疗肿瘤[J]. 当代医学, 2009（29）: 632-634.

[86] HOLM H H，JUUL N，PEDERSEN J F，et al. Transperineal 125-iodine seed implantation in prostate

cancer guided by transrectal ultrasonography[J]. J Urol, 1983, 130(2): 283-286.

[87] 王俊杰.放射性粒子近距离治疗前列腺癌:临床篇[J]. 国外医学(放射医学核医学分册),2002(3):101-104.

[88] 土俊杰.中国大陆地区影像引导介入近距离治疗学发展概述[J]. 中华放射肿瘤学杂志,2016(4):301-303.

[89] 王俊杰,柴树德,郑广钧,等.3D 打印模板辅助 CT 引导放射性 125I 粒子植入治疗肿瘤专家共识[J]. 中华放射医学与防护杂志,2017(3):161-170.

[90] 姜玉良,李宾,吉喆,等.3D 打印个体化非共面模板辅助粒子植入时定位与复位误差研究[J]. 中华放射医学与防护杂志,2016(12):913-916.

[91] 姜玉良,王皓,吉喆,等.CT 引导辅助 3D 打印个体化非共面模板指导 125I 粒子治疗盆腔复发肿瘤剂量学研究[J]. 中华放射肿瘤学杂志,2016(9):959-964.

[92] JIANG Y, JI Z, GUO F, et al. Side effects of CT-guided implantation of 125I seeds for recurrent malignant tumors of the head and neck assisted by 3D printing non coplanar template[J]. Radiat Oncol, 2018, 13(1): 18.

[93] RAGDE H. Brachytherapy(seed implantation)for clinically localized prostate cancer[J]. J Surg Oncol, 1997, 64(1): 79-81.

[94] JIANG Y L, MENG N, WANG J J, et al. Percutaneous computed tomography/ultrasonography-guided permanent iodine-125 implantation as salvage therapy for recurrent squamous cell cancers of head and neck[J]. Cancer Biol Ther, 2010, 9(12): 959-966.

[95] JIANG Y L, MENG N, WANG J J, et al. CT-guided iodine-125 seed permanent implantation for recurrent head and neck cancers[J]. Radiat Oncol, 2010, 5: 68.

[96] STEVENS K R Jr, DRISCH A, MOSS W T. High dose reirradiation of head and neck cancer[J]. Int J Radiat Oncol Biol Phys, 1994, 29: 687-698.

[97] SPENCER S A, HARRIS J, WHEELER R H, et al. Final report of RTOG 9610, a multi-institutional trial of reirradiation and chemotherapy for unresectable recurrent squamous cell carcinoma of the head and neck[J]. Head Neck, 2008, 30(3): 281-288.